“十二五”职业教育国家规划教材

经全国职业教育教材审定委员会审定

LINCHUANG YINGYANGXUE

临床营养学

（第3版）

黄万琪 主编

杨富键 韩 芳 副主编

编 者（以姓氏汉语拼音为序）

陈明改（襄阳职业技术学院）
陈玮莹（汕头大学医学院）
韩 芳（广州军区武汉总医院）
胡玉华（厦门医学高等专科学校）
黄万琪（武汉轻工大学医学技术与护理学院）
刘 君（武警湖北省总队医院）
柳 强（湖南师范大学医学院）
孙要武（齐齐哈尔医学院）
杨富键（江汉大学护理与医学技术学院）
张金沙（湖北中医药高等专科学校）
周 威（武汉轻工大学医学技术与护理学院）
邹凌燕（山东大学护理学院）

高等教育出版社·北京

内容简介

本书是“十二五”职业教育国家规划教材。全书主要内容包括四个方面：第一篇基础营养，主要讲述人类正常生命活动必需的营养素和能量、功能因子，不同生理状况人群的营养，各类食物的营养价值，营养调查及评价，社区营养，饮食行为与健康及食品安全与健康。第二篇疾病营养，阐述患者营养风险筛查，营养咨询及指导，营养治疗、护理、膳食调配，患者营养健康教育和患者营养状况评价；人群常见疾病与营养之间的关系。第三篇保健营养，概述运用食物预防疾病，促进健康的方法。第四篇临床营养实习指导，指导学生进行膳食调查、社区居民营养健康教育及评价、为患者制订膳食治疗方案等。本书中所有膳食计算统一采用营养计算器软件进行计算。

本书既适用于医学各专业本、专科学生，亦适用于营养与食品相关专业学生，还可作为临床医务工作者的参考用书及培训用书。

图书在版编目（CIP）数据

临床营养学 / 黄万琪主编 .--3 版 .-- 北京：高等教育出版社，2014.8
ISBN 978-7-04-039890-8

Ⅰ. ①临… Ⅱ. ①黄… Ⅲ. ①临床营养 - 营养学 - 高等职业教育 - 教材 Ⅳ. ① R459.3

中国版本图书馆 CIP 数据核字（2014）第 104109 号

策划编辑 夏 宇　责任编辑 肖 娴　封面设计 李小璐　版式设计 于 婕
插图绘制 邓 超　责任校对 孟 玲　责任印制 田 甜

出版发行	高等教育出版社	网　址	http://www.hep.edu.cn
社　址	北京市西城区德外大街4号		http://www.hep.com.cn
邮政编码	100120	网上订购	http://www.landraco.com
印　刷	北京宏伟双华印刷有限公司		http://www.landraco.com.cn
开　本	787mm×1092mm 1/16		
印　张	24.5	版　次	2003年 12月第1版
字　数	580千字		2014年 8月第3版
购书热线	010-58581118	印　次	2014年 8月第1次印刷
咨询电话	400-810-0598	定　价	38.00元

本书如有缺页、倒页、脱页等质量问题，请到所购图书销售部门联系调换

物 料 号　39890-00

出版说明

教材是教学过程的重要载体，加强教材建设是深化职业教育教学改革的有效途径，推进人才培养模式改革的重要条件，也是推动中高职协调发展的基础性工程，对促进现代职业教育体系建设，切实提高职业教育人才培养质量具有十分重要的作用。

为了认真贯彻《教育部关于"十二五"职业教育教材建设的若干意见》(教职成〔2012〕9号)，2012年12月，教育部职业教育与成人教育司启动了"十二五"职业教育国家规划教材(高等职业教育部分)的选题立项工作。作为全国最大的职业教育教材出版基地，我社按照"统筹规划，优化结构，锤炼精品，鼓励创新"的原则，完成了立项选题的论证遴选与申报工作。在教育部职业教育与成人教育司随后组织的选题评审中，由我社申报的1 338种选题被确定为"十二五"职业教育国家规划教材立项选题。现在，这批选题相继完成了编写工作，并由全国职业教育教材审定委员会审定通过后，陆续出版。

这批规划教材中，部分为修订版，其前身多为普通高等教育"十一五"国家级规划教材(高职高专)或普通高等教育"十五"国家级规划教材(高职高专)，在高等职业教育教学改革进程中不断吐故纳新，在长期的教学实践中接受检验并修改完善，是"锤炼精品"的基础与传承创新的硕果；部分为新编教材，反映了近年来高职院校教学内容与课程体系改革的成果，并对接新的职业标准和新的产业需求，反映新知识、新技术、新工艺和新方法，具有鲜明的时代特色和职教特色。无论是修订版，还是新编版，我社都将发挥自身在数字化教学资源建设方面的优势，为规划教材开发配备数字化教学资源，实现教材的一体化服务。

这批规划教材立项之时，也是国家职业教育专业教学资源库建设项目及国家精品资源共享课建设项目深入开展之际，而专业、课程、教材之间的紧密联系，无疑为融通教改项目、整合优质资源、打造精品力作奠定了基础。我社作为国家专业教学资源库平台建设和资源运营机构及国家精品开放课程项目组织实施单位，将建设成果以系列教材的形式成功申报立项，并在审定通过后陆续推出。这两个系列的规划教材，具有作者队伍强大、教改基础深厚、示范效应显著、配套资源丰富、纸质教材与在线资源一体化设计的鲜明特点，将是职业教育信息化条件下，扩展教学手段和范围，推动教学方式方法变革的重要媒介与典型代表。

教学改革无止境，精品教材永追求。我社将在今后一到两年内，集中优势力量，全力以赴，出版好、推广好这批规划教材，力促优质教材进校园、精品资源进课堂，从而更好地服务于高等职业教育教学改革，更好地服务于现代职教体系建设，更好地服务于青年成才。

高等教育出版社

2014年7月

第3版前言

《临床营养学》(第2版)是普通高等教育“十一五”国家级规划教材。本版是“十二五”职业教育国家规划教材。

本教材在第2版基础上依据医学本、专科学生培养目标进行修订,体现“以临床营养与健康为主线,临床营养职业活动与职业技能为核心”的指导思想,突出临床营养特色。一是精选教材内容,根据第2版进行了如下调整:① 基础营养部分增加饮食行为与健康、食品安全与健康、新食品原料等内容。② 疾病营养部分增加患者营养风险筛查、营养咨询及指导;慢性非传染性疾病的营养健康教育;经典案例,进一步突出疾病营养治疗的案例分析。③ 临床营养实习指导部分增加营养咨询与营养指导等实习内容。④ 教材中膳食营养成分的计算统一采用营养计算器软件进行计算。二是突出案例教学,每种疾病先给出案例,提出问题,教师引导学生带着问题学习,通过知识的学习,再讨论分析案例,拟订解决问题的方法,制订膳食处方,进行食谱编制。从案例问题着手引入专业知识学习,有利于培养学生探究精神、创新意识,培养学生分析问题、解决问题的能力。全书贯穿“以学生为主体”的启发式教学思路,培养学生思维能力及实践能力。优化教学过程,真正实现教、学、行一体化。在每章后附有课后测试,训练学生对重点、难点内容的掌握和知识点的强化。本教材具有鲜明的职业教育特点和高质量的实践指导性,与临床营养岗位对接。在本教材的编写过程中,作者们努力结合国内外营养学研究最新进展,全面系统地阐述临床营养学的基础及专业理论,力求做到科学性、先进性与实用性相结合。可以说,本教材是一本培养医务工作者临床营养学基本理论知识和应用能力的实用型教材。

在本教材的编写过程中,来自全国11所高等院校和医院的编写人员付出了大量心血。各位编者以高度的责任心,投入全部身心,在总结多年教学、实践及科研工作的基础上,结合临床营养的新知识、新进展编写此书,以努力满足其作为教材的科学性、先进性及实用性的需要。另外,汕头大学医学院的蔡尔慧老师参与了“实习四　心血管疾病的营养咨询及营养指导”的编写。在此,我对各位编者表示衷心的感谢!同时,竭诚希望各位读者对本教材的不足及疏漏之处提出批评和建议,以便于将来进一步修改和完善。

黄万琪

2014年4月

第1版前言

在湖北省卫生厅领导下，由省医学职业技术教育研究室组织，并在湖北试验版全国高职高专医学规划教材（护理专业）建设委员会指导下，我们编写了这本“湖北试验版全国高职高专医学规划教材（护理专业）”——《临床营养学》教材。本教材的编写根据教育部、卫生部关于高职高专人才培养目标，力求做到科学性、先进性、启发性、创新性和适用性相结合。考虑到医学专业基础学科的相通性，本书也适用于高职高专医学其他专业。

以患者为中心的整体护理，要求临床护理工作者必须具备较全面的营养学知识，将膳食治疗、营养保健运用到临床护理工作中；随着我国步入小康社会，社区居民亦需要具有营养学知识和技能的护理工作者开展营养保健指导及防治疾病。因此本教材在重点叙述营养学基础知识、疾病膳食治疗的基础上，增加了保健营养、强化食品、膳食生活方式与健康的关系及针对各类常见临床疾病膳食治疗的案例分析内容，介绍人群常见疾病的食疗与药膳方。与同类教材相比更具有理论联系实际的特色，有利于学生临床技能的培养。通过本课程的学习，使护理专业学生全面系统地掌握临床营养学的基本理论、基本知识和基本方法；掌握营养与常见疾病的关系、营养治疗及护理的原则；熟悉营养素的特点和营养评价的方法；并运用临床营养知识进行食谱编制。

本教材由各高校从事营养学教学及多年营养方面研究，并具有丰富的理论知识和实践经验的专家及教师编写。各位编委以高度的责任心，投入全部身心，在总结多年教学、实践及科研工作的基础上，结合临床营养的新知识、新进展编写，以努力满足其作为教材的科学性、先进性、针对性和适用性。另外，教材的编写无疑肩负着承前启后的重任，全体编委在深感责任重大的同时不敢有丝毫的懈怠，花费了大量的时间在浩瀚的营养学知识宝库中进行了比较、参考并借鉴了同类教材中的相关内容，可以说本教材也是历届版本的延续。在此，向为营养学的发展做出贡献的几代乃至数十代先辈致以崇高的敬意！

在本教材的编写过程中，全国著名营养学专家、华中科技大学同济医学院周韫珍教授亲临指导及审核。在此，我对周教授及各位编委表示衷心的感谢！同时，也恳请同仁们提出宝贵意见。

主编　黄万琪

2003年7月25日

目　录

第二篇　疾病营养

第三篇 保健营养

第四篇 临床营养实习指导

绪　论

【学习要点】

1. 掌握临床营养学的基本概念。
2. 掌握合理营养的基本要求。
3. 熟悉中国居民膳食营养素参考摄入量的概念。
4. 熟悉临床营养学的研究方法。
5. 熟悉中国营养状况及面临的问题。
6. 了解临床营养学的发展史。

营养是人类赖以生存的物质基础和生命的源泉。人体从胚胎发育开始直至衰老死亡的全部生命过程中,营养和每一个生命个体,每一个时间环节都息息相关,是营养在滋养着人的机体。营养与饮食不仅维系着个体生命,还关系到种族延续、社会繁荣、国家昌盛。营养与健康是反映一个国家或地区经济与社会发展、卫生保健水平和人口素质的主要指标,营养与健康影响着国家的经济发展、社会进步和民族振兴。因而,营养是当今国际上标志着一个国家或民族社会经济、科学技术、文化教育、精神文明等综合实力可持续发展的水平,也是整个人类文明进步的重要内容。因此,努力提高全民族的营养水平和健康素质是全面建设小康社会的重要组成部分,也是综合国力竞争的核心指标。

临床营养学是一门知识性和应用性很强的学科,在临床医学、预防医学、康复医学中都占有重要地位。掌握临床营养学知识对于医学各专业学生今后从事临床医疗、临床护理、卫生保健等工作有着重要的意义。

一、临床营养学的基本概念

(一)营养

从字面上讲,“营”就是谋求的意思,“养”是养生的意思,合起来是谋求养生。营养(nutrition)是机体摄取、消化、吸收和利用食物中营养素以维持机体新陈代谢和良好健康状态的生物学过程。营养对于保证人体健康,增强体质,提高机体对疾病和外界有害因素的抵抗力,提高劳动效率,降低发病率和死亡率,延长人类寿命具有重大意义。

(二)营养学

营养学(nutriology)是从社会、经济、文化、心理和食物成分等多方面研究营养、食物和人体健康的相互关系,机体的营养代谢、需求和来源及改善措施的一门科学。营养学包括基础营养学、临床营养学、公共营养学等。

（三）营养素

人类为了维持生命和健康，保证生长发育及从事活动和工作，每天必须从食物中获取营养物质以满足需要，能供给人体营养有效成分的营养物质称为营养素(nutrients)。营养素是食物中能为机体消化和吸收利用的，能维持机体正常生长发育、新陈代谢所必需的物质。食物种类繁多，但所含的营养素可归为六大类：蛋白质、脂类、碳水化合物、维生素、矿物质及微量元素和水。由于蛋白质、脂肪、碳水化合物的摄入量较大，所以称为宏量营养素(macronutrition)；维生素、矿物质及微量元素需要量相对较小，称为微量营养素(micronutrition)。食物中碳水化合物、脂类、蛋白质经过氧化分解可释放出一定的能量以满足人体需要，称为三大产热营养素。

（四）临床营养学

临床营养学(clinical nutriology)是研究营养与疾病的关系，对各种原因引起的营养病(营养失调)和代谢病的患者通过营养检测和评价进行营养诊断，采取各种营养干预手段对患者实施营养治疗的一门临床学科。临床营养主要以个体的患者为对象，就患者存在的营养问题及其相关疾病进行诊疗、知识宣教与研究。临床营养不仅要解决营养性疾病如糖尿病、肥胖症、脂代谢异常、营养不良等的诊疗，同时还要解决其他各系统疾病状态下的营养问题，即通过膳食管理和营养支持，对疾病进行治疗或辅助治疗。

（五）营养性疾病

营养性疾病指由于机体内营养素不平衡(过多或过少)引起机体营养过剩或营养缺乏以及营养代谢异常而导致的疾病。该类疾病以营养因素为主要病因，并以营养治疗为主要治疗手段。目前，世界上流行四大营养缺乏病，即蛋白质－能量营养不良、缺铁性贫血、维生素A缺乏症、缺碘性疾病等；此外，维生素D、钙缺乏所致的佝偻病，维生素B_1缺乏所致的脚气病亦很常见。营养素摄入过多，可造成营养过剩性疾病，如糖尿病、肥胖、高血压、高脂血症等；另外，维生素A、维生素D摄入过多，可造成维生素A、维生素D的中毒症；某些营养素摄入不合理还与一些恶性肿瘤的发病有关，如脂肪摄入过多与结肠癌、乳腺癌的发病有关。营养性疾病在发展中国家以营养缺乏为多见，在发达国家以营养过剩及营养代谢异常为多见，而在我国这几种情形并存，既有营养缺乏病，又有营养过剩及营养代谢异常性疾病的存在。关于营养与疾病防治的研究将成为本世纪营养学研究的热点课题。

（六）营养与基因表达

营养因素与遗传基因的相互作用是营养学研究的一个新热点。从理论上讲，人类的每一种慢性疾病都有其特异的易感基因。人体内特异性疾病基因的存在对于决定个体对某种疾病的易感性有重要的影响。包括膳食因素在内的环境因素则对于特异性疾病基因的表达有重要作用。一些事例说明，遗传基因不是一成不变的。从疾病预防的策略考虑，首先是要防止疾病基因得到表达，其次是通过较长期的努力，减少人群中疾病特异性基因的存在。

二、临床营养学的发展简史

营养学的发展历史悠久，源远流长。在我国，早在3 000多年前的西周时期，就将医学分为四大类：食医、疾医、疡医、兽医，食医是专门从事饮食营养的医生，排在四医之首。我国古代有许多阐述膳食营养的著作，诸如《千金食治》《食经》《食医心鉴》《饮膳正要》等。2 000多年前，我国的《黄帝内经·素问》提出"五谷为养，五果为助，五畜为益，五菜为充"的膳食模式。五谷、五果、五畜、五菜，分别代表粮食、水果、肉类、蔬菜。而养、助、益、充，则是指它们在人体健康中的作用与地位，这是最早提出的膳食平衡理念。公元659年，孟冼撰写了我国第一部食疗专著《食疗本草》。李时珍编著的《本草纲目》中有关抗衰老的保健药物及药膳方达250余种。这说明我国的传统营养学与传统医学是一脉相承的，"医食同源、药食同根"，亦表明膳食营养和药物对于预防、治疗疾病具有异曲同工之处，因此传统医学是我国祖先遗留给我们的无价瑰宝。

国外有关营养方面的记载始于公元前400多年前的《圣经》，古希腊名医希波克拉底(Hippocrates)尝试用动物肝脏治疗夜盲症、海藻治疗甲状腺肿等，这些饮食疗法至今仍在沿用。

西方营养学从文艺复兴、产业革命开始，逐渐形成营养学的理论基础，物理、化学等基础学科的发展为营养学的实验打下科学技术基础。在营养学家的努力下，开展了大量的营养学实验研究。例如，18世纪中叶，被誉为"营养学之父"的法国化学家Lavoisier提出呼吸是氧化燃烧的理论；德国化学家Liebig用动物生理实验将不同食物对动物的功能进行分类；Liebig的学生Voit、Rubner分别创建氮平衡学说和碳水化合物、蛋白质、脂肪的能量系数。19世纪到20世纪初，是发现和研究各种营养素的鼎盛时期。如氨基酸、蛋白质、必需氨基酸、必需脂肪酸、维生素、微量元素的发现；营养素与疾病的关系等。20世纪，营养科学进入了实验技术科学的辉煌时期，对营养科学规律的研究从宏观到微观，特别是分子生物学的发展使营养科学研究进入亚细胞水平、分子水平。

跨入21世纪，认识并发现生物活性物质，对植物化学物的深入研究不仅有利于促进健康、防治人类重大慢性疾病，同时植物化学物作用机制的深入研究将更加明确其在人类健康中的作用及地位。

现代临床营养学的发展大致分三个阶段：20世纪中期，以Moore教授为代表的专家阐明了外科患者在应激状态下的一系列代谢变化，这些研究结果为营养治疗奠定了全面的理论基础。1957年，美国Greentein教授等专家为保障宇航员在太空的生理需要，研制出一种化学成分明确的制剂称要素膳(elemental diet，ED)。次年，Randall受宇航员饮食的启发，将要素膳用于临床患者，发展了近代的肠内营养。1967年，Dudrick和Wilmore经锁骨下静脉插管输入高能量和氮源在临床获得成功，提出了全静脉营养(TPN)的名称。20世纪后期，肠内营养(enteral nutrition，EN)和肠外营养(parenteral nutrition，PN)得到迅速发展。肠内营养和肠外营养的临床应用日趋广泛，从最初的外科应用发展到内科、妇产科等多临床学科的危重患者，取得良好的疗效。

三、中国的营养状况及面临的问题

国民营养与健康状况是反映一个国家经济发展、卫生事业水平和人口素质的重要内容，是了解国情、国力不可缺少的信息。世界各国根据本国国情对国民营养问题提出针对性的计划和措施，特别是政府的重视与干预对于提高全民营养给予了保障。

我国历史上曾于1959年、1982年、1992年及2002年分别进行过四次营养调查。1959年、1979年、1991年及2002年分别开展过四次全国高血压流行病学调查。1984年、1996年及2002年分别开展过三次糖尿病抽样调查。以上调查对于了解中国城乡居民膳食结构、营养状况与健康和疾病的关系及其变化规律，评价中国居民营养与健康水平，提出疾病预防措施及制定相关政策发挥了重要作用。

我国居民的营养健康问题在我国不同的历史时期和不同的地区表现有异，如20世纪60年代初的营养问题主要是蛋白质－能量营养不良、多种维生素缺乏。20世纪60年代中期至80年代初期，碘缺乏症、维生素 B_1 缺乏症等营养性疾病突出。从20世纪80年代至今，国民经济发展促进了膳食生活质量的提高，但营养问题更加多样化和复杂化，表现为营养缺乏与营养过剩问题并存。改革开放以来，随着国民经济的迅速发展，我国居民的营养与健康状况有了较大的改善。我国正处于膳食结构与疾病发生转变的阶段。一方面经济发展为消除营养缺乏提供了经济基础，另一方面也带来了人们生活方式、膳食模式及疾病谱的转变。

2002年的营养调查表明：居民膳食质量明显提高，但膳食结构不尽合理，畜肉类及油脂消费过多，谷类食物消费偏低，奶类、豆类制品摄入过低。营养素与能量失衡带来的健康与疾病问题较突出。慢性非传染性疾病患病率上升迅速：我国18岁及以上居民高血压患病率为18.8%；18岁及以上居民糖尿病患病率为2.6%；成年人超重率为22.8%，肥胖率为7.1%；成年人血脂异常率为18.6%。

《中国健康与营养调查》《中国慢性病及其危险因素监测报告》数据显示：2010年中国18～69岁成年人超重标化率为31%，肥胖标化率为10.4%。2011年成年人高血压患病率男性为25.4%，女性为21.6%。我国18岁以上人群糖尿病患病率为9.7%，其中男性10.2%，女性9.0%。

随着经济的飞速发展，人们生活水平不断提高，寿命延长，人口逐渐老龄化。慢性非传染性疾病（chronic noncommunicable diseases，NCD）对人们的健康状况造成日益严重的危害，受到世界卫生组织（WHO）和各国重视。中国卫生部（2013年更名为中华人民共和国国家和卫生计划生育委员会，简称国家卫生计生委）等15个部门于2012年5月发布文件，明确指出：影响我国人民群众身体健康的常见慢性病主要有心脑血管疾病、糖尿病、恶性肿瘤、慢性呼吸系统疾病等。慢性非传染性疾病的危险因素很多，目前公认的包括社会因素（经济水平、文化水平等）、生物因素（年龄、性别、遗传易感性等）及行为因素（膳食、体力活动、吸烟等）。其中膳食营养因素经过大量的研究证明，已被公认为慢性疾病的主要风险因素之一。

为实现全面建设小康社会的战略目标，根据本次调查结果，从国情出发，从急需入手，以不失时机和分类指导为原则，将从政策支持、市场指导和群众教育三方面加强居民营养改善和慢性病预防工作：第一，加强政府的宏观指导，尽快制定相关法规，将国民营养与健康改善工作纳入国家与地方政府的发展规划。第二，加强对农业、食品加工、销售、流通等领域的科学指导，发挥其在改善营养与提高人民健康水平中的重要作用。第三,加强公众教育,倡导平衡膳食与健康生活方式,提高居民自我保健意识和能力。

四、合理营养和膳食营养素参考摄入量

(一) 合理营养的概念

合理营养是保证人体良好健康状态的物质基础,平衡膳食是实现合理营养的唯一途径。平衡膳食主要是指两个方面的平衡:一方面是人体营养需要与膳食营养供给之间的数量平衡;另一方面是人体所需各种营养素之间搭配的比例平衡。要做到平衡膳食,就要学会合理选择与搭配食物,以保证膳食中的营养素种类齐全、营养素充足而不过剩,营养素之间的比例适当。

1. 合理营养的基本要求

(1) 能提供给人体所需的能量及营养素,且各营养素种类齐全、比例均衡。

(2) 食物选择多样化,合理搭配,取长补短,使营养更为全面,并有利于营养素的吸收和利用。

(3) 科学加工烹调,消除食物中的抗营养因子及有害微生物,减少食物中营养素的损失,增进食品的感官性状,促进食欲,提高消化率。

(4) 合理的进餐制度和良好的进餐环境。要求进餐有规律,比例适当,餐次和食物质量合理分配,与生活劳动需求相适应,进餐环境清洁卫生。

(5) 食物不含对机体有毒、有害的物质。

2. 营养生理需要量(nutritional requirement) 系指维持机体正常生理功能、保持人体健康所需要的各种营养素的数量,低于这个数量将会对机体产生不利影响。一般通过人群调查验证和实验研究两个方面制订营养生理需要量。

3. 膳食营养供给量(recommended dietary allowance,RDA) 在营养生理需要量的基础之上,按食物的生产水平与人们的膳食习惯,并考虑个体差异、应激状态、食物烹调、消化吸收率等因素所设置的能量和各种营养素的适宜数量。RDA 考虑了安全系数,故略高于营养生理需要量。

因 RDA 仍存在一定的局限,故我国目前已采用膳食营养素参考摄入量。

(二) 中国居民膳食营养素参考摄入量

随着科学研究和社会实践的发展,国际上自 20 世纪 90 年代初期逐渐展开了关于 RDA 的性质和适用范围的讨论,认为 RDA 已经不能满足当前形势的需要;中国营养学会根据国际发展趋势,在欧美各国先后提出了一些新的术语的基础上,结合我国实际情况,2000 年制定并颁布了《中国居民膳食营养素参考摄入量》(chinese dietary reference intakes tables,DRIs)的新概念。DRIs 是在 RDAs 基础上发展起来的一组每日平均膳食营养素摄入量的参考值,包括“平均需要量”“推荐摄入量”“适宜摄入量”“可耐受最高摄入量”。

1. 平均需要量(estimated average requirement,EAR) 是某一特定性别、年龄及生理状况群体中对某营养素需要量的平均值。摄入量达到 EAR 水平时可以满足群体中半数个体对该营养素的需要,而不能满足另外半数个体的需要。EAR 主要用于计划和评价群体的膳食。

2. 推荐摄入量(recommended nutrient intake,RNI) 相当于传统的RDA,它可以满足某一特定群体中97%~98%个体的需要,长期摄入RNI水平,可以维持组织中有适当的储备。RNI是健康个体膳食营养素摄入量的目标值。

3. 适宜摄入量(adequate intake,AI) 是通过观察或实验获得的健康人群某种营养素的摄入量。AI应能满足目标人群中几乎所有个体的需要。AI主要用于个体的营养素摄入量的目标值,同时用作限制过多摄入的标准。当健康个体摄入量达到AI时,出现营养缺乏的危险性很小。

4. 可耐受最高摄入量(tolerable upper intake level,UL) 是平均每日可以摄入该营养素的最高量。这个量对一般人群中的几乎所有个体不至于损害健康。UL的主要用途是检查个体摄入量是否有过高的可能,避免发生中毒。

人体每天都需要从膳食中获得一定量的各种必需营养素。如果人体长期摄入某种营养素不足就有发生该种营养素缺乏症的危险(图绪-1)。随着摄入量的增加,发生营养素缺乏的危险性逐渐降低。当摄入量达到EAR水平时,发生营养缺乏的概率为50%。当摄入量达到RNI水平时,绝大多数的个体都没有发生营养缺乏症的危险。摄入量达到UL水平后,若再继续增加就有可能开始出现毒副作用。因此,摄入量在RNI和UL之间是一个安全摄入范围。

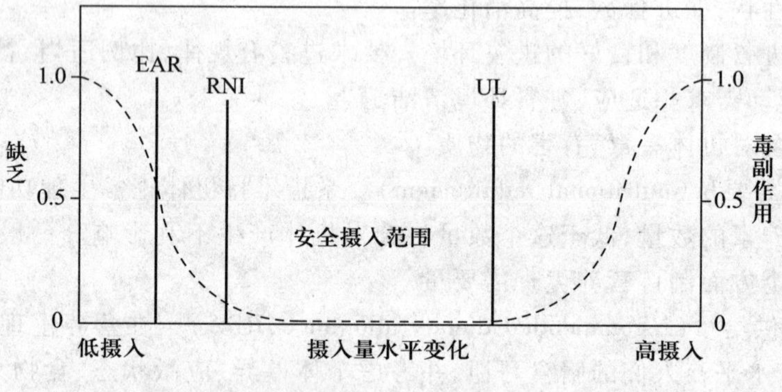

图绪-1 营养素摄入过多或过少的危险性

(三)DRIs修订新视点

2000年以来,联合国粮食及农业组织和世界卫生组织(FAO/WHO)等一些国际组织和美国、英国、加拿大、澳大利亚、新西兰、韩国、日本等国家先后对其DRIs进行了修订。中国营养学会组织专家按照循证营养学、风险评估的原则和方法,收集、比较和筛选国内外有关研究资料,应用论证强度高的科学证据,注重采用以中国居民为对象的营养需要量研究成果。引用Meta分析/RCT研究,修订内容不仅涉及所有必需营养素的DRI,而且包括已有充分科学依据的其他有益膳食成分(包括调节生理功能的最低用量和避免毒副作用的最高限量);并提出预防近年高发的慢性非传染性疾病建议值。

2013版中国DRIs在2000版DRIs的4项基础上增加了以下项目。

1. 宏量营养素可接受范围(acceptable macro-nutrient distribution range,AMDR) 是指产能营养素脂肪、蛋白质和碳水化合物理想的摄入量范围,该范围可以提供人体对这些必需营养素的需要，并且有利于降低慢性病的发生危险，常用占能量摄入量的百分比表示。其显著特点之一是具有上限和下限。

2. 预防NCD的建议摄入量(proposed intakes for preventing NCD, PI-NCD)　为降低人群中与膳食营养因素有关的慢性病发病率，达到慢性病的一级预防目的，对某些营养素建议一个摄入量，引导居民习惯性的摄入量达到PI-NCD。

3. 其他膳食成分特定建议值(specified proposed levels, SPL)　其他膳食成分的界定：①具有三个特性：天然存在的膳食成分；非传统营养素；具有确切的健康效应。②具备三个条件：大量研究资料证明，具有确定结论；在日常膳食中应用广泛；被国际组织、学术团体推荐或政府认可。对这些膳食成分提出特定建议值是指某些疾病易感人群膳食中这些成分的摄入量达到或接近这个建议水平时，有利于维护人类健康。

2013版DRIs修订分类见表绪-1。

表绪-1　2013版中国居民DRIs纳入的营养素/膳食成分

分类	营养素
能量和宏量营养素	能量，蛋白质，脂类[脂肪，饱和脂肪酸，n-6不饱和脂肪酸，n-3不饱和脂肪酸(DHA, EPA)，胆固醇]，碳水化合物
维生素	维生素A、维生素D、维生素E、维生素K、维生素B_1、维生素B_2、维生素B_6、维生素B_{12}、维生素C、泛酸、叶酸、烟酸、胆碱、生物素
矿物质	钙、磷、钾、钠、镁、氯、硫、铁、碘、锌、硒、铜、氟、铬、锰、钼、钴、镍、锡、钒、硅、砷、硼、锶、锂
水和其他膳食成分	水、膳食纤维、牛磺酸、低聚果糖、花色苷、白藜芦醇、γ-氨基丁酸、姜黄素、儿茶素、绿原酸、α-异硫氰酸盐、番茄红素、原花青素、大豆异黄酮、植物甾醇、叶黄素、槲皮素、硫辛酸、大蒜素、氨基葡萄糖、左旋肉碱

五、临床营养学的研究方法

（一）流行病学方法

应用描述性研究进行人群营养现况调查，分析营养素与健康之间的关系；通过病例对照研究了解营养素与疾病的关系，运用队列研究方法研究营养素对疾病的干预性措施及效果评价。

（二）实验研究方法

包括临床试验、动物实验、社区人群干预试验。常见采用以上实验研究的方法对某些疾病的膳食治疗效果进行评价。

（三）分子生物学的方法

随着生命科学的飞速发展，尤其是人类基因组测序工作的完成，分子生物学技术渗透到生命科学的每一个领域，成为研究和揭示生命本质和规律的一种重要工具。运用分子生物学技术方法研究营养素在疾病的发生、发展及治疗中的机制，在营养学研究中具有良好的发展前景。

小 结

临床营养学(clinical nutriology)是研究营养与疾病的关系,并将营养学知识运用于治疗疾病,增强机体抵抗力,促进康复的科学。人体所需营养素可归为六大类:蛋白质、脂类、碳水化合物、维生素、矿物质和水。第四次营养调查表明,我国城乡居民的膳食、营养状况有了明显改善,营养不良和营养缺乏患病率继续下降,同时我国仍面临营养缺乏与营养过剩的双重挑战。合理营养是保证人体良好健康状态的物质基础,平衡膳食是实现合理营养的唯一途径。平衡膳食主要是指两个方面的平衡:一方面是人体营养需要与膳食营养供给之间的数量平衡;另一方面是人体所需各种营养素之间搭配的比例平衡。DRIs 是在 RDAs 基础上发展起来的一组每日平均膳食营养素摄入量的参考值,包括平均需要量、推荐摄入量、适宜摄入量、可耐受最高摄入量。2013 版 DRIs 在 2000 版 DRIs 的基础上增加了 3 项标准:宏量营养素可接受范围、预防 NCD 的建议摄入量、其他膳食成分特定建议值。临床营养学的研究方法有流行病学方法、实验研究法和分子生物学的方法。

课后测试

1. 简述临床营养学的概念。
2. 概述营养学的发展史。
3. 何谓合理营养? 试述合理营养的基本卫生要求。
4. 谈谈营养与疾病及健康的关系。
5. 分析中国居民营养与健康存在的问题,并提出改进措施。
6. 试述 DRIs 的概念,我国 2013 版 DRIs 增加了哪几项标准?
7. 简答临床营养学的研究方法。

(黄万琪)

第一篇

基础营养

第一章　能量

第二章　蛋白质与氨基酸

第三章　脂类与脂肪酸

第四章　碳水化合物与膳食纤维

第五章　维生素

第六章　矿物质和水

第七章　不同生理状况人群的营养

第八章　食物的营养价值

第九章　营养调查及评价

第十章　社区营养

第十一章　饮食行为与健康

第十二章　食品安全与健康

第一章 能 量

【学习要点】

1. 掌握能量的单位和换算方法。
2. 掌握三大产热营养素的产热系数及供能比例。
3. 熟悉人体能量消耗的途径。
4. 熟悉正常人群的能量参考摄入量。
5. 了解人体能量消耗的测定方法。
6. 了解能量与人体健康的关系。

第一节 能量单位与能量系数

人体维持正常的生命与健康,从事各种活动均需要能量的支持。人体所需的能量都是通过植物间接由太阳供给的。植物在生长过程中捕获太阳能并储存在自身组织中,当人体摄取植物性食物时,可将其中的化学能转变成可供人体利用的能量形式。当食用动物性食物时,摄入的化合物中所含的能量原本也是来自太阳。食物中能产生能量的营养素为碳水化合物、脂肪和蛋白质,它们在体内经过氧化、代谢后,每克碳水化合物、脂肪、蛋白质分别产能 16.7 kJ(约 4 kcal)、37.7 kJ(约 9 kcal)、16.7 kJ(约 4 kcal)。

一、能量单位

目前国际通用的能量单位是焦耳(Joule,J)。1 焦耳就是 1 牛顿的作用力使 1 kg 重的物体在力的方向上通过 1 m 的距离所做的功。营养学上使用最多的是千焦耳(kilojoule,kJ)或兆焦耳(mega joule,MJ),兆焦耳为千焦耳的 1 000 倍。以往营养学上习惯使用卡(calorie,cal)和千卡(kilocalories,kcal)作为能量的单位,1 千卡即是使 1 L 15℃ 的纯水上升到 16℃ 时所需的能量。能量单位的换算如下:

$$1\ \text{kcal} = 4.184\ \text{kJ} \quad 1\ \text{kJ} = 0.239\ \text{kcal} \quad 1\ \text{MJ} = 239\ \text{kcal}$$

近似计算可简化为:

$$1\ \text{kcal} = 4.18\ \text{kJ} \quad 1\ \text{kJ} = 0.24\ \text{kcal}$$

二、能量来源与产热系数

人体所需要的能量来源于食物中的碳水化合物、脂肪和蛋白质。这三种营养素在氧化成二氧化碳和水的过程中,释放出大量的能量供机体利用,故称为“产热营养素”。每 1 g 碳水化合物、脂肪和蛋白质氧化时所产生的能量值称为产热系数或热价。1 g 产热营养素在体内氧化所产生的能量则称为生理价,在体外燃烧所释放的能量称为物理价。

用“弹式能量计”测定,1 g 碳水化合物、脂肪和蛋白质在体外完全燃烧时产生的能量分别为 17.15 kJ(约 4.1 kcal)、39.54 kJ(约 9.45 kcal)和 23.64 kJ(约 5.65 kcal)。在体内氧化时,碳水化合物和脂肪的最终产物均为二氧化碳和水(与体外燃烧相同,产生的能量也相同)。蛋白质在体外燃烧时的最终产物为二氧化碳、水、氨和氮气等,而在体内氧化时,其最终产物为二氧化碳、水、尿素、肌酸及其他含氮有机物,即在体内氧化不如在体外燃烧充分。若将 1 g 蛋白质在体内氧化产生的尿素等有机含氮物收集起来,在体外继续燃烧,还可产生 5.44 kJ(约 1.3 kcal)的能量,由此可推算 1 g 蛋白质在体内氧化产生的能量为:

$$23.64\ \text{kJ} - 5.44\ \text{kJ} = 18.2\ \text{kJ}(约\ 4.35\ \text{kcal})$$

然而食物中的营养素在消化道内并非 100% 被吸收,正常人吃普通混合膳食时,其中碳水化合物的平均吸收率为 98%,脂肪为 95%,蛋白质为 92%。因此计算膳食的能量时,还应考虑吸收率因素。通常将 1 g 产热营养素在体内氧化时实际为机体提供的能量称为营养学热价。三种营养素的产热系数见表 1-1-1。

表 1-1-1　三种营养素的产热系数

营养素	物理热价 /kJ·g⁻¹	生理热价 /kJ·g⁻¹	吸收率 /%	营养学热价 /kJ·g⁻¹
蛋白质	23.6(5.65)	18.2(4.35)	92	16.7(4.0)
脂肪	39.5(9.45)	39.5(9.45)	95	37.6(9.0)
碳水化合物	17.2(4.10)	17.2(4.10)	98	16.7(4.0)

注:( )中数字为以 kcal 作为能量单位时的产热系数。

第二节　能量消耗与测定

一、人体的能量消耗

人体每日的能量消耗主要用于维持基础代谢、满足体力活动及食物特殊动力作用的需要,对于儿童、孕妇、乳母等还要满足其特殊生理需要。

(一) 基础代谢

基础代谢(basal metabolism)是指人体为了维持基本生命活动所消耗的能量,如维持体温、呼吸、血液循环、肌紧张、细胞内外液中电解质浓度差及蛋白质等大分子合成。基础代谢是人体在清醒状态下最低的能量消耗状态,占每日总能量消耗量的 60% ~75%。测定基础代谢的条件为:① 清晨刚醒、安静平卧,全身肌肉松弛,无任何体力活动及紧张思维活动;② 饥饿状态(禁食 12 h 以上);③ 周围环境温度恒定(18 ~25℃)。

为了确定基础代谢的能量消耗(basic energy expenditure,BEE),必须首先测定基础代谢率(basal metabolic rate,BMR)。基础代谢率是指单位时间的基础代谢,通常用每小时每平方米体表面积的产能量[(kJ/(m^2·h)]表示。人体基础代谢率平均值见表 1-1-2。

表 1-1-2 人体基础代谢率平均值/kJ·$(m^2 \cdot h)^{-1}$

年龄/岁	男	女	年龄/岁	男	女
1	221.8(53.0)	221.8(53.0)	30	154.0(36.8)	146.9(35.1)
3	214.2(51.2)	214.2(51.2)	35	152.7(36.5)	146.4(35.0)
5	206.3(49.3)	202.5(48.4)	40	151.9(36.3)	146.0(34.9)
7	197.9(47.3)	200.0(45.4)	45	151.5(36.2)	144.3(34.5)
9	189.1(45.2)	179.3(42.8)	50	149.8(35.8)	141.8(33.9)
11	179.9(43.0)	175.7(42.0)	55	148.1(35.4)	138.1(33.0)
13	177.0(42.3)	168.5(40.3)	60	146.0(34.9)	136.8(32.7)
15	174.9(41.8)	158.8(37.9)	65	143.9(34.4)	134.7(32.2)
17	170.7(40.8)	151.9(36.3)	70	141.4(33.8)	132.6(31.7)
19	164.0(39.2)	148.5(35.5)	75	138.9(33.2)	131.0(31.3)
20	161.5(38.6)	147.7(35.3)	80	138.1(33.0)	129.3(30.9)
25	156.9(37.5)	147.3(35.2)			

注:( )中数字为以 kcal 作为能量单位时的基础代谢率平均值。

通常可按以下几种方法计算出每天基础代谢的能量消耗。

1. 用体表面积计算 我国赵松山于 1984 年提出了一个相对适合中国人的体表面积计算公式:

$$M^2 = 0.006\,59 \times 身高(cm) + 0.012\,6 \times 体重(kg) - 0.160\,3$$

根据这个公式计算出体表面积,再按年龄、性别在表 1-1-2 中查出相应的 BMR,即可计算出 24 h 基础代谢消耗的能量。

2. 直接用公式计算 Harris 和 Benedict 提出以下公式,可根据年龄、身高和体重直接计算 24 h 的基础代谢能量消耗。

男性 BEE(kcal/24 h) = 66.5 + 13.8 × 体重(kg) + 5.0 × 身高(cm) - 6.8 × 年龄(岁)

女性 BEE(kcal/24 h) = 655.1 + 9.5 × 体重(kg) + 1.8 × 身高(cm) - 4.7 × 年龄(岁)

更为简单的方法是成年男性按每千克体重每小时 1 kcal(4.18 kJ)、女性按 0.95 kcal(3.97 kJ),与体重相乘直接计算,其结果相对粗略。

3. 世界卫生组织建议的计算方法 世界卫生组织于 1985 年推荐使用 Schofield 公式计算 24 h 的基础代谢能量消耗(表 1-1-3)。

表 1-1-3 世界卫生组织建议的计算基础代谢公式

年龄/岁	公式	
	男	女
0~3	$(60.9 \times W) - 54$	$(61.0 \times W) - 51$
3~10	$(22.7 \times W) + 495$	$(22.5 \times W) + 499$
10~18	$(17.5 \times W) + 651$	$(12.2 \times W) + 746$

续表

年龄/岁	公式	
	男	女
18～30	(15.3 × W) + 679	(14.7 × W) + 496
30～60	(11.6 × W) + 879	(8.7 × W) + 829
>60	(13.5 × W) + 487	(10.5 × W) + 596

注：W 为体重（kg）。

摘自 Technical Report Serice 724, Geneva, WHO, 1985.

中国营养学会建议，我国儿童和青少年的基础代谢参考值按表 1－1－3 公式计算，18 岁以上人群的基础代谢应将计算结果减去 5%。

人体的基础代谢受许多因素的影响，如体表面积、年龄、性别和某些内分泌器官的功能等。一般来说，体表面积大者向环境中散热较快，基础代谢亦较强。基础代谢与体内瘦体组织（lean body mass, LBM）含量的多少也有关系。瘦体组织也称瘦体重或去脂体重，包括肌肉、皮肤、骨骼、器官、体液及其他非脂肪组织。

瘦体组织含量高，则基础代谢亦高。因为瘦体组织在代谢中的相对耗能量大于脂肪组织。基础代谢随年龄增加而逐渐降低，成人比儿童基础代谢低，老年人又比青壮年人低。同年龄女性比男性 BMR 低 5%～10%，即使在相同身高体重的情况下也是如此，这是因为女性的瘦体组织比男性少。热带地区人群的基础代谢较温带同类居民低 10%，温带地区较寒带地区同类居民低 10%。发热时，体温每升高 1℃，BMR 增加 13%；甲状腺功能亢进时，BMR 明显升高。

（二）体力活动

体力活动消耗的能量是人体总能量消耗的重要部分。体力活动包括生活活动和劳动。不同体力活动所消耗的能量不同，其能量的消耗与劳动强度、劳动持续时间以及工作熟练程度有关。劳动强度越大、持续时间越长、工作越不熟练，能量消耗越多，其中劳动强度为主要影响因素。中等强度劳动时，每日消耗的能量占总能量的 15%～30%。

2001 年，中国营养学会将我国居民的活动强度由原来的五级调整为三级，即轻、中、重体力活动，成人能量的推荐摄入量用 BMR 乘以不同的体力活动水平（physical activity level, PAL）系数进行计算。中国成人活动水平分级见表 1－1－4。

（三）食物特殊动力作用

由于摄入食物而引起的机体能量代谢率额外增高的现象称为食物特殊动力作用（specific dynamic action, SDA）。目前认为这是由于机体对食物中的营养素进行消化吸收、食物中的营养素氧化产能以及产热营养素在体内进行合成代谢等，需要额外消耗能量所致。SDA 从进食后 1 h 开始，2～3 h 达最大，可延续到 7～8 h。不同营养素所引起的 SDA 不同，摄入蛋白质时消耗的能量相当于蛋白质本身产能的 30% 左右，碳水化合物为 5%～6%，脂类为 4%～5%。成人摄入一般的混合膳食时，由 SDA 所引起的能量消耗为每日 600 kJ（150 kcal）左右，相当于基础代谢的 10%。

表 1-1-4 中国成人活动水平分级

活动水平	职业工作时间分配	工作内容举例	体力活动水平 男	体力活动水平 女
轻	75%时间坐或站立 25%时间站着活动	办公室工作、修理电器钟表、售货员、酒店服务员、化学实验操作、讲课等	1.55	1.56
中	25%时间坐或站立 75%时间特殊职业活动	学生日常活动、机动车驾驶、电工安装、车床操作、金工切割等	1.78	1.64
重	40%时间坐或站立 60%时间特殊职业活动	非机械化农业劳动、炼钢、舞蹈、体育运动、装卸、采矿等	2.10	1.82

引自中国营养学会,Chinese DRIs,2000.

二、人体能量消耗的测定

(一)测热法

1. 直接测热法　其原理是根据人体释放能量的多少反映机体能量代谢情况。测定时让受试者进入与外界隔热的实验舱中,受试者身体散发出的能量可全部被实验舱内管道中流动的水所吸收而使水温升高。根据实验舱进、出水口的温差、测定期间的水流量和水的比热,即可计算出受试者单位时间内释放的总能量。直接测热法的准确性和测量精度高,但其测热装置结构复杂、体积庞大、操作繁琐,故实用价值不大,多用于机体能量代谢的实验研究。

2. 间接测热法　机体的能量来源于产热营养素在体内的氧化。机体在氧化蛋白质、脂肪和碳水化合物的同时,会释放一定的能量,消耗氧并产生二氧化碳和水。因此只需测出受试者的氧气消耗量或产生水量的多少,即可间接计算受试者能量的消耗。

机体消耗 1 L O_2 氧化营养素所释放的能量称为氧热价。氧热价与呼吸商有关。空腹时呼吸商为 0.82,其氧热价为 20.19 kJ(约 4.825 kcal)。

具体方法:① 采用开放式或闭合式方法测定受试者单位时间的耗氧量;② 用耗氧量与摄入混合食物时的氧热价相乘,即可算出受试者的产能量或能量消耗量。举例:用闭合式方法测得某人空腹状态下的耗氧量为 1.5 L/6 min,计算其 1 h 的能量消耗量。则应为$(1.5\times10)\times20.19\ \text{kJ}=302.85\ \text{kJ/h}$。即此人 1 h 消耗 302.85 kJ 能量。

(二)要因加算法

1. 测定原理　以已知的不同人群的 BMR 为基础,根据体力活动比(physical activity ratio,PAR)计算人体能量消耗量的方法。

$$能量消耗量=基础代谢率\times体力活动比$$

体力活动比是指每分钟某项活动消耗的能量相当于 BMR 的倍数。不同项目的活动其 PAR 不同。

$$体力活动比=\frac{某项活动每分钟消耗的能量}{每分钟基础代谢率消耗的能量}$$

人类的活动种类繁多，为简化计算，要因加算法将各种活动归纳为 4 类，即卧床休息、职业活动、家务劳动及随意活动、休闲时间。人体 4 类活动的体力活动比用综合能量指数(integrative energy index，IEI)表示。

$$综合能量指数 = \frac{规定时间活动的能量消耗量}{同一时期的基础代谢率}$$

卧床休息的 IEI = 1.0(实际为 0.95)，休闲时间的 IEI = 1.4，其他类型活动的 IEI 参见表 1-1-5、表 1-1-6。

表 1-1-5 各种活动的能量消耗

活动类别举例	IEI
休息：卧床休息	1.0
极轻：坐或站着活动，绘画行业，开车，实验室工作，打字，缝纫，熨衣，烹饪，玩纸牌，玩乐器	1.5
轻度：平地步行(2.5~3.0 km/h)，修车，酒店业，清洁房屋，照顾小孩，打高尔夫球，航海，打乒乓球	2.5
中度：步行(3.5~4.0 km/h)，除草锄地，骑自行车，滑雪，打网球，跳舞	5.0
重度：负重上坡，砍树，重体力挖掘，打篮球，爬山，打橄榄球，踢足球	7.0

表 1-1-6 成人每天家务劳动和随意活动的活动时间及综合能量指数

类型	男		女	
	综合能量指数	时间/h	综合能量指数	时间/h
家务劳动		1	2.7(2.7)	2(3)
随意活动				
随意的社会活动				
18 岁~	3.3	1		
60 岁~	3.3	2	3.3(2.5)	2(2)
成人为保持心血管和肌肉功能从事的轻活动				
18 岁~	6.0	1/3	6.0	1/3
60 岁~	4.0	1/3	4.0	1/3

注：( )中数字为发展中国家相应人群指标。

2. 测算方法　① 详细观察记录受试者 24 h 的各种活动；② 按照要因加算法将受试者 1 d 的各种活动归纳为上述 4 种类型，将各类活动时间汇总；③ 根据各类活动的 IEI 分别计算出 4 类活动的能量消耗量；④ 将 4 类活动的能量消耗量相加，即可得出一日总能量消耗量。

(三) 生活观察法

生活观察法即通过观察记录测定对象一日的各种活动，根据各种活动的能量消耗率计算出一日能量消耗量的方法。

测算方法如下:① 选择身高、体重、活动有代表性的受试对象 3~5 名,派专人跟踪,详细记录受试对象 24 h 从事的各种活动及时间;② 将从事的同种活动时间相加,分类整理出 24 h 内完成各种活动所用的时间;③ 从能量消耗率表(表 1-1-7)中查出某项活动的能量消耗率,再乘以该项活动的时间,得出从事该项活动的能量消耗量;④ 分别计算出一日中各项活动的能量消耗量,将各项能量消耗量相加,得出 24 h 各种活动的能量消耗总量;在计算出的能量消耗量上加 5%~10%,以补充观察记录中被遗漏或被忽视的能量消耗;⑤ 加上食物特殊动力作用消耗的能量,即可得出受试对象一日实际能量消耗量。观察时间以 3 d 为宜,最后计算 3 d 能量消耗的平均值作为测定结果。

表 1-1-7 各种活动能量消耗/kJ(h·kg)$^{-1}$

活动项目	消耗能量	活动项目	消耗能量	活动项目	消耗能量
骑车(快)	31.8(7.6)	开会学习	1.3(0.32)	个人卫生	3.8(0.9)
骑车(慢)	10.5(2.5)	高声读书	1.7(0.4)	整理床铺	3.3(0.8)
走路(缓步)	8.4(2.0)	打字	4.2(1.0)	擦地	5.0(1.2)
走路(快步)	14.2(3.4)	写字	1.7(0.4)	洗碗盘	4.2(1.0)
走路(极快)	34.7(8.3)	下棋	1.7(0.4)	穿衣脱衣	2.9(0.7)
骑马(慢步)	5.9(1.4)	闲谈	1.5(0.36)	吃饭	1.7(0.4)
骑马(速步)	18.0(4.3)	睡醒静卧	0.4(0.1)	砌砖	19.6(4.7)
跑步	29.3(7.0)	坐着休息	1.5(0.3)	扫地(轻)	5.9(1.4)
滑冰	14.6(3.5)	站立	2.5(0.6)	扫地(重)	7.1(1.7)
游泳	33.0(7.9)	乘汽车	2.5(0.6)	司机	3.8(0.9)
体操	13.0(3.1)	上下楼梯	13.8(3.3)	挖土	24.7(5.9)
打乒乓球	18.4(4.4)	缝衣	3.8(0.9)	施工	15.0(3.6)
跳舞	15.9(3.8)	熨衣	8.4(2.0)	抬重物	25.5(6.1)
唱歌	3.3(0.8)	洗衣服	5.4(1.3)	敲打石头	19.6(4.7)

注:( )中数字以 kcal 作为能量单位时的消耗量。

(四)心率监测法

机体活动和代谢增强时,不但耗氧量和能量消耗增加,其心率也加快。由于小型轻便的心率监测仪(Holter)的出现和计算机技术的发展,借助这些设备可以准确地测定人体各种活动状态下的心率和耗氧量,精确地绘制出心率和耗氧量的关系曲线。根据该曲线,通过监测心率即可得出各种活动状态下的能量消耗率。此法在运动医学中应用广泛。

第三节 能量的膳食参考摄入量(DRIs)及食物来源

膳食能量主要来源于食物中的碳水化合物、脂肪和蛋白质。这三类营养素广泛存在于各种食物中。其中碳水化合物主要存在于粮谷类、薯类、根茎类植物中,是最经济的膳食能量来源;脂肪主要存在于各种植物油与肉类中;蛋白质主要存在于动物类和豆类食物中,蔬菜和水果一般含能量较少。

能量平衡与否对健康影响极大，因此各个国家都制订了能量参考摄入量（DRIs），包括三大产热营养素合理的摄入比。根据我国人民的膳食结构、饮食习惯及营养状况，建议成年人蛋白质提供的能量占机体总能量的10%～15%，脂肪占20%～30%，碳水化合物占50%～65%为宜，其中脂肪提供的能量不宜超过总能量的30%，摄入过多将不利于健康。但随着经济发展和生活水平的提高，我国部分城市居民的脂肪摄入量远远超过30%。中国营养学会在2013版制订的中国居民膳食营养素参考摄入量中，不仅对各年龄组人群的能量摄入有具体的能量需要量，而且根据不同的身体活动水平，按轻、中、重身体活动水平提出能量需要量。中国营养学会推荐的各类人群的能量摄入量及脂肪供能比见表1－1－8。

表1－1－8　能量的DRIs及脂肪供能比

年龄/岁	能量/MJ		脂肪供能/%	年龄/体力活动强度	能量/MJ		脂肪供能/%
	男	女			男	女	
0～	0.38 (90)/kg·d	0.38 (90)/kg·d	45～55	18～/轻	9.41(2 250)	7.53(1800)	20～30
0.5～	0.33 (80)/kg·d	0.33 (80)/kg·d	35～45	中	10.88(2 600)	8.79(2 100)	
1～	3.77(900)	3.35(800)	30～40	重	12.55(3 000)	10.04(2400)	
2～	4.60(1 100)	4.18(1 000)		50～/轻	8.79(2 100)	7.32(1 750)	
3～	5.23(1 250)	5.02(1 200)		中	10.25(2 450)	8.58(2 050)	20～30
4～	5.44(1 300)	5.23(1 250)	20～30	重	11.72(2 800)	9.83(2 350)	
5～	5.86(1 400)	5.44(1 300)		65～/轻	8.58(2 050)	7.11(1 700)	20～30
6～	6.69(1 600)	6.07(1 450)		中	9.83(2 350)	8.16(1 950)	
7～	7.11(1 700)	6.49(1 550)	20～30	80～/轻	7.95(1 900)	6.28(1 500)	20～30
8～	7.74(1 850)	7.11(1 700)		中	9.20(2 200)	7.32(1 750)	
9～	8.37(2 000)	7.53(1 800)		孕妇（早）		+0	20～30
10～	8.58(2 050)	7.95(1 900)		孕妇（中）		+1.26(300)	
11～	9.83(2 350)	8.58(2 050)		孕妇（晚）		+1.88(450)	
14～	11.92(2 850)	9.62(2 300)	20～30	乳母		+2.09(+500)	

注：① 根据中国营养学会2014年6月公布的《中国居民膳食能量需要量（EER）》数据编制。

② 6～14岁年龄段为身体活动水平（中）的能量。

③（　）中数字为以kcal作为能量单位时的DRIs。

第四节　能量与人体健康的关系

一、能量平衡与健康体重

体重为能量平衡的常用观察指标。为保持健康，人体摄入与消耗的能量应经常保持动态平衡，如果出现不平衡，摄入能量过多或过少，就会引起超重、肥胖或体重减轻，影响健康。

当食物能量供大于求时,多余的能量在体内转化为脂肪而导致肥胖。对大多数人来说,肥胖会大大增加患病和过早死亡的危险。研究表明,超重或肥胖会使患冠心病、高血压、糖尿病等其他相关疾病的危险性显著增加。对成年人来说,控制体内脂肪含量和体重可减少相关疾病的危险。

若每天通过食物所供应的能量不能满足人体需要或机体长期处于饥饿状态时,可致机体能量摄入不足,体内储存的糖原会被逐渐消耗,脂肪被氧化供能,蛋白质也会被消耗,严重时会出现负氮平衡,机体的各种生理功能就会受到影响,可出现体重减轻、全身无力、倦怠、怕冷、头晕、目光无神、皮肤苍白、粗糙与缺乏弹性等症状。此外,当能量摄入不足时,蛋白质分解供能增加,可继发蛋白质缺乏,出现营养不良性水肿、机体抵抗力降低、婴幼儿生长发育迟缓等一系列蛋白质缺乏症状。

二、住院患者的能量需要

正常人能量摄入与消耗较易达到平衡,但对于住院患者,往往要因某种检查或手术的需要而控制饮食,从而导致能量摄入不足。尤其是危重病者,因原发性或医源性疾病,常发生厌食、吸收不良或代谢率增高,引起不同程度的蛋白质 - 能量营养不良。据调查,住院患者当中约有50%的外科患者及40%的内科患者能量摄入不足,从而导致体重降低、生理功能紊乱、营养不良及抵抗力下降,影响了康复的进程。所以这类患者需额外补充能量,以达到维持体重或增加体重的目的。

三、临床患者能量需要的计算

首先应估计临床患者能量的消耗,按身高、体重、年龄及基础代谢消耗计算能量。最经典的计算能量需要的方法是按 Harris-Benedict 公式计算基础代谢消耗值,以此估计临床患者的基本需要量。按 Harris-Benedict 公式计算所得 BEE 是指人体处于安静状态,不受活动、环境温度、食物及精神等因素影响时的能量代谢率,与临床不同状态下患者的能量代谢消耗相差极大。如在长期禁食状态下能量消耗将减少 10% ~15%,而当存在发热、应激、活动等各种因素时,能量消耗将增加。

不同疾病状态的住院患者维持体重的能量需要估计值 = 正常 BMR × 应激系数 × 1.25

不同疾病状态的住院患者增加体重的能量需要估计值 = 维持体重的能量需要 + 2.9 ~ 3.3 MJ*

BMR 的确定见表 1 - 1 - 9,应激系数的确定见表 1 - 1 - 10。

表 1 - 1 - 9 BMR 的确定

体重/kg	BMR/MJ · d^{-1}
50	5.5(1 316)
55	5.9(1 411)
60	6.3(1 509)
65	6.7(1 602)
70	7.1(1 694)
75	7.5(1 784)

注:( )中数字为以 kcal 作为能量单位时能量。

表 1 - 1 - 10 应激系数的确定

状态	应激系数
轻度饥饿	0.85 ~ 1.00
无并发症术后	1.00 ~ 1.05
癌症	1.10 ~ 1.45
长骨骨折	1.25 ~ 1.30
腹膜炎	1.05 ~ 1.25
多发性创伤及感染	1.30 ~ 1.55
烧伤面积 > 40%	2.00

* 此值为预期每周增加体重 0.5 ~ 1 kg 的对象,并只适用于在康复过程中无其他疾病的正常人。

小　结

人体为了维持生命活动和从事劳动，必须从食物中获得能量，以满足机体需要。人体所需的能量储存在碳水化合物、脂肪和蛋白质中，当碳水化合物、脂肪、蛋白质在体内氧化分解时，释放能量供机体利用。1 g 碳水化合物、脂肪、蛋白质氧化时实际产生的能量分别为 16.7 kJ（约 4.0 kcal）、37.6 kJ（约 9.0 kcal）、16.7 kJ（约 4.0 kcal）。

人体的能量消耗主要用于维持基础代谢、满足体力活动及食物特殊动力作用的需要。通常，健康成年人从食物摄取的能量与消耗的能量应经常保持动态平衡状态，否则就会导致体重增或减。中国营养学会在制定的《中国居民膳食营养素参考摄入量》中，不仅对各年龄组人群的能量摄入有具体的推荐量，而且根据不同的活动水平来推荐能量摄入量，并建议成人蛋白质提供的能量应占机体总能量的 10% ~15%、脂肪占 20% ~30%、碳水化合物占 50% ~65%。

正常情况下，人体每天摄入的能量与消耗的能量应基本保持平衡，以使体重维持在正常范围内，保持机体健康。但对临床患者来说，由于疾病的影响，不同状态下患者的能量代谢消耗相差极大，故应考虑应激、活动等多种因素，适时增减能量供给，以达到维持体重、促进康复的目的。

课后测试

1. 人体的能量消耗主要包括哪几个方面？影响人体基础代谢的因素有哪些？
2. 用生活观察法计算出您一日的能量消耗。
3. 碳水化合物、脂肪和蛋白质的产热系数及适宜的供热比例各为多少？
4. 能量摄入与人体健康有何关系？

（邹凌燕）

第二章　蛋白质与氨基酸

【学习要点】

1. 掌握蛋白质的生理功能及必需氨基酸的概念和种类。
2. 掌握蛋白质的膳食参考摄入量与主要食物来源。
3. 熟悉食物蛋白质营养价值的评价指标与含义。
4. 熟悉临床患者蛋白质营养状况的评价。
5. 了解蛋白质的分类及蛋白质体内代谢概况。
6. 了解具有特殊功效的肽与氨基酸的主要生理作用。

第一节　蛋白质和氨基酸的分类

蛋白质(protein)是人体的重要组成成分之一,分布于人体的每一个细胞和组织、器官中,体内含量16%~19%。蛋白质主要由碳、氢、氧、氮、硫五种元素构成,有些还含有磷、铁、锌、铜、碘、锰、钴等元素。大多数蛋白质的含氮量相当接近,平均约为16%,即每g氮相当于6.25 g(100÷16)蛋白质,故蛋白质折算系数为6.25。但不同蛋白质的含氮量是有差别的,各种食物由于所含蛋白质的种类不同,其折算系数也不尽相同(表1-2-1)。

表1-2-1　几种常用食物的蛋白质折算系数

食物名称	折算系数	食物名称	折算系数
大米	5.95	玉米	6.25
全小麦	5.83	蛋、肉	6.25
花生	5.46	奶类	6.38
大豆	5.71	芝麻	5.30

一、氨基酸

氨基酸(amino acid)是组成蛋白质的基本单位,构成人体蛋白质的氨基酸有20种。

(一)必需氨基酸与非必需氨基酸

人体所需的氨基酸中有8种(婴儿为9种)在人体内不能合成或合成速
需求,必须由食物供给,这些氨基酸称为必需氨基酸(essential amino acid
酸、亮氨酸、赖氨酸、蛋氨酸、苯丙氨酸、苏氨酸、色氨酸、缬氨酸和组氨酸部分氨基酸可以在体内合成，称为非必需氨基酸。非必需氨基酸并非体内不需要，只是人体自身可以合成而已，在人体合成蛋白质时非必需氨基酸与必需氨基酸同样重要。

（二）氨基酸模式与限制氨基酸

氨基酸模式是指某种蛋白质中各种必需氨基酸的构成比例，即根据蛋白质中必需氨基酸含量，以含量最少的色氨酸为 1 计算出的必需氨基酸的相应比值。几种食物和人体蛋白质的氨基酸模式见表 1－2－2。

表 1－2－2　几种食物和人体蛋白质的氨基酸模式

氨基酸	人体	全鸡蛋	鸡蛋白	牛奶	猪瘦肉	牛肉	大豆	面粉	大米
异亮氨酸	4.0	2.5	3.3	3.0	3.4	3.2	3.0	2.3	2.5
亮氨酸	7.0	4.0	5.6	6.4	6.3	5.6	5.1	4.4	5.1
赖氨酸	5.5	3.1	4.3	5.4	5.7	5.8	4.4	1.5	2.3
蛋氨酸＋半胱氨酸	3.5	2.3	3.9	2.4	2.5	2.8	1.7	2.7	2.4
苯丙氨酸＋酪氨酸	6.0	3.6	6.3	6.1	6.0	4.9	6.4	5.1	5.8
苏氨酸	4.0	2.1	2.7	2.7	3.5	3.0	2.7	1.8	2.3
缬氨酸	5.0	2.5	4.0	3.5	3.9	3.2	3.5	2.7	3.4
色氨酸	1.0	1.0	1.0	1.0	1.0	1.0	1.0	1.0	1.0

引自吴坤主编《营养与食品卫生学》，2003.

食物蛋白质中某一种或某几种必需氨基酸含量相对较低时，其他必需氨基酸在体内不能被充分利用，蛋白质营养价值降低，这一种或几种含量相对较低的氨基酸称为限制氨基酸。其中，含量最低的称为第一限制氨基酸，余者以此类推。如面粉、大米蛋白质的赖氨酸含量最低，为第一限制氨基酸。植物蛋白质中，相对缺少赖氨酸、苏氨酸、蛋氨酸和色氨酸，所以营养价值也相对较低。

为了提高植物蛋白质的营养价值，常将两种或两种以上的食物混合食用，通过不同食物蛋白质中氨基酸的相互补充，提高混合食物蛋白质的营养价值。这种不同食物蛋白质所含氨基酸之间取长补短、相互补充的作用，称为蛋白质互补作用（protein complementary action）。蛋白质互补作用的本质就是各种蛋白质在 EAA 的种类、数量及比例方面的相互补充，如大豆蛋白质可以弥补米、面蛋白质中赖氨酸的不足，而米、面又可以在一定程度上补充大豆蛋白质中蛋氨酸的不足。

二、蛋白质的分类

蛋白质种类繁多、功能广泛、结构复杂。因此，营养学上常按蛋白质营养价值（氨基酸组成）分类。

（一）完全蛋白质

完全蛋白质是指含 EAA 种类齐全、数量充足、比例适当的蛋白质。用此类蛋白质作为膳食蛋白质唯一来源时,不但能维持成人的生命与健康,而且能促进儿童生长发育。这类蛋白质包括奶类中的酪蛋白、乳白蛋白,蛋类中的卵白蛋白,肉类中的白蛋白和肌蛋白,大豆中的大豆蛋白,小麦和玉米中的谷蛋白等。

(二) 半完全蛋白质

半完全蛋白质是指所含 EAA 种类齐全但比例不合适的蛋白质。若用此类蛋白质作为膳食蛋白质的唯一来源时,仅能维持生命,不能促进生长发育。如小麦、大麦中的麦胶蛋白含赖氨酸较少。

(三) 不完全蛋白质

此类蛋白质中所含 EAA 种类不全,用作唯一蛋白质来源时,由于缺乏某些 EAA,导致人体自身蛋白质合成障碍,因此既不能促进生长发育,也不能维持身体健康。如动物肉皮、骨和结缔组织中的胶原蛋白或角蛋白,豌豆中的豆球蛋白等。

第二节 蛋白质的生理功能及代谢

一、蛋白质的生理功能

(一) 构成和修复组织

蛋白质最重要的生理功能是构成人体各种组织和器官。人体的基本结构和功能单位是细胞,而细胞膜、细胞质和细胞核中均含有大量蛋白质,约占细胞内物质的 80%;人体的瘦组织中,如肌肉和心、肝、肾等器官含有大量蛋白质;骨骼、牙齿中含有胶原蛋白;指(趾)甲中含有角蛋白。身体的生长发育可视为蛋白质的不断积累过程,对于儿童尤为重要。此外,各种组织的修复和更新均需要由食物提供充足的蛋白质。

(二) 参与调节机体生理功能

在人体内,蛋白质构成多种具有重要生理活性物质的成分,参与调节生理功能。酶、补体、抗体和多种激素的本质均为蛋白质,在体内的物质代谢、功能调节和免疫等方面发挥十分重要的作用;血液中的脂蛋白、转铁蛋白、视黄醇结合蛋白具有运输营养素的作用;血红蛋白具有携带、运输氧的功能;血浆蛋白参与形成血浆渗透压;肌球蛋白有调节肌肉收缩的功能。

(三) 为机体提供能量

供给能量是蛋白质的次要功能,可以由碳水化合物、脂肪所代替。当通过氧化碳水化合物和脂肪供给能量不足时,机体将增加蛋白质的分解来提供能量。

二、蛋白质的代谢

人体内蛋白质处在不断分解与合成的动态平衡之中。如前所述,蛋白质的基本组成单位是氨基酸,人体氨基酸的来源是食物中的蛋白质。食物蛋白质在消化道内经蛋白酶和肽酶分解为氨基酸后被吸收入血,与此同时,机体在重建过程中也不断地分解体内组织蛋白质,释放出氨基酸。食物蛋白质经消化而吸收的氨基酸(外源性氨基酸)和体内组织蛋白质分解产生的氨基酸(内源性氨基酸)混合在一起,分布于体内,参与代谢,称为氨基酸代谢库。由于氨基酸不能自由透过细胞膜,因此氨基酸在体内的分布是不均匀的。肝、肾中游离氨基酸浓度最高,代谢旺盛;血浆中浓度较低,但由于组织器官不断向血浆释放和摄取氨基酸,故其更新速度很快,平均半衰期约为 15 min。

代谢库中游离氨基酸主要代谢去路:① 合成新的蛋白质和多肽,如组织结构蛋白、酶、激素等;② 在细胞内脱氨基,生成 α-酮酸,后者可进一步氧化分解供能,或转变为糖原和脂肪储存在体内,或合成非必需氨基酸;③ 合成嘌呤、嘧啶、肌酸和肾上腺素等非蛋白含氮化合物。体内蛋白质代谢概况见图 1-2-1。

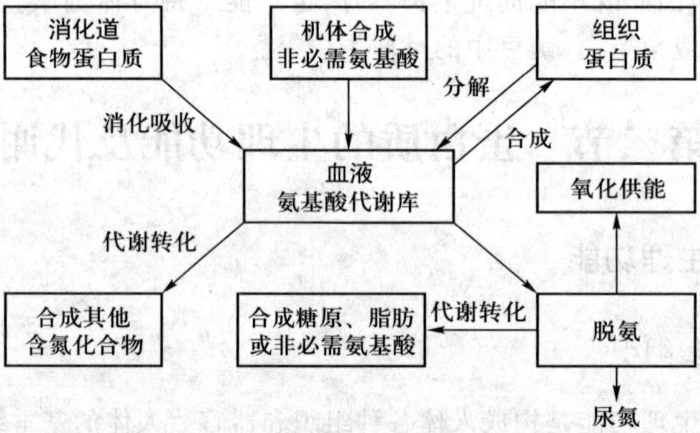

图 1-2-1 体内蛋白质代谢概况

三、氮平衡

氮平衡(nitrogen balance)是指氮的摄入量和排出量的关系。即:

氮平衡 = 摄入氮量 - 排出氮量

= 摄入氮量 -(尿氮量 + 粪氮量 + 经皮肤排出的氮量)

氮平衡试验常用于研究蛋白质代谢和蛋白质需要量以及评价机体蛋白质营养状况。测定一段时间内从尿液、粪便、皮肤等途径排出的氮量,将摄入的氮量与排出的氮量相比较,若二者基本相等称为总氮平衡;若摄入的氮量大于排出的氮量,称为正氮平衡;若摄入的氮量小于排出的氮量,则称为负氮平衡。婴幼儿、青少年、孕期及疾病恢复期的成人,由于机体生长或组织修复需要大量蛋白质,故每日摄入氮量应大于排出氮量,即维持正氮平衡。膳食蛋白质供应不足、饥饿、疾病和老年期,一般为负氮平衡。

在完全不摄入蛋白质的情况下,机体蛋白质仍然在分解、合成,处于负氮平衡状态,几天之后氮的排出将维持在一个较恒定的低水平。此时机体通过粪、尿、皮肤等途径所损失的氮是不可避免的,称为必要的氮损失。一般成年男性平均每日损失氮量为 54 mg/kg,成年女性为 55 mg/kg。据此计算,一个体重 60 kg 的成年男子每日损失的氮量估计为 3 240 mg,再乘以

6.25,相当于20.3 g蛋白质。

第三节 食物蛋白质营养价值的评价

评价食物蛋白质的营养价值,对于鉴定食物品质、研究与开发新资源食品、指导人群膳食等方面都是十分重要的。营养学上主要从食物的蛋白质含量、被消化吸收程度和被人体利用程度三个方面来全面地评价食物蛋白质的营养价值。

一、蛋白质含量

食物的蛋白质含量是评价食物蛋白质营养价值的基本指标。通常用凯氏(KJeldahl)定氮法测定其含氮量,然后用食物的含氮量乘以蛋白质折算系数(6.25),即为食物的蛋白质含量。

常用食物的蛋白质平均含量:粮谷类为8%~10%,干豆类20%~35%、肉禽类10%~20%、蛋类11%~20%、鱼类16%~18%、蔬菜类1%~2%。

二、蛋白质消化率

消化率(digestibility)是指在消化道内被吸收的蛋白质占摄入蛋白质的百分比,是反映食物蛋白质被消化酶分解的程度以及消化后的氨基酸和肽被吸收程度的指标。一般采用动物或人体实验测定。蛋白质消化率愈高,被机体吸收的数量愈多,其营养价值愈高。计算公式如下:

$$\text{蛋白质消化率}(\%)=\frac{\text{摄入氮量}-\text{粪氮量}}{\text{摄入氮量}}\times 100\%$$

食物的蛋白质消化率受到蛋白质性质、膳食纤维、多酚类物质和酶反应等多种因素的影响。一般来说,蛋白质变性容易被消化酶分解;植物性食物蛋白质因被纤维素包裹,难与消化酶接触,其消化率常常比动物性食物低;同一种食物,由于加工方法不同,消化率也有差别。例如,煮食整粒大豆时,蛋白质消化率仅为65.3%,而将大豆加工成豆浆或豆腐时,其消化率可提高到90%左右。

按一般方法烹调食物时,常用食物的蛋白质消化率分别为:奶类97%~98%、肉类92%~94%、蛋类98%、米饭82%、面包79%、马铃薯74%、玉米面窝头66%。

三、蛋白质利用率

蛋白质利用率是指食物蛋白质消化吸收后在体内被利用的程度。测定蛋白质利用率的方法很多,最常用的方法是测定蛋白质的生物价。

(一)生物价

生物价(biological value,BV)是指食物蛋白质被吸收后的贮留氮量与吸收氮量的比值。BV越高,说明机体对该蛋白质的利用率越高,该蛋白质的营养价值越高。BV的最高值为100。计算公式如下:

$$BV = \frac{\text{贮留氮量}}{\text{吸收氮量}} \times 100$$

贮留氮量 = 摄入氮量 -（粪氮量 - 粪代谢氮）-（尿氮量 - 尿内源氮）

吸收氮量 = 摄入氮量 -（粪氮量 - 粪代谢氮）

BV 是评价食物蛋白质营养价值较常用的方法。常见食物蛋白质的 BV 见表 1-2-3。

表 1-2-3　常用食物蛋白质的生物价

食物名称	BV	食物名称	BV	食物名称	BV
大米	77	熟大豆	64	虾	77
小麦	67	生黄豆	57	猪肉	74
大麦	64	豆腐	65	牛肉	76
高粱	56	蚕豆	58	全鸡蛋	94
小米	57	绿豆	58	鸡蛋黄	96
玉米	60	熟花生	59	鸡蛋白	83
马铃薯	67	白菜	76	牛奶	90
甘薯	72	鱼	83	脱脂牛奶	85

由于食物蛋白质中氨基酸模式各有不同，故蛋白质的 BV 也有差异。根据蛋白质的互补作用，合理选择食物和调配膳食，对提高膳食的蛋白质 BV 有重要意义。几种食物混合后蛋白质的 BV 见表 1-2-4。

表 1-2-4　几种食物混合后蛋白质的生物价

食物名称	单独食用时 BV	混合食用时所占比例/%		
小麦	67	37	—	31
大米	57	32	40	46
大豆	64	16	20	8
豌豆	48	15	—	—
玉米	60	—	40	—
牛肉干	76	—	—	15
混合食用 BV	—	74	73	89

引自葛可佑主编《中国营养科学全书》，2004.

（二）蛋白质净利用率

蛋白质净利用率（net protein utilization，NPU）是指食物蛋白质被吸收后的贮留氮量占摄入氮量的百分比。NPU 考虑了被测食物蛋白质消化和利用两个方面，能更全面地反映被测食物蛋白质的实际利用程度。计算公式如下：

$$\text{NPU}=\text{生物价}\times\text{消化率}=\frac{\text{贮留氮量}}{\text{摄入氮量}}\times 100\%$$

（三）蛋白质功效比值

蛋白质功效比值（protein efficiency ratio，PER）是指在实验期内，幼年动物平均每摄入 1 g 被测蛋白质后体重增加的克数。一般选择初断乳的雄性大鼠，用含 10% 被测蛋白质的饲料喂养 28 d，逐日记录进食量，每周称量体重，按下式计算蛋白质功效比值。

$$\text{PER}=\frac{\text{实验期内体重增加量(g)}}{\text{实验期内蛋白质摄入量(g)}}$$

不同食物蛋白质的 PER 不同，其营养价值也不同。PER 高，表明被测蛋白质的营养价值高。如酪蛋白的 PER 为 2.5，大豆蛋白为 2.4，麦麸蛋白为 0.4。

同一食物，在不同实验室测得的 PER 值重复性不佳，故通常设酪蛋白为对照组，用对照组的 PER 值校正被测蛋白质的 PER。

四、氨基酸评分

氨基酸评分（amino acid score，AAS）是用化学分析方法测定食物蛋白质的必需氨基酸组成和含量，再与推荐的理想蛋白质的氨基酸模式进行比较，其分值为被测蛋白质中的必需氨基酸含量与理想蛋白质（或参考蛋白质）中相应的必需氨基酸含量之比，又称为蛋白质化学分。计算公式如下：

$$\text{AAS}=\frac{\text{待评蛋白质中某种氨基酸含量}}{\text{参考蛋白质中同种氨基酸含量}}\times 100$$

AAS 较低的氨基酸即为限制氨基酸。根据 AAS 由低至高，依次称为第一、第二和第三限制氨基酸。AAS 低的食物，其蛋白质的营养价值低。

AAS 是目前广为应用的评价蛋白质营养价值的一种方法，不仅适用于单一食物蛋白质的评价，还可用于混合食物蛋白质的评价；既可以明确蛋白质的限制氨基酸，也可以看出其他氨基酸的不足，因而能够比较清楚地了解被测蛋白质应当补充或强化的氨基酸。

AAS 的缺点是没有考虑食物蛋白质的消化率。近年美国 FDA 将食物蛋白质消化率纳入氨基酸评分，建立了一种新方法，称为经消化率校正的氨基酸评分法（protein digestibility corrected amino acid score method，PDCAAS）。

第四节　人体蛋白质营养状况评价

一、身体测量

测量人体生长发育的指标是评价人体蛋白质营养状况的重要依据。身体测量的指标主要包括体重、身高、上臂围、上臂肌围、上臂肌面积、胸围以及生长发育指数等。详见第九章。

二、生化检验

（一）血液指标

1. 血清白蛋白　参考值为35～55 g/L，说明蛋白质缺乏时其含量明显降低。

2. 血清转铁蛋白　参考值为2.65～4.30 g/L，是评价机体蛋白质营养状况的敏感指标。

3. 视黄醇结合蛋白　参考值为26～76 mg/L。

4. 甲状腺素结合前白蛋白　参考值为280～350 mg/L。

5. 血清氨基酸含量　机体蛋白质缺乏时，血清中酪氨酸、丝氨酸和天门冬氨酸的含量会升高，而亮氨酸、异亮氨酸及缬氨酸的含量会降低，两类氨基酸的比值增大。

（二）尿液指标

1. 尿肌酐　肌酐是肌肉中肌酸的代谢产物。尿肌酐的数量反映肌肉的数量和活动，间接反映体内肌肉中蛋白质的含量。机体蛋白质缺乏时，尿肌酐排出量降低。

2. 尿3－甲基组氨酸　可作为肌肉蛋白质的分解指标，营养不良时尿3－甲基组氨酸排出量减少。

三、膳食调查

膳食蛋白质摄入量是评价人体蛋白质营养状况的参考指标，与身体测量和生化检验指标结合起来，有助于正确判断人体的蛋白质营养状况。

第五节　蛋白质的膳食参考摄入量及食物来源

一、蛋白质的膳食参考摄入量

中国营养学会2013年修订的中国居民膳食蛋白质推荐摄入量（RNI）见表1－2－5。

表1－2－5　中国居民膳食蛋白质推荐摄入量（RNI）

年龄/岁	蛋白质/g·d^{-1}		年龄/岁	蛋白质/g·d^{-1}	
	男	女		男	女
0～	9(AI)	9(AI)	5～	30	30
0.5～	20	20	6～	35	35
1～	25	25	7～	40	40
2～	25	25	8～	40	40
3～	30	30	9～	45	45
4～	30	30	10～	50	50

续表

年龄/岁	蛋白质/g·d^{-1}		年龄/岁	蛋白质/g·d^{-1}	
	男	女		男	女
11～	60	55	50～	65	55
14～	75	60	65～	65	55
18～			80～	65	55
轻体力劳动	65	55	孕妇	孕中期+15，孕晚期+30	
中体力劳动	65	60	乳母		+25
重体力劳动	70	65			

二、蛋白质的食物来源

蛋白质的食物来源可分为植物性蛋白质和动物性蛋白质两大类。一般来说，动物性蛋白质的质量好、利用率高，是优质蛋白质的良好来源。植物性蛋白质中，粮谷类蛋白质含量不算高，但由于是我国居民的主食，摄入量较大，因此仍然是膳食蛋白质的主要来源；豆类含有丰富的蛋白质，特别是大豆含蛋白质高达35%～40%，氨基酸组成也比较合理，是植物中优质蛋白质的良好来源。常用食物的蛋白质和必需氨基酸含量见表1-2-6。

表1-2-6　常用食物的蛋白质和氨基酸含量(食部100 g)

食物名称	水分/%	粗蛋白/g	缬氨酸/mg	亮氨酸/mg	异亮氨酸/mg	苏氨酸/mg	苯丙氨酸/mg	色氨酸/mg	蛋氨酸/mg	赖氨酸/mg	精氨酸/mg	组氨酸/mg	酪氨酸/mg	胱氨酸/mg
稻米(籼)	13.0	7.32	403	662	245	283	343	119	141	277	545	159	—	162
稻米(粳)	14.0	7.25	394	610	257	280	344	122	125	255	595	168	—	—
糯米	14.6	7.62	461	658	338	274	381	88	146	233	—	179	—	159
小麦粉	13.0	10.74	454	763	384	328	487	122	151	262	460	240	—	272
大麦	11.9	11.06	525	925	335	388	405	143	175	409	573	221	—	236
小米	11.1	10.34	548	1 489	376	476	562	202	300	229	388	223	—	170
玉米	12.9	8.38	415	1 274	275	370	416	65	153	308	394	254	—	201
高粱米	11.9	10.72	562	1 715	399	387	575	105	180	232	342	—	—	197
黄豆	12.0	37.9	1 800	3 631	1 607	1 645	1 800	462	409	2 293	3 146	1 016	—	—
青豆	6.4	36.1	1 830	2 892	1 420	1 420	1 729	433	357	2 534	2 834	949	—	5.5
蚕豆	13.0	31.0	1 376	2 399	1 060	1 268	1 218	211	174	1 996	3 013	791	—	415
绿豆	9.5	20.9	1 110	1 818	775	784	1 179	205	242	1 488	1 551	625	—	—
豆腐(南)	84.1	8.7	481	768	401	392	505	129	114	475	—	—	—	151
腐竹	6.3	54.2	2 992	4 677	2 526	2 390	3 062	764	770	2 992	—	—	—	949

续表

食物名称	水分/%	粗蛋白/g	缬氨酸/mg	亮氨酸/mg	异亮氨酸/mg	苏氨酸/mg	苯丙氨酸/mg	色氨酸/mg	蛋氨酸/mg	赖氨酸/mg	精氨酸/mg	组氨酸/mg	酪氨酸/mg	胱氨酸/mg
甘薯	69.4	0.98	64	55	31	37	49	15	15	26	—	—	—	11
马铃薯	74.8	2.18	113	113	70	71	81	32	30	93	—	—	—	28
藕	87.3	1.42	48	48	26	30	30	15	10	34	—	—	—	10
胡萝卜	87.8	0.83	40	35	23	20	24	9	9	21	—	—	—	5
小白菜	91.0	2.26	126	139	70	80	96	34	27	118	—	—	—	11
菠菜	89.8	3.22	180	203	102	143	124	55	48	136	—	—	—	42
猪肉(瘦)	74.4	20.8	1 184	1 629	857	1 019	805	268	557	1 629	1 285	553	701	248
牛肉(瘦)	76.8	18.9	1 040	1 459	765	926	700	208	508	1 440	1 310	677	714	200
羊肉(瘦)	75.4	18.6	962	1 451	735	939	698	203	485	1 640	1 259	642	681	234
兔肉	77.2	21.2	1 007	1 637	996	1 032	854	259	524	1 138	1 077	536	689	—
鸡肉(带皮)	71.8	25.8	1 200	1 842	955	1 182	903	266	646	—	1 703	875	949	279
鸭肉(带皮)	64.6	19.4	1 649	1 542	778	954	762	223	495	1 571	—	—	—	250
鸡蛋	73.2	12.7	866	1 175	639	664	715	204	433	715	—	—	—	376
鸡蛋黄粉	3.0	30.5	2 108	2 913	1 800	1 592	1 333	381	732	2 111	—	—	—	734
牛奶	88.7	2.9	215	305	145	142	150	42	88	237	—	—	—	41
带鱼	73.8	18.0	940	1 474	927	788	688	148	484	1 238	1 163	—	—	139
青鱼	75.9	18.3	946	1 347	758	882	703	157	485	1 420	1 254	414	—	113
鲫鱼	78.7	16.5	813	1 353	772	675	—	147	—	1 043	949	343	—	109
对虾	74.6	21.1	1 021	1 561	781	842	823	213	574	153	—	—	—	264

第六节　蛋白质营养不良

膳食中长期缺乏蛋白质,成年人会逐渐消瘦、体重减轻,生长发育阶段的儿童和青少年则表现为发育迟缓、贫血、抵抗力下降、易继发感染而患病。人体蛋白质损失 20% 以上将危及生命。

蛋白质缺乏在成年人和儿童中都有发生,但处于生长阶段的儿童更敏感。蛋白质缺乏和能量缺乏往往同时存在,严重缺乏者可发生蛋白质 - 能量营养不良(protein-energy malnutrition,PEM)(图 1 - 2 - 2)。PEM 主要由于食物缺乏和蛋白质供给不足引起,也可继发于某些疾病,如恶性肿瘤、结核病、肝硬化、肾病、失血、慢性胃肠炎等。根据其临床特征不同可分为三种类型:① 恶性营养不良综合征,即夸休可尔症(Kwashiorkor),主要表现为全身水肿,是蛋白质严重缺乏而能量勉强满足需要时出现的疾病;② 消瘦症(Marasmus),主要表现为消瘦、皮下脂肪缺失,多因能量和蛋白质均长期严重缺乏引起;③ 混合型,兼有上述两型的特征,较多见。患有 PEM 的儿童常伴有腹泻、感染和多种营养素缺乏。

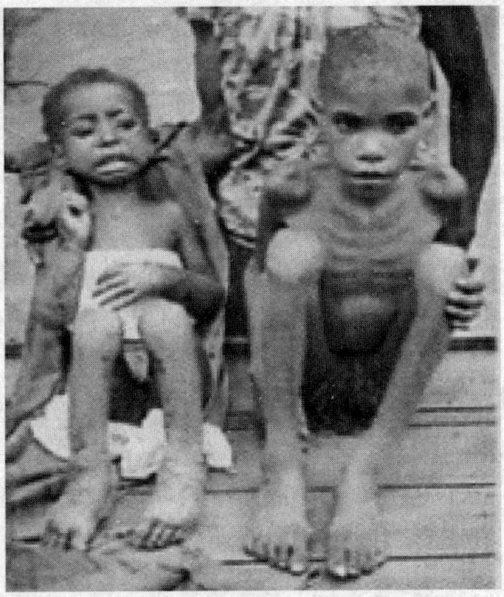

图 1-2-2 蛋白质-能量营养不良

蛋白质及动物蛋白质摄入过多,同样会对人体健康产生有害影响。摄入过多的蛋白质在体内分解产生的氮,经肾由尿排出时,必然会加重肾的负荷;摄入过多的动物蛋白质,一方面伴有较多的动物脂肪和胆固醇摄入,另一方面伴有含硫氨基酸摄入增多而加速骨骼中钙的丢失。一些研究表明,摄入蛋白质过多可能与结肠癌、乳腺癌、肾癌、胰腺癌、前列腺癌等癌症的发病有关。

第七节 具有特殊功效的肽与氨基酸

一、肽与生物活性肽

传统营养学观点认为,蛋白质营养就是氨基酸营养,机体对蛋白质的需要即是对必需氨基酸和合成非必需氨基酸的需要,也就是说到达胃肠道的蛋白质必须水解成游离的氨基酸后才能被机体吸收利用。但是近年来的研究表明,蛋白质在消化酶作用下的水解终产物不仅是游离氨基酸,而且还有相当数量的由几个氨基酸残基组成的寡肽,它们以完整形式被吸收进入循环系统,从而被组织利用。肽在蛋白质营养中的作用也越来越受到重视。

生物活性肽是指能够调节生物机体的生命活动或具有某些生理活性作用的一类肽的总称。蛋白质在酶解过程中可以产生一些具有特殊生理功能的生物活性肽,这些生物活性肽都以非活性状态存在于蛋白质的长链之中,当用适当的蛋白酶水解时,它们的活性就被释放出来,而且它们在体内的消化吸收性能明显优于单个氨基酸。如酪蛋白阿片肽(casomorphins)是由酪蛋白水解产生的、在体外检测具有吗啡受体配体活性的一类肽,能够作为激素和神经递质与体内的受体相互作用,起到镇痛和调节情绪、呼吸、脉搏、体温的功能。

生物活性肽的生理作用可以表现在以下几方面:① 调节激素的分泌;② 调节免疫力,如免疫调节肽;③ 抗菌;④ 抗癌;⑤ 呈味;⑥ 促进矿物质的吸收,如酪蛋白磷酸肽;⑦ 抗氧化;⑧ 抗高血压,如降压肽。

国内外已经从各种乳蛋白、大豆蛋白、玉米蛋白、鱼贝类蛋白、胶原蛋白等食物蛋白的酶解产物或发酵制品中分离得到了多种生物活性肽。

二、谷胱甘肽

谷胱甘肽是细胞内最主要的巯基和含量最丰富的低分子寡肽，由谷氨酸、半胱氨酸、甘氨酸三个氨基酸构成，有氧化型（GSSG）和还原型（GSH）两种存在形式。主要存在于动物组织和血中，酵母中含量较高，许多植物如蔬菜、豆类、蕈类等也含有，乳制品、谷物和熟食品中含量较低。

谷胱甘肽的生理功能主要表现在六个方面：① 维持红细胞膜的完整性；② 保护与恢复巯基酶的活性；③ 多种酶的辅基与辅酶；④ 参与氨基酸的吸收及转运；⑤ 参与高铁血红蛋白的还原作用及促进铁的吸收；⑥ 清除自由基。临床上主要作为解毒、抗氧化的药物，防治药物性肝损害及作为肿瘤患者化疗的保护剂，亦用于抗过敏和治疗白内障等。

三、牛磺酸

牛磺酸是一种含硫的 β-氨基磺酸，是体内含量最高的游离氨基酸。人体中的牛磺酸主要来自外界摄取，一部分由自身合成。牛磺酸在海藻及动物体内含量较高，其中海鱼、贝类含量最丰富，植物和细菌中缺乏，故动物性食物是膳食中牛磺酸的主要来源。部分食物的牛磺酸含量见表 1-2-7。

表 1-2-7　部分食物的牛磺酸含量/μmol·(100 g)$^{-1}$

食物名称	含量	食物名称	含量
牛肉、猪肉	307 ~ 489	酸奶、冰淇淋	15 ~ 62
禽类	89 ~ 2 445	奶酪	未检出
肉制品	251 ~ 981	大多数水果、蔬菜、坚果、谷类	未检出
水产品	84 ~ 6 614	豆类、花生	≤1 ~ 4
牛奶	18 ~ 20	大豆、黑豆	1.5 ~ 100

引自 Maurice E. S. ,et al. Modern Nutrition in Health and Disease. 9th ed. New York：Lippincott Williams Wilkins. 1999，546.

研究表明，牛磺酸具有特殊的生理功能，缺乏时可对机体的许多器官、系统产生不利影响，并引起一系列的生理、病理和生物学改变。主要有：① 与视网膜的信息传递密切相关，视网膜中牛磺酸浓度下降将导致光感受器结构的破坏，并伴有严重视功能障碍和视网膜电图异常。② 在脑发育过程中，有神经营养因子和神经保护因子的作用，能提高动物学习和记忆能力；母体孕期和哺乳期缺乏牛磺酸则会影响子代体内牛磺酸水平和神经系统发育。③ 抑制因心脏缺血和缺血再灌注损伤的心肌细胞坏死；在心肌收缩力减弱时，小剂量牛磺酸静脉注射可改善心脏功能；保护血管内皮功能，改善血管内皮功能障碍；与胆汁酸结合成牛磺胆酸，促进胆固醇向胆汁转化，从而发挥降血脂作用。④ 抗氧化作用。⑤ 降糖作用。⑥ 维持运动能力所必需。

由于出生时婴儿大脑和视网膜均未发育完全，对牛磺酸缺乏较为敏感。因此，从 20 世纪 80 年代中期以来，全世界已普遍在婴儿配方奶中添加了牛磺酸。

四、精氨酸

精氨酸虽为非必需氨基酸，但在创伤、烧伤、手术、癌症、脓毒血症等代谢应激时，则成为必需氨基酸,是病理状态下必须补充的重要氨基酸。精氨酸含量较高的食物有鳝鱼、鱿鱼、鲇鱼、带鱼、鳗鱼、海参、蜗牛、蚕蛹、银杏、豆腐皮、紫菜、豌豆等。

精氨酸广泛参与机体生化代谢,能促进血氨进入鸟氨酸循环,防止氨中毒,其代谢中间产物多胺是重要的胃肠黏膜保护剂,能促进黏膜增殖。精氨酸不仅与蛋白质代谢、创伤愈合有关,而且与机体免疫功能关系密切,为淋巴细胞增殖、分化及合成细胞因子所必需,能维持巨噬细胞、中性粒细胞、单核细胞及淋巴因子激活的杀伤细胞的活性。精氨酸通过作用于胰腺、垂体、肾上腺和肝等靶器官,直接或间接调节胰高血糖素、胰腺多肽、促胃液素(胃泌素)、生长激素释放抑制激素、胰岛素、催乳素、生长激素和肾上腺素的合成与分泌。

近年来,随着血管内皮细胞"精氨酸－一氧化氮通路"的发现,精氨酸潜在的心血管保护作用受到重视。精氨酸是体内 NO 的唯一底物。在内皮细胞内的 NO 合酶作用下,精氨酸脱氨氧化生成 NO(称为内皮源性 NO),后者的生理作用有:① 保持血管内皮依赖性、舒张活性,防止发生血管痉挛或动力性狭窄;② 抑制血小板、中性粒细胞在血管内膜黏附、聚集和激活,防止附壁血栓形成;③ 维持血管内膜非增殖状态,防止内膜异常增生。

五、谷氨酰胺

谷氨酰胺是血液中最丰富的氨基酸,肌肉中谷氨酰胺浓度较高,占细胞内游离氨基酸的一半多。与精氨酸一样,谷氨酰胺也是条件必需氨基酸。禽畜肉、鱼肉等动物性食品是谷氨酰胺的最佳食物来源。

谷氨酰胺的主要作用有:① 为小肠、胰腺、淋巴细胞、巨噬细胞等快速代谢细胞的首选能源物质;② 化学结构上的两个氨基(α－氨基和酰胺基)是机体内运输氮的重要载体,是合成嘌呤、嘧啶、核酸等重要物质的基础原料;③ 调节机体的酸碱平衡,经脱氨作用生成 NH_3 与氢离子结合成铵盐,从尿液排出;④ 脑和肾通过谷氨酰胺合成反应来消除高浓度的氨,防止氨中毒;⑤ 蛋白质代谢的调节因子,促进细胞内蛋白质的合成,减少骨骼肌蛋白质的分解;⑥ 刺激免疫细胞,增强应答功能,维持正常适度的免疫反应,调控细胞因子的产生和释放,减轻有害或过度的炎症反应;⑦ 为机体合成葡萄糖、肾中氨合成和肝脏中尿素合成提供前体物质;⑧ 维护肠的屏障功能;⑨ 合成体内重要抗氧化物质谷胱甘肽的前体物质;⑩ 调节胰岛素的释放。

大量动物实验和临床试验证明,在术后、癌症、感染等分解代谢增加的情况下,适当补充谷氨酰胺,有利于改善免疫系统功能,加速组织修复,防止继发感染。

小　结

蛋白质是人体必需的宏量营养素之一,是体内氮的重要来源。构成人体蛋白质的氨基酸有 20 种,其中 8 种(婴儿 9 种)为必需氨基酸。必需氨基酸是指在人体内不能合成或合成速度不能满足机体需求,必须由食物供给的氨基酸,包括赖氨酸、蛋氨酸、色氨酸、苏氨酸、亮氨酸、异亮氨酸、苯丙氨酸、缬氨酸和组氨酸。人体蛋白质及各种食物蛋白质的必需氨基酸种类和含量有差异,即氨基酸模式不同。食物蛋白质中某一种或某几种必需氨基酸含量相对较低时,其他必需氨基酸在体内不能被充分利用,蛋白质营养价值降低,这一种或几种含量相对较低的氨基酸称为限制氨基酸。营养学上根据氨基酸组成将蛋白质分为三类:完全蛋白质、半完全蛋白质、不完全蛋白质。

蛋白质的生理功能主要有三方面:构成和修复组织、参与调节机体生理功能、为机体提供能量。人体内蛋白质处在不断分解与合成的动态平衡之中,成年男、女每日必要的氮损失分别为 54 mg/kg 和 55 mg/kg。

评价食物蛋白质的营养价值,对于鉴定食物品质、研究与开发新资源食品、指导人群膳食等方面十分重要。营养学上主要从食物的蛋白质含量、被消化吸收程度和被人体利用程度三个方面来全面地评价食物蛋白质的营养价值。

氮平衡试验常用于研究蛋白质代谢和蛋白质需要量以及评价机体蛋白质营养状况。通过身体测量、生化检验和膳食调查,可以正确评价人体蛋白质营养状况。

中国营养学会建议成人每日蛋白质推荐摄入量(RNI)为 1.0 g/kg。蛋白质的食物来源广泛,动物性蛋白质质量好、利用率高,是优质蛋白质的良好来源;粮谷类蛋白质是我国居民膳食蛋白质的主要来源;豆类含有丰富的蛋白质,大豆蛋白质是植物中优质蛋白质的良好来源。

蛋白质在酶解过程中可以产生一些具有特殊生理功能的生物活性肽,而且它们在体内的消化吸收性能明显优于单个氨基酸。近年来,肽在蛋白质营养中的作用越来越受到重视。此外,精氨酸、谷氨酰胺等非必需氨基酸以及牛磺酸的特殊功效也为人们所认识,它们对一些慢性疾病发生和发展的影响已经引起广泛的关注。

课后测试

1. 简述蛋白质的生理功能。
2. 何谓必需氨基酸?人体的必需氨基酸有哪些?
3. 测得某食物样品中含有氮 5 g/100 g,此样品中蛋白质含量为多少?
4. 根据营养价值可把蛋白质分为哪几类?各有何特点?
5. 何谓蛋白质互补作用?如何提高食物蛋白质营养价值?请举例说明。
6. 评价一种食物蛋白质的营养价值需要从哪些方面考虑?简述评价指标的特点和意义。
7. 简述人体蛋白质营养状况的评价。
8. 列举蛋白质、赖氨酸和蛋氨酸含量高的常用食物各 10 种。
9. 简述具有特殊功效的肽与氨基酸的主要生理作用。
10. 何谓氮平衡?各类氮平衡分别常见于哪些人群?

(孙要武)

第三章　脂类与脂肪酸

【学习要点】

1. 掌握必需脂肪酸的概念及其生理功能。
2. 掌握脂类的适宜摄入量与食物来源。
3. 熟悉脂类的生理功能以及脂类和脂肪酸的分类。
4. 了解脂类的代谢概况。

第一节　脂类与脂肪酸的分类

脂类(lipids)包括脂肪和类脂,其共同特性是具有脂溶性,不仅易溶于有机溶剂,而且可溶解其他脂溶性物质。脂肪即三酰甘油(亦称甘油三酯),是由一个甘油分子和三个脂肪酸形成的酯;营养学上重要的类脂有磷脂和固醇。人体主要脂类的化学结构见图 1-3-1。

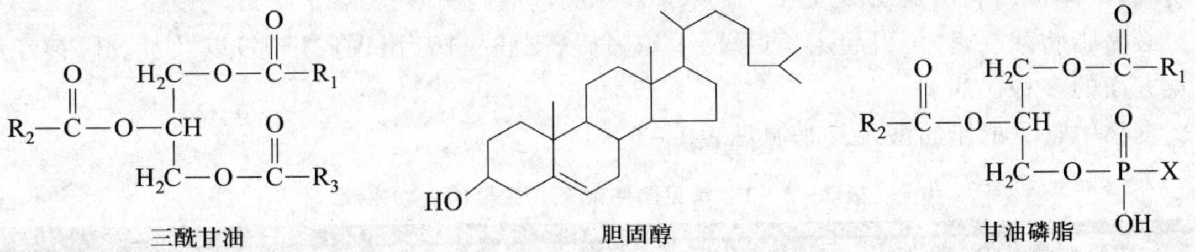

图 1-3-1　人体主要脂类的化学结构

一、脂肪酸及其分类

(一) 根据脂肪酸的碳链长度分类

碳链在 14 个碳原子以上的脂肪酸为长链脂肪酸;8 ~ 12 个碳原子的为中链脂肪酸;2 ~ 6 个碳原子的为短链脂肪酸。

(二) 根据脂肪酸碳链中的双键分类

碳链中不含双键的脂肪酸为饱和脂肪酸(SFA),含有双键的脂肪酸为不饱和脂肪酸。依据碳链中含双键的数目将不饱和脂肪酸分为:① 单不饱和脂肪酸(MUFA),碳链中只含一个双键;② 多不饱和脂肪酸(PUFA),碳链中含两个以上双键。根据空间结构不同分为顺式脂肪酸(cis-fatty acid)和反式脂肪酸(trans-fatty acid)。

根据碳链上第一个双键的位置，不饱和脂肪酸可分为 $\omega-3$、$\omega-6$、$\omega-9$（或 $n-3$、$n-6$、$n-9$）等系列。直链脂肪酸中距离羧基最远的碳原子称 ω 碳原子，若从 ω 碳原子起（即从甲基端数起）第一个双键在第三和第四碳原子之间的不饱和脂肪酸，称为 $\omega-3$ 或 $n-3$ 系列脂肪酸；第一个双键在第六和第七碳原子之间的不饱和脂肪酸，称为 $\omega-6$ 或 $n-6$ 系列脂肪酸；以此类推。近年来的研究认为，$n-3$ 系列脂肪酸在高血压、冠心病、关节炎、肿瘤等疾病防治中具有一定的生物活性。

（三）必需脂肪酸

必需脂肪酸（essential fatty acid，EFA）是指人体不可缺少而自身不能合成，必须从膳食中摄取的多不饱和脂肪酸。目前肯定的必需脂肪酸有 $\omega-6$ 系列中的亚油酸和 $\omega-3$ 系列中的 α－亚麻酸（图 1－3－2）。

甲基端 18　17　16……　……3　2　1　羧基端

$CH_3-CH_2-(CH_2)_3-CH=CH-CH_2-CH=CH-(CH_2)_5-CH_2-CH_2-COOH$　亚油酸

ω_1　ω_2……　……γ　β　α

$CH_3-CH_2-CH=CH-CH_2-CH=CH-CH_2-CH=CH-(CH_2)_7-COOH$　α－亚麻酸

图 1－3－2　人体的必需脂肪酸及其命名

此外，花生四烯酸、二十碳五烯酸（EPA）和二十二碳六烯酸（DHA）也是人体不可缺少的脂肪酸，人体可以利用亚油酸或 α－亚麻酸来合成这些脂肪酸，但合成速度缓慢。

必需脂肪酸缺乏，可引起生长迟缓、生殖障碍、皮肤损伤（出现皮疹等）以及肾、肝、神经和视觉方面的多种疾病。

食物中常见的脂肪酸及其来源见表 1－3－1。

表 1－3－1　常见脂肪酸及其主要的食物来源

名称	代号	主要来源
丁酸（butyric acid）	C4:0	黄油
己酸（caproic acid）	C6:0	黄油
辛酸（caprylic acid）	C8:0	椰子油
癸酸（caproic acid）	C10:0	椰子油
月桂酸（lauric acid）	C12:0	椰子油
肉豆蔻酸（myristic acid）	C14:0	椰子油、黄油
棕榈酸（palmitic acid）	C16:0	多数油脂
棕榈油酸（palmitoleic acid）	C16:1，n－7 cis	棕榈油
硬脂酸（stearic acid）	C18:0	多数油脂
油酸（oleic acid）	C18:1，n－9 cis	多数油脂
反油酸（alaidic acid）	C18:1，n－9 trans	人造奶油
亚油酸（linolenic acid）	C18:2，n－6，9 all cis	植物油
α－亚麻酸（α－linolenic acid）	C18:3，n－3，6，9 all cis	亚麻籽油、豆油

续表

名称	代号	主要来源
γ-亚麻酸(γ-linolenic acid)	C18:3,n-6,9,12 all cis	月见草油
花生酸(arachidic acid)	C20:0	多数油脂
花生四烯酸(arachidonic acid)	C20:4,n-6,9,12,15 all cis	植物油
二十碳五烯酸(EPA)	C20:5,n-3,6,9,12,15 all cis	海洋鱼油
芥子酸(erucic acid)	C22:1,n-9 cis	菜子油
二十二碳六烯酸(DHA)	C22:6,n-3,6,9,12,15,18 all cis	海洋鱼油

二、磷脂

磷脂是细胞膜的成分之一,可提供能量,并有乳化剂的作用,有利于脂肪的吸收、转运与代谢,可使血管壁的胆固醇转入血浆而排出体外,防止胆固醇在血管壁沉积。人体内含量最多的磷脂(phospholipids)是甘油磷脂,即三酰甘油中一个或两个脂肪酸被含磷酸的基团取代的脂类。根据X取代基(图1-3-1)的不同,甘油磷脂又可分为多种:取代基是胆碱的为卵磷脂,是乙醇胺的为脑磷脂,是丝氨酸的为丝氨酸磷脂。磷脂中含有必需脂肪酸、胆碱及肌醇,膳食中缺乏胆碱、肌醇和必需脂肪酸影响磷脂的生物合成。

卵磷脂中的胆碱对脂肪有亲和力,可预防脂肪肝,促进肝细胞再生。大豆卵磷脂可有效地降低血胆固醇水平,对预防动脉粥样硬化有一定作用。但大剂量补充卵磷脂可引起胃肠道应激反应,甚至丧失食欲,以及多汗、流涎等。

三、固醇类

固醇类是一类含有同样多个环状结构的脂类化合物,最重要的固醇是胆固醇。胆固醇广泛存在于动物性食品之中,人体自身也可以合成内源性胆固醇;植物只含有植物固醇,如谷固醇、豆固醇、麦角固醇等,不含胆固醇,且有降低血胆固醇的作用。

人体内胆固醇的代谢途径有:① 主要去路是在肝转化为胆汁酸(0.4~0.6 g/d,约占体内合成胆固醇的40%);② 转化为类固醇激素,肾上腺皮质细胞、睾丸间质细胞、卵巢的卵泡内膜细胞和黄体细胞以胆固醇为原料,合成肾上腺皮质激素及性激素;③ 脱氢成为7-脱氢胆固醇,后者蓄积于皮下,经紫外线照射转变为维生素 D_3;④ 分泌入肠道,在肠道细菌作用下转化为粪固醇,并随粪便排出。

第二节 脂类的生理功能及代谢

一、脂类的生理功能

(一) 供给能量,节约蛋白质

体内及食物中的三酰甘油、磷脂都可以分解供能。休息状态下,人体60%的能量来源于体内脂肪；而运动或长时间饥饿时，脂肪提供的能量更多。脂肪的生理热价高，体内每 1 g 脂肪产生的能量约为 37.56 kJ(9 kcal)。充足的脂肪可减少食物及体内蛋白质分解供能，称之为节约蛋白质作用。

（二）构成机体组织

脂肪酸、磷脂和胆固醇是生物膜的构成成分，对维持细胞和细胞器的结构及功能有重要作用。

（三）保护作用

脂肪组织填充于皮下和内脏器官周围，有支撑和衬垫作用，可固定内脏器官，并缓冲外力对内脏的机械损伤。此外，皮下脂肪还有隔热保温的作用。

（四）内分泌作用

已发现的由脂肪组织所分泌的因子有：瘦素、肿瘤坏死因子、白细胞介素 -6、白细胞介素 -8、纤维蛋白溶酶原激活因子抑制物、血管紧张素原、雌激素、胰岛素样生长因子、脂联素等。这些脂肪组织来源的因子参与机体的代谢、免疫、生长发育等生理过程。

（五）提供必需脂肪酸

必需脂肪酸的主要生理功能如下。

1. 参与磷脂的合成　磷脂是生物膜的重要组成成分，故必需脂肪酸与生物膜的结构和功能有关。

2. 合成前列腺素的原料　前列腺素在体内参与细胞代谢，减少血栓形成和血小板聚集，与炎症、免疫、心血管疾病有关。

3. 参与胆固醇的代谢　胆固醇与亚油酸形成亚油酸胆固醇酯，然后被转运和代谢。

4. 保护皮肤免受射线损伤　脂肪酸为损伤组织的修复，新生组织的生长所需要，可以保护皮肤免受射线损伤。

（六）提供脂溶性维生素，并促进其吸收和利用

食物中的脂溶性维生素需在肠道内溶解于脂肪中，并经胆盐的协助才能吸收。如果膳食中缺乏脂肪，或因肝胆疾病使肠道内缺乏胆盐，可导致脂溶性维生素吸收障碍。

（七）改善食物的色、香、味，促进食欲，增加饱腹感

膳食脂肪作为食物烹调加工的重要原料，可以改善食物的色、香、味，达到美味和促进食欲的良好作用。脂肪由胃进入十二指肠时，可刺激产生肠抑胃素，使胃液分泌及胃蠕动受到抑制，食物由胃进入十二指肠的速度相对缓慢，延长了胃排空的时间。

二、脂类的代谢

（一）脂类的消化吸收

食物中的脂肪主要在小肠上段被消化吸收。脂类不溶于水，必须在小肠经胆汁酸盐的乳

化,并分散成细小的微团后,才能被消化酶水解。三酰甘油在胰脂酶和辅脂酶的作用下水解成甘油、脂肪酸和甘油一酯;胆固醇酯在胆固醇酯酶作用下水解为游离胆固醇和脂肪酸;磷脂在磷脂酶 A_2 作用下水解成脂肪酸和溶血磷脂。脂肪酸、甘油一酯、游离胆固醇和溶血磷脂与胆汁酸盐乳化成更小的混合微团而穿过肠黏膜上皮细胞。甘油和中链及短链脂肪酸可直接进入门静脉;甘油一酯和长链脂肪酸则在肠上皮细胞内合成三酰甘油,后者与载脂蛋白、胆固醇和磷脂等结合,形成乳糜微粒(CM),经淋巴进入血液循环。

(二)脂类的合成

体内的三酰甘油、磷脂和胆固醇等脂类,既可由食物提供,也可在体内合成。肝、脂肪组织和小肠的内质网是合成三酰甘油的主要场所。肝细胞能合成脂肪,但不能储存脂肪,其合成的三酰甘油与载脂蛋白 B、载脂蛋白 C、磷脂、胆固醇结合,生成极低密度脂蛋白(VLDL),经血运出肝;当营养不良、中毒、必需脂肪酸或胆碱等缺乏时,不能生成 VLDL,肝细胞合成的三酰甘油则聚集在肝细胞中,形成脂肪肝。小肠黏膜细胞主要利用脂肪消化产物再合成脂肪,以 CM 形式进入血液循环。脂肪细胞是机体合成及储存脂肪的另一场所,它可利用 CM 或 VLDL 中的脂肪酸合成脂肪,更重要的是以葡萄糖为原料合成脂肪;脂肪细胞可以大量储存脂肪,至今还未发现其吸收脂肪的上限;当机体需要能量时,储存的脂肪分解释出甘油和游离脂肪酸(FFA),为心、肝、肾、骨骼肌等组织器官提供能量。因此,脂肪又称为基本脂(可变脂或动脂)。

肝和小肠是合成胆固醇的主要部位,人体每天可合成内源性胆固醇 1.0 ~ 1.5 g。全身各种组织细胞均能合成甘油磷脂,其中以肝、肾、肠等组织最活跃。类脂存在于人体的组织细胞中,一般很少因膳食脂肪的影响而变动,故又称为固定脂。

(三)脂类的分解

储存的脂肪,经脂肪酶水解为甘油和脂肪酸,释放入血以供其他组织细胞利用,该过程称为脂肪的动员。当人体摄入的能量小于消耗时,机体会动员体内储存的脂肪氧化供能。脂肪酸主要在线粒体中经 β - 氧化成乙酰辅酶 A,后者可经三羧酸循环彻底氧化,为细胞供能。乙酰辅酶 A 又是肝合成酮体的原料。酮体可被心、肾、骨骼肌、脑等许多组织利用,尤其是长期饥饿或血糖不足时,酮体可替代葡萄糖成为脑的主要能量来源;如果酮体生成过多,超过肝外组织利用的能力,则可引起酮血症,导致酮症酸中毒。

体内脂肪代谢概况见图 1 - 3 - 3。

(四)脂类的运输

脂类与蛋白质结合,形成脂蛋白复合体,在血液中转运。血浆脂蛋白按照其密度大小分为四类。

1. 乳糜微粒(CM)　含三酰甘油多,可达干重的 98%,主要运输外源性三酰甘油到肝和脂肪组织。

2. 极低密度脂蛋白(VLDL)　含三酰甘油 50% ~ 65%,主要从肝运输内源性三酰甘油到脂肪组织或其他组织。

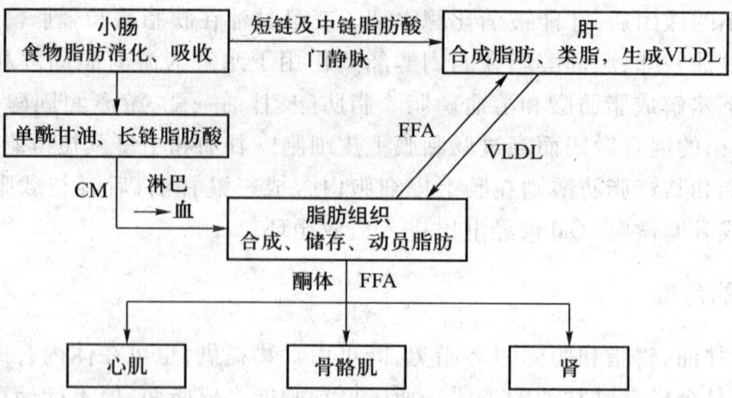

图 1-3-3　体内脂肪代谢概况

3. 低密度脂蛋白(LDL)　大部分由血浆中 VLDL 分解产生，其组成中胆固醇酯占 2/3，主要将肝内合成的内源性胆固醇转运到肝外组织。

4. 高密度脂蛋白(HDL)　在肝和小肠中合成，参与胆固醇的逆向转运，即将肝外组织中的胆固醇运输到肝，在肝内转化为胆汁酸后排出体外，减少胆固醇在动脉壁的沉积。故血浆中 HDL 含量高的人，患动脉粥样硬化和冠心病的可能性低一些。

第三节　脂类的营养价值评价

一、食物脂类营养价值的评价

(一) 脂肪的消化率

脂肪的消化率与脂肪的熔点有关，脂肪酸碳链较短、双键较多的脂肪熔点较低，消化率较高。消化率高的脂肪容易被吸收利用，其营养价值高。多数植物油的消化率高于动物脂肪。

(二) 必需脂肪酸含量

含必需脂肪酸较多的脂类，其营养价值较高，如植物油中普遍含有亚油酸，豆油、紫苏子油中有较多的 α-亚麻酸。此外，鱼贝类食物含 EPA 和 DHA 较多，故营养价值较高。

(三) 脂溶性维生素含量

脂溶性维生素存在于多数食物的脂肪中，如鲨鱼肝油中维生素 A 和维生素 D 含量最多，植物油中维生素 E 的含量较高。猪油中不含维生素 A 和维生素 D，只含微量的维生素 E，所以营养价值较低。

二、人体脂类营养状况的评价

（一）膳食脂类摄入量

通常根据脂肪占总能量的百分比考虑每日摄入的脂肪量是否合理，成人每日摄入的脂肪应控制在总能量的20% ~30%；胆固醇的摄入量则按每日膳食中的含量计算，成人每日膳食胆固醇摄入量应小于300 mg。摄入过多的脂肪和胆固醇不利于人体健康。

（二）血中必需脂肪酸水平

测定血中二十碳三烯酸和花生四烯酸，以二者的比值（$C_{20:3}/C_{20:4}$）来判断必需脂肪酸是否缺乏。当$C_{20:3}/C_{20:4}$大于0.4时，则认为必需脂肪酸缺乏。

（三）血脂参考值

正常成人空腹血脂参考值见表1-3-2。

表1-3-2　正常成人空腹血脂参考值

组　成	参考值	
	mg/dl	mmol/L
总脂	400 ~ 700（500）	
三酰甘油	10 ~ 150（100）	0.11 ~ 1.69（1.13）
总胆固醇	100 ~ 250（200）	2.59 ~ 6.45（5.17）
胆固醇酯	70 ~ 200（145）	1.81 ~ 5.17（3.75）
游离胆固醇	40 ~ 70（55）	1.03 ~ 1.81（1.42）
游离脂肪酸	5 ~ 20（15）	

注：（　）内为平均值。

第四节　膳食脂类与疾病

脂肪摄入过多，易引起体重超重或肥胖。肥胖不仅使人体形臃肿、行动迟缓、活动时易感疲乏，而且增加了糖尿病、高血压、高脂血症、冠心病和某些癌症（乳腺癌、大肠癌等）的发病风险；脂肪在某些组织器官中堆积，还可造成器官的功能障碍。因此，限制和降低膳食脂肪的摄入，已成为预防上述疾病发生的重要措施。

膳食脂肪中的脂肪酸组成对人体健康的影响日益引起关注。研究发现，反式脂肪酸可升高LDL-C，降低HDL-C水平，从而增加患冠心病的风险；人造脂肪中的反式脂肪酸可诱发肿瘤、2型糖尿病等。亚油酸、$n-6$及$n-3$系列的PUFA，如二十碳五烯酸（EPA）和二十二碳六烯酸（DHA）均被认为有降血脂的作用，但可能有促进脂质过氧化及化学致癌物的致癌作用；大量摄入亚油酸，在降低 LDL－C 的同时也可降低 HDL－C。MUFA 降低血胆固醇、三酰甘油、LDL－C 的作用与 PUFA 相近，且不具有 PUFA 潜在的不良反应，故可用 MUFA 代替一部分膳食 SFA。

必须指出，脂肪酸对人体健康的影响尚在研究之中。比较肯定的是月桂酸（$C_{12:0}$）、豆蔻酸（$C_{14:0}$）和棕榈酸（$C_{16:0}$）及反式脂肪酸是引起高胆固醇血症的主要因素，而 $n-3$ 和 $n-6$ 系列 PUFA 对人体也并非多多益善。

第五节 脂类的参考摄入量及食物来源

一、脂类的参考摄入量

膳食脂肪的可接受范围以脂肪所供能量占总能量的比例计算。中国营养学会推荐的不同年龄的膳食脂肪及脂肪酸参考摄入量和可接受范围见表 1－3－3。

表 1－3－3 中国居民膳食脂肪及脂肪酸参考摄入量和可接受范围（脂肪能量占总能量的百分比）

年龄/岁	脂肪	SFA	$PUFA_{n-6}$		$PUFA_{n-3}$		（EPA＋DHA）/g·d^{-1}
	AMDR	U-AMDR	AI	AMDR	AI	AMDR	AMDR
0～	48（AI）	—	7.3	—	0.87	—	—
0.5～	40（AI）	—	6	—	0.66	—	—
1～	35（AI）	—	4	—	0.6	—	—
4～	20～30	8	4	—	0.6	—	—
7～	20～30	8	4	—	0.6	—	—
18～	20～30	10	4	2.5～9	0.6	0.5～2.0	0.25～2.0
60～	20～30	10	4	2.5～9	0.6	0.5～2.0	0.25～2.0
孕妇	20～30	10	4	2.5～9	0.6	0.5～2.0	—
乳母	20～30	10	4	2.5～9	0.6	0.5～2.0	—

注：未制定参考值用"—"表示。

二、脂类的食物来源

膳食脂肪的来源有动物的脂肪组织、肉类和植物的种子（表 1－3－4）。含磷脂丰富的食物为蛋黄、肝、大豆、麦胚和花生等。胆固醇含量高的食物是动物脑、肝、肾等内脏及蛋类，肉类和奶类也含有一定量的胆固醇。

表 1-3-4　常用食物的脂肪酸含量(g/100 g 可食部分)

食物名称	脂肪酸总量	SFA	MUFA	PUFA	食物名称	脂肪酸总量	SFA	MUFA	PUFA
猪肉(肋条肉)	56.2	20.7	25.6	6.8	鳗鱼	7.6	2.8	3.1	1.4
猪肉(后臀尖)	29.4	10.8	13.4	3.6	鸡蛋(红皮)	9.2	3.3	4.2	1.4
猪肉(里脊)	7.2	2.7	3.3	0.9	鸭蛋	10.8	3.8	5.6	1.1
猪大肠	17.0	7.7	7.2	2.0	鸭蛋黄	28.1	7.8	16.0	2.1
猪肝	2.6	1.1	0.7	0.7	花生(炒)	45.6	9.0	17.6	17.6
牛肉(肥瘦)	3.8	2.0	1.7	0.2	葵花子(炒)	50.5	6.9	10.1	33.0
羊肉(肥瘦)	12.9	6.2	4.9	1.8	松子仁	67.5	9.0	26.8	31.7
鸡翅	11.2	3.4	5.5	2.4	猪油(炼)	95.2	41.1	45.6	8.5
鸡腿	12.3	4.3	5.1	3.1	茶油	95.5	9.6	75.3	10.6
鸡	8.9	3.1	3.7	2.2	菜籽油	95.5	12.6	56.2	23.7
鸭	18.6	5.6	9.3	3.6	豆油	95.5	15.2	23.6	55.8
带鱼	3.4	1.5	1.3	0.4	花生油	95.5	17.7	39.0	36.6
草鱼	3.6	1.0	1.4	0.9	葵花子油	95.5	13.4	18.4	65.2
鲤鱼	2.9	0.8	1.3	0.6	色拉油	95.4	13.7	43.0	39.3

小　结

营养学上重要的脂类有三酰甘油、磷脂和固醇类。

三酰甘油由一个甘油分子和三个脂肪酸组成。必需脂肪酸是指人体不可缺少而自身不能合成,必须从膳食中摄取的多不饱和脂肪酸,目前认为 $\omega-6$ 系列的亚油酸和 $\omega-3$ 系列的 α-亚麻酸是人体的必需脂肪酸。必需脂肪酸的生理功能:参与磷脂的合成;合成前列腺素的原料;参与胆固醇的代谢;对放射线引起的皮肤损伤有保护作用。

人体内含量最多的磷脂是甘油磷脂。卵磷脂可使胆固醇酯化而排出体外,故大豆卵磷脂可有效地降低血胆固醇水平,对预防动脉粥样硬化有一定作用。胆固醇不仅是生物膜的成分,而且还是合成胆汁酸、类固醇激素、维生素 D_3 的原料;胆固醇只存在于动物性食品中,人体自身也可以合成并利用内源性胆固醇。

脂类的生理功能:供给能量;构成机体组织;提供必需脂肪酸;提供脂溶性维生素,并促进其吸收和利用;保护作用;内分泌作用;改善食物的色、香、味,促进食欲及增加饱腹感。

营养学上主要从脂肪的消化率、必需脂肪酸含量、脂溶性维生素含量三个方面来全面地评价食物中脂类的营养价值;通过膳食脂类摄入量、血中必需脂肪酸水平($C_{20:3}/C_{20:4}$ 比值)、血脂测定,可对人体脂类的营养状况进行综合评价。

中国营养学会推荐成年人的膳食脂肪的可接受范围(AMDR)为总能量的 20% ~30%,膳食胆固醇摄入量 <300 mg/d。膳食脂肪的来源有动物的脂肪组织、肉类和植物的种子;含磷脂

丰富的食物为蛋黄、肝、大豆、麦胚和花生等;胆固醇含量高的食物是动物脑、肝、肾等内脏及蛋类。

课后测试

1. 简述脂类和脂肪酸的分类及其化学组成的主要特征。
2. 何谓必需脂肪酸?人体最重要的必需脂肪酸有哪些?有何主要生理功能?
3. 列出含必需脂肪酸和胆固醇高的常用食物各5种。
4. 常见的$\omega-3$、$\omega-6$系列多不饱和脂肪酸有哪些?
5. 简述脂类的主要生理功能。
6. 如何评价食物中脂类的营养价值?
7. 为什么说胆固醇对人体是必不可少的,但又不能过多摄入?
8. 简述膳食脂类的适宜摄入量,如果摄食过多的脂类会引起哪些后果?
9. 从哪几个方面评价人体脂类营养状况?

(孙要武)

第四章　碳水化合物与膳食纤维

【学习要点】

1. 掌握碳水化合物的生理功能。
2. 掌握碳水化合物的推荐摄入量与食物来源。
3. 熟悉膳食纤维的来源和生理意义。
4. 了解碳水化合物及膳食纤维的分类。
5. 了解碳水化合物的代谢概况。

第一节　碳水化合物的分类

碳水化合物又称糖类，是主要由碳、氢、氧三种元素组成的一大类有机化合物。1998 年联合国粮食及农业组织和世界卫生组织（FAO/WHO）专家组综合化学、生理和营养学的考虑，将其分为糖、寡糖和多糖三类（表 1－4－1）。

表 1－4－1　膳食主要碳水化合物的分类

分类	亚类	消化难易	组成
糖（1～2）	单糖	易消化	葡萄糖、果糖、半乳糖
	双糖	易消化	蔗糖、乳糖、麦芽糖、海藻糖
	糖醇	不易消化	山梨醇、甘露醇
寡糖（3～9）	异麦芽低聚糖	易消化	麦芽糊精
	其他寡糖	不易消化	棉籽糖、水苏糖、低聚果糖、甘露低聚糖
多糖（≥10）	淀粉	易消化	直链淀粉、支链淀粉、改性淀粉
	非淀粉多糖	不易消化	纤维素、半纤维素、果胶、亲水胶质物

一、糖

糖是由 1～2 个糖单位构成的，具有甜味，在消化道内能迅速吸收和利用，包括单糖、双糖和糖醇。

（一）单糖

单糖是最简单的、不能再被水解为分子更小的糖。根据碳链碳原子的多少，可分为丙糖、丁糖、戊糖、己糖等。自然界中存在最多的单糖是戊糖和己糖，食物中最常见的己糖是葡萄糖和果糖，二者常同时存在于植物中。果糖是糖类中最甜的，其甜度是蔗糖的 1.2～1.5 倍，蜂蜜中含有大量果糖。

（二）双糖

双糖是由两个糖单位构成的碳水化合物。自然界中最常见的双糖有麦芽糖、蔗糖、乳糖和海藻糖。

（三）糖醇

糖醇是单糖的重要衍生物，广泛存在于生物体内，如山梨醇、甘露醇、木糖醇、麦芽糖醇。山梨醇亲水性强，临床上常用作脱水剂，消除脑水肿，降低颅内压。木糖醇存在于多种水果、蔬菜中，因其代谢不受胰岛素调节，故常作为甜味剂用于糖尿病患者的专用食品和药品中。

二、寡糖

寡糖又称为低聚糖，由 3 ~ 9 个糖单位聚合而成。已知的几种功能性低聚糖有异麦芽低聚糖、低聚木糖、大豆低聚糖、低聚木糖、甘露低聚糖等。低聚糖可被结肠益生菌利用，产生短链脂肪酸。目前低聚果糖已在临床应用。

三、多糖

多糖是由≥10 个糖单位以直链或支链形式缩合成的碳水化合物。多糖一般不溶于水，无甜味，不形成结晶，无还原性。营养学上将多糖分为淀粉和非淀粉多糖两类。

（一）淀粉

淀粉是人类最重要的、可利用的碳水化合物，也是最丰富、最廉价的能量来源。淀粉是由葡萄糖聚合而成的、能被人体消化吸收的植物多糖，在淀粉酶和麦芽糖酶作用下可分解为葡萄糖。根据聚合方式不同分为直链淀粉和支链淀粉。直链淀粉又称糖淀粉，在热水中可以溶解，天然食物中含量较少，仅占淀粉成分的 19% ~ 35%；支链淀粉又称胶淀粉，难溶于水，在食物淀粉中含量较高，一般占 65% ~ 81%。不同食物或不同品种的同一食物（如不同品种的大米），其直链淀粉和支链淀粉的比例各不相同，含支链淀粉越多，糯性越大。

淀粉经物理、化学方法处理或基因工程改造后，其某些性质可发生改变，称为改性淀粉（modified starch）或变性淀粉。与原淀粉相比，改性淀粉的黏度、抗热性、稳定性、口感、香味和营养价值均可发生变化。如可溶性淀粉、高直链淀粉、高支链淀粉等都是经过改造的改性淀粉。

抗性淀粉（resistant starch，RS）是不为健康人小肠消化吸收的淀粉及其水解物的总称，即在模拟胃肠道内环境的前提下，120 min 仍未被 α－淀粉酶水解的淀粉。如整粒的粮谷类和豆类、生土豆和青香蕉、放冷的熟土豆等食物中的淀粉。抗性淀粉的共同特性是在小肠内部分消化，在结肠内发酵并完全吸收。

（二）非淀粉多糖

非淀粉多糖是指食物中不能被消化吸收的膳食纤维，包括纤维素、半纤维素、果胶、亲水胶质物等。详见第四节“膳食纤维”。

第二节 碳水化合物的生理功能及代谢

一、碳水化合物的生理功能

(一)供给能量

食物碳水化合物是人体最重要、最经济的能量来源,我国居民以米面为主食,60%以上的能量来自碳水化合物。碳水化合物在体内氧化迅速,供能快,是神经系统和心肌的主要能源。

(二)构成机体组织的重要成分

核糖和脱氧核糖是合成RNA和DNA及游离核苷酸、辅酶类核苷酸的成分;糖脂和糖蛋白是神经髓鞘和细胞膜的成分;糖与蛋白质结合形成的蛋白多糖,如硫酸软骨素、硫酸皮肤素、硫酸角质素、透明质酸等作为结构成分,分布于软骨、结缔组织、角膜、玻璃体、关节的滑液以及黏液内,起支持、润滑和保护作用;蛋白多糖中的肝素是体内重要的抗凝血物质;此外,许多酶、激素和血浆蛋白中都含有糖,如凝血酶原、促红细胞生成素、转铁蛋白等。

(三)影响体内物质代谢

脂肪酸分解产生的乙酰基需与草酰乙酸结合进入三羧酸循环,才能被彻底氧化,而草酰乙酸是葡萄糖在体内氧化生成的。当碳水化合物缺乏或利用障碍(如糖尿病)时,草酰乙酸不足,则脂肪酸不能被彻底氧化而生成大量酮体,以致产生酮血症和酮尿症。因此,碳水化合物具有抗生酮作用。

体内碳水化合物供给不足时,机体为了满足自身对葡萄糖的需要,要通过蛋白质的糖异生作用产生葡萄糖,供给能量。若同时摄入碳水化合物和蛋白质,碳水化合物的氧化分解提供了大量ATP,有利于体内蛋白质的合成;同时,由于胰岛素分泌增加而抑制蛋白质分解,促进了蛋白质合成,体内储留的氮比单纯摄入蛋白质时要多。因此,适量摄入碳水化合物可起到节约蛋白质的作用。

(四)保护肝及解毒作用

经糖醛酸途径生成的葡萄糖醛酸,是体内一种重要的结合解毒剂。其在肝中能与许多有害物质如细菌毒素、酒精、砷等结合,从而起到解毒保肝作用。

膳食中的碳水化合物还能改善食物的色、香、味、形,并且可以提供膳食纤维。

二、碳水化合物的代谢

(一)碳水化合物的消化吸收

淀粉、低聚糖及双糖必须分解成单糖后才能被机体吸收利用。其分解过程见图1-4-1。

淀粉 $\xrightarrow{\text{淀粉酶}}$ α－糊精、麦芽寡糖、麦芽糖 $\xrightarrow{\text{糊精酶、麦芽糖酶}}$ 葡萄糖

蔗糖 $\xrightarrow{\text{蔗糖酶}}$ 果糖、葡萄糖

乳糖 $\xrightarrow{\text{乳糖酶}}$ 半乳糖、葡萄糖

图 1－4－1　可消化的碳水化合物的分解过程

不易被小肠消化的碳水化合物则进入结肠，在结肠菌群作用下分解、发酵，其发酵产物能促进肠道双歧杆菌、乳酸杆菌等益生菌的生长繁殖，维持肠道正常菌群平衡，并有调节血糖、降低血脂和清除肠道毒素等作用，对人体健康十分有益。

有些人先天缺乏乳糖酶或乳糖酶活性太低，不能或只能少量地分解吸收乳糖，食入奶类后，因乳糖未被吸收而进入大肠，在肠道细菌作用下产酸、产气，引起胃肠不适、痉挛、腹胀、腹泻等症状，称为乳糖不耐受。

（二）食物碳水化合物对血糖的影响

食物碳水化合物吸收进入血液，使血糖浓度升高。食物对血糖浓度的影响常用血糖生成指数（简称生糖指数，glycemic index，GI）衡量。GI 是指分别摄入含 50 g 碳水化合物的某食物与 50 g 标准糖（葡萄糖）后 2 h 血浆葡萄糖的糖耐量曲线下面积之比值，以百分比表示。GI 主要受食物成分和食物消化吸收率的影响，消化快、吸收率高的食物，GI 就高。GI > 75 为高生糖指数食物，55 ~ 75 为中生糖指数食物，< 55 为低生糖指数食物。食物的 GI 可用于糖尿病、肥胖、高血压等患者的膳食管理，作为他们选择碳水化合物类食物的参考依据。部分食物的 GI 见表 1－4－2。

表 1－4－2　部分食物的血糖生成指数（以葡萄糖 GI＝100 计）

食物名称	GI	食物名称	GI	食物名称	GI	食物名称	GI
面包	69	胡萝卜	92	苹果	39	蔗糖	60
大米	72	土豆	80	香蕉	62	乳糖	90
糯米	66	黄豆	15	果糖	20	蜂蜜	75
玉米粥	80	豌豆	33	麦芽糖	108	牛奶	36

（三）血糖的来源和去路

人体中的糖主要来自食物中的碳水化合物，在饥饿状态下，肝、肾可利用乳酸、甘油、氨基酸等合成葡萄糖或糖原供机体利用。血液中的葡萄糖有三个去向：① 被组织细胞摄取，通过有氧氧化和酵解途径为细胞供能。② 葡萄糖进入肝细胞和骨骼肌细胞，合成糖原储存。在人体，肝内储存的糖原约 108 g，肌糖原约 245 g；当机体需要葡萄糖提供能量时，糖原分解为葡萄糖入血，提供给红细胞、脑和神经组织等所需的能量。③ 摄入的碳水化合物超过机体需要时，葡萄糖进入脂肪组织转化为脂肪储存。因此，碳水化合物摄入过多时，人体也会发胖。

第三节 碳水化合物的膳食参考摄入量及食物来源

一、碳水化合物的膳食参考摄入量

中国营养学会推荐我国成人碳水化合物的可接受范围(AMDR)应占总能量的50% ~65%。摄入的碳水化合物最好来源于多种食物,防止精制糖摄入过多,精制糖不应超过总能量的10%。

二、碳水化合物的食物来源

碳水化合物广泛存在于自然界的动植物中。人类碳水化合物主要来源于粮谷类、根茎类和豆类食物,如大米、面粉、玉米、小米和薯类等;还可以来自蔗糖、甜食、糖果、含糖饮料及蜂蜜;蔬菜和水果除含有少量单糖外,还含有大量纤维素和果胶;乳糖仅存在于奶及奶制品中,是婴儿主要的能量来源。

常用食物的碳水化合物含量见表1-4-3。

表1-4-3 常用食物的碳水化合物含量(100 g可食部)

食物名称	能量/kJ	碳水化合物/g	膳食纤维/g	食物名称	能量/kJ	碳水化合物/g	膳食纤维/g
小麦粉(特一)	1 463(350)	75.2	0.6	豇豆	121(29)	5.9	2.3
挂面(富强粉)	1 450(347)	76.0	0.3	冬瓜	46(11)	2.6	0.7
花卷	882(211)	45.6	1.5	南瓜	92(22)	5.3	0.8
馒头(富强粉)	869(208)	44.2	1.0	韭菜	109(26)	4.6	1.4
粳米(标一)	1 434(343)	77.4	0.6	大白菜	71(17)	3.2	0.8
粳米(特等)	1 396(334)	75.7	0.4	芹菜	59(14)	3.9	1.4
玉米面	1 421(340)	73.1	6.2	芋头	330(79)	18.1	1.0
小米	1 496(358)	75.1	1.6	苹果	217(52)	13.5	1.2
莜麦面	1 530(366)	67.8	4.6	梨	184(44)	13.3	3.1
马铃薯	318(76)	17.2	0.7	雪梨	305(73)	20.2	3.0
甘薯(红心)	414(99)	24.7	1.6	桃	201(48)	12.2	1.3
黄豆	1 501(359)	34.2	15.5	枣(鲜)	510(122)	30.5	1.9
绿豆	1 321(316)	62.0	6.4	葡萄	180(43)	10.3	0.4
赤小豆	1 292(309)	63.4	7.7	石榴	262(63)	18.7	4.8
面包	1 304(312)	58.6	0.5	橙	196(47)	11.1	0.6
燕麦片	1 534(367)	66.9	5.3	西瓜	105(25)	5.8	0.3
白萝卜	88(21)	5.0	1.0	番茄	79(19)	4.0	0.5
胡萝卜(红)	155(37)	8.8	1.1	方便面	1 973(472)	61.6	0.7

注:( )中数字为以kcal作为能量单位时食物所含的能量。

第四节 膳食纤维

一、膳食纤维的定义

膳食纤维(dietary fiber,DF)的定义至今尚无定论。

按其主要成分,目前较为一致的定义为非淀粉多糖,即膳食纤维是指食物中不能被人体消化酶消化的、且不被人体吸收利用的多糖和木质素。

较新的建议是以其所含成分及消化吸收和利用程度定义,即称之为"非淀粉多糖""抗性淀粉""不可消化的低聚糖"。

二、膳食纤维的分类

DF是一大类具有相似生理功能的物质,可被结肠的细菌发酵,分解成短链脂肪酸、水、CO_2、氢气和甲烷。

按测定方法可将DF分为"可溶性纤维"和"不可溶性纤维",即在特定的pH溶液中前者为可溶解的部分,后者则为不溶解的组分。可溶性纤维包括果胶、树胶、部分半纤维素,它们对小肠内的葡萄糖和脂质吸收有影响;不可溶性纤维包括纤维素、不溶性半纤维素、木质素,还包括抗性淀粉、不可消化的低聚糖等,它们可在结肠中发酵而影响结肠的功能。

(一)果胶

果胶是被甲酯化的半乳糖醛酸,主要存在于水果和根茎类蔬菜中,可在热溶液中溶解,具有与离子结合的能力,与糖、酸在适当条件下能形成凝胶。

(二)树胶

树胶是植物中含有D-半乳糖、葡萄糖醛酸和L-阿拉伯糖的聚合物,为一类可溶于水、具有凝胶性质的多糖。

(三)纤维素

纤维素是葡萄糖以β-1,4糖苷键连接形成的聚合物,存在于植物细胞壁内。纤维素具有亲水性,可吸收肠道内的水分,一般不被肠道细菌分解。

(四)半纤维素

半纤维素是由多种糖基组成的多糖,含有木聚糖、戊聚糖、半乳聚糖、阿拉伯糖、葡萄糖醛酸、半乳糖醛酸等,也是植物细胞壁的成分。半纤维素可部分被肠道细菌分解,具有结合离子和降低胆固醇的作用。

(五)β-葡聚糖

β-葡聚糖是葡萄糖以β-1,3糖苷键连接形成的聚合物。

（六）木质素

木质素是植物木质化过程中形成的非碳水化合物，由苯丙烷单体聚合而成，人和动物均不能消化。

（七）功能性低聚糖

功能性低聚糖是指具有生理调节作用的不可消化的低聚糖。它具有发酵特性，能被肠内微生物分解、发酵，并为肠道益生菌利用，故又称为“益生元”“双歧因子”。

三、膳食纤维的作用

（一）改善肠道功能

DF 多具有吸水膨胀的特性，可增加粪便体积，促进肠道蠕动，减小粪便硬度，从而有利于粪便的排出；DF 及其发酵产物可促进肠道益生菌生长繁殖、维持肠道正常菌群平衡，有益于增强肠道功能。

（二）降低血胆固醇，预防动脉粥样硬化和冠心病

树胶、果胶等可吸附胆汁酸，减少胆汁酸的重吸收，促进胆固醇转化为胆汁酸排出，从而降低血胆固醇水平；DF 能阻碍脂肪和胆固醇的吸收，对膳食性高脂血症有预防作用。

（三）控制体重，防止餐后高血糖

DF 含量高的食物其能量密度低、胃排空的速度慢，加之 DF 有吸水作用而产生饱腹感，故可减少进食量，达到控制体重和减肥的作用。果胶、树胶等可减少小肠对糖的吸收，使血糖不致因进食而快速升高。

（四）吸附作用

DF 可吸附残留农药、洗涤剂等有害物质，减少对人体的损害。另一方面，DF 也可结合多种矿物质，妨碍钙、铁、锌等矿物质的吸收。

（五）膳食纤维与某些疾病的关系

1. 胃肠道疾病　实验证明，DF 的摄入可以增加粪便的重量，因此有缓解便秘的作用。流行病学研究证实 DF 的摄入量与肠癌的发病率/死亡率呈明显的负相关。DF 预防肠癌的可能机制：① 增加粪便量，缩短粪便在大肠内存留的时间，稀释致癌物；② 黏着胆酸或其他致癌物；③ 细菌分解 DF 产生的短链脂肪酸，可降低粪便的 pH，抑制致癌物的产生及肿瘤细胞的生长；④ 改变大肠中的菌相；⑤ 增加肠腔内的抗氧化剂。

2. 肥胖病　多项实验研究证实，补充 DF 后，可减少能量摄入、减轻体重。

3. 糖尿病　20 世纪 90 年代以来，多项实验着重研究了 DF 和葡萄糖代谢与糖尿病的关

系。许多研究证实膳食纤维补充剂或富含膳食纤维的食品有明显降低血糖的作用。DF 对糖尿病患者糖代谢的影响是多方面的:可溶性纤维在胃肠内影响葡萄糖的吸收和利用,降低了餐后血糖;DF 的饱腹作用减少了能量摄入,可降低患者的体重和维持适宜体重。

4. 心血管疾病　早已确证,心血管疾病与血脂高有关,而血脂高又与膳食相关。目前认为,DF 与心血管疾病的关系是通过降低血胆固醇而起作用的。文献报道,果胶或含果胶的食物有降低总胆固醇和低密度脂蛋白胆固醇的作用,而对高密度脂蛋白胆固醇或三酰甘油的作用不肯定;纤维素、麦麸或全麦则没有降血胆固醇的作用。

5. 乳腺癌　许多流行病学研究和动物实验表明 DF 与乳腺癌发病的危险性相关。

四、膳食纤维的适宜摄入量

根据《中国居民平衡膳食宝塔》推算出我国居民膳食纤维的适宜摄入量(AI):低能量 7.53 MJ(1 800 kcal)膳食为 25 g/d;中等能量 10.04 MJ(2 400 kcal)膳食为 30 g/d;高能量 11.72 MJ(2 800 kcal)膳食为 35 g/d。此数值与大多数国家的推荐值相近。

小　结

碳水化合物又称糖类,是主要由碳、氢、氧三种元素组成的一大类有机化合物。1998 年 FAO/WHO 专家组建议将其分为糖、寡糖和多糖三类。碳水化合物的生理功能有:供给能量,食物碳水化合物是人体最重要、最经济的能量来源;构成机体组织的重要成分;影响体内物质代谢,具有抗生酮作用和节约蛋白质的作用;保护肝及解毒作用。膳食中的碳水化合物还能改善食物的色、香、味、形,并且可以提供膳食纤维。

食物中的碳水化合物在消化道经酶逐步水解为单糖而被吸收;不易被小肠消化的碳水化合物则进入结肠,在结肠菌群作用下分解、发酵,其发酵产物有促进肠道益生菌生长繁殖、维持肠道正常菌群平衡以及调节血糖、降低血脂和清除肠道毒素等作用。

乳糖不耐受是指有些人不能或只能少量地分解吸收乳糖,食入奶类后,因乳糖未被吸收而进入大肠,在肠道细菌作用下产酸、产气,引起胃肠不适、痉挛、腹胀、腹泻等症状。

食物对血糖的影响常用血糖生成指数(GI)衡量。GI 是指分别摄入含 50 g 碳水化合物的食物与 50 g 标准糖(葡萄糖)后 2 h 血浆葡萄糖的糖耐量曲线下面积之比值,以百分比表示。GI 主要受食物成分和食物消化吸收率的影响。

人类碳水化合物主要来源于粮谷类、根茎类和豆类食物。中国营养学会推荐我国成人碳水化合物的可接受范围(AMDR)应占总能量的 50% ~65%。

膳食纤维是指食物中不能被人体消化酶消化的、且不被人体吸收利用的多糖和木质素,是一大类具有相似生理功能的物质。膳食纤维的主要作用有:改善肠道功能,利于粪便排出;降低血胆固醇,预防动脉粥样硬化和冠心病;控制体重,防止餐后高血糖;吸附残留农药、洗涤剂等有害物质,也可结合多种矿物质而妨碍钙、铁、锌等的吸收。值得指出的是,膳食纤维与胃肠道疾病、肥胖病、糖尿病、心血管疾病、乳腺癌等慢性疾病的预防或治疗有关。我国推荐的膳食纤维适宜摄入量为 25 g/d 以上。

课后测试

1. 碳水化合物分哪几类，各有哪几种？
2. 碳水化合物有哪些主要生理功能？
3. 简述碳水化合物节约蛋白质作用和抗生酮作用。
4. 人类碳水化合物和膳食纤维主要来源于哪些常用食物？
5. 简述膳食纤维的特性和生理意义。
6. 何谓乳糖不耐受？如何防治？
7. 何谓低聚糖？它在营养学上有何特点？
8. 何谓抗性淀粉？其特点有哪些？
9. 为什么说碳水化合物是供给人体能量的最主要和最经济的来源？
10. 什么是食物血糖生成指数？有何意义？

（孙要武）

第五章 维 生 素

【学习要点】

1. 掌握机体缺乏维生素的原因。

2. 掌握维生素 A、维生素 D、维生素 E、维生素 B_1、维生素 B_2、烟酸、叶酸及维生素 C 的生理功能、营养状况评价及主要缺乏症。

3. 掌握上述维生素的膳食参考摄入量和食物来源。

4. 理解上述各种维生素的理化性质及吸收代谢特点。

5. 熟悉其他维生素的生理功能、缺乏症和食物来源。

6. 熟悉生物活性食物成分的概念、种类及其生物学功能。

第一节 概 述

维生素(vitamin,Vit)是维持机体细胞正常生理功能与代谢活动所必需的一类低分子有机化合物,广泛存在于天然食物中。机体每天对维生素需求量很少,人体一般不能自身合成或者合成量很少,必须由食物提供。维生素与其他营养素不同之处,在于它既不是形成机体组织结构的组成成分,也不能为机体提供能量,但对生命活动却起着十分重要的作用,某种维生素缺乏往往会出现特有的疾病表现。维生素参与机体代谢、生长、发育等一系列过程,是预防营养缺乏症、某些常见病发生以及提高临床疗效所必需的重要营养素。部分维生素有一种以上结构相似,且具有相同生物活性的化合物,如维生素 A_1 与维生素 A_2;大多数脂溶性维生素存在着前体或维生素原,维生素原是指能发挥生理功能的维生素的前体物质,如 β-胡萝卜素是维生素 A 原、7-脱氢胆固醇是维生素 D 原等。另外,食物中除含营养素外,还含有许多对人体有益的物质,这类物质对维护人体健康和调节生理功能、预防疾病发挥重要作用,称为生物活性的食物成分(bioactive food components)。这类物质种类很多,包括植物化学物和动物活性成分。本章重点介绍的食物中生物活性成分有生物类黄酮、多酚类、皂苷、活性多糖和辅酶 Q。

一、维生素的分类

维生素种类很多,化学结构和生理功能各不相同;按其溶解性质的不同,维生素可分为脂溶性维生素和水溶性维生素两大类。

(一) 脂溶性维生素

脂溶性维生素包括维生素 A、维生素 D、维生素 E、维生素 K 四种,它们只溶于脂肪及脂溶剂,不溶于水,有前体和维生素原;脂溶性维生素的肠内吸收可受脂性环境和胆盐的影响,在机体脂肪组织与肝脏中可大量储存，不需每日供给，通常随胆汁缓慢排出体外。在摄入量过多造成体内超量蓄积时可引起中毒；长期摄入不足而出现缺乏时，症状发展一般较为缓慢。

（二）水溶性维生素

水溶性维生素包括维生素 B_1、维生素 B_2、烟酸等 B 族维生素和维生素 C，一般无前体，只溶于水而不溶于脂肪及脂溶剂，易吸收入血，在体内有一定的周转存流量，但几乎不能储备，满足机体需要后的多余部分随尿排出，一般不会蓄积中毒。水溶性维生素宜每日通过膳食供给，缺乏时症状发展比较明显，营养状况大多可通过对血或尿的检测进行评价。

二、维生素缺乏的原因

引起人体维生素不足或缺乏的原因包括：① 摄入不足，膳食中本身供给量就不足，如食物在加工、烹调、储藏过程中造成某种维生素丢失或被破坏，以及不良饮食习惯，特殊的生活环境等；② 食物中存在着维生素的拮抗物质，如抗生物素蛋白可与生物素紧密结合而使之失活；③ 疾病原因造成人体吸收利用降低，如长期腹泻、消化道梗阻、胃酸分泌减少等；④ 机体对维生素的生理需要量增高，而没有及时补充，如孕妇、乳母等特殊生理状况人群。

水溶性维生素因不能在体内储备，若摄入过少可较快地出现缺乏症状。脂溶性维生素缺乏在体内则是一个渐进的过程，早期无自觉症状，往往容易被忽视，称为维生素不足症。当缺乏到一定程度时，才出现相应症状和体征，称为维生素缺乏病。

维生素营养状况的评价，主要测定血浆或血清中的浓度以及相关酶的活性；尿负荷试验在临床上常用作水溶性维生素的营养状况评价。

第二节　维生素 A

维生素 A（Vit A）又名视黄醇，实际上包括具有视黄醇生物活性的一类物质，有两个来源：一个是动物性食品中的维生素 A_1 和维生素 A_2；另一个是植物性食物来源的 β－胡萝卜素，它是维生素 A 的前体，吸收后在机体肝内可转化成维生素 A。

一、理化性质

维生素 A 为淡黄色结晶，胡萝卜素为深红色，均为脂溶性化合物，不溶于水，易被氧化和受紫外线破坏，在酸性环境中不稳定。在油脂酸败过程中，其所含的维生素 A 会受到严重的破坏。食物中维生素 E 等抗氧化物质，有提高维生素 A 稳定性的作用。烹调过程中胡萝卜素比较稳定，且加工、加热有助于胡萝卜素从细胞内释出，提高吸收率。

二、吸收与代谢

摄入的维生素 A 和胡萝卜素在小肠中与胆盐和脂肪消化产物一起被乳化后，由肠黏膜吸收，小肠中胆汁是乳化的必要条件，足量的脂肪、维生素 E 等抗氧化物质和卵磷脂有利于维生素 A 的吸收，而矿物油的服用、肠道寄生虫则不利于维生素 A 的吸收。维生素 A 主要以主动吸收的方式被机体吸收，速度较快，吸收率为 70% ~90%；而胡萝卜素在肠道是以扩散的方式被吸收,吸收率一般为20%～50%;机体对维生素A的吸收率明显高于胡萝卜素。

吸收后的维生素A 90%储存于肝,9%储存于肾、肺、肾上腺、皮下脂肪;血中维生素A含量仅为体内总量的1%。

影响维生素A储存的因素有:摄入量、膳食成分及机体生理状况等,高蛋白膳食、锌营养状况良好可增加维生素A的利用。维生素A储存量一般随年龄递增,但老年期正好相反。妊娠时维生素A储存量有所增加。

三、生理功能与缺乏症

(一)生理功能

1. 维持正常的视觉功能　视网膜中的杆状细胞含有视紫红质,与暗视觉有关,若视网膜有足量维生素A储存,即可与视蛋白结合形成视紫红质,促进视觉细胞内感光物质的合成与再生,以维持正常视觉功能。

2. 维持上皮细胞的正常状态　维生素A对维持上皮细胞的正常生长与分化十分重要。当维生素A不足时,上皮组织的形成、结构以及功能均会受到影响,常见于角膜、结膜上皮组织、泪腺等退行性病变,导致各种眼疾。维生素A不足时,黏膜细胞中糖蛋白合成受阻,黏膜上皮正常结构改变,上皮组织发生鳞状角化。

3. 促进正常的生长发育　维生素A有助于细胞的增殖与生长,从而维持机体正常的生长发育。

(二)缺乏症

维生素A缺乏的早期症状为暗适应能力下降,严重者可致夜盲症;维生素A缺乏可出现角膜干燥症,角膜受损软化、穿孔、甚至可致失明。儿童维生素A缺乏重要的临床诊断体征是毕脱斑,为结膜出现泡状银灰色斑点。缺乏维生素A还可出现黏膜与皮肤上皮细胞损害,皮肤粗糙、干燥、角化过度;儿童可致发育迟缓,生长停滞,骨骼发育不良。严重缺乏维生素A,会影响机体生殖系统上皮组织的正常代谢,使雄性睾丸精子生成障碍或雌性不易受孕,也可致胎儿畸形、死亡。

近年来大量的研究表明,维生素A在基因调控和蛋白质表达上对于免疫防御机制有积极的作用,具有一定的防癌、抗癌和抗氧化作用。

四、维生素A过量

大剂量的摄入维生素A可在体内蓄积而引起急、慢性中毒,主要表现为:骨质脱钙、骨脆性增加、骨关节疼痛;皮肤干燥、鳞状皮、皮疹、脱发、指(趾)甲易脱落;肝脾肿大、黄疸及出现神经、精神症状。若孕妇过量补充维生素A还可引起胎儿畸形。

五、营养状况评价

维生素A营养状况可从多方面进行评价,现将主要评价指标列表如下(表1-5-1)。

表 1-5-1 人体维生素 A 营养状况的评价标准

指标	正常 无维生素 A 缺乏体征，生理功能完好	边缘缺乏 生理盲点扩大、暗适应时间延长及其他维生素 A 缺乏体征	缺乏 视觉功能降低、暗适应时间延长、有明显的维生素 A 缺乏临床体征
血浆视黄醇浓度			
成年人	0.7 ~ 1.75 μmol/L	0.35 ~ 0.70 μmol/L	< 0.35 μmol/L
儿童	> 1.05 μmol/L	0.7 ~ 1.02 μmol/L	< 0.7 μmol/L
血浆视黄醇结合蛋白(RBP)			
成年人	1.9 ~ 4.28 μmol/L (40 ~ 90 mg/L)		
学龄前儿童	1.19 ~ 1.6 μmol/L (25 ~ 35 mg/L)		
肝维生素 A 含量	> 70 μmol/kg	17.5 ~ 70 μmol/kg	< 17.5 μmol/kg
脱氢视黄醇/视黄醇	< 0.03	> 0.03	

六、膳食营养素参考摄入量与食物来源

(一) 参考摄入量

FAO/WHO(1967 年)提出采用视黄醇当量(retinol equivalent, RE)作为膳食中维生素 A 摄入量的统一计量单位。其含义是包括了视黄醇和 β - 胡萝卜素在内的所有的具有维生素 A 活性物质所相当的视黄醇的量。2013 年中国营养学会提出以视黄醇活性当量(retinol activity equivalent, RAE)代替 RE 评估膳食维生素 A 活性。换算关系如下：

1 个视黄醇活性当量(μg RAE) = 1 μg 全反式视黄醇
= 2 μg 溶于油剂的纯品全反式 β - 胡萝卜素
= 12 μg 膳食全反式 β - 胡萝卜素
= 24 μg 其他膳食维生素 A 原类胡萝卜素

维生素 A 的膳食参考摄入量(RNI)：成年男性 800 μg RAE，女性 700 μg RAE；孕妇中、后期 770 μg RAE，乳母可增加至 1 300 μg RAE；婴儿、儿童、青少年按年龄不同分别为 310 ~ 800 μg RAE。由于维生素 A 摄入过量可引起中毒，因此中国营养学会提出维生素 A 的可耐受最高摄入量(UL)为 3 000 μg RAE/d。

(二) 食物来源

人体从食物中获得的维生素 A 有两大类，一类是来源于动物性食物中的维生素 A，主要存在于动物肝、鱼肝油、禽蛋、奶类及其制品；另一类是来源于植物性食物中的 β - 胡萝卜素和各

种类胡萝卜素，红、黄、绿色的蔬菜和水果中含量丰富，如胡萝卜、红心甜薯、南瓜、空心菜、菠菜、豌豆苗、芒果、杏及柿子等。

除饮食来源外，维生素A补充剂也常使用，其使用剂量不高于RNI的1.5倍。用量过大不仅没必要，反而会引起中毒。

第三节 维生素D

维生素D(Vit D)又称抗佝偻病维生素，是具有钙化醇生物活性的一类化合物，主要包括维生素D_2(麦角钙化醇，Ergocalciferol)及维生素D_3(胆钙化醇，Cholecalciferol)。维生素D可由维生素D原经紫外线激活形成。动物皮下的7-脱氢胆固醇及酵母细胞中的麦角固醇都是维生素D原，被激活后分别转化为维生素D_3和维生素D_2。1,25-$(OH)_2$-D_3是体内维生素D的活性形式，人体内维生素D的生理功能都是通过1,25-$(OH)_2$-D_3而发挥作用。

一、理化性质

维生素D溶于脂肪与脂溶剂，化学性质比较稳定，在烹饪加工时一般不易破坏，但脂肪酸败时可使维生素D破坏。在维生素D油溶液中添加抗氧化剂后可保持其稳定，光及酸可促进维生素D异构化。过量辐射线照射，可使维生素D形成少量毒性化合物，并失去抗佝偻病活性。

二、吸收与代谢

维生素D的来源有两个途径，即从食物摄入或由皮肤表面的7-脱氢胆固醇转化而来。从以上两个途径获得的维生素D进入肝，绝大部分在肝细胞内质网上通过羟化作用形成25-(OH)-D_3，后者与α-球蛋白结合并转运至肾，再被羟化为1,25-$(OH)_2$-D_3，成为维生素D在体内的活性形式。

维生素D主要储存于脂肪组织与骨骼肌中。肝、大脑、肺、脾、骨和皮肤也有少量存在。维生素D分解代谢主要在肝进行，代谢物大多随胆汁从粪便排出，少量由尿排出。

三、生理功能与缺乏症

（一）生理功能

1. 促进小肠黏膜对钙的吸收　维生素D进入小肠黏膜细胞后，在此处诱发一种特异的钙结合蛋白的合成，该蛋白与钙结合后通过主动转运透过黏膜细胞进入血液循环。

2. 促进肾小管对钙、磷的重吸收　维生素D通过促进肾小管对钙、磷的重吸收，减少钙、磷流失，从而保持血浆中适宜的钙、磷浓度。

3. 促进骨组织的钙化　维生素D通过调节和维持血浆中适宜的钙、磷浓度，满足骨钙化过程的需要。并与甲状旁腺激素和降钙素协同调节，维持体内成骨作用和溶骨作用之间的平衡稳定。

4. 其他　维生素D还具有免疫调节功能，可改变机体对感染的应答反应。

（二）缺乏症

膳食中缺乏维生素 D 或人体日光照射不足是维生素 D 缺乏症的主要原因。维生素 D 缺乏可引起钙、磷吸收减少，血钙下降，骨质软化变形；婴幼儿、儿童可发生佝偻病，成年人可发生骨软化症，老年人容易发生骨质疏松症。

新的研究发现，人体缺乏维生素 D 会增加风湿性关节炎和糖尿病等疾病的发病风险。将维生素 D 摄取量增至 1 000 IU/d 可能降低结肠癌和乳腺癌的患病概率，约降低 50%。男性摄入维生素 D 400 IU/d 可大幅降低患多种癌症的概率，包括胰腺癌、食管癌和非霍奇金淋巴瘤。

四、维生素 D 过量

一次性摄入超大剂量的维生素 D 或者持续性的摄入过量的维生素 D，将导致维生素 D 中毒。根据中毒症状出现的快慢，可分为急性中毒和慢性中毒。急性中毒症状主要是由高血钙引起，表现为恶心、呕吐、烦躁不安、低热，继而出现腹泻等；严重者有惊厥、昏迷，甚至急性死亡。慢性中毒表现为乏力、厌食、多尿、便秘等；严重者软组织异常钙化，器官损伤。

五、营养状况评价

近年来，推荐测定血浆 $25-(OH)-D_3$ 或 $1,25-(OH)_2-D_3$ 水平评定维生素 D 的营养状态。$25-(OH)-D_3$ 是维生素 D 在血液中的主要存在形式，其正常值为 35 ~ 200 nmoL/L。当维生素 D 缺乏时，$25-(OH)-D_3$ 降低，给予维生素 D_3 治疗后则升高。

六、膳食营养素参考摄入量和食物来源

维生素 D 既可由膳食提供，又可经暴露日光的皮肤合成，因皮肤合成维生素 D 的量变化较大，故维生素 D 的最低需要量难以确定。中国营养学会建议维生素 D 的膳食参考摄入量为：0 ~ 12 个月的婴儿 10 μg/d（AI），儿童、青少年、成人、孕妇及乳母 10 μg/d（RNI），老年人 15 μg/d（RNI）。维生素 D 的可耐受最高摄入量（UL）为 50 μg/d。

天然食物中维生素 D 含量均较低，动物肝、蛋黄、海产品、奶油中含量则相对较高。鱼肝油含维生素 D 极高，在防治佝偻病上有重要意义。坚持户外活动，经常接受充足的日光照射，是预防维生素 D 缺乏的最安全和有效的方法；不要擦防晒霜，否则会阻止维生素 D 合成。适当日光浴对婴幼儿尤其必要。

第四节 维 生 素 E

一、理化性质

维生素 E（Vit E）又名生育酚，溶于酒精与脂溶剂，不溶于水，对热及酸稳定，遇碱不稳定，对氧十分敏感，油脂酸败可加速维生素 E 破坏。食物中维生素 E 在一般烹调时损失不大，但油炸时活性明显降低。

二、吸收与代谢

凡影响脂肪吸收的因素也影响着维生素 E 的吸收。经肠道吸收的维生素 E 大部分由低密度脂蛋白运输。维生素 E 大部分储存于肝、肌肉和脂肪组织中。此外，肾上腺、脑垂体、睾丸及血小板中含量也相对较高。血浆中维生素 E 浓度随脂类含量而变化，但在血小板中含量随摄入量而改变，与脂肪水平无关。骨骼肌、心肌内的维生素 E 易被动用，而脂肪组织中的维生素 E 消耗较慢。维生素 E 主要从粪便排出，少量经尿排泄。

三、生理功能与缺乏症

（一）生理功能

1. 抗氧化作用　维生素 E 是高效抗氧化剂，在体内可保护细胞免受自由基损害，这一功能与其预防动脉硬化、抗癌、改善免疫功能及延缓衰老等过程密切相关。

2. 促进蛋白质更新合成　维生素 E 参与 DNA 的生物合成过程，能促进蛋白质更新合成，可增强机体耐力，维持肌肉、心血管系统、中枢神经系统及视网膜的正常结构和功能。

3. 预防和延缓衰老　维生素 E 可减少脂褐素形成，改善皮肤弹性和减轻性腺萎缩，提高免疫能力，从而预防和延缓衰老。

4. 抑制血小板聚集　维生素 E 可调节血小板的黏附力和聚集作用，保持红细胞的完整性，调节体内 DNA 和辅酶 Q 的合成。

5. 维持生殖器官的正常功能　维生素 E 与动物的生殖功能及精子生成有关，缺乏时可出现睾丸变性，孕育异常。临床上常用维生素 E 治疗不孕症、先兆流产和习惯性流产。

（二）缺乏症

维生素 E 缺乏症较少发生于人类，因为维生素 E 广泛存在于食物中，且在体内储存时间长，很不容易排泄。但是，由于胎盘转运维生素 E 效率较低，新生儿特别是早产儿体内维生素 E 储备不足，血浆维生素 E 水平较低，可发生新生儿溶血性贫血等。流行病学调查发现，维生素 E 水平低下可能增加患肿瘤、动脉粥样硬化、白内障及其他老年退行性疾病的危险性。

四、营养状况评价

（一）血浆维生素 E 含量

血浆维生素 E 含量能直接反映体内维生素 E 储存是否充足，在正常情况下，成人大于 11.6 μmol/L 为正常，低于此值为营养状况不良。

（二）红细胞溶血试验

用过氧化氢与红细胞作用，观察其溶血程度，正常情况下红细胞溶血率小于 10%。

五、膳食营养素参考摄入量及食物来源

大剂量摄入维生素 E 可引起短期胃肠道不适，婴幼儿大量摄入常可使坏死性小肠结肠炎

发生率明显增加。维生素 E 以 α－生育酚当量(α－TE,mg)为单位,我国居民维生素 E 的膳食参考摄入量建议为:成年人、孕妇 14 mg α－TE/d(AI)、乳母 17 mg α－TE/d(AI);婴幼儿、儿童、青少年按年龄不同分别为 3～14 mg/α－TE/d(AI)。当多不饱和脂肪酸摄入量增多时,应相应增加维生素 E 的摄入量,一般每摄入 1 g 多不饱和脂肪酸,应摄入0.4 mg 维生素 E。

维生素 E 在自然界分布广泛,含量丰富的食物有植物油、麦胚、硬果、种子类、豆类、谷类;蛋类、绿叶蔬菜中含有一定数量;肉、鱼等动物性食物及水果则含量较少。

第五节 维生素 B_1

维生素 B_1(Vit B_1)又名硫胺素(thiamine),是人类最早发现的维生素之一。因发现其与预防和治疗脚气病有关,又被俗称为抗神经炎因子或抗脚气病维生素。

一、理化性质

维生素 B_1 为白色结晶,易溶于水,在干燥和酸性溶液中稳定,加热不易分解,冷冻也不受影响。但在碱性环境中不稳定,易被氧化和受热破坏。紫外线可使硫胺素降解,二氧化硫、亚硫酸盐等在中性介质中可加速维生素 B_1 分解。当使用亚硫酸盐作为防腐剂或用二氧化硫熏蒸谷仓时,维生素 B_1 会被加速分解破坏。

二、吸收与代谢

维生素 B_1 主要在小肠上段吸收。吸收后的维生素 B_1 在小肠黏膜和肝进行磷酸化,主要形成焦磷酸硫胺素(TPP),在血液中由红细胞完成体内转运,广泛分布在各种组织中,以骨骼肌、肝、心、肾、脑中含量最高,体内总量的50%分布在肌肉中,50%分布在内脏中。

维生素 B_1 代谢主要在肝中进行,先分解为嘧啶和噻唑及其衍生物,然后再进一步代谢。硫胺素不能被肾小管重吸收,尿中排出的多为游离维生素 B_1;通常汗液中排出量很少,但在高温环境下,汗液中维生素 B_1 可达 90～150 μg/L,此时应注意补充。

三、生理功能与缺乏症

(一)生理功能

1. 调节碳水化合物的正常代谢　焦磷酸硫胺素(TPP)是硫胺素的主要辅酶形式,它作为碳水化合物氧化过程中的辅酶而起作用,参与 α－酮酸的氧化脱羧反应和磷酸戊糖途径的转酮醇酶反应。当硫胺素摄入不足时,机体碳水化合物代谢障碍,并导致氨基酸、脂类代谢的相应障碍。

2. 维持神经、肌肉的正常生理功能　硫胺素能有效调节心脏活动,并在维持正常食欲、胃肠蠕动和消化液的分泌方面起着重要作用。

3. 协助氨基酸的分解代谢　硫胺素主要参与支链氨基酸(亮氨酸、异亮氨酸和缬氨酸)形成酮酸后的脱羧过程。

（二）缺乏症

维生素 B_1 缺乏常由于摄入不足，机体处于特殊生理或应激状态而需要量增高及吸收利用障碍而造成。肝损害、酗酒也可引起维生素 B_1 缺乏。长期透析的肾病患者、完全胃肠外营养的患者以及长期慢性发热患者均可发生维生素 B_1 缺乏。

维生素 B_1 缺乏症，又称脚气病（beriberi），主要损害神经血管系统。发病初期症状有疲乏、淡漠、恶心、食欲差、失眠、忧郁、易怒、健忘、腿麻木和心电图异常。根据典型症状临床上分为三型。

1. 干性脚气病　以神经系统症状为主，出现对称性上行性周围神经炎，表现为指（趾）麻木、肌肉酸痛、压痛，尤以腓肠肌为甚。膝反射在发病初期亢进，后期减弱甚至消失。腿伸屈肌、手臂肌群受累可出现垂足、垂腕症状。胃肠神经受累使胃肠蠕动减弱、便秘，消化液分泌减少，致食欲降低、消化不良。

2. 湿性脚气病　以水肿和心脏症状为主，由于心血管系统障碍，出现水肿，可从下肢遍及全身，右心室可扩大，有心悸、气促、心动过速。若处理不及时，常可致心力衰竭。

3. 婴儿脚气病　以心血管症状为主。常发生于出生数月的婴儿，且多是维生素 B_1 缺乏的乳母所喂养的乳儿，其病情急，发病突然。初期食欲减退、呕吐、兴奋、心跳快、呼吸急促和困难。晚期有发绀、水肿、心脏扩大、心力衰竭、肺充血及肝淤血，可发生强直痉挛、昏迷甚至死亡。

婴儿先天性脚气病，常发生于母亲孕期缺乏维生素 B_1。其临床表现主要有致命性的青紫症状、吮吸无力、嗜睡，须及时明确诊断并处理。维生素 B_1 一般不会出现中毒。

四、营养状况评价

（一）尿负荷试验

清晨排尿后，空腹口服维生素 B_1 5 mg，收集 4 h 尿液并测定其中维生素 B_1 总量，低于 100 μg 为缺乏，100～200 μg 为不足，>200 μg 为正常，>400 μg 为充足。

（二）尿中维生素 B_1 与肌酐排出量的比值

测定空腹一次尿中维生素 B_1（μg）与肌酐（g）的比值，比值 <27 为缺乏，27～65 为不足，≥66 为正常。该方法常用于大规模的营养调查。

（三）红细胞转酮醇酶活力系数或 TPP 效应

当体内维生素 B_1 缺乏时，红细胞转酮醇酶活力降低，加入 TPP 后该酶的活力会升高。加 TPP 与不加 TPP 时红细胞中转酮醇酶活力之差占基础活性的百分比即 TPP 效应；<15% 为正常，>16% 为不足，>25% 为缺乏。

（四）24 h 尿中维生素 B_1 排出量

24 h 尿中维生素 B_1 排出量正常值为 40～100 μg。

五、膳食营养素参考摄入量和食物来源

维生素 B_1 与能量代谢有密切关系，一般膳食参考摄入量为 1.26 ~ 1.47 mg/10 MJ(0.5 ~ 0.6 mg/1 000 kcal，推荐摄入量，RNI)，孕妇、乳母、老年人适当增加。或者采用 AI(适宜摄入量)建议：0 ~ 1 岁 0.1 ~ 0.3 mg/d；幼儿、儿童、青少年按不同年龄分别为 0.6 ~ 1.5 mg/d(RNI，推荐摄入量，下同)，成年人 1.2 ~ 1.4 mg/d，孕妇 1.5 mg/d，乳母 1.5 mg/d。

维生素 B_1 广泛存在于天然食物中，在动物内脏、肉类、豆类、花生及没加工的粮谷类含量丰富。粮谷类是我国人民的主食，也是维生素 B_1 的主要来源。粮谷类碾磨精度过高或过度淘洗会造成硫胺素大量丢失，烹调加碱可使维生素 B_1 80% 以上或全部破坏，用高压锅蒸煮也使维生素 B_1 严重丢失或破坏，如不注意纠正，日久便有发生维生素 B_1 缺乏症的可能。

第六节　维 生 素 B_2

维生素 B_2(Vit B_2)又称核黄素(riboflavin)，是由核糖与异咯嗪组成的核苷类物质。核黄素在体内以游离核黄素、黄素单核苷酸(FMN)和黄素腺嘌呤二核苷酸(FAD)三种形式存在于组织中。FMN 和 FAD 作为黄素酶类的辅基，是细胞线粒体生物氧化体系(呼吸链)中不可缺少的重要物质，在物质代谢和能量代谢中起着重要的递氢作用。

一、理化性质

维生素 B_2 虽溶于水，但溶解性较低，在中性和酸性溶液中对热稳定，在碱性条件下易被破坏；游离维生素 B_2 对光敏感，特别是在紫外线照射下，引起不可逆分解。结合型核黄素对光较稳定，食物中的核黄素以结合型为主。

二、吸收与代谢

食物中大部分核黄素是以 FMN 和 FAD 形式与蛋白质结合存在的，经消化酶作用水解释出核黄素，由小肠上段主动吸收。干扰核黄素释放与吸收的物质主要有乙醇、咖啡因、茶碱、抗坏血酸以及锌、铜等二价金属离子；胃酸和胆盐则有利于核黄素的释放与吸收。吸收后的核黄素，在小肠黏膜、肝和血液中磷酸化，形成 FMN 和 FAD，并通过共价键与酶蛋白结合，发挥其辅基作用。核黄素主要随尿液排泄，乳汁和汗液亦能少量排泄。

三、生理功能与缺乏症

(一) 生理功能

1. 参与体内生物氧化与能量生成　FMN 和 FAD 是黄素酶的辅基，在体内催化多种氧化 - 还原反应并参与体内生物氧化，是呼吸链(电子传递系统)中重要的传递体，此外，核黄素在氨基酸、脂肪酸和碳水化合物的代谢、蛋白质与某些激素的合成、嘌呤碱转化成尿酸等过程中均发挥重要的作用。

2. 参与铁的利用　体内铁的吸收、储存和动员与维生素 B_2 密切相关，其在防治缺铁性贫血中有重要作用。

3. 参与色氨酸形成烟酸的过程。

（二）缺乏症

我国居民膳食以植物性食物为主，核黄素摄入不足是常见的营养问题。

1. 口角炎　口角炎表现为口角湿白、裂隙、疼痛；唇炎早期为红肿，后出现干燥、皲裂以及色素沉着；舌炎有疼痛、肿胀、红斑及舌乳头萎缩。典型者全舌呈紫红色或红紫相间，出现中央红斑，边缘界线清楚的如地图样变化。

2. 脂溢性皮炎　皮脂分泌旺盛部位，如下颌、眉间、眼外眦及耳后、鼻唇沟、乳房下、腋下、腹股沟等处出现脂溢性皮炎。由于维生素 B_2 缺乏常主要表现为口腔及阴囊病变，故称“口腔－生殖综合征”(orogenital syndrome)。

3. 睑缘炎、角膜血管增生等　眼球结膜充血，角膜周围血管增生，角膜与结膜相连处有时发生水泡。严重时角膜下部发生溃疡，有眼睑发炎、羞光、眼睛瘙痒、视物模糊、流泪等。

4. 继发缺铁性贫血　维生素 B_2 缺乏常干扰铁在体内的吸收、储存及动员，致体内铁量下降，因此核黄素缺乏可以继发缺铁性贫血。维生素 B_2 一般不会出现中毒。

四、营养状况评价

（一）红细胞谷胱甘肽还原酶活性系数测定

谷胱甘肽还原酶活性系数(AC)是指加入 FAD 后谷胱甘肽还原酶活力除以不加 FAD 时谷胱甘肽还原酶活力的值。当人体维生素 B_2 缺乏时，AC 增高，补充维生素 B_2 后 AC 即下降。一般认为 <1.2 为正常，$1.2\sim1.4$ 为不足，>1.4 为缺乏。

（二）尿中维生素 B_2 与尿肌酐比值

测任意一次尿中维生素 B_2 与尿肌酐比值，<27 为缺乏，$27\sim29$ 为不足，$80\sim269$ 为正常，>270 为充足。

（三）负荷试验

清晨排尿后，空腹口服 5 mg 维生素 B_2 后，测定 4 h 尿中排出维生素 B_2 的量；<400 μg 为缺乏，$400\sim799$ μg 为不足，$800\sim1\,300$ μg 为正常，$>1\,300$ μg 为充裕。

五、膳食营养素参考摄入量与食物来源

维生素 B_2 的膳食参考摄入量，RNI 或 AI 建议是：婴儿 $0.4\sim0.5$ mg/d(AI)，幼儿、儿童、青少年按年龄不同分别为 $0.6\sim1.5$ mg/d(RNI，下同)，成年人 $1.2\sim1.4$ mg/d，孕妇、乳母 1.5 mg/d。

维生素 B_2 主要来自动物内脏，如肝脏、心肌及瘦肉，其次是乳类和蛋黄；新鲜的绿叶蔬菜、野菜、大豆含量也较丰富。其他植物性食物中维生素 B_2 的含量都不高。另外，收获、加工和储存方法不同，也会影响食物中维生素 B_2 的含量。

第七节 烟 酸

烟酸又名尼克酸(nicotinic acid)、维生素 PP、维生素 B_3 或抗癞皮病维生素。在体内主要以其衍生物尼克酰胺的形式,参与组成辅酶Ⅰ(NAD^+)或辅酶Ⅱ($NADP^+$)。缺乏时可发生癞皮病,故烟酸又被称作抗癞皮病因子。

一、理化性质

烟酸溶于水和乙醇,不溶于醚及脂类溶剂,能升华,微有酸味,对酸、碱、光、热稳定,一般加工烹调损失极小,在各种维生素中性质最稳定。

二、吸收与代谢

食物中的尼克酰胺主要以辅酶Ⅰ和辅酶Ⅱ的形式存在,经胃肠道的酶解作用产生尼克酰胺,烟酸和尼克酰胺均能经胃肠道迅速吸收,并在肠黏膜细胞、肝细胞内转化为辅酶Ⅰ和辅酶Ⅱ。在血液中烟酸的主要转运形式为尼克酰胺,其来源于肠黏膜和肝中辅酶Ⅰ的酶解。机体其他组织细胞可摄取烟酸或尼克酰胺合成辅酶Ⅰ或辅酶Ⅱ,并可利用色氨酸合成少量尼克酰胺。

烟酸主要以辅酶形式广泛分布于体内各组织中,但在体内储量极少。过量的烟酸大部分经肝内甲基化形成 *N*-甲基尼克酰胺,并与2-吡啶酮等代谢产物一起随尿液排出体外。

三、生理功能与缺乏症

(一)生理功能

(1) 构成辅酶Ⅰ和辅酶Ⅱ,作为不需氧脱氢酶的重要辅酶,在体内生物氧化过程中承担重要的递氢体作用,参与体内物质代谢和组织呼吸等过程。

(2) 烟酸是葡萄糖耐量因子的组成成分,有增加葡萄糖的利用及促使葡萄糖转化为脂肪的作用。

(3) 降低血清胆固醇和三酰甘油、促进血液循环、降低血压,从而对心血管起到保护作用。

(4) 促进细胞形成,促进生长发育以及维持皮肤、神经系统和消化系统的正常功能。

(二)缺乏症

烟酸缺乏可以起癞皮病(pellagra),典型症状为"3D"症,即皮炎(dermatitis)、腹泻(diarrhea)和痴呆(dementia)。皮炎常发生于肢体暴露部位和折叠部位,如手背、腕、前臂、面部、颈部、足背、踝部等,且往往呈对称性,皮肤变为暗红色或棕色,色素沉着,有脱屑现象,继发感染可发生溃烂;消化系统方面表现为口角炎、舌炎、腹泻等;神经系统症状有烦躁、抑郁、健忘及失眠等,重症者出现狂躁、幻听、神志不清、木僵,甚至痴呆。

四、营养状况评价

（一）尿负荷试验

一次口服50 mg烟酸，收集4 h尿液并测定其中排出的烟酸代谢产物量，测得值3.0～3.9 mg为正常，2.0～2.9 mg为不足，<2.0 mg为缺乏。

（二）尿中N－甲基烟酰胺排出量测定

收集24 h尿，测定其中N－甲基烟酰胺排出量，<5.8 μmol/L为缺乏，5.8～17.5 μmol/L为不足。

（三）尿中2－吡啶酮与N－甲基烟酰胺比值测定

此比值在1.3～4.0为正常，<1.3为潜在缺乏。此指标受蛋白质摄入水平的影响较大，对边缘性烟酸缺乏不敏感。

五、膳食营养素参考摄入量与食物来源

烟酸膳食参考摄入量应考虑能量消耗和蛋白质摄入量，当能量消耗增加时应增加烟酸的摄入量，当蛋白质摄入增加时，应减少烟酸摄入量。烟酸当量（NE，mg）＝烟酸（mg）＋1/60色氨酸（mg）。烟酸的RNI和AI建议为：0～1岁2～3 mg NE/d（AI），幼儿、儿童、青少年按年龄不同分别为6～16 mg NE/d（RNI，下同），成年人13～14 mg NE/d，孕妇12 mg NE/d，乳母18 mg NE/d。

烟酸及尼克酰胺广泛存在于食物中。植物性食物中存在的主要是烟酸；动物性食物中以尼克酰胺为主。良好来源为肝、肾、瘦肉、鱼、坚果类以及全谷类；乳、蛋中的含量虽然不高，但色氨酸较多，可转化为烟酸（转化率约为1/60）。谷类中的烟酸80%～90%存在于它们的种子皮中，加工过于精细损失较多。玉米中烟酸含量并不低，但玉米中的烟酸为结合型，不能被人体吸收利用，而且色氨酸含量低，因此，长期以玉米为主食的人群容易发生癞皮病。在碱性环境下玉米中结合型的烟酸转化为游离型，易被机体利用。长期以玉米为主食的居民，用碳酸氢钠处理后，可有效地预防癞皮病的发生。

第八节 维生素C

维生素C（Vit C）属于水溶性维生素，因能预防和治疗坏血病又称为抗坏血酸；维生素C具有高度的还原性质，有抗氧化的生理作用，人体自身不能合成维生素C，必须从膳食中获取。

一、理化性质

维生素C为一种酸性多羟化合物，极易溶于水，不溶于脂肪；在酸性环境中稳定，遇碱则被破坏，畏光怕热。对氧敏感，特别是有铜、铁离子存在时破坏更快；食物中的维生素C有还原型和脱氢型两种形式，二者可通过氧化还原互变，同具生物活性。

二、吸收与代谢

从食物中进入人体的维生素C在小肠内被吸收,吸收量与其摄入量有关,摄入维生素C 60 mg时吸收率为100%,摄入量为90 mg时吸收率为80%,其吸收率随摄入量的增加而逐渐递减。

吸收入体内的维生素C可快速分布于各个组织器官,其中脑垂体内的维生素C浓度最高,其次为肾上腺、肾、脾及肝等。维生素C主要经尿液排出,汗液和粪便也可少量排出。值得指出的是,尿中维生素C排出量常受摄入量、体内储存量及肾功能的影响,当大量摄入维生素C时,其代谢产物草酸在尿中排泄增多,是泌尿系结石形成的原因之一,但个体差异较大。

三、生理功能与缺乏症

(一)生理功能

1. 抗氧化作用　维生素C作为体内重要的抗氧化剂,能使氧化型谷胱甘肽还原为还原型谷胱甘肽,发挥抗氧化作用,使双硫键还原为巯基从而提高体内巯基水平。而巯基在体内与其他抗氧化剂如谷胱甘肽一起清除自由基,能有效阻止脂质过氧化以及某些化学物质的危害,在保护DNA、蛋白质和膜结构免遭损伤方面起着重要作用。另外,维生素C可使三价铁还原为二价铁,促进铁的吸收,有利于防治缺铁性贫血。

2. 羟化作用　维生素C可使脯氨酸与赖氨酸通过羟化作用,转化为羟脯氨酸与羟赖氨酸,后两者是胶原蛋白的重要成分。当维生素C不足时,将影响胶原合成,造成创伤愈合延缓、微血管壁脆弱及不同程度出血等坏血病症状。

3. 降低胆固醇　维生素C可在体内将胆固醇转变为能溶于水的硫酸盐而增加排泄;维生素C也参与肝中胆固醇的羟化作用,促进胆酸形成,从而降低血胆固醇含量。

4. 解毒作用　维生素C与某些毒物,如铅、汞、镉、砷等离子络合而使其毒性作用降低,促进有机物或毒物的羟化解毒。

5. 其他作用　维生素C可以参与肾上腺皮质激素的合成与释放。维生素C还能促进抗体形成,从而增强机体免疫力。此外,维生素C可阻断亚硝酸盐和仲胺形成强致癌物亚硝胺;同时丰富的胶原蛋白有助于防止癌细胞的扩散。

(二)缺乏症

维生素C缺乏时可引起坏血病,早期症状是倦怠、疲乏、急躁、牙龈疼痛出血、伤口愈合不良、关节肌肉短暂性疼痛、易骨折等。典型症状是牙龈肿胀出血、牙齿松动、牙龈溃烂,毛细血管脆性增加。严重者可见皮下、肌肉和关节出血及形成血肿,出现贫血,肌肉纤维衰退,心脏衰竭,严重内出血,有致猝死的危险。儿童特别是5~24月龄婴幼儿,由于喂养缺乏维生素C的食物易引起坏血病,故应引起重视。

四、营养状况评定

(一) 血清(浆)维生素 C 含量测定

禁食后抽血进行维生素 C 含量测定。该指标只能反映近期摄入水平,不能表示体内储备情况。评定标准见表 1-5-2。

表 1-5-2 血清(浆)维生素 C 含量/μmol·L^{-1}

评定标准	血清参考值	血浆参考值
正常	17.10~28.44	22.80~45.60
缺乏	<11.40	<22.80
充足	>28.50	45.60~48.40
饱和		>79.80

(二) 尿维生素 C 含量测定

收集 24 h 尿,测定其中维生素 C 含量,20~40 mg 为正常。

(三) 尿负荷试验

口服维生素 C 500 mg 后收集 4 h 尿,测定尿中维生素 C 的排出量,<3 mg 为缺乏,3~10 mg 为正常,>10 mg 为充足。

(四) 白细胞中维生素 C 水平

此项指标反映了维生素 C 的储备水平,白细胞中维生素 C 含量<114 μmol/L 时为不足。

五、膳食营养素参考摄入量和食物来源

维生素 C 的 RNI(推荐摄入量)建议为:成年人 100 mg/d,孕早期 100 mg/d,孕中、末期 115 mg/d,乳母 150 mg/d,婴儿、儿童、青少年按年龄不同分别为 40~100 mg/d。

维生素 C 的主要食物来源为新鲜蔬菜与水果。柿子椒、西红柿、菜花及各种深色叶菜,梨、苹果、葡萄、桃、橘子、猕猴桃、山楂、鲜枣等水果均含有丰富的维生素 C。食物在烹饪过程中维生素 C 易遭破坏,故黄瓜、西红柿、小水萝卜等宜洗净生食。

第九节 叶 酸

叶酸(folic acid)又称维生素 M、维生素 Bc、维生素 B_9、蝶酰谷氨酸和抗贫血因子等。因最初是从菠菜叶中提取得到的,故称为叶酸。

一、理化性质

叶酸为淡橙黄色结晶或薄片,微溶于水和甲醇,不溶于乙醇和乙醚等有机溶剂。叶酸在空

气中稳定,对紫外线非常敏感,在酸性溶液中对热不稳定。但在碱性环境中十分稳定,100℃下受热 1 h 也不会被破坏。食物中的叶酸经烹调加工后可损失掉 50% ~90%。

二、吸收与代谢

食物中的叶酸以蝶酰多聚谷氨酸的形式存在,要经过胆汁和小肠中的 γ-谷氨基羧肽酶(γ-glutamyl carboxypeptidase)水解成蝶酰单谷氨酸和二谷氨酸方能吸收,吸收部位主要在近端空肠。吸收的叶酸,以 N_5-甲基四氢叶酸的形式存在于血液中,与白蛋白疏松结合运输,通过叶酸受体被摄取进入细胞内,在维生素 B_{12}依赖的甲硫氨酸合成酶作用下形成四氢叶酸而发挥作用;亦有部分再度形成多谷氨酸盐储存于细胞内。肝脏是叶酸的主要储存部位,储存量约为 7.5 mg,占体内叶酸总量的 50% 左右。叶酸通过尿及胆汁排出体外。维生素 C 和葡萄糖可促进叶酸吸收;锌作为叶酸结合的辅助因子,对叶酸的吸收亦起到重要作用。不利于叶酸吸收的因素包括经常饮酒及服用某些药物。

三、生理功能与缺乏症

(一) 生理功能

1. 作为一碳单位的载体参与代谢　叶酸主要携带"一碳基团"(甲酰基、亚甲基及甲基等)参与嘌呤和嘧啶核苷酸的合成和转化,在细胞分裂和增殖中起重要作用。

2. 参与血红蛋白的合成　叶酸促进蛋白质的代谢,并与维生素 B_{12}共同促进红细胞的生成和成熟,是合成血红蛋白不可缺少的物质。

3. 促进生长发育　叶酸是胎儿生长发育不可缺少的营养素,对婴幼儿的神经细胞与脑细胞发育也有促进作用,从而对提高智力有一定作用。

4. 治疗作用　叶酸可作为精神分裂症患者的辅助治疗剂,它对此病有显著的缓解作用。叶酸对于治疗慢性萎缩性胃炎、防治因高同型半胱氨酸血症引起的冠状动脉硬化症、心肌损伤与心肌梗死等有一定作用。

5. 抗肿瘤作用　叶酸可引起癌细胞凋亡,对癌细胞的基因表达有一定影响,故属于一种天然抗癌维生素。

(二) 缺乏症

1. 巨幼细胞贫血　主要表现为贫血、白细胞和血小板减少,有食欲减退、腹胀、腹泻及舌炎等消化道症状。

2. 胎儿神经管畸形　叶酸缺乏可引起胎儿神经管畸形或宫内生长迟缓,导致流产、死胎或出现低体重儿。

3. 高同型半胱氨酸血症　叶酸缺乏时甲硫氨酸合成受阻,血中同型半胱氨酸浓度增高,出现高同型半胱氨酸血症。此时,对血管内皮细胞产生损害,并可激活血小板的黏附和聚集,增加心脑血管疾病的危险。

膳食叶酸摄入过量一般不会引起中毒,但大剂量服用叶酸制剂可产生不良反应,主要是干扰抗惊厥药物的作用,诱发患者惊厥发作;也可影响锌的吸收,而导致锌缺乏,使胎儿发育迟缓，出现低出生体重儿；还可掩盖维生素 B_{12} 缺乏的早期表现，而导致神经系统受损。

四、营养状况评价

（一）血清叶酸含量

血清叶酸含量能反映近期膳食叶酸摄入情况，<6.8 nmoL/L(3 ng/mL)为缺乏。

（二）红细胞叶酸含量

红细胞叶酸含量能反映体内叶酸储存情况，<318 nmoL/L(140 ng/mL)为缺乏。

（三）血浆同型半胱氨酸含量

当体内维生素 B_6 和维生素 B_{12} 充足时，测定血浆同型半胱氨酸含量可反映出体内叶酸水平。

五、膳食参考摄入量与食物来源

叶酸的摄入量通常以膳食叶酸当量(dietary folate equivalent，DFE)表示。中国营养学会建议我国成年人叶酸膳食参考摄入量(RNI)为 400 μg(叶酸当量，DFE)/d，成人可耐受最高摄入量(UL)为1 000 μg DFE/d。

叶酸当量(μg DEF) = 膳食叶酸(μg) + 1.7 × 叶酸补充剂(μg)

叶酸广泛分布于各类食物中，尤其是动物性食品(包括制品)、绿叶蔬菜、粮食作物(包括制品)、水果等中含量十分丰富。如肝脏、深绿色叶菜、胡萝卜、南瓜、土豆、豆类、香蕉、辣椒、坚果、蛋黄、鱼肝油、黄豆粉、菠菜、番薯、甘蓝、芦笋等食品都含有丰富的叶酸。但是食物中叶酸吸收率较低，仅为50%，一些特殊人群需要给予一定量的叶酸补充剂，如育龄妇女计划怀孕前的三个月，给予叶酸补充剂 400 μg/d 以预防胎儿神经管畸形。

第十节　其他维生素

其他维生素主要包括脂溶性的维生素 K 和水溶性 B 族维生素中的维生素 B_6、维生素 B_{12} 等。表 1－5－3 归纳了这些维生素的主要生理功能、食物来源和缺乏症。

表 1－5－3　其他几种维生素的功能、来源、供应量与缺乏症简表

名称	主要生理功能	食物来源	缺乏症状
维生素 K	合成凝血因子， 促进血液凝固	新鲜蔬菜、 动物肝、蛋类	凝血过程障碍， 凝血时间过长， 新生儿颅内出血
维生素 B_6	参与氨基酸、脂肪酸代谢， 参与色氨酸转变为烟酸， 与某些激素有关	蛋黄、肉、鱼、 奶类、蔬菜、 谷类	精神抑郁、易激动， 脂溢性皮炎， 婴儿出血等
维生素 B_{12}	参与一碳单位的代谢， 参与红细胞形成发育， 参与胆碱等合成	动物肝、肾、 肉类、 发酵食品	神经系统疾患， 巨幼红细胞贫血

第十一节 食物中的生物活性成分

食物中含有多种物质,除了营养素之外还含有一些对人体十分有益的具有一定生物活性的化合物,当与机体作用时能引起各种生物效应,这类化合物统称为食物中的生物活性成分。主要包括生物类黄酮、牛磺酸、肉碱、多酚类物质、肌醇和辅酶 Q、皂苷等。

一、生物类黄酮

生物类黄酮(bioflavanoids)是植物次级代谢产物,其并非单一的化合物,而是多种具有类似结构和活性物质的总称。化学本质为黄素酮类,多呈黄色,因此被称为生物类黄酮。类黄酮在植物界中分布很普遍,目前已发现的天然类黄酮有 2 000 多种,主要存在于柑橘类水果与某些蔬菜中,其中含量较高的是野玫瑰果、荞麦叶、柑橘类水果、浆果、椰菜、樱桃、葡萄、木瓜、哈密瓜、李子、茶、红酒及番茄。黄瓜含有一种特殊的生物类黄酮,它可以阻止致癌的激素与细胞结合。豆类中类黄酮含量亦较多,主要是大豆异黄酮及糖苷。生物类黄酮物质常与维生素 C 共存,防止维生素 C 被氧化而受到破坏,增强维生素 C 的效果。人体一旦出现坏血病,则被认为是这两种物质共同缺乏的结果,因此,临床上目前常用来防治某些因毛细血管通透性增强而引起的疾病。同时,生物类黄酮物质也被广泛应用于护肤品和化妆品领域中。

目前研究认为,生物类黄酮具有重要的生物学功能,具有维护健康和预防疾病的作用。其主要功效表现在以下几方面。

(1) 具有清除自由基和抗氧化作用。

(2) 具有抗血栓、保护心脑血管系统的作用。

(3) 具有抗肿瘤和消炎抑菌作用。

(4) 具有缓解或减轻女性更年期症状,防治骨质疏松和抗衰老的作用。

(5) 能增强机体的非特异免疫功能和体液免疫功能,具有抗菌、消炎、抗病毒及抗过敏作用。

(6) 抑制肝组织脂质过氧化、提高肝脏 SOD 活性、减少肝组织脂褐素形成、保护乙醇所致肝细胞超微结构的损伤等,对肝有保护作用。

异黄酮是黄酮类化合物中的一种,为广泛分布于高等植物中的色素,主要存在于豆科植物中。其结构与雌激素相似,因此又称为植物雌激素。其主要的生物学效应有:① 参与机体内分泌的调节,异黄酮是一种弱的植物雌激素,对人体内分泌的调节具有双重作用。一方面,一定剂量的植物雌激素在体内能与雌激素受体(estrogen receptor,ER)结合,发挥雌激素样作用。据报道,中剂量植物雌激素具有一定的雌激素活性;高剂量时,可以活化因雌激素水平限制未能活化的 ER,产生雌激素强效应。另一方面,低剂量的植物雌激素与内源性雌激素竞争 ER,阻止了体内雌激素分子与受体相结合,可有效地减弱了靶细胞对雌激素的应答,从而起到了抗雌激素作用,防治更年期综合征。② 预防老年性骨质疏松症,绝经后妇女,卵巢功能衰退后雌激素水平下降,骨代谢出现负平衡,骨量减少。异黄酮可与骨细胞上的雌激素受体结合,减少骨质流失,同时增加机体对钙的吸收,增加骨密度,可有效地预防老年性骨质疏松症。③ 预防癌症,雌激素通过刺激细胞增生诱发癌症,植物雌激素能够通过雌激素拮抗作用减少乳腺癌和子宫癌的发生。植物雌激素对前列腺癌和结肠癌也有预防作用,这是因为植物雌激素与雌二醇竞争结合 ER,从而抑制了雌二醇对肿瘤细胞的促分裂作用,抑制了肿瘤细胞的生长。此外,植物雌激素还具有一定的抗氧化作用,抑制自由基对机体细胞的损伤从而起到防癌作用。大量的研究还发现,异黄酮可以使癌细胞转化为具有正常功能的细胞,同时,还可以抑制不良肿物结构,防止肿物增生和癌细胞扩散。④ 其他:植物雌激素对心血管系统具有良好的保护作用,可以降低体内胆固醇的含量,减少心血管疾病如高胆固醇血症、动脉硬化病变等的发生。大豆异黄酮的雌激素样作用可使女性皮肤光滑、细腻、柔嫩、富有弹性,具有一定的美容效果。大豆异黄酮的雌激素样作用可使女性阴道上皮细胞的成熟度增加,阴道肌肉弹性增强,从而提高性生活质量。但是,大剂量的植物雌激素对于人体会有不良影响,如它会改变妇女的月经周期,因此,应合理的利用。

二、多酚类

多酚类又称植物多酚(Plant Polyphenol)和植物单宁(Vegetable tannins),是一类广泛存在于植物体内的多元酚化合物,多酚在一些植物中起到了呈现颜色的作用。植物的皮、根、叶、果中含量丰富,可达20%。尤其是在可可豆、茶、大豆、红酒、蔬菜和水果中含量很丰富。如茶叶中的茶多酚、红酒中的逆转醇等。可可豆中多酚的含量特别高,赋予巧克力独特魅力的成分就是多酚。多酚类化合物主要功效如下。

1. 抗氧化作用　植物中所含的多酚化合物是重要的抗氧化剂,具有清除活性氧自由基、抑制脂质过氧化反应、整合金属离子、激活细胞内抗氧化防御系统等功效。

2. 预防肿瘤作用　茶多酚通过抗氧化、清除自由基、阻断致癌物的形成、抑制机体内的代谢转化、抑制具有促癌作用的酶的活性、提高机体的免疫力和抑制肿瘤细胞 DNA 的生物合成等发挥其预防肿瘤作用。槲皮素可以减少组胺的释放,抑制癌细胞的分化和生长,抑制癌细胞内 DNA 的合成。

3. 预防心血管疾病　多酚类可减少肠内胆固醇的吸收,降低血液胆固醇。红葡萄酒中的多酚化合物可抑制血小板的活性,从而抑制血栓的形成。植物多酚的抗氧化作用还可以保护低密度脂蛋白免受过氧化,从而促进胆固醇代谢,防止动脉粥样硬化的发生。

4. 防治糖尿病　多酚类对人体的糖代谢障碍具有调节作用,能降低血糖水平,从而有效的预防和治疗糖尿病。

5. 美容护肤作用　多酚类有抗过敏、消炎除菌作用,能阻挡紫外线和清除紫外线诱导的自由基,从而保护黑色素细胞的正常功能,抑制黑色素的形成。同时对脂质氧化产生抑制作用,防止老年斑形成。

6. 抗变态反应和皮肤过敏反应　多酚类能强烈的抑制组胺的释放作用,实验证明茶多酚抗变态反应和抗皮肤过敏反应比当前常用的抗过敏药的抑制效果强 2~10 倍。茶多酚能抑制活性因子如抗体、肾上腺素、酶等引起的过敏反应,对哮喘等过敏性病症有显著疗效。

三、皂苷

皂苷(saponins)又称皂素,是广泛存在于植物界的一类特殊苷类,它的水溶液振摇后可产生持久的肥皂样的泡沫,因而得名。根据皂苷水解后生成皂苷元的结构,可分为三萜皂苷(triterpenoidal saponins)与甾体皂苷(steroidal saponins)两大类。来自不同植物的皂苷其生理功效不完全相同，皂苷的主要生物学功效有：① 增进 DNA 和蛋白质的生物合成、提高机体的免疫能力、改善脑营养、增强记忆、抗衰老作用；② 抗低温、抗缺氧和抗疲劳作用；③ 扩张冠状血管、降低心肌耗氧、保护心脏的作用；④ 抗脂质氧化作用、抗致突变和抗肿瘤作用；⑤ 降低胆固醇、抗血栓等功效，预防动脉硬化；⑥ 对中枢神经系统和肾功能有一定的调节作用；⑦ 雌激素样作用，能有效改善妇女更年期症状。

四、活性多糖

多糖是由糖苷键连接起来的醛糖或酮糖组成的天然大分子聚合物。活性多糖是指具有某种特殊生理活性的多糖化合物，广泛存在于藻类、真菌、高等陆生植物中以及动物和微生物的细胞壁中；毒性小、安全性高、功能广泛，具有非常重要与特殊的生理活性和双向调节人体生理节奏的功能。多糖的应用可分为两方面：一方面是在医药领域，利用多糖的独特理化性质，如易形成凝胶、高渗透压、高黏度和吸水性，制备医药材料、药物缓释剂、血浆代用品等；利用多糖的抗原性、抗肿瘤等生物功能或活性制备疫苗或新药。另一方面是在保健食品领域，活性多糖作为功能性因子调节或增强人体免疫功能，起到抗肿瘤、抗突变、抗病毒、抗凝血、抗溃疡、抗氧化、降血糖、降血脂等保健作用。

五、辅酶 Q

辅酶 Q(coenzyme Q)简称 COQ，是生物体内广泛存在的脂溶性醌类化合物，在人体呼吸链中质子移位及电子传递中起重要作用，可作为细胞代谢和细胞呼吸激活剂，还是重要的抗氧化剂和非特异性免疫增强剂，具有促进氧化磷酸化反应、保护生物膜结构完整性的作用。其主要功效有以下几方面。

1. 抗氧化作用　辅酶 Q 可以抑制脂质过氧化，其效果比维生素 E、维生素 B_2 更加显著。它是细胞自身产生的天然抗氧化剂，能抑制线粒体的过氧化，保护生物膜结构的完整性，对免疫力有特异的增强作用；具有提高吞噬细胞的吞噬率、增加抗体的产生、改善细胞活力、清除自由基、提高机体免疫力、延缓衰老等功效。

2. 能量之源　辅酶 Q 是一种代谢激活剂，是人体能量传递链的核心物质，能激活细胞呼吸，加速细胞产生 ATP，改善肌肉的营养状况，并有解除疲劳、提高运动能力的效果。充足的辅酶 Q 让身体充满活力，精力旺盛，思维敏捷。

3. 保护心脏　辅酶 Q 在人体细胞中分布相当广泛，而心脏细胞中则最多。随年龄增长，人体自我合成辅酶 Q 的量就开始逐渐减少，心脏中的减少尤为明显，使罹患各类心血管疾病的风险增加。补充辅酶 Q 有助于强化心肌新陈代谢，强韧心肌，保护心血管，可有效预防心血管疾病的发生。

4. 抗衰美容　辅酶 Q 具有抗衰老、清除自由基、消除皱纹的功效。通过激活细胞呼吸，消除皮肤紧张压力，进而激活细胞，促进皮肤新陈代谢，加速胶原蛋白合成，被称为机体合成胶原蛋白的“能量源泉”。具有相当明显的美容保健、延缓衰老的功效。

动物内脏的辅酶 Q 含量最高，其次是红肉、坚果、粗制植物油、菠菜、西兰花等。

小　结

维生素是一类维持机体正常生理功能和细胞内特异代谢反应所必需的微量、低分子有机化合物。各种维生素虽然化学结构和生理功能各不相同，但它们有共同的特点：① 各种维生素均以本体或可以被机体利用的前体形式存在于食物中；② 大多数维生素在机体内不能合成或合成量不足，必须从食物摄取；③ 维生素不能提供能量，不是构成机体组织的原料；④ 人体需要量甚微，但是必不可少的一类营养素；⑤ 某种维生素缺乏往往会出现特有的疾病表现。维生素按其溶解性可分为脂溶性维生素（维生素 A、维生素 D、维生素 E、维生素 K）和水溶性维生素（B 族维生素、维生素 C）两大类。前者在食物中与脂肪共存，吸收时也与脂类有关，摄入过多时可在体内蓄积而产生有害影响；后者易溶于水，烹调中易损失，一般不在体内蓄积，因此需经常由食物中摄取。如果某种维生素摄入不足，或有吸收障碍、生理性及病理性需要量增加，加工烹调不合理损失过多等均可导致维生素缺乏，造成健康损害。维生素营养状况的评价，要根据膳食调查、体格检查和临床生化检验进行综合评价，生化检验主要测定血浆或血清中的浓度以及相关酶的活性；尿负荷试验在临床上常用于水溶性维生素的营养状况评价。

近年来，科学研究发现，一些食物含有多种具有生物活性的化合物，进入机体能引起各种生物效应，称为食物中的生物活性成分。它们种类繁多，主要存在于植物性食物中。其中生物类黄酮、牛磺酸、皂苷、多酚类物质、活性多糖、辅酶 Q 等对维护人类健康和预防疾病具有极其重要的意义。

课后测试

1. 简述维生素的共同特点。
2. 比较脂溶性维生素与水溶性维生素有哪些不同？
3. 简述常见脂溶性维生素缺乏症及食物来源。
4. 简述常见水溶性维生素的食物来源和缺乏症。
5. 如何评定常见水溶性维生素和脂溶性维生素的营养状况？
6. 简述生物类黄酮、多酚类物质、活性多糖、皂苷的生物学功能与主要食物来源。
7. 为什么说蔬菜、水果是健康的保护神？

（胡玉华）

第六章　矿物质和水

【学习要点】

1. 掌握常量元素、微量元素、混溶钙池、功能铁、储备铁等概念。
2. 掌握钙、铁、碘、锌、硒的生理功能、缺乏症和食物来源。
3. 了解各种无机盐的吸收代谢特点和推荐摄入量。
4. 熟悉水的生理功能。
5. 掌握水的来源和去路。

第一节　概　述

构成人体组织的各种元素，除碳、氢、氧、氮4种元素以有机物形式存在外，其余的元素统称为矿物质（mineral），也称为无机盐。其共同特点是：① 矿物质在体内不能合成，必须从食物和饮水中摄取；② 矿物质在体内分布极不均匀；③ 矿物质相互之间存在协同或拮抗作用；④ 某些微量元素在体内虽需要量很少，但因其生理剂量与中毒剂量范围较窄，摄入过多易产生毒性作用。

人体内矿物质总量占体重的4%～5%，其中钾、钙、钠、镁、磷、硫、氯7种元素在体内含量均超过体重的0.01%，称为常量元素或宏量元素（macroelements）；体内含量低于体重0.01%的元素称为微量元素（microelements），根据目前的研究进展有铁、碘、铜、钴、铬、氟、锰、镍、钼、锡、硒、硅、钒、锌、砷、硼、锶、锂等二十余种。联合国粮食及农业组织和世界卫生组织（FAO/WHO）等专家认为，维持人体正常生命活动不可缺少的必需微量元素是铁、锌、碘、硒、氟、铜、钼、锰、铬、钴10种。

矿物质是维持生命所必需的一类营养素，其生理功能主要有：① 构成人体组织成分，如钙、磷、镁等是构成骨骼、牙齿的重要成分，缺乏时会影响骨骼与牙齿的结构和功能；② 维持机体的酸碱平衡；③ 调节细胞膜的通透性和维持组织细胞的正常渗透压；④ 维持神经肌肉的正常兴奋性，钾、钠、钙、镁等离子是维持神经肌肉兴奋性和细胞膜通透性的必要条件；⑤ 是多种酶的活化剂和某些酶、激素、维生素、蛋白质以及核酸的重要组成成分。

食物中的矿物质一般含量较为丰富，正常平衡膳食能满足机体需要。只有在膳食调配不当，偏食或患某些疾病时，才容易造成缺乏。我国居民膳食中比较容易缺乏的矿物质是钙、铁、锌，生活在某些特殊地区的人群还有碘或硒的缺乏等。但应注意有些矿物质摄入过量也可发生中毒，如氟中毒等。

第二节 常量元素

一、钙

钙(Calcium)是机体含量最多的一种矿物质,占体重的1.5%~2%,成年人体内钙含量约1 200 g,其中99%存在于骨骼和牙齿中,主要以羟磷灰石和磷酸钙形式存在,其余1%以游离或结合形式存在于软组织、血液、细胞外液中,称为混溶钙池。混溶钙池的钙与骨骼钙保持着动态平衡,维持血钙的正常水平,对机体细胞正常生理功能有着重要的作用。

(一)吸收与代谢

钙的吸收主要在小肠通过主动转运与被动转运来完成,吸收率为20%~60%。膳食中钙的吸收受很多因素影响,主要影响因素有:① 膳食成分,食物中某些成分可促进钙的吸收,如食物中的乳糖、胆盐及某些氨基酸(如赖氨酸、精氨酸、色氨酸、亮氨酸及组氨酸等);膳食中适当的钙/磷比例可促进钙的吸收,当钙/磷比例为1∶1~2∶1时,对钙的吸收最有利。食物中某些成分可减少钙的吸收,如食物中的植酸、磷酸、脂肪酸、纤维素等可与钙结合形成不溶性的钙盐而减少钙的吸收;此外,饮酒、喝浓茶、喝咖啡等也会降低钙的吸收。摄入过多的钠盐,可与钙在肾小管的重吸收相互竞争,使钙的重吸收减少,尿钙排出增多。② 体内维生素D水平,维生素D能够促进小肠细胞合成钙结合蛋白,与钙离子进行高度紧密结合后促进钙进入肠黏膜细胞,从而促进钙的吸收。③ 肠道内的酸碱度,含钙的盐类,尤其是磷酸钙及碳酸钙易溶于酸性溶液中,而难溶于碱性溶液中。钙盐经酸溶解后分离出钙离子,才能被肠道吸收。所以凡是能够增加肠内酸度的因素就有利于钙的吸收,反之则不利于吸收。如患萎缩性胃炎及进行了胃的部分切除手术的患者因胃酸分泌减少,钙的吸收也相应减少。④ 生理因素,钙的吸收与年龄、性别、机体内分泌功能等有关。一般来说,年龄每增加10岁,钙的吸收率可以减少5%~10%,如婴儿钙的吸收率>50%,儿童可达40%,成人为20%左右,老年人则低于15%。此外,体内的甲状旁腺素、降钙素、雌激素、甲状腺素等分泌正常与否都会对钙的吸收产生明显的影响。⑤ 某些抗酸药物(如四环素)等也可干扰钙的吸收。

在$1,25-(OH)_2-D_3$、甲状旁腺素和降钙素三者的协同调节下,骨骼中的钙可在破骨细胞作用下不断释放进入混溶钙池,同时混溶钙池中的钙又不断沉积在成骨细胞中,如此使骨骼不断代谢与更新;年龄越小,骨骼更新速度越快,随着年龄增加,钙在骨中含量逐渐下降。体内钙主要通过消化道排出,其次是经肾排出,但经肾排出的钙绝大多数在肾小管重吸收,仅少量随尿排出。

(二)生理功能

1. 构成骨骼和牙齿的重要成分　缺钙会严重影响骨骼的生长发育、骨组织的再生与更新。

2. 维持神经和肌肉的正常活动　钙与钾、钠、镁等离子共同维持着神经肌肉的正常兴奋、神经冲动的传导与心脏的正常搏动。钙离子可使心肌保持连续交替地收缩和舒张,维持正常心肌功能；能降低神经肌肉的兴奋性，当血清钙下降时，神经肌肉的兴奋性升高，可引起抽搐。

3. 维持细胞组织结构的完整性　钙离子是各种生物膜结构的成分之一，在细胞膜，钙与磷脂结合，维持其结构的完整性与通透性；在细胞外液，钙与蛋白质结合，在细胞间起粘连作用；在细胞内，钙与核酸结合，可维持染色体结构的完整。

4. 参与酶促反应和凝血过程　血浆中的 Ca^{2+} 是许多酶的激活剂，尤其是对凝血酶，必须有 Ca^{2+} 才能激活，从而维持正常的凝血过程。

5. 维持正常血压　据文献报道，某些高血压与钙不足有关，多进食含钙丰富的食品，可使孕期高血压发病率明显下降。此外钙还参与激素分泌、维持体内酸碱平衡等。

（三）缺乏与过量

1. 钙缺乏　膳食中钙缺乏可引起佝偻病、骨软化症、骨质疏松症和手足搐搦症。我国钙缺乏情况较严重，尤其是老年人，60～69 岁人群中骨质疏松症发病率女性为 50%～70%，男性为 30%。这与我国居民饮食习惯和膳食钙摄入明显不足直接相关。

2. 钙过量　钙摄入过量对人体会造成一定的损害，可使肾结石的发病危险性增加；引起“奶碱综合征”，奶碱综合征的典型症候群包括高钙血症、碱中毒和肾功能障碍；钙摄入过量还会干扰铁、锌、镁、磷等矿物质的吸收和利用。

（四）膳食营养素参考摄入量与食物来源

2013 年中国营养学会建议我国成年人钙的膳食推荐摄入量（RNI）为 800 mg/d，生长发育时期的青少年和孕妇以及乳母等生理需要量增加，膳食摄入量也相应增加，如青少年为 1 000 mg/d，孕妇和乳母为 1 000 mg/d，老年人由于吸收率降低，摄入量也应增加，50 岁以上为 1 000 mg/d。钙的可耐受最高摄入量（UL）为 2 000 mg/d。钙的最好来源为奶类及其制品，不仅含量丰富，且吸收率高。此外，小虾皮、海带、海藻等海产品钙含量也比较丰富；黄豆类及其制品钙含量也较多；食用骨粉也是补钙的好来源。几种食物中钙的含量见表 1－6－1。

表 1－6－1　几种食物中钙的含量/mg·$(100\ g)^{-1}$

食物名称	含钙量	食物名称	含钙量
干酪	900	虾皮	2 000
奶酪	590	海带	1 177
牛奶	120	大豆	367
人奶	34	豆腐	240
标准粉	24	猪肉	11

二、磷、镁、钠、钾、氯

磷、镁、钠、钾、氯在人体一般不会缺乏，它们的主要生理功能、食物来源和推荐摄入量见表 1－6－2。

表 1-6-2 几种常量元素功能、来源、推荐摄入量简表

名称	主要功能	来源	每日推荐摄入量
磷	构成牙、骨骼、核蛋白酶主要成分，参与葡萄糖、脂肪、蛋白质代谢，维持酸碱平衡	蔬菜、肉类、蛋类	成人、孕妇、乳母 720 mg(RNI，下同)；婴幼儿、儿童、青少年按年龄不同分别为 300～710 mg
镁	构成牙、骨骼和细胞质要素，调节神经、肌肉兴奋性，激活多种酶，维持酸碱平衡	粮谷类、大豆、紫菜、动物内脏	成人、乳母 330 mg(RNI，下同)，孕妇 370 mg，婴幼儿、儿童、青少年按年龄不同分别为 140～320 mg
钠	细胞外液中的主要正离子，维持渗透压，调节酸碱平衡，保持体内水平衡，加强神经、肌肉的兴奋性	烹调用盐、酱油、盐腌食品	成人、孕妇、乳母 1 500 mg(AI，下同)，婴幼儿、儿童、青少年按年龄不同分别为 700～1 600 mg
钾	细胞外液中的主要正离子，维持渗透压，调节酸碱平衡，维持心肌的兴奋性、传导性、自律性	蔬菜、水果、豆类等植物性食物	成人、孕妇 2 000 mg(AI，下同)，乳母 2 400 mg，婴幼儿、儿童、青少年按年龄不同分别为 900～2 200 mg
氯	细胞外液中的主要负离子，调节渗透压和酸碱平衡，胃酸主要成分，激活唾液淀粉酶	食盐、酱油、盐腌食品、鱼类、肉类、植物类食品	成人、孕妇、乳母 2 300mg(AI，下同)，婴幼儿、儿童、青少年按年龄不同分别为 1 100～2 500 mg

第三节 微量元素

一、铁

铁(Iron)是人体必需微量元素中含量最多的一种，铁缺乏也是全球性的营养缺乏病之一，特别是发展中国家存在的最主要的营养问题。成年人体内铁的总量为 4～5g，其中 60%～75% 存在于血红蛋白中，3%～5% 存在于肌红蛋白中，1% 存在于各种含铁酶类，如细胞色素氧化酶等。以上述形式存在的铁均称功能铁。此外，占体内总铁 25%～30% 的铁为储备铁，主要是以铁蛋白和含铁血黄素形式存在于肝、脾和骨髓网状内皮系统中。

(一) 吸收代谢

食物中的铁有两种形式即血红素铁(Fe^{2+})和非血红素铁(Fe^{3+})。血红素铁主要存在于动物性食物中，可直接被肠黏膜上皮细胞吸收而不受其他因素的影响，吸收率可达 25%～35%；非血红素铁主要存在于植物中，需在胃酸的作用下还原成 Fe^{2+} 后才能吸收，并受很多因素的影响，吸收率一般 <10%(如大米 1%，小麦 5%)。我国居民膳食中的铁绝大多数来源于植物性食物，为非血红素铁。膳食铁的吸收受许多因素影响，主要影响因素有以下几种。

(1) 人体生理状况及体内铁的储备量显著地影响铁的吸收。生长期、女性在月经期或妊

娠时对铁的需要量增加，此时铁的吸收比平时增多；另外，体内铁的储备较多，则吸收减少，反之则吸收增加。

（2）维生素C促进铁的吸收。维生素C可将Fe^{3+}还原为Fe^{2+}，促进其吸收。半胱氨酸、肉鱼禽类中的肉类因子、核黄素、葡萄糖和柠檬酸等也有促进铁吸收的作用。

（3）食物中植酸盐和草酸盐可与Fe^{3+}结合形成不溶性铁盐，抑制铁的吸收。

（4）胃中胃酸缺乏或服用抗生素酸性药物时，不利于Fe^{3+}的释放，同时也阻碍铁的吸收。

血红素铁和非血红素铁的吸收均受小肠黏膜细胞的调节。被吸收的铁与脱铁铁蛋白结合，形成铁蛋白储存于黏膜细胞中。当机体需要铁时，铁从铁蛋白中释出，随血液循环运至需铁组织。失去铁的脱铁铁蛋白又与新吸收的铁结合。当黏膜细胞中铁蛋白量达到饱和时，机体对铁的吸收量也逐渐减少。当体内铁需要量增大时，吸收随之增加，反之则减少。

铁的丢失主要通过肠黏膜和皮肤脱落的细胞，少量也可通过尿液和汗液排出，女性在月经期丢失量增加。

（二）生理功能

1. 参与血红蛋白合成　铁在骨髓的幼红细胞内，与卟啉结合成正铁血红素，再与珠蛋白合成血红蛋白。铁缺乏时，新生的红细胞中血红蛋白量不足，影响DNA的合成及幼红细胞的分裂、增殖、成熟，还可使红细胞变形能力降低，寿命缩短，自身溶血增加。

2. 参与体内氧的运送、交换和组织呼吸过程　铁为血红蛋白、肌红蛋白、细胞色素A及某些呼吸酶的成分，参与体内氧与二氧化碳的转运、交换和组织呼吸过程。

3. 其他　铁具有催化β-胡萝卜素转化成维生素A的作用。此外铁还参与嘌呤与胶原的合成、抗体的产生、影响DNA合成以及脂类的转运和药物的解毒等。

（三）缺乏与过量

1. 铁缺乏　膳食中可利用的铁若长期不足，可导致机体缺铁和缺铁性贫血（iron deficiency anemia，IDA）。缺铁性贫血是全球发病率最高的四大营养缺乏病之一，尤其在早产儿、婴幼儿、儿童和孕妇中患病率较高。在我国患病率为20%～60%，以2岁以下小儿多见。轻度贫血患者常自觉头晕、耳鸣、注意力不集中、记忆力减退；皮肤黏膜、眼睑和指（趾）甲苍白；儿童身高和体重增长缓慢。病情进一步发展还可出现心慌、全身乏力，易疲倦、食欲减退、腹胀、腹泻，甚至恶心、呕吐。严重贫血时可出现心脏扩大、心电图异常，甚至心力衰竭等；有的还会出现精神失常或意识不清等。此外，有15%～30%的病例表现有神经痛、感觉异常；儿童可出现偏食、异食癖（喜食土块、煤渣等）、反应迟钝、智力下降、学习成绩下降、易怒不安、易发生感染等。

2. 铁过量　长期摄入过量或误服过量的铁制剂可导致急、慢性铁中毒。① 急性铁中毒多发生在儿童，多由误服引起。主要表现为上腹部不适、腹痛、恶心、呕吐、腹泻、黑便，甚至面部发绀、昏睡或烦躁，发生急性肠坏死或穿孔，严重者可出现休克而导致死亡。② 慢性铁中毒多发生在45岁以上的中老年人，男性居多。由于长期服用铁制剂或从食物中摄铁过多，使体内铁总量超过正常的10～20倍，就可能出现慢性中毒症状，主要表现为肝、脾有大量铁沉着，肝硬化、骨质疏松、软骨钙化、皮肤呈棕黑色或灰暗、胰岛素分泌减少而导致糖尿病。青少年慢性铁中毒可使生殖器官的发育受到影响。据报道，铁中毒还可诱发癫痫。

（四）营养状况评价

机体缺铁可分为三个阶段。

1. 铁减少期（ID） 此期储存铁耗竭，血清铁蛋白浓度下降，血清铁蛋白小于 12 μg/L。

2. 红细胞生成缺铁期（IDE） 此期血清铁蛋白下降，血清铁下降（小于 20 μmol/L），但红细胞游离原卟啉（FEP）上升。

3. 缺铁性贫血期（IDA） 此期除上述指标变化外，血细胞比容和血红蛋白下降。在评价人体铁营养状况时，应同时检测以下几项指标（表 1－6－3）。

表 1－6－3 人体铁营养状况评价

检测指标	正常值	ID	IDE	IDA
血清铁/μmol·L^{-1}	20	<20	<10	<7
运铁蛋白饱和度	0.35	0.35	<0.16	<0.16
血清铁蛋白/μg·L^{-1}	60	<12	<12	<12
红细胞游离原卟啉/μmol·LRBC^{-1}	0.54	0.54	>1.8	>1.8
血红蛋白/g·L^{-1}				
<7 岁	≥110	≥110	≥110	<110
7～14 岁	≥120	≥120	≥120	<120
成年男性	≥130	≥130	≥130	<130
成年女性	≥120	≥120	≥120	<120
孕妇	≥110	≥110	≥110	<110

（五）膳食营养素参考摄入量和食物来源

铁在体内代谢中可被机体反复利用，一般除肠道分泌和皮肤、消化道、尿道上皮脱落损失少量外，铁的排出量较少。只要每日从膳食中加以补充，即可满足机体需要。

在缺氧、受辐射、手术、创伤、失血、贫血以及口服避孕药、抗酸药时，铁的摄入量应相应增加。

中国营养学会 2013 年制订的 DRIs，成人铁的推荐摄入量（RNI）为男子 12 mg/d、女子为 20 mg/d；孕早、中、末期分别为 20 mg/d、24 mg/d、29 mg/d；婴幼儿、儿童、青少年按年龄不同分别为 9～18 mg/d；可耐受最高摄入量（UL）男女均为 42 mg/d。

膳食中铁的良好来源为动物肝、血液、肉类、鱼类、禽类，其次是某些绿叶蔬菜（白菜、油菜、苋菜、韭菜等）和豆类。少数食物如黑木耳、海带、芝麻酱含铁也较丰富。一般动物性食物中的铁吸收率较高，如鱼为 11%、肝 22%；植物性食物中的铁吸收率较低，如大米 1%、玉米 3%、大豆 7%。牛奶中铁的含量很低，以牛奶喂养的婴儿应注意对铁的补充。

二、锌

锌（Zinc）在成年人体内的正常含量为 2～2.5 g，是机体必需的微量元素之一，主要存在于肌肉、骨骼和皮肤中，少量存在于内脏及血液中。

(一) 吸收与代谢

食物中的锌在小肠被吸收后，一部分通过肠黏膜与血浆白蛋白结合，随血液分布于肌肉、骨骼和皮肤等组织器官；另一部分储存于黏膜细胞并发挥调节锌吸收的作用。维生素 D、柠檬酸盐有利于锌的吸收，而植酸，膳食纤维，过多的铜、镉、钙、亚铁离子可妨碍锌的吸收。锌的吸收也受肠黏膜细胞含锌量的调节。

锌主要由肠道排出，少量可随尿、汗液排出。

(二) 生理功能

1. 酶的组成成分或酶的激活剂　锌是人体许多重要酶的组成成分，目前已知有 200 余种含锌酶。

2. 促进生长发育　锌参与核酸和蛋白质的合成以及细胞的生长、分裂和分化等过程。

3. 维持正常味觉和食欲　锌参与唾液蛋白的构成，而且是味觉素的结构成分，味觉素是一种与味觉有关的蛋白质，有营养和促进味蕾生长的作用。

4. 保证免疫系统的完整性　锌可直接影响胸腺细胞的增殖，使胸腺素分泌正常，从而保证免疫系统的完整性。

(三) 缺乏与过量

1. 锌缺乏　① 味觉异常，食欲减退，偏食、厌食或有异食癖。② 生长发育不良，患者出现生长发育停滞，患者矮小、瘦弱、毛发稀疏，发病后如未能及时治疗，可引起侏儒症。③ 易发生腹泻、皮疹、皮炎、头发干枯、皮肤干燥粗糙且有色素沉着，青年人锌缺乏易生痤疮。患者常出现反复性口腔溃疡、伤口愈合不良等。④ 免疫力减退，反复感染，易感冒。⑤ 性器官发育不良或功能障碍，性成熟延迟，第二性征不明显，性功能减退，女性月经紊乱，男性不育。⑥ 认知行为改变，如认知能力下降，精神委靡，共济失调，行为障碍。

2. 锌过量　成年人一次性摄入锌 >2 g 会引起锌中毒，主要表现为上腹部疼痛、腹泻、恶心、呕吐。长期摄入过多可引起贫血、免疫功能降低。

(四) 膳食营养素参考摄入量与食物来源

1. 参考摄入量　2013 年中国营养学会锌的推荐摄入量（RNI）：0 岁 ~，2.0 mg/d（AI）；0.5 岁 ~，3.5 mg/d；1 岁 ~，4 mg/d；4 岁 ~，5.5 mg/d；7 岁 ~，7 mg/d；11 岁 ~，10.0 mg/d；14 岁 ~，男 11.5 mg/d，女 8.5 mg/d；18 岁 ~，男 12.5 mg/d，女 7.5 mg/d；孕期 9.5 mg/d，乳母 12.0 mg/d。

2. 食物来源　锌主要来自动物性食物，蛋白质含量高的食物含锌都较丰富，且吸收率高，尤以海产品中的贝类含量最高，如牡蛎。其他为畜禽肉及肝脏、蛋类、鱼类、豆类、谷类等。蔬菜及水果锌含量较低。

三、硒

硒（Selenium）是人体必需微量元素的这一认识是 20 世纪后半叶营养学上最重要的发现

之一。20世纪70年代发现硒是谷胱甘肽过氧化物酶的必需组分,提示了硒的第一个生物活性形式。1979年我国发表研究克山病的研究成果,即发现克山病流行地区人群均处于低硒状态,补充硒后能有效的预防克山病,证明硒是人体必需的微量元素。

(一)吸收代谢

体内硒总量为14~20 mg,主要分布于指甲、肝、肾和牙釉质中。十二指肠是硒的主要吸收部位,无机硒和有机硒的吸收率均在50%以上。吸收后的硒与血浆白蛋白结合,转运至各器官组织。血硒和发硒常用来反映体内硒的营养状况。

代谢后的硒主要由尿液排出,少量由肠道和汗液排出。

(二)生理功能

1. 硒是谷胱甘肽过氧化物酶(GSH-Px)的重要组成成分　GSH-Px具有清除自由基、抗氧化的作用,是人体内具有防御功能的一大酶系,可保护细胞膜免受氧化损伤,维持细胞的正常功能。

2. 参与甲状腺激素的代谢　硒是脱碘酶的构成成分,该酶促进甲状腺分泌的T_4转化为活性形式T_3而发挥生理作用。

3. 保护心肌健康、预防克山病　硒能降低心血管病的发病率。研究发现,硒对心肌纤维、小动脉及微血管的结构及功能有保护作用。

4. 对重金属有解毒作用　硒在胃肠道中可与铅、镉、汞等重金属结合,形成金属硒蛋白复合物并排出体外,起到解毒作用。此外,硒还有促进生长、保护视觉器官及抗肿瘤的作用。

(三)缺乏与过量

1. 硒缺乏　缺硒是引起克山病的重要原因,主要表现为心律失常、心动过缓或过速,心脏扩大,严重的会出现心力衰竭、心源性休克,急性患者可迅速死亡。X射线检查可见心脏呈球形扩大,心搏减弱,心电图有异常改变。血液中硒含量测定是硒缺乏的主要诊断依据,血硒能反映膳食中硒的摄入量,正常人体血硒参考范围为2.03~3.29 μmol/L,我国最低值为0.10 μmol/L(贫硒地区),最高值为95.0 μmol/L(硒中毒地区)。全血谷胱甘肽过氧化物酶活力下降,以及补硒后症状好转对硒缺乏诊断有辅助作用。

2. 硒过量　摄入过量的硒可引起中毒,硒中毒在世界一些地区时有发生,主要与地质环境硒含量过高导致当地居民摄入过高所致。国外有关于因食高硒含量保健品中毒的报道。硒中毒的主要表现为:毛发脱落,头发从头皮处断裂,眉毛、胡须、腋毛、阴毛脱落。皮肤出现皮疹或水疱,并可发生溃疡。脱甲、指甲变脆、甲面出现白点及纵纹。消化系统表现为恶心、呕吐等。还可出现乏力、易怒,肢端麻木继而抽搐、麻痹,甚至偏瘫等。有些患者可合并心肌炎及心肌病。

(四)膳食营养素参考摄入量和食物来源

1. 膳食参考摄入量　我国营养学会制订硒的推荐摄入量(RNI)为:1~3岁25 μg/d,4~6岁30 μg/d,7~10岁40 μg/d,11~13岁55 μg/d。14岁以上及成人均为60 μg/d,孕妇65 μg/d,乳母78 μg/d。

2. 食物来源　动物性食品如肝、肾、肉以及海产品含硒较丰富,粮食、豆类、蔬菜及水果中硒含量受产地地质环境的影响,不同地区土壤及水中硒含量差异较大,因而食物中硒含量也有很大区别,高硒地区的粮食、豆类和蔬菜中的硒含量是克山病地区同类产品的1 000倍。

四、碘

碘(Iodine)是人体必需微量元素之一,健康人体含碘总量为20~50 mg,主要集中在甲状腺内,其余分布在骨骼肌、肺、肾、卵巢、淋巴结、肝和脑组织中。

(一)吸收与代谢

膳食中的无机碘在胃肠道可被迅速吸收;有机碘在消化道被消化、脱碘后,以无机碘形式被吸收,吸收后的碘迅速运转至血浆,分布于各组织中。甲状腺是体内唯一储存碘的组织。体内甲状腺素经代谢分解出的碘,部分可被重新利用,大部分经尿排泄,少部分从粪便、汗液或乳汁中排出。

(二)生理功能

碘是合成甲状腺激素的重要物质,体内缺碘会导致甲状腺激素合成障碍。甲状腺激素主要功能有:① 调节和促进物质代谢,甲状腺激素可促进生物氧化,如调节蛋白质、碳水化合物、脂肪及能量的代谢和调节水盐平衡;② 甲状腺激素促进蛋白质合成,保证儿童正常的生长发育;③ 甲状腺激素促进大脑及神经系统的发育,胎儿期或婴儿期缺碘可患"克汀病";④ 甲状腺激素促进维生素的吸收和利用,参与多种酶系的活化过程。

(三)碘缺乏

人体长期碘摄入不足,导致体内碘缺乏而引起的一系列病症称为碘缺乏疾病(iodine deficient disorder,IDD),包括地方性甲状腺肿、地方性克汀病、地方性亚临床克汀病、流产、早产、死胎等。本病分布广泛,遍布全世界约有110个国家。据估计,全球受碘缺乏威胁的约有16亿人。我国有7亿多人居住在缺碘地区。IDD最大的危害是由于胚胎时期和出生早期缺碘而导致的"克汀病";典型的"克汀病"患儿表现为呆、小、聋、哑、瘫。儿童、少年和成人则可引起地方性甲状腺肿伴甲状腺功能低下。导致缺碘的主要原因有:① 自然环境中缺碘(土壤、水体中缺碘),导致膳食中碘长期摄入不足;② 某些食物含抗甲状腺激素物质,如十字花科植物甘蓝、花菜等,含有β-硫代葡萄糖苷等,影响碘的利用;③ 蛋白质摄入不足,饮食中含钙、锰、氟过高或钴、钼不足,均影响甲状腺激素的合成。

(四)膳食营养素参考摄入量与食物来源

中国营养学会建议,碘的推荐摄入量(RNI)为:1~3岁90 μg/d,4~10岁90 μg/d,11~13岁110 μg/d,≥14岁120 μg/d,孕妇230 μg/d,乳母240 μg/d;推荐我国成人碘可耐受最高摄入量(UL)为600 μg/d。海产品含有丰富的碘,如海带、紫菜、淡菜含碘量都非常丰富。海鱼、对虾、干贝、海参、海盐中含碘量也较高。我国在缺碘地区采用推广加碘食盐来进行防治IDD,已取得了很大成效。

五、铜等其他微量元素

铜等其他微量元素主要生理功能、食物来源、膳食参考摄入量见表 1-6-4。

表 1-6-4 其他微量元素功能、食物来源及膳食参考摄入量

名称	主要生理功能	来源	膳食参考摄入量
铜	含铜金属酶、酮蛋白成分，促进血红蛋白合成	牡蛎、动物肝、鱼、绿色蔬菜	成年男、女 0.8 mg(RNI，下同)，婴幼儿、儿童、青少年按年龄不同分别为 0.3～0.8 mg
锰	为多种酶辅基成分，与性激素有关，与蛋白质及 DNA 合成有关	粮谷、豆类、绿色蔬菜	成年男、女 4.5 mg(AI)
铬	糖耐量因子，激活胰岛素，参与核蛋白合成	啤酒酵母、肝、牛肉、粗粮	成年男、女 30 μg(AI，下同)，婴幼儿、儿童、青少年按年龄不同分别为 15～35 μg
钴	维生素 B_{12}成分，促进红细胞生成	肉、肝、肾、白菜、小米	65 μg(RDA)
氟	骨骼和牙齿的成分	主要来自于饮水，茶叶含氟较多	成年男、女 1.5 mg(AI，下同)，婴幼儿、儿童、青少年按年龄不同分别为 0.6～1.5 mg

第四节 水

水是一切生命存在的必需物质，是饮食中的基本成分，在人类的生命活动过程中，水是人体需要量最大的营养素。水发挥着极其重要的作用，没有水，就没有生命。人在断水时比断食时死亡得更快，一个人若没有食物，可生存 3 周；但没有水，只可生存 3 天。断食至身体的脂肪和组织蛋白质消耗 50% 时，才引起死亡；而断水至身体失去水分的 10% 就能引起死亡。

一、水在体内的分布

水是人体中含量最多的成分，成年人体内水分含量为体重的 65% 左右。年龄越小，体内含水量越多。水是维持细胞正常功能和外形以及构成每一种体液所必需的物质，其在体内广泛分布于细胞内外。细胞内水含量为体内总量的 2/3，细胞外水含量约占 1/3。各组织器官的含水量差异很大，见表 1-6-5。

表 1-6-5 各组织器官含水量(以重量计)/%

组织器官	水分	组织器官	水分
血液	83.0	脑	74.8
肾	82.7	肠	74.5
心	79.2	皮肤	72.0
肺	79.0	肝	68.3
脾	75.8	骨骼	22.0
肌肉	75.6	脂肪组织	10.0

二、生理功能

1. 水是构成人体的主要成分　见表1－6－5。

2. 水直接参与物质代谢　水是体内一切生化反应的主要介质，促进各种生理活动和生化反应过程。而且水本身也参与体内氧化、还原、合成、分解等化学反应。水是各种化学物质在体内正常代谢的保证。如果人体长期缺水，代谢功能就会异常，从而导致代谢减缓，致使过多的能量和脂肪堆积，使人肥胖。

3. 水具有重要的载体和运输功能　水的溶解性好，流动性强，又存在于体内各个组织器官中，水充当了体内各种营养物质的载体。在营养物质的运输和吸收、气体的运输和交换、代谢产物的运输与排泄中，水都起着极其重要的作用。比如，运送氧气、维生素、葡萄糖、氨基酸、酶、激素等到全身；将二氧化碳、尿素、尿酸等代谢废物运往肺和肾脏排出体外。

4. 调节体温和酸碱平衡　水的比热容大，1 g水升高或降低1℃需要4.2 J的能量。在37℃体温的条件下，蒸发1 g水可带走2.4 kJ能量。当外界气温过高，或人因运动、疾病产热过多时，可通过汗液蒸发调节体温。此外，水还能够改善体液组织的循环，调节肌张力，并维持机体的渗透压和酸碱平衡。

5. 润滑滋润功能　体内关节、韧带、肌肉、膜等处的活动，都由水作为润滑剂。水的黏度小，可使体内摩擦部位润滑，减少体内脏器的摩擦，防止损伤，并可使器官运动灵活。在缺水的情况下做运动是有风险的。因为组织器官缺少了水的润滑，很容易造成磨损。水还有滋润功能，使身体细胞经常处于湿润状态，保持肌肤丰满柔软。定时定量补水，会让皮肤特别水润、饱满、有弹性，起到滋润和护肤作用。

6. 稀释和排毒功能　水不仅有很好的溶解能力，而且有重要的稀释功能，肾脏排泄水的同时可将体内代谢废物、毒物及食入的多余药物等一并排出，减少肠道对毒素的吸收，防止有害物质在体内慢性蓄积而引发中毒。因此，服药时应喝足够的水，以利于有效地消除药品带来的副作用。

三、水的需要量与水平衡

1. 水的需要量　人体水的需要量变化很大，易受气温、年龄、活动强度、膳食等诸多因素的影响。健康成年人一般每日需水约2 500 mL。1989年美国RDA提出：成年人每消耗1 kcal能量，水的需要量为1～1.5 mL。婴儿和儿童体表面积较大，代谢率较高，体内含水多，易发生脱水，以1.5 mL/4.2 kJ计算。孕妇、乳母可根据需要适当补充水的摄入量。

2. 水平衡　人体每日摄入的水量必须和排出的水量保持平衡，称为水平衡。人体内水的来源包括饮水（或饮料）、食物中水及内生水三大部分。内生水是指三大产能营养素在体内氧化分解时产生的代谢水。1 g蛋白质代谢产生水0.41 g，脂肪为1.07 g，碳水化合物为0.6 g。水的排出途经主要有肾脏排尿、皮肤出汗、呼吸蒸发（呼气）和肠道排便。正常成年人每日食物中含水约1 000 mL，内生水约300 mL，因此中国营养学会在“中国居民膳食宝塔”中建议，健康成年人每天饮水至少需1 200 mL。成年人每日水的摄入和排出途径和数量见表1－6－6。

表 1-6-6 成人每日水的摄入与排出途径及数量

来源形式	摄入量/mL	排出途径	排出量/mL
食物	1 000	呼吸(呼气)	350
饮水或饮料	1 200	皮肤(出汗)	500
代谢	300	肠道(粪便)	150
		肾(尿液)	1 500
总量	2 500		2 500

人体对水分的需要及代谢有一整套复杂而完善的调节机制。机体可自动通过调节系统增加摄入量(排出量)或减少排出量(摄入量),从而维持水代谢的平衡。某些病理状态下,水的摄入和排出超过了机体的调节能力,就会出现脱水或水肿。

四、水缺乏及水过多

临床上因水摄入不足或丢失过多引起体内失水,也称脱水。根据水与电解质丧失比例不同分为三种类型。

(一) 高渗性脱水

高渗性脱水的特点是以水的丢失为主,电解质丢失相对较少。当失水量占体重的2% ~4%时为轻度水缺乏,此时患者尿少,感觉口渴,口腔黏膜轻度发干。失水达体重4% ~8%时为中度水缺乏,除口渴外,患者烦躁、眼球内陷、皮肤失去弹性;成人会伴有直立性低血压、尿少色深,继续发展可有脉快、四肢发绀、呼吸加快;婴儿可有前囟内陷,躁动或昏睡,少尿或无尿,继而可发生昏迷。失水超过体重10%以上时,可引起循环衰竭而危及生命。

(二) 低渗性脱水

低渗性脱水的特点是以电解质丢失为主,水的丢失较少。此种类型脱水特点是循环血量下降,血浆蛋白质尝试增高,细胞外液低渗可引起脑水肿,肌肉细胞内水过多导致肌肉痉挛。

(三) 等渗性脱水

等渗性脱水的特点是水和电解质按比例丢失,体液渗透压不变,临床上较为常见。其特点是细胞外液减少,细胞内液不减少,血浆 Na^+ 浓度正常,临床表现兼有上述两型脱水的特点。

如果水的摄入量超过排出量,可导致体内水过多或引起水中毒,临床多见于肝、肾疾病和充血性心力衰竭患者等。

小　结

构成人体组织的各种元素,除碳、氢、氧、氮4种元素外,其余的元素统称为矿物质(也称为无机盐)。其中含量超过体重的0.01%的称为常量元素或宏量元素;体内含量低于体重0.01%的称为微量元素。矿物质在人体中发挥重要的作用。其生理功能主要有:① 构成人体组织成分;② 维持机体的酸碱平衡;③ 调节细胞膜的通透性和维持组织细胞的正常渗透压;④ 维持神经肌肉的正常兴奋性;⑤ 是多种酶的活化剂和某些酶、激素、维生素、蛋白质以及核酸的重要成分。

食物中的矿物质一般含量较为丰富,能满足机体需要。若膳食调配不当、偏食或患某些疾病时,易造成缺乏;但摄入过量也可发生中毒。本章重点介绍了我国居民较易缺乏的常量元素钙和微量元素铁、锌、碘、硒等。

水是食物的基本成分之一,是人体需要量最大、最重要的营养素。人类的一切生命活动都必须有水参与,没有水就没有生命。机体通过复杂而完善的调节机制,维持水需要量与排出量的动态平衡;当摄入量和排出量超出机体的调节能力,就会对机体造成一定损害,因此了解水的生理功能以及保障人体水的平衡对健康十分必要。

课后测试

1. 什么是常量元素、微量元素、必需微量元素?
2. 什么是混溶钙池、功能铁、储备铁?
3. 影响膳食中钙、铁吸收的因素有哪些? 钙、铁良好的食物来源是什么?
4. 锌的缺乏症有哪些?
5. 试述硒的主要生理功能。
6. 试述碘的主要生理功能及缺乏症。
7. 水的主要生理功能有哪些?
8. 水的来源和去路各有哪些? 为何两者必须保持动态平衡?

(胡玉华)

第七章　不同生理状况人群的营养

【学习要点】

1. 了解孕妇及乳母的营养生理特点及营养要求，熟悉孕妇及乳母的合理膳食方法。
2. 了解婴儿及幼儿的营养生理特点及营养要求。掌握母乳喂养的优点及辅食添加的原则。
3. 掌握婴幼儿常见营养缺乏病的营养供给原则。
4. 了解儿童及青少年的营养生理特点及营养要求，熟悉儿童及青少年的合理膳食方法。
5. 了解老年人的营养生理特点及营养要求，熟悉老年人的合理膳食方法。

第一节　孕妇及乳母营养

妊娠是复杂的生理过程，妇女妊娠及产后哺乳期间，机体的内分泌系统和代谢必须进行复杂的适应性调整，其营养与膳食不仅要满足自身的特殊生理代谢过程，而且还要满足胎儿和婴儿正常生长发育的需要。孕妇或乳母营养不良除了影响自身健康之外，还会导致胎儿或婴儿营养不良和出现相应并发症。因此孕妇和乳母的营养具有特殊性。

一、孕期营养生理特点

（一）代谢改变

妊娠期间在雌激素（estrogen）、孕激素（progesterone）和绒毛膜生长催乳素（chorionic somatomammotropin）等各种激素的影响下，母体的合成代谢增强，基础代谢率逐渐升高，孕晚期基础代谢率可增高15% ~20%。

（二）消化系统的改变

由于体内激素的变化，胃肠道平滑肌张力降低，胃酸和消化酶分泌减少，胃肠蠕动减弱。孕妇在怀孕早期常有恶心、呕吐、食欲减退等妊娠反应，伴有胃肠胀气和便秘。严重的“早孕”反应可导致某些营养素摄入的减少。

（三）血液系统的改变

从妊娠第6周开始，孕妇的血容量，包括血浆和血细胞都逐渐增加，至妊娠32 ~34周达到高峰。由于血浆约增加40%，但血细胞仅增加20%，可造成血液的相对稀释而出现生理性贫血。由于血液的稀释，孕晚期可出现血浆白蛋白的减少。

（四）肾功能的改变

妊娠期间孕妇代谢产物增多，胎儿的代谢产物也必须经母体排泄，孕妇肾的负担增加。孕早期肾血浆流量和肾小球滤过率均有所增加，并在整个妊娠期间维持高水平。肾小球滤过率比非妊娠期增加50%，肾血浆流量增加35%。但由于肾小管对葡萄糖再吸收能力的相对不足，部分孕妇可出现糖尿。

（五）子宫与乳腺的变化

孕早期由于妊娠黄体、胎盘分泌的雌激素和孕激素的作用，脑垂体前叶增大1～2倍，促性腺激素分泌减少，垂体生乳素分泌增多。受多种内分泌激素的影响，妊娠期子宫逐渐增大变软，子宫重量由非孕时的50 g，增至妊娠足月时的1 000 g，重量约增加20倍。子宫腔容量在非孕时约为5 mL，妊娠足月时增大至约为5 000 mL，容量约增大1 000倍。孕早期乳房逐渐增大，乳腺腺管和乳腺腺泡逐渐发育，为产后泌乳做准备。

（六）体重增加

妊娠期孕妇体重逐渐增加，但孕早期体重增长较慢，孕中期起体重增长迅速，此期母体开始储存脂肪及部分蛋白质，胎儿生长增快；孕晚期除了胎儿生长发育增快之外，主要是盆腔及下肢间质液增多，至孕晚期孕妇体重可增加12 kg左右（表1-7-1）。研究表明，孕期增重相同时，瘦母亲所生婴儿的体重往往低于胖母亲所生婴儿体重，故提出瘦母亲孕期增重应高于胖母亲（表1-7-2）。如果孕妇孕期体重增加缓慢，可能延缓胎儿的生长发育，早产儿发生率较高；如果孕妇体重增长过度则易出现巨大儿，增加难产的危险性并易诱发妊娠并发症。

表1-7-1 妊娠期各阶段胎儿及母体体重增长情况

妊娠期/周	胎儿增重/g			母体增重/g				合计/g
	胎儿	胎盘	羊水	子宫	乳房	血容量	脂肪·间质液	
10	5	20	30	135	34	100	330	654
20	300	170	250	585	180	600	1 900	3 985
30	1 500	430	600	819	360	1 300	3 500	8 509
40	3 300	650	800	900	405	1 250	5 200	12 505

表1-7-2 孕前不同BMI者在孕中后期每周宜增体重

孕前体质指数（BMI）	每周宜增体重/kg
<19.8	0.5
19.8～26.0	0.4
>26.0	0.3

二、孕妇营养需求

（一）能量

WHO 建议，孕早期每天增加能量 628 kJ(150 kcal)，孕中晚期每天增加能量 1 465 kJ(350 kcal)。2013 年中国营养学会建议，除按劳动强度供给所需的能量外，孕妇怀孕 4～6 个月每日增加 1.26 MJ(300 kcal)，7～10 个月每日增加 1.88 MJ(450 kcal)。孕中晚期，孕妇每周体重增加低于 0.4 kg 者，需适当增加能量的摄入。

（二）蛋白质

怀孕期间孕妇体内蛋白质的储存量增加，其中一半储存于胎儿，其余分布于子宫、乳腺、胎盘、羊水和血液中。为满足母体代谢、胎盘、胎儿生长的需要，2013 年中国营养学会建议，孕中期、孕晚期孕妇每日蛋白质的增加量分别为 15 g、30 g。其中优质蛋白质摄入量应占蛋白质总摄入量的 1/3 以上。

（三）脂类

妊娠过程中，孕妇体内脂肪平均增加 2～4 kg，其中孕晚期胎儿体内脂肪的储备为其体重的 5%～15%。脂类是大脑和神经组织的重要组成成分，占其脑固体成分的 35%～60%，其中的长链多不饱和脂肪酸是胎儿脑细胞增殖分化不可缺少的成分，饱和脂肪酸、磷脂和胆固醇也是神经髓鞘生成所必需的，脑细胞的发育从胎儿开始直到出生后一年完成。为了保证胎儿大脑和神经系统的正常发育，孕妇膳食中必须包含有饱和脂肪酸和多不饱和脂肪酸，脂肪供能占总能量的 20%～30%，每日摄入的饱和脂肪酸占总能量的 10%，$n-3$ 系列多不饱和脂肪酸占总能量的 0.5%～2%(AMDR)，$n-6$ 系列多不饱和脂肪酸占总能量的 2.5%～9%(AMDR)，EPA + DHA 为 250 mg(AI)，并应给予适量的磷脂和胆固醇。

（四）碳水化合物

母体提供的葡萄糖是胎儿的唯一能量来源，葡萄糖还可在胎盘内形成糖原，需要时再分解为葡萄糖输入胎体，以保证胎儿葡萄糖的供应。另外，妊娠后母体中有大量脂肪的储存，均需耗用较多的能量。在碳水化合物供应不足时，由于母体中氧化脂肪和蛋白质供能，因此易导致孕妇患酮症，甚至会影响胎儿的生长发育。为了避免能量摄入不足、保证母体与胎儿代谢的需要，孕妇每日至少要进食 150～200 g 碳水化合物。

（五）矿物质

1. 钙和磷　孕期母体钙的摄入不足可导致骨质软化，并伴有手足抽搐和痉挛等症状，也可导致胎儿发生先天性佝偻病和牙齿发育不良。中国营养学会建议，孕妇在孕早期、孕中期、孕晚期每日钙的推荐摄入量分别为 800 mg、1 000 mg、1 000 mg。孕妇的膳食应选择富钙食品，磷在我国膳食中来源丰富，钙磷比例保持在(1.5:1)～(2:1)，有利于钙的吸收。

2. 铁 妊娠期胎儿生长需铁 300 mg，胎盘需铁 70 mg，母体血容量增加及形成血红蛋白需铁 500 mg，补偿分娩过程的损失大约需要 200 mg 铁储备，加上母体代谢消耗，妊娠期共需铁 1 200 mg。为预防妊娠期缺铁，应特别注意铁的补充。2013 年中国营养学会建议，孕期妇女在孕早期、孕中期、孕晚期铁的推荐摄入量为 20 mg/d、24 mg/d、29 mg/d。孕妇应多吃含铁丰富且吸收率较高的动物性食物。

3. 锌 现有研究发现，机体中有多种酶依靠锌发挥其功能。锌参与蛋白质和核酸合成代谢，对于胎儿智力发育也有重要影响，它可促进脑细胞分裂和生长，因此锌与胎儿的体重、大脑和智力发育有关。锌还具有促进淋巴细胞增殖，维持上皮和黏膜组织正常，防御细菌、病毒侵入，促进伤口愈合及纠正味觉迟钝等作用。2013 年中国营养学会建议，孕妇锌的推荐摄入量在孕早期、孕中期、孕晚期均为 9.5 mg/d。

4. 碘 体内甲状腺激素的合成需要碘，孕期甲状腺功能活跃，由尿排出碘也增加，因此碘需要量增加。孕期孕妇碘的摄入不足可导致甲状腺肿，严重缺碘还会引起胎儿“克汀病”。2013 年中国营养学会建议，孕妇在整个孕期中碘的推荐摄入量为 230 μg（表 1－7－3）。由于我国已普及碘盐，一般不易缺碘，孕妇还可通过摄入适量的海带、紫菜等海产品补充碘。

表 1－7－3 孕妇和乳母每日膳食中能量和矿物质的参考摄入量

孕期	能量（RNI）/MJ	蛋白质（RNI）/g	钙（RNI）/mg	铁（RNI）/mg	锌（RNI）/mg	碘（RNI）/μg
孕早期	+0.00（+0）	+0	800	20	9.5	230
孕中期	+1.26（+300）	+15	1 000	24	9.5	230
孕晚期	+1.88（+450）	+30	1 000	29	9.5	230
乳母	+2.09（+500）	+25	1 000	24	12.0	240

注：①“+”是在非孕妇女推荐摄入量基础上的增加量；②（ ）内数字为以 kcal 作为能量单位时的能量。

（六）维生素

维生素供给的生理意义及膳食摄入量分别见表 1－7－4、表 1－7－5。

表 1－7－4 孕妇维生素供给的生理意义

种类	生理意义
维生素 A	促进胎儿正常生长、发育，并可预防孕妇皮肤干燥和乳头裂口
维生素 D	促进母体钙、磷吸收，调节钙、磷代谢，维持胎儿的正常生长
维生素 E	减少自然流产和死胎，临床上用于治疗先兆性流产、习惯性流产
维生素 B_1	减轻孕妇妊娠恶心症状。预防新生儿先天性脚气病
维生素 B_2	有利于蛋白质代谢及胎儿发育和软骨的形成
烟酸	预防烟酸（尼克酸）缺乏引起的皮炎、腹泻及痴呆
维生素 B_6	减轻妊娠恶心、呕吐症状。有利于胎儿正常生长、发育

续表

种类	生理意义
维生素 B_{12}	促进细胞发育和成熟,尤其是脑细胞的成熟,促进造血功能。防治孕妇和新生儿巨幼红细胞性贫血和神经系统疾病。供给不足可引起早产,胎儿畸变率增高
叶　酸	孕前和孕早期适量补充可降低神经管畸形的发生率,促进胎儿正常生长。也用于防治巨幼红细胞贫血
维生素 C	对胎儿骨骼和牙齿正常发育、造血系统的健全和机体的抵抗力等都有促进作用。孕妇维生素 C 缺乏可致胎膜早破和增加死胎率

表 1-7-5　孕妇和乳母每日膳食中维生素的参考摄入量

孕期	VA (RNI) /μgRAE	VD (RNI) /μg	V_E^* (AI) /mg	VB_1 (RNI) /mg	VB_2 (RNI) /mg	VB_6 (AI) /mg	VB_{12} (AI) /μg	VC (RNI) /mg	泛酸 (AI) /mg	叶酸 (RNI) /μgDFE	烟酸 (RNI) /mgNE
孕早期	700	10	14	1.2	1.2	2.2	2.9	100	6.0	600	12
孕中期	770	10	14	1.4	1.4	2.2	2.9	115	6.0	600	12
孕晚期	770	10	14	1.5	1.5	2.2	2.9	115	6.0	600	12
乳母	1 300	10	17	1.5	1.5	1.7	3.2	150	7.0	550	15

注:“V_E^*”为 α-TE=α-生育酚当量。

三、孕妇合理膳食

(一)孕早期膳食

孕早期膳食营养特点是:全面营养、合理调配,避免营养缺乏或营养素过量对胚胎发生、发育的不良影响。同时还要考虑“早孕反应”的影响,要求食物清淡爽口,易于消化,烹调多样化,少食多餐。

矿物质或维生素的缺乏可导致胎儿发育缺陷。故孕早期应重视富含矿物质和维生素的食物,如禽肉类及内脏、奶类、豆类、海产品、核桃、芝麻、谷类等。孕早期一日食谱举例见表 1-7-6。

表 1-7-6　孕早期一日食谱举例

餐次	饭菜名称	食物名称	用量 /g	能量 /kJ	蛋白质 /g	硫胺素 /mg	维生素 C /mg	钙 /mg	铁 /mg
早餐	牛奶	牛乳(均值)	250	564(135)	7.5	0.07	2.5	260	0.8
	烤馒头片	小麦粉(标准粉)	100	1 438 (344)	11.2	0.28	0	31	5.2
	腐乳	腐乳(红)[酱豆腐]	5	33(8)	0.6	0	0	4	0.6
	酱肝	猪肝	10	54(13)	1.9	0.02	2	1	2.3

续表

餐次	饭菜名称	食物名称	用量/g	能量/kJ	蛋白质/g	硫胺素/mg	维生素C/mg	钙/mg	铁/mg
点心	水果	草莓[洋莓,凤阳草莓]	50	63(15)	0.5	0.01	23.5	9	0.9
中餐	米饭	稻米(均值)	100	1 446(346)	7.4	0.11	0	13	2.3
	豆腐干炒芹菜	芹菜茎	100	84(20)	1.2	0.02	8	80	1.2
		豆腐干(均值)	50	293(70)	8.1	0.01	0	154	2.5
	海米烧油菜	油菜(小)	200	92(22)	2.6	0.02	14	306	7.8
		虾米[海米,虾仁]	10	84(20)	4.4	0	0	56	1.1
	蛋花汤	鸡蛋(均值)	50	301(72)	6.7	0.06	0	28	1
		紫菜(干)	5	42(10)	1.3	0.01	0.1	13	2.7
点心	饮料	VC 橘汁	50	201(48)	0.1	0	93.5	2	0.1
晚餐	花卷	小麦粉(标准粉)	150	2 157(516)	16.8	0.42	0	46	3.5
	清蒸鳊鱼	鳊鱼[鲂鱼,武昌鱼]	100	564(135)	18.3	0.02	0	89	0.7
	拌白菜心	白菜薹[菜薹,菜心]	150	159(38)	4.2	0.07	66	144	4.2
		牡蛎[海蛎子]	6	17(4)	0.3	0	0	8	0.4
		香醋	10	29(7)	0.4	0	0	4	0.3
点心	饼干	苏打饼干	50	853(204)	4.2	0.01	0	0	0.8
全天用油		色拉油	25	936(224)	0	0	0	4	0.4
合计				9 409 (2 251)	97.7	1.13	210	1 252	38.8

注:(　)中数字为以 kcal 作为能量单位时的能量。

(二) 孕中期膳食

孕中期胎儿迅速增长,母体各系统发生相应变化,并储存营养素。孕中期膳食营养特点是:增加各种营养素摄入量,尽量满足胎儿快速生长及母体营养素储存的需要,避免营养不良或缺乏对胎儿生长发育和母体健康的影响。要求增加主食摄入,增加动物性食物,多食动物内脏,增加植物油摄入,合理烹调,两餐之间适当增加点心。

蛋白质的缺乏可导致胎儿脑细胞永久性的减少,孕妇在孕中晚期每日比非孕期应多摄入 15～20 g 蛋白质,动物蛋白应占摄入蛋白质总量的 1/3 以上。

脂肪是构成脑细胞和神经组织的重要成分,必需脂肪酸缺乏时可影响脑细胞的分裂增殖及神经的髓鞘化,要保证适量脂肪的供给。

孕中期膳食举例:米、面 400 g,蛋类 50～100 g(1～2 个),畜、禽、鱼、肉 100～150 g,动物

内脏 50 g(至少每周一次),豆类及豆制品 50 ~ 100 g,牛奶 250 g,新鲜蔬菜(绿叶蔬菜为主) 500 g,水果 200 g,植物油 25 ~ 30 g。

孕中期一日食谱举例见表 1 -7 -7。

表 1 -7 -7 孕中期一日食谱举例

餐次	饭菜名称	食物名称	用量/g	能量/kJ	蛋白质/g	硫胺素/mg	维生素 C/mg	钙/mg	铁/mg
早餐	牛奶	牛乳(均值)	200	451(108)	6	0.06	2	208	0.6
	豆沙包子	小麦粉(标准粉)	100	1 438(344)	11.2	0.28	0	31	3.5
		红豆馅	10	100(24)	0.5	0	0	0	0.1
点心	水果	草莓[洋莓,凤阳草莓]	50	63(15)	0.5	0.01	23.5	9	0.9
中餐	米饭	早籼(标一)	100	1 467(351)	8.8	0.16	0	10	1.2
	爆猪肝	甜椒[灯笼椒,柿子椒]	100	92(22)	1	0.03	72	14	0.8
		猪肝	40	217(52)	7.7	0.08	8	2	9
	炒肉片	猪肉(瘦)	20	121(29)	4.1	0.11	0	1	0.6
		大白菜(青白口)	100	63(15)	1.4	0.03	28	35	0.6
	番茄蛋汤	番茄[西红柿]	50	42(10)	0.5	0.01	9.5	5	0.2
		鸡蛋(均值)	30	180(43)	4	0.03	0	17	0.6
点心		豆腐脑(带卤)	200	393(94)	5.2	0.02	0	602	3.4
晚餐	花卷	小麦粉(标准粉)	100	1 438(344)	11.2	0.28	0	31	3.5
	米饭	小米	50	748(179)	4.5	0.17	0	20	2.5
	排骨汤	猪小排	100	1 162(278)	16.7	0.3	0	14	1.4
		海带(干)[江白菜,昆布]	50	159(38)	0.9	0.01	0	174	2.4
	豆腐鱼汤	鲫鱼[喜头鱼,海附鱼]	50	226(54)	8.6	0.02	0	40	0.7
		豆腐(均值)	100	339(81)	8.1	0.04	0	164	1.9
		香菜[芫荽]	10	13(3)	0.2	0	4.8	10	0.3
点心	水果	苹果(均值)	100	217(52)	0.2	0.06	4	4	0.6
全天用油		色拉油	25	936(224)	0	0	0	4	0.4
合计				9 865(2 360)	101.3	1.7	152	1 395	35.2

注:( )中数字为以 kcal 作为能量单位时的能量。

(三)孕晚期膳食

妊娠第 28 周至分娩前为孕晚期。此时子宫更加增大,升至上腹,并向上顶压胃及膈肌。孕妇饭量减少,但又有饥饿感。此期胎儿生长发育迅速,大脑细胞增殖达高峰,表现为神经细胞增殖和髓鞘化迅速。此时母体营养很重要,尤其是对大脑发育影响最大。

孕晚期胎儿生长迅速,由第 28 周的 1 000 g 增至 40 周的 3 000 g,是妊娠过程中储存蛋白质最多的时期,胎儿约储存 170 g,母体约储存 375 g,孕晚期膳食蛋白质推荐摄入量应比未孕时增加 20 g。孕晚期是胎儿大脑细胞增殖的高峰,神经髓鞘化迅速,需要充足的必需脂肪酸,二十二碳六烯酸(DHA)也是神经突触发育所必需,多吃海鱼可增加 DHA 的供给。孕晚期钙的供给对胎儿骨骼和牙齿的发育十分重要,此时孕妇应经常摄取奶类、鱼、豆制品和虾皮等含钙丰富的食物。

孕晚期一日食谱举例见表 1-7-8。

表 1-7-8 孕晚期食谱举例

餐次	饭菜名称	食物名称	用量/g	能量/kJ	蛋白质/g	硫胺素/mg	维生素 C/mg	钙/mg	铁/mg
早餐	牛奶	牛乳(均值)	250	564(135)	7.5	0.07	2.5	260	0.8
	麻酱烧饼	小麦粉(标准粉)	100	1 438(344)	11.2	0.28	0	31	3.5
		芝麻酱	10	259(62)	1.9	0.02	0	117	5
点心	水果	枇杷	100	163(39)	0.8	0.01	8	17	1.1
中餐	米饭	籼米[机米]	150	2 174(520)	11.8	0.14	0	18	2.4
	肉末雪里蕻	猪肉(瘦)	70	418(100)	14.2	0.38	0	4	2.1
		芥菜[雪里蕻]	100	100(24)	2	0.03	31	230	3.2
	炒胡萝卜	胡萝卜(黄)	150	268(64)	2.1	0.06	24	48	0.8
	鱼汤	鳙鱼[胖头鱼]	50	209(50)	7.7	0.02	0	41	0.4
		香菜[芫荽]	10	13(3)	0.2	0	4.8	10	0.3
点心		牛乳(均值)	250	564(135)	7.5	0.07	2.5	260	0.8
		鸡蛋(均值)	50	301(72)	6.7	0.06	0	28	1
晚餐	米饭	籼米[机米]	125	1 814(434)	9.9	0.11	0	15	2
	炒鳝鱼丝	黄鳝[鳝鱼]	100	372(89)	18	0.06	0	42	2.5
		甜椒[柿子椒]	50	46(11)	0.5	0.01	36	7	0.4
	炒西兰花	西兰花[绿菜花]	100	138(33)	4.1	0.09	51	67	1
	紫菜汤	紫菜(干)	5	42(10)	1.3	0.01	0.1	13	2.7
		虾皮	5	33(8)	1.5	0	0	50	0.3
全天用油		色拉油	25	936(224)	0	0	0	4	0.4
合计				9 852(2 357)	108.9	1.42	160	1 262	30.7

注:( )中数字为以 kcal 作为能量单位时的能量。

四、乳母营养需求

乳母由于需要分泌乳汁、哺育婴儿,还要恢复自身健康,所需能量和营养素较高于正常人。哺乳期乳母各种营养素的摄入量不足时,母体内分解代谢加大,即会分解本身的组织来满足乳汁分泌的需要。因此,营养素的摄入不足既损害乳母健康,还会减少泌乳量及乳汁成分,影响婴儿营养。

(一)能量

乳母分泌 1 L 的乳汁约需 3.77 MJ(900 kcal)的能量,因为每升乳汁含能量 2.93 MJ(700 kcal),机体转换乳汁的效率约为 80%。实际上授乳本身也需要能量。正常母体所储存的脂肪可提供 1/3 的能量,还有 2/3 的能量需由食物提供。2013 年中国营养学会建议,乳母日能量供应在原有推荐摄入量基础上每日增加 2.09 MJ(500 kcal)。

(二)蛋白质

泌乳过程可使体内氮代谢加速,产后 1 个月之内,如摄入常量蛋白质,乳母体内的蛋白质代谢可呈负氮平衡,故应补充蛋白质。体内多余的氮储存能刺激乳腺分泌,增加泌乳量。按中国居民膳食营养素推荐摄入量(附录一),乳母每日应增加蛋白质 25 g。

(三)脂肪

脂类与婴儿脑的发育关系密切,尤其是多不饱和脂肪酸,如 DHA。乳母膳食中脂肪的含量与脂肪酸的组成,可影响乳汁中脂肪的含量与组成。脂肪供能量以占总能量的 20% ~30% 为宜。

(四)碳水化合物

碳水化合物以占总能量的 50% ~65% 为宜。

(五)矿物质

乳母钙的推荐摄入量为 1 000 mg/d,在日常膳食中不易达到,除了选用富钙食物外,可用钙剂、骨粉等补充。乳母铁的推荐摄入量为 24 mg/d,碘的推荐摄入量为 240 μg/d。

(六)维生素

在我国乳母膳食中易不足的维生素包括维生素 A、维生素 D、维生素 B_1、维生素 B_2。维生素 A、维生素 D、维生素 B_1、维生素 B_2 的推荐摄入量分别为 1 300 μgRAE、10 μg(400 IU)、1.5 mg、1.5 mg。适当进食动物性食物,如猪肝、瘦肉、鱼肝油、蛋类、牛奶,有利于维生素的摄入。

五、乳母合理膳食

乳母食物应该尽量做到种类齐全,数量足够,并有较高营养价值,一日以 4 ~5 餐为宜。尤其是应选用富含蛋白质、钙、锌、铁、碘及 B 族维生素的食物,如动物的肝、肉类、鱼类、绿叶蔬菜、大豆及其制品等。需要特别注意经常供给一些汤汁,如鸡、鸭、鱼、肉汤,或以豆类及其制品和蔬菜制成的菜汤等,以利于泌乳。要摄入足够的新鲜蔬菜、水果和海藻类,以供给多种维生素(其中海藻类还可以供给适量的碘),这些食物还具有通便、预防便秘的作用。

要少吃盐和盐渍食品,少吃刺激性大的食品(如某些辛辣料)。另外,乳母吸烟、饮酒、喝咖啡或服用某些药物,可通过乳汁影响婴儿的健康。

乳母一日膳食举例:粮谷类 400 g,豆制品 100 g,蛋 50 g,豆浆 200 g,肉、鱼、虾、鸡 200~250 g,蔬菜 600 g,水果 200 g,烹调用油 25 g。

乳母一日食谱举例见表 1-7-9。

表 1-7-9 乳母一日食谱举例

餐次	饭菜名称	食物名称	用量/g	能量/kJ	蛋白质/g	硫胺素/mg	维生素 C/mg	钙/mg	铁/mg
早餐	稀饭	稻米(均值)	50	723(173)	3.7	0.06	0	6	1.1
	花卷	小麦粉(标准粉)	50	719(172)	5.6	0.14	0	16	1.8
点心		鸡蛋(均值)	50	301(72)	6.7	0.06	0	28	1
中餐		豆浆	200	117(28)	3.6	0.04	0	20	1
		白砂糖	10	167(40)	0	0	0	2	0.1
	馒头	小麦粉(标准粉)	150	2 157(516)	16.8	0.42	0	46	5.2
	肉末炒豆腐	猪肉(瘦)	25	150(36)	5.1	0.14	0	2	0.8
		豆腐(北)	100	410(98)	12.2	0.05	0	138	2.5
		小葱	10	8(2)	0.2	0.01	2.1	7	0.1
	肉片炒花菜	猪肉(里脊)	25	163(39)	5	0.12	0	2	0.4
		菜花[花椰菜]	100	100(24)	2.1	0.03	61	23	1.1
	鲫鱼汤	鲫鱼[喜头鱼]	50	226(54)	8.6	0.02	0	40	0.7
		小葱	10	8(2)	0.2	0.01	2.1	7	0.1
点心		牛乳(均值)	250	564(135)	7.5	0.07	2.5	260	0.8
		椰圈面包	50	669(160)	4.8	0.01	0	24	0.8
晚餐	米饭	稻米(均值)	150	2 169(519)	11.1	0.17	0	20	3.5
	牛肉炒海带胡萝卜	牛肉(瘦)	30	134(32)	6.1	0.02	0	3	0.8
		海带(干)[昆布]	10	33(8)	0.2	0	0	35	0.5
		胡萝卜(黄)	100	180(43)	1.4	0.04	16	32	0.5

续表

餐次	饭菜名称	食物名称	用量/g	能量/kJ	蛋白质/g	硫胺素/mg	维生素C/mg	钙/mg	铁/mg
晚餐	虾米炒菠菜粉丝	虾米[海米]	40	330(79)	17.5	0	0	222	4.4
		菠菜[赤根菜]	200	201(48)	5.2	0.08	64	132	5.8
		粉丝	10	142(34)	0.1	0	0	3	0.6
	丸子汤	猪肉(肥瘦)	25	414(99)	3.3	0.06	0	2	0.4
		小葱	10	8(2)	0.2	0.01	2.1	7	0.1
点心		苹果(均值)	100	217(52)	0.2	0.06	4	4	0.6
全天用油		色拉油	25	936(224)	0	0	0	4	0.4
合计				11 248 (2 691)	127.4	1.62	154	1 085	35.1

注:( )中数字为以 kcal 作为能量单位时的能量。

第二节 婴幼儿营养

婴幼儿时期是人生中发育最快的阶段。从出生到 12 个月为婴儿阶段,1 ~3 岁为幼儿阶段。此期的能量和营养素需要量按千克体重计算明显高于成年人和大龄儿童,组织器官的形态和功能也有很大的变化。鉴于婴幼儿生长发育的特点,此期尤应注意合理的营养供给。

一、婴幼儿生理特点

(一) 生长发育迅速

身高体重是衡量生长发育的一个综合指标。新生儿出生体重平均为 3 kg,出生后头 3 个月每月平均增加 700 ~800 g,4 ~6 个月每月增加 500 ~600 g,6 个月后每月增加 300 ~400 g,至1 周岁时体重可达 9 kg,3 周岁时体重可达 13 kg 左右。出生时身高约 50 cm,1 周岁时可达 75 cm。

(二) 消化系统发育不完善

婴儿口腔和胃肠黏膜柔嫩,血管丰富,易受损伤。新生儿的胃容量小,仅为 30 ~60 mL,胃呈水平位,贲门括约肌发育不完善,关闭不紧,胃酸和消化酶也较少,消化功能较弱。由于这些特点,喂养不当时易引起呕吐、腹泻,导致营养素的丢失。婴儿出生 6 ~8 个月开始萌出乳牙,至 2 ~2.5 岁出齐,咀嚼切割食物的能力逐渐增强。3 ~4 月龄婴儿唾液腺逐渐发育完善,唾液量逐渐增加,淀粉酶含量随之增加,消化淀粉的能力增强,食物品种应适当调整增加。

(三) 神经系统发育不完善

大脑的增殖从孕晚期开始,直至出生后 1 周年,而大脑细胞的发育和大脑功能的发育可一直持续到2岁。此阶段营养供给不足,尤其是蛋白质的不足,将影响婴幼儿的智力发育。

二、婴幼儿营养需要

(一) 能量

正常婴幼儿的能量需要大致分五个方面。

1. 基础代谢 基础代谢所需的能量消耗随年龄不同而变化,年龄越小所需能量越多。婴幼儿新陈代谢所需能量占总能量的50% ~60%,比成年人高10% ~15%。

2. 食物特殊动力作用 婴儿的食物特殊动力作用耗能占总能量的7% ~8%,年长儿约为5%,各种营养素的特殊动力作用以蛋白质为最强。

3. 生长发育 生长发育过程需要消耗能量,所需的能量与生长的速度成正比。出生至1岁以内生长所需的能量占总能量的25% ~30%,1岁以上占总能量的15% ~16%。

4. 活动所需能量 活动所需能量的多少与活动强度、持续时间、类型及身材大小有关。小婴儿除啼哭、吸奶和手足活动外,其他活动消耗的能量不多。婴幼儿活动约需能量83 kJ/(kg·d),而多哭好动婴幼儿能量的需要比同龄婴幼儿增加3~4倍。

5. 排泄损失 未能被完全消化吸收的食物排出体外时,要损失一定的能量,但一般不超过能量消耗的10%,婴儿排泄损失的能量为62 kJ/(kg·d)。

2013年中国营养学会提出0~3岁婴幼儿的能量需要量(EER)见表1-7-10。

表1-7-10 0~3岁婴幼儿能量需要量

年龄	RNI(EER)	
	MJ/d	kcal/d
0~6个月	0.38 MJ/(kg·d)	90 kcal/(kg·d)
7~12个月	0.33 MJ/(kg·d)	80 kcal/(kg·d)
1岁~	3.77(男) 3.35(女)	900(男) 800(女)
2岁~	4.60(男) 4.18(女)	1 100(男) 1 000(女)
3岁~	5.23(男) 5.02(女)	1 250(男) 1 200(女)

(二) 蛋白质

婴幼儿时期是生长发育最快的阶段,因此对于蛋白质的需要量,按每千克体重计算较成年人多。由于人乳中营养素吸收率较牛乳高,母乳喂养的婴儿蛋白质的需要量为2 g/(kg·d),牛乳喂养的婴儿为3.5 g/(kg·d),混合喂养的婴儿为4 g/(kg·d)。幼儿为2.5 g/(kg·d)。

(三) 脂肪

婴幼儿对脂肪的需要量也高于成年人,新生儿~6个月龄婴儿每日摄取脂肪以占总能量的50%为宜,7个月~1岁婴儿、1~3岁幼儿每日摄取脂肪分别以占总能量的35% ~45%、30% ~40%为宜。必需脂肪酸的供应量应不低于总能量的1% ~3%。人乳含不饱和脂肪酸

(8%),较牛乳(2%)多,而且较容易被消化吸收,对于婴儿的生长发育,特别是大脑的发育非常有益。若脂肪的摄入不足,会出现生长迟滞、皮肤干燥、脱发等表现。

(四)碳水化合物

婴幼儿需要的碳水化合物相对较成年人多,每日每千克体重约需 12 g。婴儿膳食中碳水化合物所提供的能量应占总能量的50%。乳糖是母乳和牛奶中唯一的碳水化合物,对于婴儿特别适宜。乳糖除了容易在肠内分解吸收、提供能量以外,还可以在肠道中转变成乳酸,有利于降低肠道的酸碱度,促进乳酸杆菌的生长,抑制大肠埃希菌的繁殖,并有助于钙在肠道中的吸收。出生后 2~3 个月龄的婴儿由于尚缺乏淀粉酶,对淀粉不易消化,故米、面等淀粉类食物宜在出生 4 个月后添加。

(五)矿物质与维生素

初生婴儿钙的含量约占体重的 0.8%,到成年人时约占体重的 1.5%。钙是骨骼和牙齿的重要组成成分,在生长发育过程中,骨骼和牙齿的发育需要储存大量的钙。生长速度快的婴幼儿,对于钙的需要量增多。中国营养学会规定,0~6 个月龄的婴儿每天钙的适宜摄入量为 200 mg,7~12 个月龄婴儿 250 mg/d,1~3 岁幼儿每天钙的推荐摄入量为 600 mg。婴幼儿所需的钙主要来自于乳类食品,母乳中钙的含量是 350 mg/L,牛奶中钙的含量是 1 350 mg/L,但由于母乳中钙、磷含量的比例是 2:1,乳糖含量也较丰富,因此母乳中的钙吸收率较牛乳高。

铁是生长过程必需的元素,其主要作用是参与血红蛋白的合成。<4 月龄婴儿体内有铁的储备,对于食物铁的需要量低。母乳和牛奶中铁的含量分别为 1 mg/L 和 3 mg/L,但铁的生物利用率分别为50%和10%。出生 4~6 个月婴儿,体内铁的储备逐渐耗竭,此时应逐渐添加含铁丰富的食物,如动物肝、蛋黄等。中国营养学会规定,婴幼儿铁的推荐摄入量为 9 mg/d。

维生素与婴幼儿健康有密切关系。由于维生素 D 在人乳和牛乳中均较缺乏,婴儿缺少户外活动时,尤其是出生于冬季的婴儿,常易发生维生素 D 缺乏性佝偻病,应注意及时添加维生素 D 制剂预防。一般鱼肝油中含有维生素 A 和维生素 D,应用时切忌过量,以防中毒。

(六)水

婴儿体内含水量占体重 70%~75%,比成年人(含水占体重 60%~70%)高。一般婴儿每日需水量为 100~150 mL/kg,年龄越小需要量越大,故一旦发生腹泻或呕吐,容易出现脱水和电解质紊乱等严重后果。

三、母乳喂养

母乳是营养最全面的婴儿理想食物,提倡、保护和支持母乳喂养(breast feeding)是全社会的责任。我国国务院颁布的《中国营养改善行动计划》制定的具体目标是,提高 4~6 个月以内婴儿的纯母乳喂养率,使母乳喂养率达到 80%。世界卫生组织建议:6 月龄婴儿可开始添加辅食,并维持母乳喂养到 2 岁。但一般情况下,婴儿母乳喂养时间维持在 11~12 个月。

(一)母乳喂养的优点

(1)母乳含有完全的营养素,其中必需氨基酸的组成和比例合适。所含蛋白主要是乳清蛋白,与酪蛋白的比例为3∶2,而牛奶中乳清蛋白与酪蛋白的比例为1∶4。母乳中的乳清蛋白在胃酸作用下可形成细小柔软的蛋白凝块,最容易在婴儿消化道中被消化和吸收,而且具有最高的生物利用率。乳母按每天分泌800 mL乳汁计算,可以完全满足4~6月龄婴儿生长发育的营养需要。

(2) 母乳中含有丰富的免疫物质,如免疫因子、IgM、IgG、IgA、吞噬细胞、溶菌酶等,因此能增加婴儿抗感染的能力、预防过敏。特别是产妇分娩后12 d以内所分泌的乳汁,称为初乳(colostrum),初乳对于防御新生儿感染和婴儿呼吸道、消化道的感染特别重要。母乳喂养可以减少婴儿猝死综合征的发生;并可能与降低婴儿糖尿病及儿童淋巴腺癌的发生率有关。

(3) 母乳中钙的含量虽然不高,但钙、磷比例合适(2∶1),有利于吸收,铁与锌的利用率也较高。

(4) 母乳中含有较丰富的乳糖、牛磺酸和长链多不饱和脂肪酸,有利于婴儿大脑和神经系统的发育。此外,哺乳过程中母婴的接触能刺激婴儿的大脑,促进婴儿早期的智力开发。

(5) 哺乳行为有益于母婴的身心健康,吸吮有助于婴儿面部肌肉运动和正常发育,有利于母婴交流,促进婴儿心理与社会适应性的发育。

(6) 母乳喂养能促进乳母子宫收缩和恢复,能延长产后闭经,有利于产后的康复;另外,母乳喂养还可减少乳腺癌和卵巢癌的危险。

(7) 方便、经济、卫生。母乳喂养有许多优点,应尽量鼓励母乳喂养至少到6个月,尤其强调让新生儿吃到一周内的初乳。

(二) 母乳喂养方法

婴儿开始母乳喂养的时间越早越好,WHO建议产后1 h内进行母乳喂养并提倡按需哺乳。喂哺时应采用正确姿势。

1. 体位舒适　喂哺可采取不同姿势,重要的是让乳母心情愉快、体位舒适和全身肌肉松弛,有益于乳汁排出。

2. 母婴必须紧密相贴　无论婴儿抱在哪一边,婴儿的身体与乳母身体应相贴,头与双肩朝向乳房,嘴处于乳头相同水平位置。

3. 防止婴儿鼻部受压　须保持婴儿头部和颈略微伸展,以免鼻部压入弹性乳房而影响呼吸,但也要防止头部与颈部过度伸展造成吞咽困难。

4. 乳母手的正确姿势　应将拇指和其他四指分别放在乳房上下方,托起整个乳房喂哺。避免"剪刀式"夹托乳房(除非在奶流过急,婴儿有呛溢时),那样会反向推乳腺组织,阻碍婴儿将大部分乳晕含入口内,不利于充分挤压乳窦内的乳汁。

四、人工喂养

乳母因各种原因不能喂哺婴儿时,选用配方奶粉、牛乳、羊乳或其他代乳品喂养婴儿,称为人工喂养(bottle feeding)。人工喂养时如果选用配方奶,供量充足,也能满足小儿的营养需要,使其生长发育良好。

(一) 常用乳制品的调配方法

1. 配方奶粉　配方奶粉是参照母乳的组成成分对牛奶的成分进行调整改良的适合婴儿

食用的奶制品。使用配方奶粉喂哺方法：按配方奶粉和水的体积比 1∶4（1 匙乳粉加 4 匙水）加开水冲调成乳汁，或按婴儿配方奶粉产品说明调制和喂养。

2. 牛乳 由于某些原因不能母乳喂哺的婴儿，可选用牛乳喂养。与人乳比较，牛乳含酪蛋白多，不易消化，所含不饱和脂肪酸及乳糖比人乳少，而且容易受污染。用牛乳喂养时，可以通过稀释减低酪蛋白浓度，使胃内乳凝块变小。牛乳中的含糖量低于人乳，喂养牛乳时需要加 8% 的糖。

喂养量的计算：婴儿人工喂养牛乳时可按每日需加糖牛奶 100 ~ 120 mL/kg、每日需水量 150 mL/kg 计算。例如，一个 3 个月的婴儿，体重 5 kg，每日需喂 8% 糖牛奶量为 550 mL（550 mL 鲜牛奶加 44 g 蔗糖），需喂水 750 mL（总需水量）。实际需水量 = 总需水量减去牛奶中的水量（牛奶含水 87%，550 mL 牛奶约含水 500 mL）750 – 500 = 250 mL。即实际需水量为 250 mL，可在每日两次喂奶之间，分次以温开水喂养婴儿。全日牛奶量可分成 5 次喂哺。一般小儿全日牛奶喂哺量以不超过 800 mL 为宜，不够时可增补其他辅助食品。需要注意的是婴儿每日牛乳需要量个体差异性较大，可根据具体情况增减，灵活掌握，以吃饱为度。

另外，牛乳喂养可能会引起呕吐、腹痛、腹泻、皮疹等过敏反应。喂养前牛乳经充分煮沸可以减少过敏反应；随着年龄的增加，过敏反应也可逐渐减弱。人乳与牛乳的区别见表 1 – 7 – 11。

表 1 – 7 – 11 人乳与牛乳的比较

成分及其他	人乳（成熟乳）	牛乳
蛋白质/g · 100 mL^{-1}	0.8 ~ 0.9（2/3 为酪蛋白）	3.3（4/5 为酪蛋白）
脂肪/g · 100 mL^{-1}	3.5（含多不饱和脂肪酸）	3.5
乳糖/g · 100 mL^{-1}	7.5	4.8
维生素	维生素 A、维生素 E、维生素 C、烟酸较多	维生素 B_1、维生素 B_2、维生素 B_{12} 较多
矿物质/g · 100 mL^{-1}	0.2	0.7（铜、铁含量少）
钙/mg	0.030	0.125
磷/mg	0.014	0.093
脂酶、淀粉酶	较多	较少
免疫球蛋白	较多	较少
水分/g	87.5	87.5
能量/kJ	284.2（68）	275.9（66）
胃内乳凝块	较小	较大
胃内消化时间	较短	较长
营养素吸收率	较高	较低
铁的利用率	较高	较低
过敏反应	较少	可能有
细菌学方面	无菌	易污染

注：能量一行中（ ）内为以 kcal 作为能量单位时的数值。

（二）人工喂养注意事项

（1）乳制品和代乳品的量和浓度应按小儿年龄和体重计算，按小儿食欲调整，切忌过稀或过浓，过稀可引起营养不良，过浓易导致消化功能紊乱。

（2）奶瓶以直式为好，易清洗，奶嘴应软硬合适，奶嘴头孔的大小需按婴儿吸吮力而定，以奶瓶倒置水滴连续滴出为宜。

（3）喂奶时将婴儿抱起放在膝上，取半坐位，斜枕于左臂上，以右手拿奶瓶喂哺，在10～20 min内喂完，如吃得太快或太慢，应检查奶嘴头孔的大小是否合适。

（4）每次喂哺后，所有器皿应清洗并煮沸消毒，奶嘴可待水沸后放入，再煮5 min。

（5）每日喂哺次数和间隔时间与母乳喂哺时相近，小婴儿间隔时间可略长，经3.5～4 h。

（6）每次喂哺前可将乳汁滴几滴于手背或手腕处试乳汁温度，以不烫手为宜。

（7）喂奶时奶瓶倾斜，应使乳汁始终充满奶嘴，以免吸入空气，喂乳完毕应将婴儿抱起，头靠在母亲肩上，轻轻拍背数分钟，使吞入胃内的空气排出，以防止溢乳。

五、辅食的添加

新生儿主要依赖母乳或牛乳喂养，但是随着月龄的增长，单纯奶的营养成分已经不能满足需要，必须增加辅食来补充并逐步达到断乳的目的。断乳是一个很长的过程，是一个继续保持母乳喂养的过程，也称为断乳过渡期。婴儿添加辅食的时间应在4～6月龄开始，至8～12月龄完全取代母乳较为适宜。应注意辅食添加的顺序和原则。

不同月龄婴儿食谱举例见表1－7－12。

表1－7－12 不同月龄婴儿食谱（4～12个月婴儿）举例

年龄	加餐时间		食物及用量
4个月	早	8时	儿童用鱼肝油1～2滴，鲜果汁2～4茶匙
		10时	蛋黄1/4～1/2只，乳儿糕1/2块
	下午	6时	蛋黄1/4～1/2只，菜泥15 g，乳儿糕1/2～1块
5～6个月	早	8时	儿童用鱼肝油1～2滴，番茄汁或果汁2～4茶匙
		10时	粥25 g，蛋黄1/2只，碎菜15 g
	晚	6时	烂面25 g，鱼泥25 g，碎菜25 g
7～9个月	早	6时	饼干或馒头干2片
		8时	果泥4茶匙，儿童用鱼肝油1～2滴
		10时	蛋25 g，肉末15 g，碎饭菜（米40 g，碎菜35 g）
	下午	2时	饼干或馒头干2片
		4时	果泥50 g，儿童用鱼肝油1～2滴
		6时	肝泥40 g，碎菜面（面40 g，碎菜35 g）

续表

年龄	加餐时间		食物及用量*
10～12月	早	6时	饼干3～4片或馒头，面包干2片
		8时	果汁100 mL，儿童用鱼肝油2～4滴
		10时	粥40 g，肝泥25 g，豆腐25 g，碎菜40 g
	下午	2时	煮鸡蛋1个，碎菜面（面40 g，碎菜30 g）
		6时	肉松粥（米40 g，肉松15 g），水果1/2个

注：* 此食谱是婴儿用母乳或牛乳喂养外，根据婴儿的生长发育所增加的食物。以上均为1人用量。

（一）顺序

婴儿首先添加谷类及其制品，然后添加蛋黄、鱼类、细嫩的蔬菜等，再后是肉类、全蛋、豆类等，最后过渡到较易消化的普通家庭膳食。

（二）原则

辅助食物应适时适量添加、从一种到多种、从稀到稠、从细到粗、从少到多。婴儿断奶后每天应至少喝220 mL牛奶。

六、婴幼儿常见营养缺乏症及预防

（一）佝偻病

佝偻病是婴幼儿常见多发病，以3～18个月的婴幼儿最多见。常由于维生素D缺乏，引起钙、磷吸收减少，软骨钙化不良，造成骨骼生长障碍所致。临床表现为血钙降低，伴有烦躁不安、夜惊、多汗、抽搐、枕部毛发脱落、囟门闭合迟缓、方颅、鸡胸、串珠肋、X型或O型腿等。新生婴儿自出生第2周起可通过口服维生素D预防，以每日摄入维生素D 10 μg为宜。亦可服用强化维生素D的牛奶，同时适当晒太阳以增加皮下维生素D的合成。

（二）缺铁性贫血

婴儿出生时体内储存的铁一般只能满足4个月的需要，如果没有及时补充含铁食物，大部分在出生5个月以后易发生缺铁性贫血，发病高峰在6个月至1岁半。缺铁性贫血主要表现为面色苍白、全身无力、易疲劳、食欲减退、注意力不集中，长期贫血将会影响幼儿体格和智力的发育。出生4个月后补充富含铁的食物可以预防缺铁性贫血，以肝泥、蛋黄和肉末较好。同时应增加蔬菜、水果等富含维生素C的食物以促进铁的吸收。早产儿体内铁储备少，尤应注意在出生4个月后补充富含铁的食物。

（三）锌缺乏症

幼儿及学龄前儿童发生较多，多为边缘性缺乏。幼儿锌缺乏可表现为食欲减退、味觉迟钝、异食癖，长期缺乏可导致生长发育迟缓，婴儿缺锌还会影响智力的发育。纠正的办法是合理调配膳食，增加富含锌的各种动物性食物，如猪肉、猪肝、鱼和海产品等，以保证锌的足量摄入。

(四) 蛋白质-能量营养不良

蛋白质-能量营养不良常见于3岁以下婴幼儿,是发病率和病死率很高的疾病之一。蛋白质-能量营养不良(protein-energy malnutrition, PEM)临床上分为两型:① 干瘦型(marasmus),由能量摄入严重不足所致,患儿表现为明显消瘦、皮肤干燥、弹性差、无光泽、体弱无力等;② 水肿型(kwasiorker),由于喂养不当造成婴幼儿蛋白质长期缺乏所致,患儿表现为全身水肿、肌肉松弛、肝大、表情淡漠等,严重时将会影响婴幼儿生长发育。合理喂养,保证机体的需要是预防蛋白质-能量营养不良的关键。婴儿期应采用母乳喂养;随年龄增长,应补充各种辅食,尤其应注意补充优质蛋白质;合理安排生活制度;预防各种传染病。

第三节 儿童营养

儿童时期生长迅速,代谢旺盛,所需能量和各种营养素相对高于成年人。合理营养对儿童正常生长和智能发育起重要作用,也为成年后的健康打下良好基础。儿童营养不良,影响儿童正常发育,而且抵抗力差,易于感染疾病,且病后康复缓慢,也影响儿童智能的发育和学习。

一、儿童营养生理特点

(1) 儿童正处于生长发育时期,可按年龄不同分为2个阶段,3~6岁为学龄前儿童,6~12岁为学龄儿童。儿童营养素的摄入除了用于维持新陈代谢外,还要满足组织生长发育的需要,因此能量和各种营养素的需要量按每千克体重计算高于成年人。

(2) 不同年龄阶段的小儿生长发育有其各自特点,速度亦有明显差异。年龄越小者越易发生营养缺乏症。

(3) 儿童的生长速度个体间差别较大,而且性别间的差异很明显。因此营养素的推荐摄入量应根据具体情况适当调整。

(4) 3~6岁儿童咀嚼及消化能力仍不及成年人,应注意提供营养丰富而易于消化的食物。还应注意培养儿童养成良好的饮食和卫生习惯,避免营养不良性疾病的发生。

二、儿童的营养需要

1. 能量　儿童能量的需要随年龄的增加而增多,能量供给可参考《中国居民膳食营养素参考摄入量》(详见附录一)提供。

2. 蛋白质　儿童正处于生长发育期,肌肉系统发育最快,所需蛋白质也最多。我国建议3~12岁儿童蛋白质的推荐摄入量分别为:3~5岁儿童为30 g/d,6~7岁为35~40 g/d,8~10岁为40~50 g/d,11~12岁男性为60 g/d,女性为55 g/d。

3. 矿物质　应格外重视膳食中的钙、磷、铁以及碘、锌、镁、铜等元素的供应。

(1) 钙　钙是组成骨骼和牙齿的重要原料,且为维持神经肌肉的正常活动所必需。我国钙的推荐摄入量(RNI,下同)4~6岁儿童为800 mg/d,7~10岁为1 000 mg/d,11~12岁为1 200 mg/d。由于奶及奶制品是钙的最好来源,膳食中适量摄入奶及奶制品有利于钙的补充。蔬菜和豆类等食品中含有的钙,吸收利用率较差,故钙的推荐摄入量必须相应提高。

(2) 铁　儿童对铁的需要量比成人高,供给不足时易导致缺铁性贫血。我国 10 岁以下儿童铁的推荐摄入量为 13 mg/d,11 岁以上男性为 15 mg/d;女性为了补充月经丢失的铁,铁的供应量为 18 mg/d。由于动物性食物中所含的铁吸收利用率较高,膳食补充铁以动物性食物为佳。若食物不能满足机体铁的需要,可食用铁的强化食物来补充。

(3) 碘　碘对儿童的生长发育具有重要的意义。碘缺乏时儿童生长和智力发育都受到影响,碘盐的供给可以有效预防碘缺乏病。3 ~ 6 岁儿童碘的推荐摄入量(RNI)为 90 μg/d,7 ~ 12 岁为 90 ~ 110 μg/d。

(4) 锌　儿童生长和性器官的发育都需要锌。缺锌使儿童的生长和性发育停滞,食欲减退,味觉和嗅觉异常。我国 10 岁以下儿童锌的推荐摄入量为 5.5 ~ 7.0 mg/d,11 ~ 12 岁男孩为 10 mg/d,女孩为 9 mg/d。

其他元素的膳食参考摄入量参照附录一。

4. 维生素　维生素对维护儿童健康,促进生长,提高机体对疾病的抵抗力,防止营养性缺乏病都是不可缺少的。生长发育期儿童应多供给富含维生素 A 的食物,如乳、蛋、肝、胡萝卜等。维生素 D 对促进骨骼和牙齿的正常发育非常重要,主要靠维生素 D 制剂补充。我国建议儿童的维生素 D 推荐摄入量为 10 μg/d,相当于 400 IU;维生素 C 的推荐摄入量为 50 ~ 90 mg/d,维生素 B_1 为 0.8 ~ 1.2 mg/d,维生素 B_2 为 0.7 ~ 1.2 mg/d,烟酸 8 ~ 13 mg/d。肝、肾、蛋黄、发酵豆制品和绿叶蔬菜可以提供多种维生素。

三、儿童的合理膳食

(一) 学龄前儿童(3 ~ 6 岁)

此期儿童骨骼、牙齿、肌肉发育迅速,也是视力、智力发育的关键时期,膳食中要提供足够的能量和营养素,应特别注意碳水化合物、蛋白质、卵磷脂、脑磷脂、钙、磷、钾、铁、维生素 A、维生素 D、维生素 B_2 等的供应。饮食中要注意食物的多样化,注意荤素菜搭配,粗细粮交替使用。食品的温度和软硬度要适中。注意色、香、味美,促进食欲。除一日三餐外,可在下午加一次点心,以补充能量的需要。注意培养儿童养成不挑食,不偏食,少吃零食,定时、定点进食,讲卫生的良好饮食和卫生习惯。

一日膳食举例:谷类 125 ~ 250 g,肉、虾、鱼、猪肝 100 g,鸡蛋 1 个,豆制品 10 ~ 20 g(干豆重),蔬菜 100 ~ 200 g,水果 1 ~ 2 种,牛奶或豆浆 250 mL。

(二) 学龄期儿童(6 ~ 12 岁)

膳食安排要充足多样化,饭菜适宜,以保证学龄期儿童在生长发育过程中对营养的需要,应注意以下几点。

1. 食物花色品种多　既有米面类主食,又有富含优质蛋白质的鱼、蛋、乳、肉、豆类,再加大量绿叶蔬菜和新鲜水果,粮食仍应粗细粮兼有,副食荤素搭配合理,达到平衡膳食要求,在保证营养的基础上经常更换花色品种,以增进儿童的食欲。

2. 三餐一点比较合适　能量分配为早餐 20% ~ 25%,午餐 35%,点心 10% ~ 15%,晚餐 30%,学龄期儿童早餐不仅要吃饱,而且还要吃好。因上午学习紧张,能量消耗大,最好喝一杯牛乳或豆浆加干点 100～150 g 和一些蛋或肉，这样比较耐饥饿，有条件的学校也可提供课间餐，在上午第二节课后供应 100～150 g 点心加豆浆 1 杯。

3. 培养良好饮食习惯，营造愉悦的进食氛围　教育幼儿不偏食、不挑食，少吃零食，注意饮食卫生和安全，进食时不看书、不看电视，不要边进食边玩耍。此外一些食物如坚果、糖果、樱桃、葡萄、果冻等可能会引起幼儿呛哽或误入气管，尤应注意预防。

一日膳食举例：谷类 250～350 g，肉、鱼、禽等 100～150 g，蛋 1 个，豆制品 50～100 g，蔬菜 250～300 g，水果 1 个，植物油 10～15 g，糖 15 g，食盐 5 g，牛奶或豆浆 250 mL。

第四节　青少年营养

一般认为 13～15 岁为少年，16～18 岁为青年。13～18 岁阶段又称为青春期。此期是青少年发育阶段，为生长发育的第二高峰，是中学学习时期，也是从青少年过渡到成人的时期。

一、青少年生理特点

青少年阶段各个器官逐渐发育成熟，思维能力活跃，记忆力最强，是一生中智力和体格发育成长的最重要时期；而其生长速度、性成熟、学习能力、运动锻炼、劳动效率等都与营养状况有非常密切的关系。为此青少年时期对营养的需求更高，营养的供给必须与青春发育过程和变化相适应。青春期开始的早晚、生长发育的速度和持续的时间都有很大的个体差异，因此对营养素的推荐摄入量也要有所不同。一般女性青春发育期出现较早（12～14 岁），男性稍迟。因此，13 岁以后的男女青少年在某些营养素供给上应有所区别。

二、青少年营养需要

1. 能量　青少年生长发育迅速，此期身高和体重快速增加，所需的能量也相应增加。14～18 岁身体活动水平（轻）男性能量供给量为 10.46 MJ（2 500 kcal），女性为 8.37 MJ（2 000 kcal）。

2. 蛋白质　青少年肌肉系统发育迅速，蛋白质需要量很大。我国建议青少年食物蛋白质的供给量：14～18 岁男性为 75 g/d，女性为 60 g/d。

3. 矿物质　青少年时期身体和骨骼生长达高峰，应格外重视膳食中的钙、磷、铁以及碘、锌、镁、铜等元素的供应。钙的供给量为 1 000 mg，高于成年人的 800 mg。青少年男性铁供给量为 16 mg，而女性因月经周期铁的丢失，铁供给量为 18 mg。青少年碘的推荐摄入量为 120 μg/d，与成年人相近。

4. 维生素　为了维持青少年健康和正常生长发育，青少年的膳食应多供给富含维生素 A、维生素 D、维生素 C、维生素 B_1、维生素 B_2、烟酸的食物，动物肝、肾，蛋黄、发酵豆制品和绿叶蔬菜可以提供多种维生素。我国青少年的维生素 D 推荐摄入量（RNI）为 10 μg/d，相当于 400 IU。

三、青少年合理膳食

青少年期的能量消耗大，蛋白质需要量高，主食的推荐摄入量大大超过儿童期，每餐可供主食 100～150 g，以保证能量的需要。蛋白质的推荐摄入量（RNI）为 60～75 g，高于成年人的推荐摄入量。要求 40%～50% 的蛋白质来自于动物性食品或大豆。供给适量的肉类和海产品，以提供血红素铁、锌、碘等元素。儿童和青少年时期尤应注意供给奶类食品以保证钙的摄入量，并确保有适当的室外活动和日晒，以避免由于长期钙和维生素 D 摄入不足，或未能进行适当室外活动而造成的机体骨峰值降低，减少成年后罹患骨质疏松症的危险性。另外，由于钙的摄入抑制铁的吸收，应注意补充含铁食物，以预防缺铁性贫血。经常食用蛋类可供给维生素 A 和 B 族维生素，多吃蔬菜、水果除可供给钾、钙、镁外，还可供给大量维生素 C 和膳食纤维。

青少年时期是机体快速生长发育的时期，应养成良好的饮食习惯。不吃早餐、饮食不定时、大量饮料、快餐等均不利于健康。

青少年一日膳食举例：谷类 300 ~ 400 g，奶类 300 mL，豆类 50 g，鱼、肉、禽、蛋 150 ~ 200 g，蔬菜 400 g(绿叶菜不低于 200 g)，水果 200 ~ 300 g。

第五节　老年人营养

世界卫生组织规定，60 岁以上的人为老年人。人体老年化是一个长期的过程，进入老年后，机体逐渐出现衰老退化现象，伴有基础代谢率下降，对疾病的抵抗力下降，高血压、动脉粥样硬化、骨质疏松和各种代谢障碍病等老年性常见病的发病率增高。合理的营养供给和膳食调配有助于老年人的身体健康，有利于提高生活质量，防治各种老年常见病。营养缺乏或不合理膳食则可能加速衰老的进程。

一、老年人的生理特点

(一) 基础代谢的改变

基础代谢率随年龄的增加而逐渐降低。一般认为老年人的基础代谢率比青壮年降低 10% ~15%。

(二) 器官功能的衰退

1. 运动系统　老年肌肉组织细胞数减少，肌肉逐渐萎缩，肌肉供能下降。有人提出 70 ~ 80 岁女性和男性的手肌力比壮年分别下降 30% 和 58%。骨组织矿物质减少，骨质密度下降，骨质疏松，易骨折。

2. 心血管系统　老年人心肌细胞中脂褐质积聚，脂代谢改变而使老年人易患动脉粥样硬化，心肌细胞 ATP 酶活性下降，心肌收缩力减弱，心输出量减低。

3. 神经系统　老年人脑细胞数减少，脑血流量下降，神经传导减慢。因此老年人的记忆力和思维能力有所下降，动作协调性变弱。皮肤对各种刺激反应迟钝，易遭受创伤和烫伤。

4. 消化系统　老年人牙齿松动或脱落影响咀嚼，味蕾萎缩引起味觉迟钝而影响食欲，胃黏膜出现不同程度的萎缩，消化液分泌减少，消化酶活性降低，影响食物的消化吸收。肠蠕动减慢，易发生老年性便秘。

5. 泌尿系统　老年人肾细胞减少，肾血流量下降，肾小球滤过率降低，肾小管的重吸收和分泌功能也减弱。

6. 免疫系统　老年人免疫功能减退，外周血中 T 淋巴细胞减少，对疾病抵抗力下降。

二、老年人营养需要

(一) 能量

老年人由于组织中呼吸链酶体系活力减弱，细胞中三磷腺苷和磷酸肌酸减少，体内糖原的储存量有限，当机体从事紧张的活动时由于能量不足而易于疲劳，老年人又因为活动量减少和代谢率降低，体内消耗能量减少，体内脂肪不断增加，造成体重增加，易患冠心病、高血压、糖尿病、脂肪肝等疾病。60 岁以后能量摄入量应较青壮年减少 20%，70 岁以后减少 30%。

(二) 蛋白质

老年人体内的蛋白质生物合成能力逐渐缓慢，摄入体内的蛋白质利用率低，肝和肾功能减弱，对蛋白质的代谢能力亦减弱，但蛋白质的摄入量不能低于成年人，老年人蛋白质推荐摄入量(RNI)以 1.0 g/(kg · d)为宜。由于老年人胃肠道消化吸收功能降低，适当增加奶类、鱼类、豆类等富含优质蛋白质的食物，可以提高蛋白质的吸收和利用率。

(三) 脂肪

老年人膳食中脂肪的摄入不宜过多，脂肪摄入量以占总能量的 20% ~25% 为宜。最好能以多种植物油如花生油、玉米油、豆油、菜油等混合食用，以供给必需脂肪酸，并促进脂溶性维生素的吸收。另外，在普通饮食中，饱和脂肪酸类的摄入普遍超标，而单不饱和脂肪酸的摄入却是严重不足的，橄榄油含有单不饱和脂肪酸，有条件者也可以选用。高脂肪膳食与老年人高血脂和高 β - 脂蛋白有密切关系，与心脑血管疾病和某些肿瘤的高发病率有关。

(四) 碳水化合物

老年人由于胰岛素的分泌减少，对血糖的调节作用减弱，糖耐量降低，容易引起血糖升高，因此不宜进食含糖高的食物。碳水化合物的摄入以淀粉类为佳，摄入量以占总能量的 50% ~65% 为宜。此外应供给富含膳食纤维的食物，以促进肠道蠕动，防止便秘，预防高脂血症、糖尿病、胆石症及结肠癌、乳腺癌等疾病。

(五) 矿物质

老年人钙的吸收率降低，但钙的丢失随着年龄的增加而增加，故老年人骨质疏松症发病率较高。足量钙的供给是预防骨质疏松的重要措施之一，钙的推荐摄入量为 1 000 mg/d。老年人易发生铁的摄入不足，且对铁的吸收率下降，故贫血较常见，老年人铁的推荐摄入量(RNI)为 12 mg/d。锌有助于改善老年人的味觉迟钝和免疫功能低下，其推荐摄入量男性为 12.5 mg/d，女性为 7.5 mg/d；硒有抗脂质过氧化作用，硒的推荐摄入量为 60 μg/d；膳食中摄入一定量的铬可以改善糖耐量；此外，尚应控制食盐的摄入量，老年人每日氯化钠的摄入量应控制在 6 g 以下。

(六) 维生素

维生素 A 对老年人的视力和上皮组织的抵抗力起重要作用，β - 胡萝卜素有良好的抗氧化作用,维生素 D 摄入的减少或活化障碍,可引起钙、磷吸收减少,易发生骨折和骨质疏松。维生素 E 是抗氧化剂,有保护细胞膜的作用;并可抑制血液中氧化型低密度脂蛋白形成,预防动脉粥样硬化和减少脂褐质生成,有抗衰老的作用。维生素 C 能抑制脂质过氧化,稳定细胞膜结构,阻断致癌物亚硝胺的合成,有预防肿瘤的作用;改善脂质代谢,缓解动脉粥样硬化,增强免疫力。叶酸的适量摄入可以预防老年痴呆症,与维生素 B_{12} 合用也有利于预防老年性贫血,还可与维生素 B_6 一起参与同型半胱氨酸的代谢,通过降低血清中同型半胱氨酸的含量而消除动脉粥样硬化的危险因素。我国老年人维生素 D 的推荐摄入量(RNI)为 15 μg/d,维生素 E 的适宜摄入量(AI)为 14 mg/d,其他维生素的推荐摄入量同成年人。

三、老年人合理膳食

老年人膳食以达到平衡膳食为目的,适当控制总能量的摄入。膳食定时定量,少食多餐,不暴饮暴食,避免能量过剩而引起肥胖。2013 年中国营养学会建议老年人身体活动水平(轻)每天能量推荐摄入量(RNI)为 7.11 ~ 8.58 MJ(1 700 ~ 2 050 kcal)。

老年人膳食应多样化,保证有碳水化合物、蛋白质、脂肪、蔬菜水果等四大类食物组成。每日膳食中要供给适量的谷类食物,蛋白质的摄入量要适当,提倡多吃奶类、豆类及制品和鱼类蛋白,适量的瘦肉、禽类,保证供给的蛋白质中优质蛋白质占 50%。脂肪摄入量应限制在总能量的 20% ~ 25%,少吃或不吃荤油,提倡多种植物油如花生油、玉米油、豆油、菜油等的混合食用,以提供必需脂肪酸。膳食中应有多种而充足的蔬菜和水果,以提供充足而平衡的维生素和矿物质。另外,某些营养素如硫辛酸、叶酸、维生素 D、钙、铁等,由于食物中含量少,或烹调过程容易损失,或胃肠道吸收利用率降低等原因,膳食中也应注意适当选择补充,以保证提供全面而完善的营养。

老年人膳食要求清淡少盐,食物应柔软易消化,忌油腻。食物加工要细碎,烹调要软、烂、酥,色、香、味、形能促进食欲,烹调方法要用炖、煮、炒,少用油煎、油炸、烟熏、火烤的方法。不吸烟,不宜多饮酒。

小 结

妊娠是复杂的生理过程,妊娠期间母体合成代谢增强,基础代谢率逐渐升高;大约 50% 孕妇在孕早期有“早孕反应”;部分孕妇可出现糖尿。孕中期起体重增长迅速,至孕晚期体重可增长 12 kg 左右。孕妇营养除按劳动强度供给所需的能量外,怀孕 4 个月后每日增加 1.26 MJ(300 kcal)。孕中、晚期孕妇每日蛋白质的增加量分别为 10 g、25 g。为了保证胎儿大脑和神经系统的正常发育,孕妇膳食中必须包含有饱和脂肪酸和多不饱和脂肪酸,并给予适量的磷脂和胆固醇,每天至少要进食碳水化合物 150 ~ 200 g。为预防母体骨质软化,促进胎儿生长发育,孕早、中、晚期钙的推荐摄入量分别为 800 mg/d、1 000 mg/d、1 000 mg/d。孕早、中、晚期铁的推荐摄入量分别为 20 mg/d、24 mg/d、29 mg/d。此外,应适量补充锌、碘、维生素 A、维生素 D、维生素 E、叶酸等矿物质和维生素,以利于胎儿的生长发育。

乳母需要分泌乳汁、哺育婴儿,还要恢复自身健康,能量供应可在原有推荐摄入量基础上每日增加 2.09 MJ(500 kcal),蛋白质的摄入量每日应增加 20 g,脂肪、碳水化合物的摄入量分别占总能量的 20% ~ 30%、50% ~ 65%。钙对于乳母自身健康和婴儿生长发育都极为重要,应特别注意补充，钙的推荐摄入量为1 000 mg/d。乳母应选用富含蛋白质、钙、锌、铁、碘及B族维生素的食物，经常喝一些汤汁有利于泌乳。

婴幼儿时期是人生中发育最快的阶段，但消化系统、神经系统发育仍未完善。婴幼儿蛋白质的推荐摄入量相对高于成人，对脂肪的需要量也较高，碳水化合物每日每千克体重约需12 g。乳糖对于婴儿特别适宜，除了易在肠内分解吸收供能以外，还可以转变成乳酸，降低肠道的酸碱度，促进乳酸杆菌的生长，抑制大肠埃希菌的繁殖，并有助于钙的吸收。婴幼儿钙的需要量大，母乳喂养和维生素D及时添加有利于钙的吸收。应提倡母乳喂养，母乳喂养的主要优点是：① 母乳含有完全的营养素，容易被消化吸收；② 母乳含有丰富的免疫物质，能增加婴儿的抗感染能力；③ 钙、磷比例合适(2∶1)，有利于吸收；④ 母乳含有乳糖、牛磺酸和长链多不饱和脂肪酸，有利于婴儿大脑和中枢神经系统的发育。4～6月龄婴儿应逐渐添加辅食，辅食添加的原则是：适时适量、从一种到多种、从稀到稠、从细到粗、从少到多。婴幼儿常见多发病为佝偻病、缺铁性贫血、蛋白质－能量营养不良，应注意预防。

儿童及青少年生长迅速，代谢旺盛，所需能量和营养素相对高于成人。此期应注意培养儿童及青少年形成良好的饮食卫生习惯。膳食中应有足够的能量、蛋白质、脂肪酸供应，并重视钙、磷、铁、碘、锌与维生素的供应。

老年人机体逐渐衰老退化，伴有基础代谢率下降，对疾病的抵抗力下降，老年性常见病的发病率增高。60岁以上老年人能量的摄入应酌情减少，但蛋白质的摄入量不能低于成年人，蛋白质的推荐摄入量为1.0 g/(kg·d)，脂肪摄入量以占总能量的20%～25%为宜，碳水化合物摄入量以占总能量的50%～65%为宜，此外应供给富含膳食纤维的食物。足量钙的供给是预防骨质疏松的重要措施之一，并应适量补充其他矿物质和维生素。

课后测试

1. 叙述孕妇的生理特点与营养需求。
2. 母乳喂养有哪些优点？
3. 婴儿喂养时辅食添加的原则是什么？
4. 婴幼儿常见营养缺乏症有哪些原因？说明其预防原则。
5. 简述青少年营养需要特点。
6. 简述老年人的生理特点及膳食要求。

（陈玮莹）

第八章　食物的营养价值

【学习要点】

1. 熟悉食物营养价值的概念及评定意义。
2. 了解常见植物性食物的种类及其营养成分。
3. 掌握植物性食物的营养价值和合理应用。
4. 了解常见动物性食物的种类及其营养成分。
5. 掌握动物性食物的营养价值和合理应用。
6. 了解绿色食品、有机食品、无公害食品、转基因食品及新食品原料。

第一节　概　　述

食物是人类获取能量、各种营养素和生物活性物质的重要来源，是人类赖以生存、繁衍的物质基础。合理的膳食能维持体内代谢平衡、促进生长发育、增强免疫能力、保证机体健康。自然界供人类食用的食物，根据其来源可分为植物性食物和动物性食物两大类。2007 版《中国居民膳食指南》中将食物分为五大类：第一类为谷类及薯类，谷类包括米、面、杂粮，薯类包括红薯、马铃薯等，主要提供碳水化合物、蛋白质、B 族维生素、膳食纤维。第二类为动物性食物，包括肉、鱼、禽、乳、蛋等，主要提供优质蛋白质、脂肪、矿物质、维生素 A、维生素 D 和 B 族维生素。第三类为豆类和坚果，豆类包括大豆和杂豆，坚果包括花生、核桃、杏仁等，主要提供蛋白质、脂肪、矿物质、膳食纤维、B 族维生素和维生素 E。第四类为蔬菜、水果和菌藻类，主要提供膳食纤维、矿物质、维生素 C、胡萝卜素、维生素 K 及有益健康的植物化学物质。第五类为纯能量食物，包括动植物油、淀粉、食用糖和酒类，主要提供能量。动植物油还可提供维生素 E 和必需脂肪酸。

食物营养价值(nutritional value)是指某种食物所含营养素和能量满足人体营养需要的程度。食物营养价值的高低，取决于食物中营养素种类、数量、相互比例及人体的消化吸收率。各种食物由于所含的营养素和能量满足人体营养需要的不同，营养价值有高低之分。如粮谷类食物中碳水化合物、脂肪和能量的营养价值较高，但缺乏赖氨酸，故蛋白质的营养价值较低；肉类中蛋白质、脂溶性维生素的营养价值较高，但脂肪中所含的大量饱和脂肪酸对患有心血管疾病、血脂升高的人不利。因此，食物营养价值是相对的，即使同种食品，亦可因品种、部位、产地和烹饪加工方法不同，营养价值也会存在一定的差异。

每一种食物都有其独特的营养价值，没有哪一种食物能够满足人体对所有营养素的需要，只有平衡膳食、食物多样化才能满足机体的营养需求。

对某食物进行营养价值评定时，应对其所含营养素种类进行分析，并确定其含量。通常食物中所提供的营养素种类和营养素含量,越接近人体需要,该食物的营养价值就越高。一般可用化学分析法、仪器分析法、微生物法、酶分析法等来测定食物中营养素种类和含量,还可通过查阅食物成分表初步评定食物的营养价值。

评定食物营养素的质量,主要依据动物喂养实验及人体试食观察,将生长、代谢、生化等指标与对照组进行比较分析才能获得结论。

营养质量指数(index of quality,INQ)为推荐的作为评价食物营养价值的指标。INQ 是营养素密度(待测食品中某营养素占推荐摄入量的比)与能量密度(待测食品所含能量占推荐摄入量的比)之比。公式如下:

$$营养质量指数 = \frac{某营养素含量/该营养素推荐摄入量}{所产生能量/能量推荐摄入量}$$

INQ 是评价食物营养价值的简明指标。INQ = 1,表示食物中该营养素与能量含量达到平衡;INQ > 1,表示食物中该营养素的供给量高于能量,为营养价值高;INQ < 1,说明此食物中该营养素供给少于能量供给,长期食用此种食物,可能发生该营养素不足或能量过剩,表明营养价值低。

食物营养价值的评定意义体现在三个方面:① 全面了解各种食物的天然组成成分,提出现有食物的主要营养缺陷,充分利用食物资源,并提出改造或创制新食品的方向;② 了解食物在加工烹饪过程中食物营养素的变化和损失,采取相应有效措施,最大限度保存食物营养素;③ 指导人们科学地选购食物和合理配制营养平衡膳食,以达到促进健康、增强体质、预防疾病及延年益寿的目的。

第二节　植物性食物的营养价值

植物性食物可分为粮谷类、薯类、豆类、蔬菜水果类、菌藻类等。每种植物性食物具有各自的营养特点。掌握其营养价值对合理膳食具有重要意义。

一、粮谷类

粮谷类是人类的主要食物之一,特别是在我国,粮谷类在人民膳食构成中占有重要地位,是人体能量的主要来源,也是最经济的能源食物。我国人民每天所需的能量有 50% ~65% 来源于粮谷类,所需的蛋白质也有相当数量是来自谷类及其制品。

(一) 种类

粮谷类包括大米、小米、小麦、玉米、高粱、莜麦、荞麦等。粮谷类经过加工、烹饪可制成各种主食制品。

(二) 营养价值

各种谷类种子除形态、大小不一外,其结构基本相似,都是由谷皮、胚乳、胚芽三个主要部分组成(图 1 - 8 - 1)。

粮谷类食物营养成分比较齐全,含有蛋白质、脂肪、碳水化合物、维生素、矿物质。以碳水化合物含量最高，其次是蛋白质。碳水化合物的主要成分是淀粉，集中在胚乳的淀粉细胞内，平均约占碳水化合物的 90%，消化利用率很高。谷类蛋白质含量一般在 7.5% ～15.0%，在谷类蛋白质中，赖氨酸的含量较低，尤其是小米和小麦中赖氨酸含量最少。玉米蛋白质中缺乏赖氨酸、苏氨酸、异亮氨酸和色氨酸，而小米中色氨酸较多。粮谷类脂肪含量一般都不高，约 2%，玉米和小米可达 4%，但其中不饱和脂肪酸含量较高。谷类含矿物质 1.5% ～5.5%，以谷皮和糊粉层含量最多，其中主要为钙和磷，多以植酸盐形式存在，消化吸收较差。谷类是膳食 B 族维生素的重要来源，如硫胺素、核黄素、泛酸、烟酸和吡哆醇，主要分布在糊粉层和胚芽部。在小米和黄玉米中，还含有少量胡萝卜素和维生素 E。精制大米和面粉，由于谷胚和谷皮被碾磨掉，使维生素含量明显减少（表 1－8－1）。谷类含有多种植物化学物，包括黄酮类化合物、酚类物质、植物固醇等，主要存在于谷皮，含量因不同品种有较大差异，在一些杂粮中含量较高。

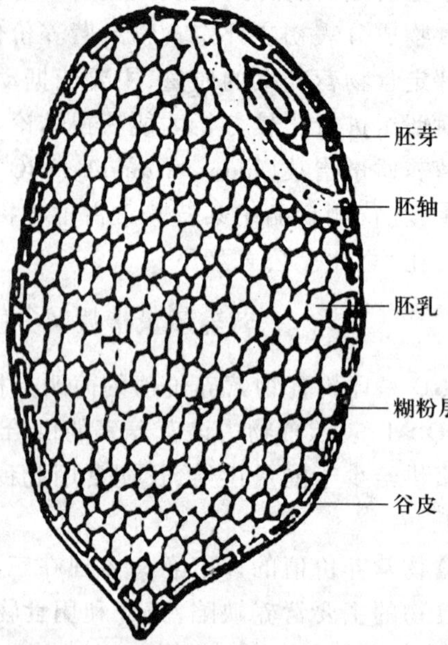

图 1－8－1　谷粒的结构

表 1－8－1　常见粮谷类食物营养成分（100 g 食部）

食物名称	蛋白质/g	脂肪/g	膳食纤维/g	碳水化合物/g	硫胺素/mg	核黄素/mg	维生素 E/mg	烟酸/mg	钙/mg	铁/mg	锌/mg	磷/mg	硒/μg
粳米（标一）	7.7	0.6	0.6	76.8	0.16	0.08	1.01	1.3	11	1.1	1.45	121	2.5
粳米（标二）	8.0	0.6	—	77.7	0.22	0.05	0.53	2.6	3	0.4	0.89	99	6.4
籼米（标一）	8.8	1.0	0.4	76.8	0.16	0.05	—	2.0	10	1.2	1.59	141	2.05
籼米（标二）	9.5	1.0	0.5	74.6	0.20	0.09	—	3.0	6	1.0	1.89	192	1.82
糯米	7.3	1.0	0.8	77.5	0.11	0.04	1.29	2.3	26	1.4	1.54	113	2.71
血糯米	8.3	1.7	1.4	73.7	0.31	0.12	1.36	4.2	13	3.9	2.16	183	2.88
小米	9.0	3.1	1.6	73.5	0.33	0.10	3.63	1.5	41	5.1	1.87	229	4.74
高粱米	10.4	3.1	4.3	70.4	0.29	0.10	1.88	1.6	22	6.3	1.64	329	2.83
精白粉	10.3	1.1	0.6	74.6	0.17	0.06	0.73	2.0	27	2.7	0.97	114	6.88
标准粉	11.2	1.5	2.1	71.5	0.28	0.08	1.80	2.0	31	3.5	1.64	188	5.36
麦胚粉	36.4	10.1	5.6	38.9	3.50	0.79	23.2	3.7	85	0.6	23.4	—	65.2
玉米粉（黄）	8.1	3.3	5.6	69.6	0.26	0.09	3.80	2.3	22	3.2	1.42	196	2.49
玉米粉（白）	8.0	4.5	6.2	66.9	0.34	0.06	6.89	3.0	12	1.5	1.22	187	1.58
莜麦面	12.2	7.2	—	67.8	0.39	0.04	7.96	3.9	27	13.6	2.21	35	0.50
荞麦	9.3	2.3	6.5	66.5	0.28	0.16	4.40	2.2	47	6.2	3.6	297	2.45

（三）合理利用

谷类通过加工，去除杂质和谷皮，可改善谷类的感官性状，且有利于消化吸收。谷类所含维生素、矿物质、蛋白质、脂肪多分布在谷粒周围和胚芽内，谷类营养成分的保留与加工精度有密切关系，加工精度越高，营养素损失越大（表 1-8-2）。

表 1-8-2　不同出粉率面粉营养素含量变化（每 100 g）

营养素	出粉率/%					
	50	72	75	80	85	95～100
蛋白质/g	10.0	11.0	11.2	11.4	11.6	12.0
铁/mg	0.90	1.00	1.10	1.80	2.20	2.70
钙/mg	15.0	18.0	22.0	27.0	50	—
维生素 B_1/mg	0.08	0.11	0.15	0.26	0.31	0.40
维生素 B_2/mg	0.03	0.035	0.04	0.05	0.07	0.12
烟酸/mg	0.70	0.72	0.77	1.20	1.6	6.0
泛酸/mg	0.40	0.60	0.75	0.90	1.10	1.5
维生素 C/mg	0.10	0.15	0.20	0.25	0.30	0.5

为提高膳食中谷类的营养价值，常采用氨基酸强化和蛋白质互补的方法，如谷类与豆类和薯类混合食用；大米用 0.2%～0.3% 赖氨酸强化后，其蛋白质生物价明显提高。从米糠中可提取对机体健康有益的米糠油、谷维素、谷固醇。从玉米和小麦胚芽中提取的胚芽油，具有降低血清胆固醇，预防动脉粥样硬化的作用。玉米的烟酸为结合型，不易被人体利用，须经过适当加工变成游离型后才能被吸收利用。为了减少谷类 B 族维生素和矿物质的丢失，粮食碾磨和加工不可过于精细。米、面在蒸煮过程中，B 族维生素有不同程度的损失，烹调方法不当，如加碱蒸煮、油炸等，则损失更重。另外要注意粗细搭配，常吃一些粗粮、杂粮和全谷类食物，每天最好吃 50～100 g。

二、薯类

常见的薯类有红薯（又称甘薯、白薯、地瓜），马铃薯（又称土豆、洋芋、山药蛋）和芋薯（山药、芋头）等。

（一）营养成分

常见薯类食物的营养成分见表 1-8-3。

（二）营养价值

红薯是我国主要栽培的农作物之一，营养均衡，是很好的低脂肪、低热能食品。红薯中的黏液蛋白，能抑制胆固醇在体内沉积，保持血管壁弹性，防止动脉粥样硬化，红薯中的纤维素和

表 1-8-3 常见薯类食物的营养成分(100 g 食部)

食物名称	蛋白质/g	脂肪/g	膳食纤维/g	碳水化合物/g	胡萝卜素/μg	硫胺素/mg	核黄素/mg	维生素A/μg	维生素C/mg	烟酸/mg	钙/mg	铁/mg	锌/mg	磷/mg	硒/μg
甘薯	1.1	0.2	1.6	23.1	750	0.04	0.04	125	26	0.6	23	0.5	0.15	39	0.48
马铃薯	2.0	0.2	0.7	16.5	30	0.08	0.04	5	27	1.1	8	0.8	0.37	40	0.78
芋头	2.2	0.2	1.0	17.1	160	0.06	0.05	27	6	0.7	36	1.0	0.49	55	1.45
山药	1.9	0.2	0.8	11.6	20	0.05	0.02	7	5	0.3	16	0.3	0.27	34	0.55

半纤维素为米面的10倍,可以加快肠道蠕动,促进排便,纤维素还能吸收部分葡萄糖,降低血糖,有助于预防糖尿病。紫薯因含大量花青素,是一种集食用、药用及保健功能于一体的高营养食品。花青素是一种强有力的抗氧化剂,它能够保护人体免受自由基的损伤。花青素还能够增强血管弹性,改善循环系统和增进皮肤的光滑度,抑制炎症和过敏,改善关节的柔韧性。紫薯富含硒,能增强免疫系统功能,抵御致癌物质的侵袭,能够抗癌、防老化。马铃薯是一种产量高、用途广、经济价值高、适应性强、宜粮、宜菜、宜饲、宜原料的好作物。马铃薯富含维生素C和钾等矿物质,具有降低血胆固醇、降血压、通便等作用。山药营养丰富,有健脾益胃、助消化、滋肾益精、益肺止咳、降低血糖、聪耳明目等功效。现代药理研究,山药黏多糖还可以刺激和调节人体免疫系统,具有抗病毒、抗衰老、抗肿瘤等作用。广泛用于产妇、老年人和病愈康复期的人群,属于温和的滋补食物。近20年来,我国居民薯类摄入量明显下降,建议适当增加薯类的摄入,每周吃5次左右,每次50~100 g。薯类最好采用蒸、煮、烤的烹饪方式,可以保留较多的营养素。

三、豆类及其制品

豆类是人类三大食用作物之一,豆类主要提供蛋白质、脂肪、膳食纤维、矿物质和B族维生素。豆类深加工可生产出分离蛋白、浓缩蛋白、组织化蛋白、油料粕粉等产品,广泛地应用于食品加工业中。

(一) 种类

根据所含的营养成分,豆类可分为大豆类和其他豆类。大豆包括黄豆、黑豆、青豆等,其他豆类包括豌豆、蚕豆、绿豆、豇豆、赤豆和芸豆等。大豆可加工成各式制品,有豆腐、豆浆、豆干、腐竹等。

(二) 营养成分

豆类及其制品种类较多,营养成分和营养价值各有所不同(表1-8-4)。

(三) 营养价值

豆类的蛋白质含量丰富,以大豆最高,一般为35%~40%。其蛋白质属完全蛋白质,氨基酸模式与人体接近,具有较高的营养价值。特别是含有谷类缺乏的赖氨酸,是与谷类蛋白互补

表 1-8-4　常见豆类食物营养成分(100 g 食部)

食物名称	蛋白质/g	脂肪/g	膳食纤维/g	碳水化合物/g	胡萝卜素/μg	硫胺素/mg	核黄素/mg	维生素E/mg	烟酸/mg	钙/mg	铁/mg	锌/mg	磷/mg	硒/μg
黄豆	35.1	16.0	15.5	25.6	220	0.41	0.20	18.9	2.1	191	3.2	3.34	465	6.16
绿豆	21.6	0.8	6.4	62.0	130	0.25	0.11	10.9	2.0	81	6.5	2.18	337	4.28
豌豆	20.2	0.6	7.7	63.4	80	0.16	0.11	14.4	2.0	74	7.4	2.20	305	3.80
豆浆	1.8	0.7	1.1	0	90	0.02	0.02	0.80	0.1	10	0.5	0.24	30	0.14
豆腐脑	1.9	0.8	—	0	—	0.04	0.02	10.46	0.4	18	0.9	0.49	5	微
豆腐(南)	6.2	2.5	0.2	2.4	—	0.02	0.04	3.62	1.0	116	1.5	0.59	90	2.62
豆腐(北)	12.6	4.8	0.5	1.5	30	0.05	0.03	6.70	0.3	138	2.5	0.36	158	1.55
千张	24.5	16.0	1.0	4.5	30	0.04	0.05	23.38	0.2	313	6.4	2.52	309	1.75
素鸡	16.5	12.5	0.9	3.3	60	0.02	0.03	17.80	0.4	319	5.3	1.74	180	6.73
油豆腐	17.0	17.6	0.6	4.3	30	0.05	0.04	24.7	0.3	147	5.2	2.03	238	0.63
臭豆腐	11.6	7.9	0.8	3.1	12	0.02	0.03	9.18	0.6	75	6.9	0.96	126	0.48
绿豆芽	2.1	0.1	0.8	2.1	20	0.05	0.06	0.19	0.5	9	0.6	0.35	37	0.50

的天然理想食品。因此,黄豆被人们称之为“植物蛋白肉”等。其他豆类的蛋白质含量也高于谷类,通常含量为 20% ~30%。大豆所含脂肪量为 15% ~20%,其中不饱和脂肪酸高达 85%,以亚油酸含量最为丰富,高达 50% 以上,还有一定比例的亚麻酸。大豆中富含磷脂和维生素 E,对增进和改善大脑功能具有重要作用。大豆皂苷、异黄酮具有降低血脂及抗氧化、抗溶血、抗真菌等作用。因此大豆被推荐为防治冠心病、高血压、动脉粥样硬化等疾病的理想食品。其他豆类含脂肪酸不多,约为 1%。大豆中碳水化合物的含量则相对较少,占 20% ~30%。其他豆类碳水化合物含量较高,在 55% 以上,其碳水化合物组成较复杂,多为纤维素和可溶性多糖,几乎不含淀粉。大豆类维生素和矿物质含量也颇丰富,含有较多的钙、磷、铁和硫胺素、核黄素等,鲜豆和豆芽富含维生素 C。

(四) 影响大豆营养价值的因素

1. 蛋白酶抑制剂　蛋白酶抑制剂是存在于大豆、花生、棉花、油菜等植物中,能抑制胰蛋白酶、胃蛋白酶、糜蛋白酶等 13 种蛋白酶的一类物质总称。典型代表是抗胰蛋白酶,其具有抑制人胰蛋白酶活性的作用,影响蛋白质的消化吸收。采用常压蒸汽加热 25 min 可破坏生大豆中的抗胰蛋白酶因子。近年国外有一些研究表明蛋白酶抑制剂具有抵制肿瘤和抗氧化的作用。

2. 植物红细胞凝集素　能凝集人与动物的红细胞,影响动物的生长发育,加热即可破坏。

3. 植酸　植酸能与钙、锌、铁、镁等元素螯合而影响它们的吸收,在 pH 4.5 ~5.5 的酸性环境中可得到含植酸很少的大豆蛋白。近年研究发现植酸还有许多有益的生物学作用。

4. 胀气因子　大豆中的水苏糖、棉籽糖在肠道微生物的作用下可产气称为胀气因子。水苏糖、棉籽糖又称大豆低聚糖，是生产浓缩和分离大豆蛋白时的副产品。由于人体内缺乏水苏糖和棉籽糖水解酶，故可不经消化、吸收，直接进入大肠。近年研究发现大豆低聚糖具有活化肠内双歧杆菌并促进其生长繁殖、维持肠道微生态平衡、提高免疫力、降血脂、降血压等作用。目前已利用大豆低聚糖作为功能性食品基料，可部分代替蔗糖，用于清凉饮料、酸乳、面包等多种食品。将大豆加工制成豆制品可去除水苏糖、棉籽糖。

5. 豆腥味　豆类的脂肪氧化酶是产生豆腥味及其他异味的主要酶类，一般加热到 80℃ 即可使脂肪氧化酶灭活。

（五）豆类及其制品的合理利用

1. 合理加工　大豆的营养价值虽高，但因存在以上抗营养素因子，其蛋白质消化率只有 65%。通过水泡、磨浆、加热、发酵、发芽等方法，制成豆制品，其消化率明显提高，如加工成豆浆可达 84.9%，豆腐可提高到 92% ~96%。大豆经系列加工制作的豆制品，不仅去除了大豆中的抗营养因素，而且使大豆蛋白质结构由密集变成疏松状态，蛋白质分解酶易进入分子内部，从而提高大豆的营养价值。大豆和绿豆发芽制成豆芽菜后，除保持原有营养成分外，还可产生维生素 C，故在蔬菜淡季豆芽是维生素 C 的良好来源。豆类中膳食纤维含量较高，据报道，食用含纤维的豆类食品可以明显地降低血清胆固醇，对冠心病、糖尿病及肠癌也有一定的预防及治疗作用。

2. 合理搭配　豆类蛋白质含量较高，赖氨酸含量丰富，与谷类搭配可充分发挥蛋白质互补作用。

四、蔬菜和水果类

蔬菜、水果是人类膳食的重要组成部分，其消费量约占每日膳食的一半。蔬菜、水果除含有丰富的维生素、矿物质、膳食纤维和植物化学物外，还富含各种芳香物质、有机酸和色素等成分，在膳食中可增进食欲、帮助消化、促进营养素吸收、丰富膳食种类等。富含蔬菜、水果和薯类的膳食对保持肠道正常功能，提高机体免疫力，降低肥胖、高血压、冠心病、糖尿病等慢性疾病风险具有重要作用。

（一）蔬菜的分类和营养成分

蔬菜按其结构及可食部分不同，可分为叶菜类、根茎类、瓜茄类和鲜豆类等。其所含的营养成分，因种类不同各有其特点。

1. 叶菜类　包括白菜、菠菜、油菜、圆白菜、苋菜、韭菜、芹菜、蒿菜等，主要提供胡萝卜素、维生素 C 和维生素 B_2。虽然叶菜类矿物质的含量较多，但因其含有较高的植酸盐，从而影响矿物质的吸收利用。

2. 根茎类　包括胡萝卜、白萝卜、马铃薯、藕、红薯、山药、芋头、葱、蒜等。藕和红薯含淀粉较高，为 15% ~30%。胡萝卜含有较高的胡萝卜素，每 100 g 可达 4.07 mg。蛋白质和脂肪含量普遍不高，其中马铃薯和芋头中含蛋白质相对较高，约 2%。根茎类也含有钙、磷、铁等矿物质，但含量不多。

3. 瓜茄类　包括冬瓜、南瓜、葫芦瓜、丝瓜、黄瓜、茄子、西红柿、辣椒等。这类蔬菜含碳水化合物、维生素 C、胡萝卜素较多。辣椒含有丰富的维生素 C 和胡萝卜素，亦含有丰富的硒、锌和铁元素，是一种营养价值较高的食物。西红柿中维生素 C 的含量相当丰富；每 500 g 西红柿含维生素 C 的量分别相当于 1 000 g 香蕉、1 250 g 苹果、1 500 g 梨中所含维生素 C 的量。由于西红柿本身含有有机酸，能保护维生素 C 不受破坏，烹调损失要少得多。南瓜中含有瓜氨酸、精氨酸；苦瓜中含有苦瓜苷、5－羟色胺和多种氨基酸。

4. 鲜豆类　包括毛豆、豌豆、蚕豆、扁豆、豇豆和四季豆等。与其他蔬菜相比，鲜豆类蛋白质、碳水化合物、维生素和矿物质的含量较丰富。鲜豆中的铁也易于消化吸收，蛋白质的质量也较好。

（二）蔬菜的营养价值

新鲜蔬菜含水分多，能量低，富含植物化学物质，是提供微量营养素、天然抗氧化物的良好来源。尤其是维生素 C，在蔬菜代谢旺盛的叶、花、茎内含量丰富，与叶绿素分布平行。通常深绿色蔬菜中胡萝卜素、核黄素和维生素 C 含量较浅色蔬菜高，而且含有更多的植物化学物。同一蔬菜中叶部维生素含量一般高于根茎部，叶菜的营养价值一般较瓜菜高。十字花科蔬菜（如甘蓝、圆心菜、西兰花等）含有植物化学物质如芳香性异硫氰酸酯，它是以糖苷形式存在的主要抑癌成分。

蔬菜亦是人体矿物质的主要来源，除钙、磷、铁外，还含有较多的钾、钠、镁等成分。它们在体内的最终代谢产物呈碱性，故称“碱性食品”。而粮、豆、肉、鱼和蛋等富含蛋白质的食物，由于硫和磷很多，在体内转化后，最终产物多呈酸性，故称为“酸性食品”。所以，蔬菜和水果对维持体内酸碱平衡起重要作用。某些蔬菜如菠菜、苋菜、蕹菜和葱头等，因含有较多量的草酸，易和钙形成难以被人体吸收的草酸钙，不利于钙的吸收利用。草酸是一种有机酸，能溶于水，故食用含草酸多的蔬菜时，可先在开水中焯一下，去除部分草酸，以利于钙、铁的吸收。

蔬菜所含纤维素、半纤维素、木质素和果胶是人类膳食纤维的主要来源，这些物质不能被人体消化酶水解，但可促进肠道蠕动，保持正常消化功能，有利于粪便排出，减轻有毒物质对人体的危害。膳食纤维还可减少或阻止胆固醇等物质的吸收，所以多吃蔬菜有利于预防动脉粥样硬化。有些蔬菜还含有挥发性的芳香油、有机酸和一些特殊成分，具有调味、祛腥、杀菌的作用，能促进食欲，帮助消化，同时也是重要的调味料。在蔬菜生产旺季，品种全，数量多，只要注意调剂花样，维生素 C 和胡萝卜素的需要量完全可以得到保证（表 1－8－5）。在蔬菜淡季，要尽可能注意吃一定数量的绿色叶菜，少吃瓜类蔬菜。四季豆、扁豆中含有毒成分红细胞凝集素和皂素，食用时需彻底加热破坏该种毒素，如果烹调时加热不彻底会导致毒素留存，可造成食物中毒。

蔬菜品种很多，不同蔬菜的营养价值相差很大，只有选择不同品种的蔬菜合理搭配才有利于健康。蔬菜的加工烹调应注意：先洗后切、急火快炒、炒好即食。尽量避免反复加热，这样不仅蔬菜中的营养素会随储存时间延长而丢失，而且还可能因细菌的硝酸盐还原作用增加亚硝酸盐含量，给健康带来不利影响。

表 1-8-5 常见蔬菜中主要维生素的含量(100 g 食部)

维生素	柿子椒	花菜	苋菜	冬苋菜	菠菜	冬瓜	南瓜	胡萝卜
维生素 C/mg	72	61	47	20	32	18	8	16
胡萝卜素/μg	340	30	2 100	6 950	487	80	890	4 010
核黄素/mg	0.03	0.08	0.21	0.05	0.11	0.01	0.04	0.04

(三) 水果的分类和营养成分

水果是人们日常生活中的重要食物,虽然其种类和品种很多,但它们在化学组成和营养价值方面具有许多类似的特点。水果可以不经烹调直接食用,为人体提供水分、维生素、矿物质、膳食纤维和植物化学物。可供人类食用的水果种类繁多,其风味、品质、形状各异。一般将水果分为五类:① 仁果类:包括苹果、梨、山楂、刺梨等。② 核果类:包括桃、杏、樱桃、李子、梅子、枣等。③ 浆果类:包括葡萄、草莓、石榴、无花果、猕猴桃、桑葚等。④ 柑橘类:包括橘子、柑子、柠檬、橙子、柚子、金橘等。⑤ 瓜果类:包括西瓜、哈密瓜、香瓜、白兰瓜等。亦可将水果分为鲜果类和干果类,前者为新鲜的水果;后者是新鲜水果经加工制成的果干,如葡萄干、杏干、蜜枣和柿饼等。水果也属碱性食品。

(四) 水果的营养价值

多数新鲜水果含水分85% ~90%,是膳食中维生素、矿物质和膳食纤维的重要来源。苹果富含果糖、果胶、镁;山楂含有多种有机酸、黄酮类及苷类;野生的猕猴桃和刺梨含维生素 C 特别丰富;大枣、葡萄、荔枝等含有蛋白质、葡萄糖苷;红色和黄色水果(如杏、山楂、芒果、木瓜、柑橘、沙棘、刺梨等)中胡萝卜素含量较高;枣类(鲜枣、酸枣),柑橘类(柑、橙、橘、柚)和浆果类(猕猴桃、沙棘、草莓、刺梨、黑加仑)中的维生素 C 含量较高(表 1-8-6)。香蕉、枣、红果、黑加仑、龙眼等的钾含量较高;草莓、山楂和大枣的铁含量较高,而且因富含维生素 C 和有机酸,其铁的生物利用率较高。

表 1-8-6 常见水果中主要维生素的含量(100 g 食部)

维生素	鲜枣	猕猴桃	柑	橘	芒果	苹果	葡萄	桃	草莓
维生素 C/mg	243	62	28	19	23	4	25	7	47
胡萝卜素/μg	240	130	890	520	8 050	20	50	20	30
核黄素/mg	0.09	0.02	0.04	0.03	0.04	0.02	0.02	0.03	0.03

干果中维生素因加工损失,含量明显降低,但是蛋白质、碳水化合物和矿物质类因加工使水分减少含量相对增加。加工后的干果,易于运输和储存,有利于食品口味的调配,使膳食多样化。

水果中常含有各种芳香物质和色素,使食品有香味,可以刺激食欲,有助于食物的消化吸收。水果中含各种有机酸,主要有苹果酸、柠檬酸和酒石酸等,这些成分一方面可使食物具有一定的酸味,可刺激消化液的分泌,有助于食物的消化;另一方面,使食物保持一定的酸度,对维生素 C 的稳定性具有保护作用。水果含较多的果胶,果胶为可溶性的膳食纤维,具有降低胆固醇的作用,有利于预防动脉粥样硬化。果胶还可与肠道中的有害物质如铅等结合,促使有害物质排出体外。此外,水果中还含有黄酮类物质、芳香物质、香豆素、柠檬酸等植物化学物质,它们具有特殊的生物活性,有益于人体健康。

五、菌藻类

菌藻类食物包括食用菌和藻类食物。种类繁多,世界上已发现有上千种,如香菇、花菇、平菇、黑木耳、银耳、猴头菇等。有些品种目前已能够进行人工培植。

(一)营养成分及含量

常见菌藻类食物营养成分及含量见表 1-8-7。

表 1-8-7 常见菌藻类食物营养成分及含量(100 g 食部)

食物名称	蛋白质/g	膳食纤维/g	碳水化合物/g	胡萝卜素/μg	硫胺素/mg	核黄素/mg	烟酸/mg	抗坏血酸/mg	维生素E/mg	钙/mg	铁/mg	锰/mg	锌/mg	磷/mg	硒/μg
蘑菇	21.0	21.0	31.7	1 640	0.10	1.10	30.7	5	6.18	127	—	1.53	6.29	1.05	39.1
黑木耳	12.1	29.2	35.7	100	0.17	0.44	2.5	—	11.34	247	97.4	8.86	3.18	0.32	3.72
香菇	20.0	32.6	30.1	20	0.19	1.26	20.5	5	0.66	83	10.5	5.47	8.57	1.03	6.42
银耳	10.0	30.4	36.9	50	0.05	0.25	5.3	—	1.26	36	4.1	0.17	3.03	0.08	2.95
海带	1.8	6.1	17.3	240	0.01	0.10	0.8	—	0.85	348	4.7	1.14	0.65	0.14	5.84
紫菜	26.7	21.6	22.5	1 370	0.27	1.02	7.3	2	1.82	264	54.9	4.32	2.47	1.68	7.22
发菜	22.8	21.9	36.8	—	0.23	—	—	—	21.7	875	99.3	3.51	1.67	0.72	7.45

(二)营养价值

菌藻类食物富含蛋白质、碳水化合物、膳食纤维、维生素和微量元素。食用菌含有丰富的蛋白质和氨基酸,其含量是一般蔬菜和水果的几倍到几十倍。蛋白质的氨基酸组成较均衡,必需氨基酸达 60% 以上。脂肪含量低,约为 1%,是理想的高蛋白、低脂肪食品,黑木耳所含脂类主要是磷脂,有益于心血管和神经系统。菌藻类食物的碳水化合物含量为 20% ~35%,银耳和发菜中含量最高,达 35% 左右。维生素含量丰富,胡萝卜素含量差别较大,在紫菜和蘑菇中含量丰富,在其他菌藻中较低。硫胺素和核黄素含量也较高。微量元素含量丰富,尤其是铁、锌、硒,其含量是其他食物的数倍甚至是十余倍。在海产植物中,如海带、紫菜中还含有丰富的碘,每 100 g 海带中碘含量可达 24 mg。

(三)药用价值

食用菌还含有许多特殊物质,具有很高的保健和医药作用。许多食用菌含有降血脂、抗疲劳、抗癌、抗肿瘤物质,其主要成分是多糖、平菇多糖、银耳多糖。试验证明,香菇多糖抑瘤率达

80.7%,猴头菇、茯苓、云芝、平菇、草菇、金针菇、口蘑、银耳等都有抗癌作用,其中有的已用来制成抗癌新药。香菇嘌呤可抑制体内胆固醇的形成和吸收,促进胆固醇分解和排泄,有降血脂的作用。黑木耳能抗血小板聚集和降低血凝,防止血栓形成,有助于防治动脉粥样硬化。由此可见,食用菌的独特营养保健价值使其在人类食物中占有重要地位。

第三节 动物性食物的营养价值

动物性食物可分为畜禽肉、蛋类、水生动物类、乳类。动物性食物主要为人体提供优质蛋白质、脂肪、矿物质、脂溶性维生素和 B 族维生素。动物性食物中蛋白质不仅含量高,而且氨基酸组成适合人体健康需要,富含谷类和豆类缺乏的赖氨酸和蛋氨酸,如与谷类或豆类食物搭配食用,可发挥蛋白质的互补作用,提高食物的营养价值。但动物性食物一般都含有一定量的胆固醇和饱和脂肪酸,摄入过多可增加患心脑血管疾病的危险性。

一、畜禽肉类

畜禽肉类是人类膳食构成的重要组成部分,能供给人体优质蛋白质、脂肪、矿物质和维生素。畜肉类包括猪、牛、羊等牲畜的肌肉、内脏、头、蹄、骨、血及其制品;禽肉包括鸡、鸭、鹅、鸽等的肌肉。它们不仅能供给人体所需的蛋白质、脂肪、矿物质和维生素,而且还提供含氮浸出物如肌酸、肌酐、氨基酸、嘌呤等,使得食物味道鲜美,深受人们喜爱。畜禽肉的营养价值较高,饱腹作用强,可烹调成多种多样的菜肴,是食用价值很高的食品。

(一) 主要营养成分

畜禽肉类营养成分的分布因动物种类、年龄、部位以及肥瘦程度有很大差异(表 1-8-8)。

表 1-8-8 常见肉类和动物内脏营养成分和含量(100 g 食部)

食物名称	蛋白质/g	脂肪/g	维生素A/μgRE	硫胺素/mg	核黄素/mg	烟酸/mg	维生素C/mg	维生素E/mg	钙/mg	铁/mg	锌/mg	硒/μg
牛肉(肥瘦)	18.1	13.4	9	0.03	0.11	7.4	—	0.22	8	3.2	3.67	19.81
羊肉(肥瘦)	19.0	14.1	22	0.05	0.14	4.5	—	0.26	6	2.3	3.22	32.20
猪肉(肥)	2.4	90.4	29	0.08	0.05	0.9	—	0.24	3	1.0	0.69	7.78
猪肉(肥瘦)	13.2	37.0	114	0.22	0.16	3.5	—	0.49	6	1.6	2.06	11.97
猪肉(瘦)	20.3	6.2	44	0.54	0.10	5.3	—	0.34	6	3.0	2.99	9.50
鸡肉	19.3	9.4	48	0.05	0.09	6.6	—	0.67	9	1.4	1.09	11.75
鸭肉	15.5	19.7	52	0.08	0.22	4.2	—	0.27	6	2.2	1.33	12.25
鹅肉	17.9	19.9	42	0.07	0.23	4.9	—	0.22	4	3.8	1.36	17.68
牛肝	19.8	3.9	20 220	0.16	1.30	11.9	9	0.13	4	6.6	5.01	11.99
羊肝	17.9	3.6	20 972	0.21	1.75	22.1	—	29.93	8	7.5	3.45	17.68

续表

食物名称	蛋白质/g	脂肪/g	维生素A/μgRE	硫胺素/mg	核黄素/mg	烟酸/mg	维生素C/mg	维生素E/mg	钙/mg	铁/mg	锌/mg	硒/μg
猪肝	19.3	3.5	4 972	0.21	2.08	15.0	20	0.86	6	22.6	5.78	19.21
鸡肝	16.6	4.8	10 414	0.33	1.10	11.9	—	1.88	7	12.0	2.40	38.55
牛肾	15.6	2.4	88	0.24	0.85	7.7	—	0.19	8	9.4	2.17	70.25
羊肾	16.7	2.5	152	0.30	1.78	8.8	—	—	9	5.2	3.58	5.94
猪肾	15.4	3.2	41	0.31	1.14	8.0	13	0.34	12	6.1	2.56	111.77

（二）营养价值

畜禽肉中的蛋白质含量一般为10%～20%。猪肉的蛋白质含量平均在13.2%左右，牛肉高达20%，羊肉介于猪肉与牛肉之间；在禽肉中，鸡肉蛋白质含量较高，约为20%，鸭肉为16%；心、肝、肾等内脏器官的蛋白质含量较高，以肝含蛋白质最高，为18%～20%，心、肾为13%～17%。畜禽肉的蛋白质为完全蛋白质，含有人体需要的各种必需氨基酸，其含量高且比例适宜，生物学价值在80%以上，易为人体充分利用，营养价值高，属于优质蛋白质。畜肉（俗称红肉）的脂肪含量因动物的肥瘦程度及部位等不同有较大差异。在畜肉中，猪肉的脂肪含量最高，羊肉次之，牛肉最低。畜肉脂肪以饱和脂肪酸为主，其主要成分是三酰甘油，少量卵磷脂、胆固醇和游离脂肪酸。胆固醇多存在于动物内脏，如瘦猪肉胆固醇为81 mg/100 g，猪肝为288 mg/100 g，猪肾为354 mg/100 g，猪脑为2 571 mg/100 g。禽肉（俗称白肉）脂肪含有较多亚油酸，其营养价值高于畜肉脂肪。碳水化合物在畜禽肉类中含量很低，平均为1.5%，其中内脏器官相对较高，主要以糖原的形式存在。畜禽肉可提供多种维生素，维生素的含量以动物内脏，尤其是肝为最多，其中不仅含有丰富的B族维生素，还含有大量的维生素A；B族维生素中以B_2含量最高。除此之外，动物肝内还含有维生素D、叶酸、维生素C、烟酸等，所以动物肝是一种营养极为丰富的食品。矿物质含量为0.6%～1.1%，一般瘦肉中的含量高于肥肉，内脏高于瘦肉；动物肝、肾中含铁比较丰富，其铁主要以血红素形式存在，消化吸收利用率较高；如猪肝的铁含量为25 mg/100 g，是膳食铁的良好来源；畜禽肉还含有较多的磷、硫、钠、铜等。钙的含量虽然不高，但吸收率很高；内脏中还含有丰富的锌和硒。

（三）合理利用

畜肉中饱和脂肪酸及胆固醇含量较高，食用过多可引起高脂血症、肥胖等疾病，因此需适当的限制其在膳食中的比例。肉类蛋白富含有谷类食物缺乏的赖氨酸，肉类食物宜和谷类食物搭配食用。内脏含有较多的维生素、铁、锌、硒、钙，特别是肝，维生素A、维生素B_2含量丰富，可经常食用。

烹调对肉类蛋白、脂肪和矿物质的损失影响较小，且经烹调后，更有利于蛋白质和脂肪的消化吸收。矿物质和维生素在炖、煮时，损失不大；在高温制作过程中，B族维生素损失较多。红烧和清炖肉，维生素B_1可损失60%～65%；蒸和炸的损失次之；炒损失最小，仅13%左右。

维生素 B_2 的损失以蒸时最高，达 87%，清炖和红烧时约 40%，炒肉时 20%。炒猪肝时，维生素 B_1 损失 32%，维生素 B_2 几乎可以全部保存。上浆挂糊、急火快炒可使肉类蛋白质迅速凝固，减少营养素外溢损失。所以从保护维生素的角度，肉类食品宜炒、炖和煮，不宜煎炸和熏烤。

二、蛋类

蛋类及其制品是人们常吃的副食品之一。蛋类包括鸡蛋、鸭蛋、鹅蛋、鹌鹑蛋、鸽蛋及其加工制成的咸蛋、松花蛋和糟蛋等。蛋类及其制品营养价值较高，食用方便，是一类受人们喜爱的食品。

（一）蛋的结构和营养成分

蛋类主要由蛋壳、蛋清和蛋黄三部分组成，蛋壳位于蛋的最外层，在蛋壳外有一层胶状黏蛋白可保护蛋免受微生物的侵袭。蛋清位于蛋壳与蛋黄之间，蛋黄呈球形，由两根系带固定在蛋的中心。蛋类及其制品的营养成分相差不大，主要含有丰富蛋白质、脂肪、维生素和矿物质（表 1－8－9）。

表 1－8－9　常见蛋类食物营养成分和含量（100 g 食部）

食物名称	蛋白质/g	脂肪/g	碳水化合物/g	维生素 A/μgRE	硫胺素/mg	核黄素/mg	烟酸/mg	维生素 E/mg	钙/mg	铁/mg	锌/mg	磷/mg	硒/μg
鸡蛋（白皮）	12.7	9.0	1.5	310	0.09	0.31	0.2	1.23	48	2.0	1.00	176	16.55
鸡蛋白	11.6	0.1	3.1	微量	0.04	0.31	0.2	0.01	9	1.6	0.02	18	6.97
鸡蛋黄	15.2	28.2	3.4	438	0.33	0.29	0.1	5.06	112	6.5	3.79	240	27.01
鸭蛋	12.6	13.0	3.1	261	0.17	0.35	0.2	4.98	62	2.9	1.67	226	15.68
鸭蛋白	9.9	微量	1.8	23	0.01	0.07	0.1	0.16	18	0.1	—	—	4.00
鸭蛋黄	14.5	33.8	4.0	1 980	0.28	0.62	—	12.72	123	4.9	3.09	55	25.00
松花蛋（鸡）	14.8	10.6	5.8	310	0.02	0.13	0.2	1.06	26	3.9	2.73	263	44.32
松花蛋（鸭）	14.2	10.7	4.5	215	0.06	0.18	0.1	3.05	63	3.3	1.48	165	25.24
咸鸭蛋	12.7	12.7	6.3	134	0.16	0.33	0.1	6.25	118	3.6	1.74	231	24.04
鹅蛋	11.1	15.6	2.8	192	0.08	0.30	0.4	4.5	34	4.1	1.43	130	27.24

（二）营养价值

全蛋中蛋白质占 12%～14%，蛋黄中较高，蛋清中较低，加工成蛋制品后，蛋白质含量变化不大。蛋清中蛋白质主要有卵清蛋白、卵黏蛋白、卵胶黏蛋白、卵球蛋白等；蛋黄中主要有卵黄磷蛋白和卵黄球蛋白。蛋类蛋白质的氨基酸组成与人体组织蛋白质最为接近，因此，生物学价值最高。如全鸡蛋蛋白质的生物学价值为 94，蛋黄为 96，是其他食物蛋白质的 1.4 倍。蛋类也是供给人体必需氨基酸的重要来源。此外，蛋类的蛋氨酸、赖氨酸含量相对较高，与豆类和谷类食品混合食用时，能补充谷类和豆类食品蛋白质中蛋氨酸、赖氨酸的不足。蛋黄中含有卵磷脂，具有降低血胆固醇的作用。蛋富含各种维生素，包括B族维生素、维生素A、维生素D、维生素E、维生素K。蛋类也是矿物质的良好来源，含钙、磷、铁、钾、镁、钠和硅等，蛋黄含量高于蛋清。蛋黄的铁含量特别丰富，如鸡蛋黄的铁含量可达7.2 mg/100 g。蛋中矿物质含量受饲料因素影响较大。通过调整饲料中矿物质成分，可使蛋的矿物质含量发生明显改变，因此目前市场上已有富硒蛋、高钙蛋等。加工成咸蛋后，钙含量明显增加，如咸鸡蛋，钙含量达512 mg/100 g，比未加工的高10倍以上。蛋类的碳水化合物含量不高，蛋清中主要是甘露糖和半乳糖，蛋黄中主要是葡萄糖，大多以与蛋白质结合的形式存在。

（三）合理利用

蛋类的营养成分比较全面均衡，易于消化吸收，是理想的天然食品。一般加工、烹调对蛋类食品的营养素成分影响不大，反而通过加工、烹调，能够杀灭细菌、破坏抗营养素因子，使蛋白质变性，提高消化吸收率。生蛋清含抗生物素蛋白和抗胰蛋白酶，抗生物素蛋白能与生物素在肠道内结合成难以被人体消化吸收的化合物，引起人体生物素缺乏；而抗胰蛋白酶又能抑制胰蛋白酶的活力，妨碍蛋白质的消化吸收。加热可使这两种物质被破坏，使蛋白质的致密结构变得松散，易于消化吸收，故要吃熟鸡蛋。

因蛋黄中含有较高的胆固醇，常被视为导致高血脂、冠心病、动脉粥样硬化症的危险因素，但鸡蛋中也含大量卵磷脂，对心血管疾病有防治作用。一般认为胆固醇浓度在正常范围的人，每天吃1~2个鸡蛋，其血胆固醇水平无明显影响，不会造成动脉粥样硬化，而鸡蛋中的其他营养成分，却对人体有更多的益处。

三、水产品

水产品包括各种鱼、虾、蟹和水中的甲壳、软体动物（龟、蛤蜊、海参、海蜇）等。它们是蛋白质、矿物质和维生素的良好来源，味道也非常鲜美。

（一）营养特点

鱼类蛋白质含量为15%~20%，分布于肌浆和肌基质。鱼还含有较多的其他含氮化合物，主要有游离氨基酸、肽、胺类、嘌呤类等物质。鱼类蛋白质属优质蛋白，其氨基酸组成与人体组织蛋白接近，生物价较高。鱼肉的肌纤维比较纤细，组织蛋白质的结构松软，水分含量较多，肉质细嫩，易为人体消化吸收，鱼类蛋白质的利用率高达85%~90%。其他水产品中，河蟹、对虾、章鱼的蛋白质含量约为17%，软体动物的蛋白质含量约为15%。鱼类的脂肪含量为1%~10%，多为不饱和脂肪酸。例如，黄鱼脂肪中不饱和脂肪酸占62%，带鱼为61%，黄鳝占69%，对虾占60%。在不饱和脂肪酸中，长碳链、多不饱和脂肪酸占的比例也较大，主要是二十碳五烯酸（EPA）和二十二碳六烯酸（DHA），EPA和DHA具有升高高密度脂蛋白（HDL）、降低低密度脂蛋白（LDL）、防治动脉粥样硬化和冠心病的作用。据研究资料表明，生活在北极圈的爱斯基摩人患心脑血管疾病的极少，认为可能与他们长年吃鱼有关。在日本和我国的疾病调查中，也发现祖祖辈辈以打鱼为生的渔民冠心病的患病率同样很低。鱼类胆固醇含量约为100 mg/100 g，但鱼子含量较高，可达1 000 mg/100 g左右。蟹、河虾脂肪含量约2%，软件动物的脂肪含量约1%。鱼类碳水化合物含量低，约为1.5%，主要以糖原形式存在。有些鱼不含碳水化合物,如草鱼、鲈鱼等。其他水产品如海蜇、螺蛳和牡蛎等碳水化合物含量较高,可达6%~7%。鱼油及鱼肝油是维生素A和维生素D的重要来源。鱼类中维生素B_1的含量普遍较低,因为鱼肉中含有硫胺素酶,能分解破坏维生素B_1;维生素B_2和烟酸在鳝鱼和蟹中含量较多,如黄鳝中烟酸含量达3.7 mg/100 g,维生素B_2达0.98 mg/100 g。海产类的矿物质含量为1%~2%,其中锌的含量极为丰富,钙、磷、钾和碘等含量也较多,虾皮中钙达991 mg/100 g,是肉类食品含钙量的100倍以上。在牡蛎中还含有铜,可达30 mg/100 g,锌达9.39 mg/100 g。常见水产食物营养成分及含量见表1-8-10。

表1-8-10 常见水产食物营养成分及含量(100 g食部)

食物名称	蛋白质/g	脂肪/g	碳水化合物/g	维生素A/μgRE	硫胺素/mg	核黄素/mg	烟酸/mg	维生素E/mg	钙/mg	铁/mg	锌/mg	磷/mg	硒/μg
带鱼	17.7	4.9	3.1	29	0.02	0.06	2.8	0.82	28	1.2	0.70	191	36.57
海鳗	18.8	5.0	0.5	22	0.06	0.07	3.0	1.70	28	0.7	0.80	159	25.85
黄鳝	18.0	1.4	1.2	50	0.06	0.98	3.7	1.34	42	2.5	1.97	206	34.56
鲫鱼	17.1	2.7	3.8	17	0.04	0.09	2.5	0.68	79	1.3	1.94	193	14.31
鲢鱼	17.8	3.6	0	20	0.03	0.07	2.5	1.23	53	1.4	1.17	190	15.68
鲤鱼	17.6	4.1	0.5	25	0.03	0.09	2.7	1.27	50	1.0	2.08	204	15.38
河鳗	18.6	10.8	2.3	—	0.02	0.02	3.8	3.60	42	1.5	1.15	248	33.66
青鱼	20.6	4.2	0.2	42	0.03	0.07	2.9	0.81	31	0.9	0.96	184	37.69
银鱼	17.2	5.6	0	—	0.03	0.05	0.2	1.86	46	0.9	0.16	22	9.54
对虾	18.6	0.8	2.8	15	0.01	0.07	1.7	0.62	62	1.5	2.38	228	33.72
河蟹	17.5	2.6	2.3	389	0.06	0.28	1.7	6.09	126	2.9	3.68	182	56.72
海参(鲜)	16.5	0.2	0.9	—	0.03	0.04	0.1	3.14	285	13.2	0.63	28	63.93
甲鱼	17.8	4.3	2.1	139	0.07	0.14	3.3	1.88	70	2.8	2.31	114	15.19
牡蛎	5.3	2.1	8.2	27	0.01	0.13	1.4	0.81	131	7.1	9.39	115	86.64

(二)合理利用

水产类所含的水分和蛋白质较多,结缔组织较少,在酶和微生物的作用下容易腐败变质。有些鱼类即使刚刚死亡,体内往往已产生能引起食物中毒的毒素,特别是青皮红肉鱼,组氨酸含量高,变质后可产生很多组胺,能引起人体组胺中毒。因此,吃鱼一定要新鲜。有些水产动物易感染肺吸虫和肝吸虫,特别是小河和小溪中的河蟹,常是肺吸虫的中间宿主,如吃时未煮熟,就可能致病,所以在烹调加工时,应注意烧熟煮透。

水产类的制作最好采用煮、蒸的方法,这样既可保存营养素,又可避免因煎炸使食物烧焦而产生具有致癌作用的氨甲基衍生物。某些水产食品还具有治疗疾病的作用,例如,鱼肝中提取的鱼肝油,含大量维生素A和维生素D,可防治软骨病、夜盲症和眼干燥症。除此之外,乌贼骨,中药称"海螵蛸",如果内服,可治胃溃疡、胃酸过多和消化不良等;外用可治创伤性出血和下肢溃疡等。

并非人人都可食用水产品,结核病患者在服用异烟肼时食用鱼类易发生反应;痛风患者不宜食用鱼类,否则引起体内嘌呤代谢紊乱。

四、乳类

乳类是营养成分齐全、组成比例适宜、易消化吸收、营养价值很高的天然食物。与人乳相比,牛奶含蛋白质多,乳糖低,经过适当调整,可以成为母乳替代品。特别适合于婴儿、老人及患者等。除牛乳外,还有羊乳和马乳。乳类食物可分为鲜乳和乳制品,如乳粉、酸乳、炼乳等,乳类及其制品主要提供优质蛋白质、维生素 A、维生素 B_2 和钙。

(一)乳及乳制品的营养成分与含量

乳类及其制品几乎含有人体需要的所有营养素,牛乳中含蛋白质 3% ~4%,主要为酪蛋白和乳清蛋白,酪蛋白是一种含磷、钙的结合蛋白质,在人体胃酸的酸性环境中易形成沉淀。乳中的乳清蛋白属热敏性蛋白,受热时发生凝固,对酪蛋白具有保护作用。牛乳蛋白生物价高,易被人体消化吸收。牛乳脂肪为 3% ~4%,脂肪颗粒很小,呈高度分散状态,消化吸收率高,乳脂中有亚油酸及卵磷脂,亦含有少量胆固醇。乳中的碳水化合物含量为 4% ~7%,主要形式为乳糖。乳糖具有调节胃酸,促进胃肠蠕动和消化液分泌作用;还能促进钙的吸收和肠内乳酸杆菌的繁殖,对维持肠道健康非常有益。人乳含乳糖最高,羊乳居中,牛乳最少。用牛乳喂养婴儿时,除调整蛋白质含量和构成外,还应注意适当增加甜度。乳中钙含量高并具有较高的生物利用率,为膳食中最好的天然钙来源。但铁的含量低,所以牛乳为主食的婴儿,应注意补充含铁高的食物。乳中含有人体所需的各种维生素,其含量与饲养方式有关,一般在外放养的奶牛较棚内圈养奶牛产乳的维生素 A、维生素 D、胡萝卜素和维生素 C 的含量高。鲜乳因含水分高,营养素含量相对较低,乳制品营养成分相差较大。乳及乳制品的营养成分与含量见表 1-8-11。

表 1-8-11 乳及乳制品的营养成分与含量(按 100 g 食部)

食物	水分/g	蛋白质/g	脂肪/g	碳水化合物/g	能量/kJ	钙/mg	磷/mg	铁/mg	维生素A/μgRE	维生素B_1/mg	维生素B_2/mg	烟酸/mg	维生素C/mg
人乳	87.6	1.5	3.7	6.9	280(67)	34	15	0.1	75	0.01	0.04	0.1	6
牛乳	87.0	3.8	4.0	4.3	288(69)	140	93	0.2	24	0.04	0.13	0.2	1
羊乳	86.9	3.3	4.1	5.0	288(69)	120	106	0.1	42	0.05	0.13	0.3	—
酸乳	—	2.5	2.7	9.3	—	118	85	0.4	26	0.03	0.15	0.2	1
全脂奶粉	—	20.1	21.2	51.7	2 182 (522)	676	469	1.2	141	0.11	0.73	0.9	4

注:( )中数字为以 kcal 作为能量单位时能量。

(二)乳类食物的合理利用

鲜乳需经过严格消毒灭菌后才可食用,可用煮沸法和巴氏消毒法。乳粉是将鲜乳消毒后除去70%~80%的水分,采用喷雾干燥法,将乳喷成雾状微滴而成。根据鲜乳是否脱脂可分为全脂乳粉和脱脂乳粉。一般全脂乳粉的营养素含量为鲜乳的8倍,脱脂乳粉除脂肪、脂溶性维生素含量低,其他营养成分变化不大。此种乳粉适合要求低脂肪膳食的患者及腹泻的婴儿食用。酸乳是用牛乳经过乳酸杆菌发酵而成。乳经过乳酸杆菌发酵后,乳糖变成乳酸,蛋白质凝固和脂肪不同程度水解,形成独特风格。该制品的优点是能使乳蛋白形成微细的凝乳,易于消化吸收,刺激胃壁,促进消化液分泌,提高钙、磷、铁的吸收,增加肠道内的有益细菌,抑制腐败细菌,调整肠内菌群,对维护人体健康有重要作用。老年人因代谢机能衰退,结肠、直肠肌肉萎缩,肠道黏膜分泌液减少,容易便秘,而酸奶有助于通便,对老人有清洁肠道的作用。牛乳是人类最普遍食用的乳类。

第四节 无公害食品、绿色食品、有机食品、转基因食品、新食品原料

随着中国加入WTO和农业发展进入新阶段,农产品的需求结构和市场环境发生着日益深刻的变化。从国内看,居民收入水平较快提高,健康安全意识不断增强,食物质量安全需求迅速增长。从国际看,农产品市场进一步开放,贸易规模持续扩大;同时,技术性贸易壁垒也不断加强。建设现代农业,要求必须转变传统生产方式,实行区域化布局、标准化生产、产业化经营和可持续发展。安全农产品主要包括无公害食品、绿色食品和有机食品。无公害应是食品的基本要求,绿色食品是从普通食品向有机食品发展的一种过渡性食品,有机食品是要求最严格的食品。转基因食品是高科技手段食品。新食品原料系指在我国无传统食用习惯,符合应当有的营养要求的物品。

一、无公害食品

无公害食品是指在良好的生态环境中,通过应用无公害技术进行生产,有毒有害物质含量限制在安全允许范围之内,符合卫生标准,并经有关部门认定的安全食品。这类产品中允许限量、限品种、限时间的使用人工合成化学农药、兽药、鱼药、肥料、饲料添加剂等。无公害食品应具备以下要求:一是产品和产品原料的产地必须符合无公害食品生态环境标准;二是农作物种植、畜禽饲养、水产养殖及食品加工必须符合无公害食品生产的操作规程;三是食品必须符合无公害食品质量和卫生标准;四是食品包装运营必须符合无公害食品包装营运标准。

二、绿色食品

绿色食品是遵守可持续发展原则,按照特定生产方式,经专门机构认定,许可使用绿色食品标志的,无污染的安全、优质、营养类食品。与常规食品相比,绿色食品具有三个特征:一是强调产品出自良好生态环境;二是对产品实行"从土地到餐桌"全程质量控制;三是对产品依法实行统一的管理与标志。

绿色食品以其无污染、安全、优质、保健等独特优势而引起人们的广泛关注,各国"绿色食品"都有其明显和特有标志,我国的绿色食品标志由三部分组成:上方的太阳、下方的叶片和蓓蕾,象征自然生态;标志图形为正圆形,意为保护、安全;颜色为绿色,象征着生命、农业、环保

(图1-8-2)。AA级绿色食品标志与字体为绿色,底色为白色,A级绿色食品标志与字体为白色;底色为绿色。整个图形描绘了一幅明媚阳光照耀下的和谐生机,告诉人们绿色食品是出自纯净、良好生态环境的安全、无污染食品,能给人们带来蓬勃的生命力。绿色食品标志还提醒人们要保护环境和防止污染,通过改善人与环境的关系,创造自然界新的和谐。绿色食品标志包括“绿色食品”“Green Food”、绿色食品标志图形及这三者相互组合等四种形式,注册在以食品为主的共九大类食品上,并扩展到肥料等绿色食品相关类产品上。

图1-8-2 绿色食品标志

三、有机食品

有机食品是一种国际通称,是从英文“Organic Food”直译过来的。这里所说的“有机”不是化学上的概念,而是指采取一种有机的耕作和加工方式。有机食品是指在生产和加工中不使用任何人工合成的化学物质,如化学农药、化肥、化学生长调节剂和添加剂及转基因技术,依靠纯天然物质生产的食品。在整个生产、加工、包装过程中都要严格执行国际通行的技术规范和质量标准。纯天然和无污染是有机食品的两大特征。有机食品的生产重视环境的安全性,突出人类、自然和社会的持续和协调发展。有机食品与绿色食品、无公害食品最显著的差别是,前者在其生产和加工过程中绝对禁止使用农药、化肥、激素等人工合成物质,后者则允许有限制地使用。有机食品包括粮食、蔬菜、水果、奶制品、禽畜制品、蜂蜜、水产品和调料等。有机食品风味自然、营养丰富、受环境污染小,因而受到农产品贸易市场的广泛欢迎。

四、转基因食品

转基因食品作为科技进步的新兴产物,正日益走入百姓的生活。转基因食品是指利用分子生物学手段,将某些生物的基因转移到其他生物物种上,使其出现原物种不具有的性状或产物,以转基因生物为原料加工生产的食品就是转基因食品。通过这种技术,人类可以获得更符合要求的食品品质,它具有产量高、营养丰富、抗病力强的优势,但可能造成的遗传基因污染也是它的明显缺陷。近年来,动物来源的、植物来源的和微生物来源的转基因食品发展非常迅速,但目前世界上真正批准上市的只有部分转基因植物(作物)食品。

转基因食品从它问世的第一天起,就在世界范围内引起了极大的争议,目前对转基因食品的担心主要集中在对健康和环境的影响两个方面。转基因技术就像其他所有的新技术一样,是一把双刃剑,它所能带来的好处是显而易见的。第一,改良品种,如培养对土地消耗较少又抗倒伏的矮秆作物和抗干旱、耐盐碱、抗重金属且产量高的品种,从而在有限的耕地上生产出更多的粮食;第二,可以延长食品保存时间及增加营养成分;第三,通过给作物加入防虫防菌基因,使作物本身产生抵抗病虫害侵袭的能力,达到减少农药的使用量,有利于环境保护;第四,转基因技术及基因食物还可用于医疗方面。

五、新食品原料

随着社会经济的不断发展,人们生活质量的不断提高,健康的新食品原料成为人们追求的目标。近几年来,新食品原料在整个食品领域发展迅速。新食品原料系指在我国无传统食用习惯的物品。新食品原料应具有食品原料的特性,符合应当有的营养要求,且无毒、无害,对人体健康不造成任何急性、亚急性、慢性或者其他潜在性危害。

国家卫生计生委2013年颁布实施的《新食品原料安全性审查管理办法》规定的新食品原料是指在我国无传统食用习惯的物品。该办法强调食品原料,强调动物、植物、微生物及其提取物,强调无食用习惯。新食品原料包括:① 动物、植物和微生物;② 从动物、植物和微生物中分离的成分;③ 原有结构发生改变的食品成分;④ 其他新研制的食品原料。

在我国发布的食品工业"十二五"发展规划中,明确指出食品行业要以满足人民群众不断增长的食品消费和营养健康需求为目标,要构建质量安全、绿色生态、供给充足的中国特色现代食品工业,实现持续健康发展。"十二五"时期正是食品行业调结构、转方式的重要时期。新食品原料必将凭借着其出色的创新性和功能性,在食品行业的发展中发挥越来越重要的作用,成为引领公众营养的新生力量。

小　结

食物营养价值是指某种食品所含营养素和能量满足人体营养需要的程度。营养质量指数(INQ)为推荐的作为评价食品营养价值的指标,INQ即营养素密度与能量密度之比。植物性食物可分为粮谷类及薯类、豆类、蔬菜水果类、菌藻类等。粮谷类食物营养成分比较齐全,含有蛋白质、脂肪、碳水化合物、B族维生素、矿物质。我国人民每天所需的能量有50% ~65%来源于粮谷类,粮谷类蛋白也是我国人民蛋白质的主要来源之一,但谷类蛋白质赖氨酸的含量较低。豆类蛋白质的含量丰富,具有较高的营养价值,特别是富含赖氨酸,是与谷类蛋白互补的天然理想食品。大豆皂苷、异黄酮具有降低血脂及抗氧化、抗溶血、抗真菌等作用。因此大豆被推荐为防治冠心病、高血压、动脉粥样硬化等疾病的理想食品。蔬菜、水果除含有丰富的膳食纤维、维生素、矿物质和植物化学物质外,还富含各种芳香物质、有机酸和色素等成分。薯类营养均衡,是很好的低脂肪、低热能食品。菌藻类食物富含蛋白质、碳水化合物、膳食纤维、维生素和微量元素。动物性食物可分为畜禽肉、蛋类、水生动物类、乳类。畜禽肉类能供给人体优质蛋白质、脂肪、矿物质和维生素,是食用价值很高的食品。畜禽肉的蛋白质为完全蛋白质,畜肉脂肪以饱和脂肪酸为主,其主要成分是三酰甘油,少量卵磷脂、胆固醇和游离脂肪酸。动物内脏蛋白质、维生素、矿物质和胆固醇含量较高。禽肉脂肪含有较多亚油酸,其营养价值高于畜肉脂肪。蛋类蛋白质的氨基酸组成与人体组织蛋白质最为接近,其生物学价值最高。水产品是蛋白质、矿物质和维生素的良好来源,鱼类的脂肪多为不饱和脂肪酸,EPA和DHA具有调节血脂,防治动脉粥样硬化和冠心病的作用。乳类是营养成分齐全、组成比例适宜、易消化吸收、营养价值很高的天然食物,特别适合于婴儿、老年人及患者等人群。乳类及其制品主要提供优质蛋白质、维生素A、维生素B_2和钙,但缺乏铁。无公害食品是指在良好的生态环境中,通过应用无公害技术进行生产,将有毒有害物质含量限制在安全允许范围之内,符合卫生标准,并经有关部门认定的安全食品。绿色食品是遵守可持续发展原则,按照特定生产方式,经专门机构认定,许可使用绿色食品标志的,无污染的安全、优质、营养类食品。有机食品是指在生产和加工中不使用任何人工合成的化学物质,依靠纯天然物质生产的食品。转基因食品是指利用分子生物学手段,将某些生物的基因转移到其他生物物种上,使其出现原物种不具有的性状或产物，以转基因生物为原料加工生产的食品。新食品原料系指在我国无传统食用习惯，符合应当有的营养要求的物品。

课后测试

1. 何谓 INQ？如何评价该食物的营养价值？
2. 简答粮谷类食物的营养特点及在我国人民膳食营养中的意义？
3. 如何理解粮谷类食物的粗细搭配有利于合理摄取营养素？
4. 如何合理利用豆类食物？
5. 蔬菜和水果有哪些营养优势？
6. 食用菌藻有哪些营养特点？
7. 薯类有哪些营养特点？如何烹饪薯类？
8. 简述畜禽肉的蛋白质营养价值，如何合理利用？
9. 蛋类主要营养成分有哪些？如何合理利用？
10. 牛奶为什么可作为婴儿的代乳食品？
11. 何谓无公害食品、绿色食品、有机食品、转基因食品？
12. 什么是新食品原料，有何特征？

（黄万琪）

第九章 营养调查及评价

【学习要点】

1. 掌握膳食调查的设计、调查资料的分析方法与结果的评价。
2. 熟悉人体测量与评价指标、临床体格检查方法及常见营养失调的体征。
3. 了解营养生化指标测定的意义，并能对营养调查结果进行综合评价。
4. 掌握平衡膳食的概念和基本原则。

第一节 概 述

营养调查(nutrition survey)是全面了解人群或个体的膳食结构合理性及营养水平高低的一种科学手段。其主要目的是了解不同生理状况、生活环境、劳动条件下不同人群的营养是否达到合理营养的要求；指导个人(包括各种疾病患者)、家庭和集体按照合理营养的要求安排膳食，有计划地改善和提高膳食质量和营养状况，促进健康；为修订营养素推荐摄入量标准、制订食物生产计划和实施食品经济政策提供科学依据。我国分别于1959年、1982年、1992年、2002年和2010年进行了五次营养调查。

人体营养在正常情况下由食物供给，食物营养素摄入量的变化可引起人体组织中营养素的变化，进而引起人体生物化学的变化、功能的改变，严重的可引起组织器官形态的病变及出现临床症状，故全面营养调查应包括膳食调查、营养生化指标测定和临床体格检查。

由于不同地区、季节和人群的膳食差异较大，为了使调查结果具有代表性和真实性，对人群进行营养调查时要注意抽取不同地区、各阶层人群具有代表性的对象。调查一般在一年的不同季节各进行一次，至少要在夏秋和冬春各一次。调查数量要占同类人群的10%以上，并不得少于15人。

第二节 膳 食 调 查

膳食调查(dietary survey)是营养调查的重要组成部分，其目的是了解在一定时间内调查对象通过膳食所摄取的能量和各种营养素的数量及质量，并与中国居民膳食营养素参考摄入量(DRIs)比较，借此评定正常营养需要能被满足的程度，为设计合理膳食、改善营养提供依据。同时，膳食调查也是计划安排患者膳食的重要手段。

一、膳食调查的方法

膳食调查的常用方法有询问法、记账法、称重法、食物频率法及化学分析法等，可根据实际情况选用。

(一) 询问法

通过询问被调查者在最近几日所摄取的各种主副食的数量,并计算每日各种营养素的摄入量,进行膳食营养评估。一般调查4~7 d。此法简便易行,适用于对家庭、个人、门诊或住院患者的调查,有经验人员可发现被调查者膳食营养的缺陷和不良膳食习惯。受被调查者记忆力和对度量的判断差异影响,结果误差较大,必要时可结合其他方法予以核实。

(二) 记(查)账法

适用于有详细伙食账目的集体单位和家庭。本法优点是节省人力,手续简便;缺点是不够精确。通过查账或记录一定期间内各种食物的消费总量及用餐人数,计算出平均每人每日各种食物的摄入量。为减少误差,可调查一个月(或适当缩短期限)。具体步骤如下。

1. 记录调查期间各种食物的消耗总量　在记账调查开始时首先对库存食物的种类和数量进行清查,并记录在登记表(表1-9-1)中。然后详细记录在调查期限内所购入的食物种类和数量,同时记录每日就餐现场的食物丢弃量。调查结束时还要清查食物的剩余量,某食物的消耗总量按下面公式计算:

某食物的消耗总量=该食物的库存量+该食物的总购入量-该食物的总丢弃量-该食物剩余量

如果采用查账法,可把某食物的各次购入量相加即为总购入量,作为该食物消耗总量估计值。

表1-9-1　食物消耗量登记表

被调查单位：　　　　记录人：　　　　计量单位:kg

食物名称：	食物1		食物2		……		食物 n	
结存数量：								
购量与弃量	购量	弃量	购量	弃量	……		购量	弃量
月　日								
⋮								
月　日								
购量与弃量合计：								
剩余数量：								
实际总消耗量：								

2. 总人日数的估算　登记每日各餐的就餐人数,然后根据主食的消耗量折合成总人日数。例如,某食堂某天早、中、晚三餐的就餐人数及主食的消耗量分别为130人26 kg、150人

55 kg、140 人 42 kg,可用下面两种计算方法之一来计算该天的人日数:

方法一 根据我国的膳食习惯,早、中、晚三餐食物的消耗量比例为 25%、40%、35%(或 1/5、2/5、2/5),计算人日数:

$$该天人日数 = 130 \times 25\% + 150 \times 40\% + 140 \times 35\% = 142$$

方法二 根据各餐主食消耗量计算人日数:

$$该天人日数 = 130 \times 26/(26+55+42) + 150 \times 55/(26+55+42) + 140 \times 42/(26+55+42) = 142$$

把调查期限内每天的人日数相加即为总人日数。

当用餐者生理状况、劳动强度差异较大时,还须将不同用餐者分别登记、分别计算总人日,以便根据其不同的需要量计算出每人每日平均推荐摄入量标准,最后与实际量比较,做出合理的评价。

3. 计算平均每人每日各种食物消耗量

某食物平均每人每日的消耗量 = 该食物的消耗总量/总人日数

根据食物成分表进一步计算出平均每人每日各种营养素的摄入量。

(三)称重法

称重法是将调查对象在调查期间所消耗的食物原料和熟食分别称量,从而求出每人每日各类食物摄入量。该法细致准确,但费时费力。可用于团体、家庭或个人。调查时间一般为 4~7 天,应避开节假日。具体步骤如下。

1. 生熟比的计算 称量每餐所用食物的生重,烹调后称量出熟重,求出生熟比。

生熟比 = 食物熟重/食物生重

2. 计算实际摄入食物的生重 每餐用餐结束后再称量出剩余食物的重量(熟重),先计算实际摄入食物的熟重,再由生熟比折算出实际摄入食物的生重。即:

实际摄入食物的熟重 = 烹调后熟食重 - 剩余熟食重

实际摄入食物的生重 = 实际摄入食物熟重/生熟比

3. 计算总人日数 记录每日每餐人数,按记账法中的方法计算总人日数。如果年龄、劳动强度相差很大,亦需将各类别的总人数分别登记。

4. 计算平均每人每日的各类食物的摄入量 每人每日平均摄入的生食重量为:

平均摄入量 = 各种食物实际摄入量/总人日数

将膳食调查结果计算与推荐摄入量进行比较并进行评价。

(四)食物频率法

食物频率法是估计被调查者在过去较长时间(数周、数月或数年)内食物消费的种类、频率和数量,从而获得此人过去所调查时间内食物与营养素的平均摄入量。本法主要优点是调查得到的结果反映长期营养素摄取模式,因而可以作为研究慢性病与膳食模式关系的依据,也供膳食咨询指导参考。主要缺点是有回忆偏倚,对食物份额大小的量化不准确,不能提供每天之间的变异信息等。

（五）化学分析法

化学分析法是将调查对象一日的备份的全部食品收集，进行化学分析，测定其中的能量和各种营养素含量的方法。此法所得数据精确，但手续复杂，只是在有特殊需要时才进行。一般只测某一种或几种食物中的某一种或几种营养素。

二、膳食调查结果计算及评价

（一）调查资料的计算

调查资料的计算较复杂，如有相关计算机软件的帮助，将使分析过程简便、快捷。

在上述前三种方法中求出了平均每人每日各种食物的消耗量或摄入量，由于食物的食部不都是100%，两种量不尽相同，例如，因毛豆带壳，消耗毛豆100 g，实际摄入量为53 g（食部53%）。食物成分表中营养素的含量为食部100 g的含量，为计算方便，须把平均每人每日各种食物的消耗量换算成摄入量：

每人每日各种食物的摄入量 = 每人每日各种食物的消耗量 × 食部（%）

除此之外，还要进行下面的计算。

1. 平均每人每日各种营养素的摄入量及占推荐摄入量标准的百分比　根据平均每人每日各种食物的摄入量，查食物成分表，计算出每种食物的能量及各种营养素的含量，填入表1-9-2中，求和即为平均每人每日各种营养素的摄入量。若食物成分表中没有该食物，可用同类相近食物成分替代，并加以注明。

表1-9-2　每人每日营养素摄入量计算表

项目		摄入量/g	蛋白质/g	脂肪/g	碳水化合物/g	能量/kJ	纤维素/g	钙/mg	磷/mg	铁/mg	维生素A/μg	胡萝卜素/μg	硫胺素/mg	核黄素/mg	尼克酸/mg	维生素C/mg
食物/g																
每人每日摄入量																
平均推荐摄入量																
百分比/%																

平均每人每日各种营养素摄入量的计算：若就餐者年龄、劳动强度和生理条件一致时，可直接从中国居民膳食营养素参考摄入量中查出该人群推荐摄入量（RNI）或适宜摄入量（AI）作为平均摄入量标准；不一致时，则要查出各组人群的RNI或AI，乘以该组人群的总人日数，即为各组人群营养素需要量总和。将各组营养素需要量总和相加，除以各组人群的总人日数之和（即总人日数），则得出平均营养素摄入量标准。用公式表示为：

$$平均供给量标准 = \frac{R_1 \times T_1 + R_2 \times T_2 + \cdots + R_n \times T_n}{T_1 + T_2 + \cdots + T_n} = \frac{\sum (R_i \times T_i)}{\sum T_i}$$

式中，R_i 为某人群推荐摄入量（RNI）或适宜摄入量（AI），T_i 为该组人群的总人日数

$$营养素摄入量占推荐摄入量的百分比=\frac{平均每人每日各种营养素的摄入量}{平均推荐摄入量}$$

2. 三大营养素所供能量百分比　计算蛋白质、脂肪及碳水化合物所供能量占总能量的百分比（表1-9-3）。

表1-9-3　三大营养素所供能量占总能量的百分比

类别	摄取量/g	能量/MJ	能量百分比/%
蛋白质			
脂肪			
碳水化合物			
合计			

3. 蛋白质、脂肪来源百分比　计算每日从动物性食物和植物性食物中所摄取的蛋白质、脂肪分别占全日蛋白质、脂肪总量的百分比（表1-9-4）。

表1-9-4　蛋白质及脂肪来源百分比

摄入量	蛋白质来源				脂肪来源		
	动物性食物	豆类及制品	其他植物性食物	合计	动物性食物	植物性食物	合计
重量/g							
所占比例/%							

4. 三餐能量分配　计算早、中、晚三餐的能量分配（表1-9-5）。

表1-9-5　三餐能量分配

餐次	能量/MJ	百分比/%
早餐		
中餐		
晚餐		
合计		

（二）膳食调查结果的评价

对膳食调查结果主要从三方面进行评价。

1. 膳食构成评价　我国居民的膳食应以植物性食物为主、动物性食物为辅，尽可能做到品种丰富、比例适当、搭配合理，以满足各类人群的需要。

2. 能量及各种营养素满足程度评价　传统的评价标准是能量及各种营养素在占推荐摄入量标准的110%以上,表明能量及营养素摄入过多,损害健康的危险性增加;摄入量占推荐摄入量标准的90%以上为正常,能满足机体营养需要;低于标准的80%为供给不足,长期如此可导致营养不良;如果低于60%,则认为是严重不足或缺乏,容易引起缺乏症。

现在一般运用中国居民膳食营养素参考摄入量(DRIs)的7个指标(EAR、RNI、AI、UL、AMDR、PI－NCD及SPL)评价能量及各种营养素的摄入量。摄入量的评价与建议见表1－9－6。

表1－9－6　摄入量的评价与建议

摄入量	评价	建议
<EAR	摄入不足	必须提高摄入量
EAR～	大部分个体适宜,但可能不足	为确保安全,应当改善
RNI(AI*)～	摄入量充足	保持摄入量
UL～	摄入过量,可能危害健康	减少摄入量
AMDR～	高于或低于此范围,可能导致罹患慢性病风险或营养缺乏	摄入量保持在范围内
PI和SPL～	过高或过低可导致慢性病	摄入量接近或达到

注:*当平均摄入量<AI时,不能判断群体摄入不足的程度。

对群体进行评价时,尽可能收集到群体中各个体的能量及各种营养素摄入量,并统计上述表中不同摄入量水平的人数,计算人数百分比,以反映群体的营养摄入状况。详细方法请参考有关文献。

评价时还应注意某些营养素的质量,如要求动物和豆类蛋白质的量占总蛋白质量的1/3以上,同时要注意发挥蛋白质的互补作用;维生素A应有1/3来自动物性食物;动物性铁来源达到1/4以上时可认为铁供质量较好,低于1/10则认为较差。

3. 能量来源及分配评价　能量来源的适当比例为蛋白质占10%～15%(儿童12%～15%)、脂肪占20%～30%(儿童占25%～30%)、碳水化合物为50%～65%。三餐的能量分配以早餐占25%～30%、中餐占40%、晚餐占30%～35%为宜。

膳食调查不仅要得到准确的数据和资料,而且要查找出食物在选购搭配、储存、加工、烹调等过程中的问题,发现不良的膳食习惯等,并针对存在的问题提出改进措施。

三、食谱编制

见第二篇第十三章第五节。

第三节　临床体格检查

与人体营养有关的临床体格检查主要有两个方面的内容,即人体测量与营养缺乏症和营养过剩性疾病的检查。目的是评价膳食的营养状况与生长发育和某些生理功能的关系,以及有无营养性疾病。

一、人体测量

常用于人体测量的指标有身高、体重、皮褶厚度、上臂围、上臂肌围等。

(一) 测量项目及方法

1. 身高(body height,BH) 测量时间最好在上午10点左右。测量身高的工具为身高计或墙壁上的立尺。被测者免冠、赤足,取立正姿势,头后枕骨、肩胛骨中间、臀部、脚后跟四个部位紧靠测量柱,膝伸直,双臂自然下垂,两眼平视前方,然后用测量板轻压头顶,读数并记录。3岁以下幼儿测身高时取卧姿,用专用的身长计测量。

2. 体重(body weight,BW) 常与身高同时测量。要求被测者空腹,排空大小便,仅着内衣,用校正后的体重计测量,成人体重的读数要精确到100 g,儿童和婴儿的读数要分别精确到50 g和10 g。

3. 皮褶厚度(skin fold thickness) 指人体一定部位包括皮肤及皮下脂肪在内的皮肤皱褶厚度。在被测部位用左手拇指和食指将皮肤连同皮下脂肪轻轻捏起,再用皮脂计测拇指下方约1 cm左右的皮褶厚度,读数记录至0.5 mm。皮脂计压力要求10 g/cm^2,测量时不要用力加压,同时应注意皮脂计与被测部位保持垂直,每个部位测量三次,取其平均值。通常测量部位有三个(左侧或右侧):三头肌部,即上臂背侧中点上约2 cm处;肩胛下部,即肩胛下方2 cm处;腹部,即脐旁1 cm处。

4. 上臂围(arm circumference,AC) 指上臂中点的围长。测量时要求被测者左臂自然下垂,用软尺测量上臂外侧肩峰至鹰嘴突连线的中点的围长。

(二) 评价指标

1. 标准体重(standard weight) 又叫理想体重(idea body weight),是维持机体健康最适宜的体重。

我国常用的计算公式(成人)为:

$$标准体重(kg) = 身高(cm) - 105$$

身高低于125 cm的幼儿为:

$$标准体重(kg) = 3 + [身高(cm) - 50]/3.8$$

实测体重与标准体重比较,若实测体重在标准体重的±10%范围内,则可认为体重正常,+10%~+20%为超重,+20%以上为肥胖,-10%~-20%为消瘦,-20%以下为严重消瘦。

2. 体质指数(body mass index,BMI) 是目前评价机体营养状况及肥胖度最常用的指标。计算公式为BMI=体重(kg)/身高^2(m^2)。根据中国肥胖问题工作组公布的中国人体质指数建议,BMI在18.5~23.9为正常范围,中国跟亚洲和世界成人体质指数的分类比较见表1-9-7。

表1-9-7 成人体质指数的分类

分类	中国	亚洲	世界
消瘦	<18.5	<18.5	<18.5
正常	18.5~	18.5~	18.5~
超重	24~	23~	25~
肥胖	28~	25~	30~

3. 皮褶厚度(skin fold thickness) 可直接表示皮下脂肪量和计算体内脂肪含量。三头肌皮褶厚度,成人正常值:男12.5 mm、女16.5 mm。测量值相当于正常值的90%以上者为正常,相当于正常值的80%～90%为轻度营养不良,相当于正常值的60%～80%为中度营养不良,低于正常值的60%者为重度营养不良。

4. 上臂肌围(arm muscle circumference,AMC) 能反映机体蛋白质储存情况,与血清白蛋白含量有密切关系。上臂肌围(cm)=上臂围(cm)-3.14×皮褶厚度(cm)。成人正常值为男25.3 cm、女23.2 cm。评价时也要计算测量值相当于正常值的百分比,标准同皮褶厚度。

二、营养失调的临床体格检查

营养失调(disnutrition)指营养状况的不正常状态,一般包括营养不足症,即轻微的营养不良,体征、症状不明显;营养缺乏症,即较明显的营养不良,体征、症状较明显;营养过剩,即体内有超过正常水平的营养素与能量的蓄积。每一种营养失调都会引起特征性改变,由于临床表现不是十分典型,检查时需认真细致并做好鉴别(表1-9-8、表1-9-9)。

表1-9-8 营养缺乏的体征

部位	体征	缺乏的营养素
全身	消瘦或水肿、发育不良	能量、蛋白质、锌
	贫血	蛋白质、铁、叶酸、维生素 B_{12}、维生素 B_6、维生素 C
皮肤	干燥、毛囊角化	维生素 A
	癞皮病皮炎	烟酸
	阴囊炎、脂溢性皮炎	维生素 B_2
	出血	维生素 C、维生素 K
头发	失去光泽、稀少	蛋白质、维生素 A
眼睛	夜盲、角膜干燥、毕脱斑	维生素 A
唇	口角炎、唇炎	维生素 B_2、烟酸
口腔	舌炎、舌猩红、舌肉红	维生素 B_2、烟酸
	地图舌	维生素 B_2、烟酸、锌
	舌水肿	维生素 B_2、烟酸
	牙龈炎、牙龈出血	维生素 C
指甲	舟状甲	铁
骨骼	鸡胸、串珠肋、方颅、O形腿、X形腿、骨软化症	维生素 D
神经系统	多发性神经炎	维生素 B_1
	精神错乱	维生素 B_1、烟酸
	中枢神经系统失调	维生素 B_{12}、维生素 B_6
循环系统	水肿、右心肥大	维生素 B_1、蛋白质
其他	甲状腺肿	碘

表 1-9-9 某些营养素过剩的临床表现

过剩营养素	临床表现
能量、脂肪、碳水化合物	肥胖、高脂血症、动脉粥样硬化
维生素 A	急性中毒：嗜睡或过度兴奋、颅内压增高、皮肤红肿加厚及脱皮 慢性中毒：胃纳差，体重减轻，皮肤干燥、脱屑、皲裂，毛发干枯、脱发，齿龈红肿，鼻出血，疼痛，骨皮质增生，肝脾肿大伴贫血，脑脊液压力增高
维生素 D	高钙血症、异位性钙化、纤维性骨炎

第四节 营养生化指标测定

由于膳食调查是一种短期调查，只能反映调查期限内营养素的摄入情况，人体内营养水平还受到食物烹调加工、营养素的消化吸收状况及人体需要量变化等因素的影响。体格检查发现营养缺乏症时，表明体内营养素缺乏已较严重，并造成了不良的后果。营养生化指标测定主要是通过测定人体体液或排泄物中的营养素的量及与营养素代谢有关的代谢产物或酶的活性的变化，从而判断人体营养水平。这对于全面了解体内营养状况，争取早期发现、早期诊断、及时治疗和预防营养缺乏症具有重要意义。人体营养生化指标及参考值见表 1-9-10。

表 1-9-10 人体营养水平的生化检验常用指标及参考值

检验项目	生化指标及参考值			
蛋白质	血清总蛋白：60～80 g/L；清蛋白：30～50 g/L；球蛋白：20～30 g/L 白/球(A/G)：(1.5～2.5)：1；空腹血中氨基酸总量/必需氨基酸 >2 血液比重：>1.015；尿羟脯氨酸系数(mmol/L 尿肌酐系数)：>(2.0～2.5) 游离氨基酸：40～60 mg/L(血浆)，65～90 mg/L(RBC) 每日必然损失氮(ONL)：男 58 mg/kg，女 55 mg/kg			
血脂	三酰甘油：0.56～1.70 mmol/L α-脂蛋白：30%～40%；β-脂蛋白：60%～70% 胆固醇：2.80～5.70 mmol/L(其中胆固醇酯 70%～75%) 游离脂肪酸：0.2～0.6 mmol/L；血酮体：<20 mg/L			
	24 h 尿	4 h 负荷尿	任意一次尿/g 肌酐	血
维生素 B_1	>100 μg	>200 μg(5 mg 负荷)	>66 μg	RBC 转酮醇酶活性系数 TPP 效应 <15%
维生素 B_2	>120 μg	>800 μg(5 mg 负荷)	>80 μg	RBC 谷胱甘肽还原酶 活力系数≤1.2
烟酸	>1.5 mg	3.0～3.9 mg(50 mg 负荷)	>1.6 mg	
维生素 C	>10 mg	5～13 mg(500 mg 负荷)	男 >9 mg，女 >15 mg	>3 mg/L(血浆)
叶酸				3～16 μg/L(血浆) 130～628 μg/L(RBC)

续表

检验项目	生化指标及参考值
维生素 A	血清视黄醇:儿童 > 300 μg/L,成人 > 400 μg/L;血清 β 胡萝卜素: > 800 μg/L
维生素 D、钙、磷	血浆 25 - OH - D_3:25 ~ 150 nmol/L;1,25(OH)$_2D_3$:38 ~ 144 pmol/L 血清钙 90 ~ 110 mg/L,其中游离钙 45 ~ 55 mg/L 血清无机磷:儿童 40 ~ 60 mg/L,成人 30 ~ 50 mg/L 血清 Ca × P > 30 ~ 40 血清碱性磷酸酶:儿童 5 ~ 15 菩氏单位,成人 1.5 ~ 4.0 菩氏单位
铁	全血血红蛋白浓度/g · L^{-1}:成人男 > 130,成人女 > 120,儿童 > 120,6 岁以下小儿及孕妇 > 110 血清运铁蛋白饱和度:成人 > 16%,儿童 > 10% 血清铁蛋白 > 12 mg/L　血清铁 500 ~ 1 840 μg/L
锌	发锌:125 ~ 250 μg/g(各地暂用:临界缺乏 < 110 μg/g,绝对缺乏 < 70 μg/g) 血浆锌:800 ~ 1 100 μg/L;红细胞锌:12 ~ 14 mg/L
其他	尿糖(-),尿蛋白(-),尿肌酐 0.7 ~ 1.5 g/24 h 尿

最后需要综合分析营养调查的结果,对调查对象的营养状况做出切合实际的评价,并根据产生原因做出相应处理(表 1 - 9 - 11)。

表 1 - 9 - 11　营养调查常见结果及分析处理

营养调查结果			营养综合评价	主要原因	处理
膳食调查	生化检测	临床检查			
缺乏或不足	缺乏或不足	有缺乏症	营养素缺乏	供给长期严重不足	合理营养、食疗、药疗
充裕	缺乏或不足	有缺乏症	营养素缺乏	吸收障碍或排出过多 烹调加工破坏 调查前缺乏,调查时改善	治疗消化道、肾疾病 改进烹调方法 保持合理营养,增加供给
缺乏或不足	缺乏或不足	无缺乏症	缺乏(亚临床期)	供给不足	合理营养,增加供给

小　结

营养调查是了解某一人群或个体的膳食和营养水平,以判断其膳食结构是否合理和营养状况是否良好。人体营养在正常情况下由食物供给,食物营养素摄入量的变化可引起人体组织中营养素的变化,进而引起人体生物化学的变化、功能的改变,严重的可引起生长发育的改变、组织器官形态的病变及出现临床症状,故营养调查应包括膳食调查、营养生化指标测定和临床体格检查。膳食调查的常用方法有询问法、记账法、称重法、食物频率法及化学分析法等,前四种方法的中心工作是求出平均每人每日各种食物的摄入量,并计算其所含能量和各种营养素的数量,与中国居民膳食营养素参考摄入量(DRIs)比较。评价时还应考虑各种营养素的质量及相互之间的比例。营养生化指标测定主要是通过测定人体体液或排泄物中的营养素的量及与营养素代谢有关的代谢产物或酶的活性的变化，从而判断人体营养水平，有助于早期发现、早期诊断、早期治疗营养缺乏症。临床体格检查主要有两个方面的内容，一是人体测量，以了解机体长期营养状况；二是营养失调，即营养缺乏症和营养过剩性疾病的检查。

课后测试

1. 名词解释：营养调查　膳食调查　营养失调　体质指数

2. 列表比较常用膳食调查方法的优缺点及适用范围。

3. 简述人体测量与评价的指标。

4. 简述营养生化指标测定的意义。

5. 某 18 岁女大学生一日摄入如下食物：大米 200 g，面粉 100 g，牛肉 50 g，鸡蛋 50 g，酸奶 100 g，青椒 100 g，西红柿 100 g，小白菜 200 g，苹果 100 g，植物油 20 g，请你对她此日的膳食质量做出评价。

（张金沙）

第十章 社区营养

【学习要点】

1. 掌握营养监测的定义和特点，了解营养监测的分类和指标。

2. 熟悉营养健康教育的概念、意义和内容，了解居民营养健康教育的方法和步骤。

3. 掌握平衡膳食、平衡膳食宝塔、膳食结构的概念和我国的膳食指南。能对居民膳食结构存在的问题，提出改进建议。

4. 熟悉社区营养的宏观措施及营养改善工作的管理办法。

社区营养(community nutrition)是从社会角度研究社区范围内各种人群营养问题的理论、实践和方法。社区范围是具有共同的政治、经济、文化等社会生活特征的人群范围，如一个居民点、乡镇或县市等。社区营养的目的是运用科学理论、技术、方法及有益的社会条件、因素，使社区中各类人群营养合理化，提高健康水平，改善居民的身体素质。社区营养的研究内容主要包括各类人群的营养推荐摄入量、营养状况评价、膳食结构，以及与食物营养有关的文化、教育、法制与行政干预等社会条件和社会因素，因而它所研究的问题既具有强调社区人群的综合性和整体性，又突出解决问题的宏观性、实践性和社会性的特点。

第一节 营养监测

一、营养监测的定义

营养监测是对人群的营养状况进行连续性的动态观察，并对存在的营养问题制订相应的计划，分析已制订的政策所产生的积极影响及预测营养问题的发展趋势。随着营养学的发展及一些国家采取的营养政策不断取得成就，更多的营养学家和国家政策制订者正达成共识：营养学的社会实践不能只停留在说明人群营养现状上，必须分析社会人群营养制约因素和人群出现营养问题的形成条件，如环境条件和社会经济条件等，制定改善营养的政策并进行连续的观察。

二、营养监测的特点

营养监测工作与营养调查的不同点包括：一是更具社会性，即以生活在社会中的人群，特别是需要重点保护的人群为对象，更着重于分析社会因素对人群膳食与营养的影响，探讨所能采取的社会性措施；二是政策性，即在分析营养状况与相应的影响因素之后直接研究、制定、修订和执行营养政策，因而研究营养政策是它的主要任务；三是宏观性，即以一个国家或一个地区全局作为研究对象，以有限的人力、物力分析掌握全局的常年动态，因而它的工作内容服从于完成宏观分析的需要；四是综合性，它比营养调查多了一个重要方面，即与营养有关的社会经济和农业资料方面的分析指标；五是实践性，为保证广度而提倡尽可能搜集现成资料。

三、营养监测的分类

营养监测分为为制订保健和发展计划而进行的长期营养监测、研究规划效果的评价营养监测、及时预警营养失调和干预营养监测三类。

四、常用监测指标

常用监测指标主要有监测地区社会经济状况及保健状况两方面指标。

（一）社会经济状况常用指标

1. 恩格尔系数　指食物支出占家庭全部生活费的比重，用以衡量一个国家或地区居民消费水平和反映贫困富裕状况。

$$恩格尔系数 = (用于食品的开支 \div 家庭总收入) \times 100\%$$

恩格尔系数在60%以上为贫困，50%～59%为勉强度日，40%～49%为小康水平，30%～39%为富裕，30%以下为最富裕。

2. 收入弹性(income elasticity)

$$收入弹性 = 食物购买力增长(\%) \div 收入增长(\%)$$

收入弹性值在落后地区为0.7～0.9，在富裕地区将减少。

3. 人均收入及人均收入增长率

$$人均收入 = 实际收入 \div 家庭人口数$$

$$人均收入增长率(\%) = [(第二年度人均收入 - 第一年度人均收入) \div 第一年度人均收入] \times 100\%$$

（二）保健状况指标

常用保健状况指标包括新生儿(出生不足28天)死亡率、新生儿体重、婴儿母乳哺育率、儿童发育状况、居民平均寿命等健康指标和前述的营养状况调查的各种指标。

第二节　居民营养健康教育及评价

一、营养健康教育的概念、意义及主要工作内容

营养健康教育是使人们获得食物与营养知识、改变不良膳食行为以达到改善营养状况目的的有计划、有组织的社会和教育活动。

2002年第四次全国营养与健康调查资料显示，近10年我国居民膳食质量明显提高但结构不尽合理，出现了“富裕病”与营养缺乏病并存的现象。一方面，高血压患病率有较大幅度

升高，糖尿病患病率增加，超重和肥胖患病率呈明显上长趋势，而膳食的高能量、高脂肪和少体力活动与这些疾病发生密切相关；高盐膳食与高血压的患病风险密切相关；饮酒与高血压和血脂异常的患病危险密切相关。另一方面，钙、铁、维生素A等微量营养素缺乏是我国居民普遍存在的问题。由于营养健康教育具有多途径、覆盖面广和高效低成本的特点，通过营养健康教育，能使我国居民具备必要的营养知识和技能，采纳合理的膳食模式，建立良好的膳食行为和生活方式，有效预防营养相关性疾病的发生。营养健康教育在提高国民素质和综合国力、促进经济发展方面将发挥越来越大的作用。

营养健康教育的主要内容有：① 有计划地对营养与食品的相关人员进行营养知识培训；② 对中小学生进行营养知识教育；③ 将营养工作内容纳入初级保健服务体系；④ 利用各种传媒开展群众性的营养宣传活动。

二、居民营养健康教育的方法和步骤

营养健康教育的方法和步骤如下。

（一）营养健康教育项目的设计

1. 确定项目　通过在社区举行座谈会、查阅社区资料和现场调查的方式，发现对居民生活质量影响较大的营养健康问题，分析其与知识、态度和行为的因果联系程度，根据资源情况，确立优先项目。

2. 确定干预的目标　确定执行该项目后应达到理想的影响和效果（总目标）；确定行为具体目标和包含知识、信念、技能方面的教育具体目标，要求是明确的、具体的、可测量的指标。

3. 制订教育干预的策略和实施计划　包括确定、分析目标人群和教育内容，选择最佳的传播途径（口头、文字、形象化和电子媒介）和干预策略，组织实施人员和机构以及设计活动日程等。

4. 制订评价计划　主要有评价方法、评价指标、实施评价的机构和人员及实施评价的时间等。

（二）营养健康教育项目的实施

1. 准备工作和预试验　准备工作主要有编写科学通俗、图文并茂的营养教育材料，培训相关人员，确定实验区、对照区、调查方法等。准备工作完成后，在小范围内进行预试验，得到各方面反馈意见，以便及时修改完善教育材料和项目计划。

2. 项目的正式实施　由相关人员按活动时间表逐步完成计划中规定的任务。一般项目主要有三步：① 基线调查，调查人群的膳食营养状况及对营养科学的知、信、行方面的基础情况；② 教育干预，实施人员通过确定的传播途径把要宣传的内容传播给实验对象；③ 终期调查，方法同基线调查，目的是了解干预后各指标发生的变化。

（三）营养健康教育项目的评价

评价工作贯穿于整个项目设计、实施和评价的始终，主要有以下三种类型。

1. 形成评价　评价项目目标的合理性，指标恰当与否，执行人员完成该项目的能力，资料收集的可行性等。

2. 过程评价　评价项目设计、组成、实施过程等。

3. 效果评价　这是评价最主要的内容，包括三方面：① 近期效果评价，指目标人群的知识、态度、信息和服务的改变；② 中期效果评价，即行为和危险因素的变化；③ 远期效果评价，主要指目标人群营养健康状况及生活质量的改变。

第三节　平衡膳食

通过漫长进化与竞争，人类已稳居食物链的顶端，能自由获取食物。在无数天然食物中，除母乳基本能满足出生4～5个月内婴儿的营养需要外，世界上没有一种食物能供给人体所需的全部营养素，因此必须将不同食物进行科学合理搭配，来满足人体的需要。

一、平衡膳食的概念

平衡膳食（balanced diet）指所含能量和各种营养素满足进食者需要且相互之间保持平衡的膳食。平衡膳食既要求膳食中各种营养素种类齐全和比例适当，即营养素之间的平衡；又要求数量充足，以满足机体的需要，即摄入量和需要量之间的动态平衡。

二、平衡膳食、合理营养与健康的逻辑关系

从营养与膳食角度思考健康，三者的逻辑关系应该是“平衡膳食→合理营养→健康”，即平衡膳食是物质基础，是合理营养在生活中的具体体现，没有平衡膳食，谈不上合理营养和健康；合理营养是保证人体良好健康状态的根本，但是它不是空中楼阁，只能通过平衡膳食来实现。因为平衡膳食与合理营养二者关系密不可分，最终目标一致（即健康），所以它们在概念和要求（合理营养见绪论）上有很多相似甚至完全相同的地方。平衡膳食与合理营养细微差别在于侧重点有所不同，平衡膳食关注宏观层面，即食物及其搭配，合理营养则关注微观层面，即食物中的营养成分及其相互比例关系。

三、平衡膳食的基本原则

（1）提供数量充足的能量和各种营养素，满足用膳者的要求。具体要求是达到中国居民膳食营养素参考摄入量（DRIs）中 RNI 或 AI 的水平。

（2）各营养素之间的比例要适当，充分发挥营养素的功能。主要注意以下六个方面的平衡。

1）产能营养素之间的平衡：根据中国营养学会的建议，蛋白质应占总能量的10%，脂肪占20%～30%，碳水化合物占50%～65%。

2）蛋白质中优质蛋白应占1/3以上，必需氨基酸之间保持一定比例。

3）饱和脂肪酸、单不饱和脂肪酸与多不饱和脂肪酸的比例为应为1∶1∶1。$n-6$ 系列多不饱和脂肪酸与 $n-3$ 系列多不饱和脂肪酸的比例为4∶1，适量摄入 EPA 和 DHA。

4）可消化糖类与不可消化膳食纤维之间的比例要平衡。

5）保持能量与 B 族维生素之间的比例。一般而言，维生素 B_1、维生素 B_2 与能量的比例为0.5 mg/4.18 MJ，即0.5 mg/1 000 kcal，烟酸与能量的比例为5 mg/4.18 MJ，即5 mg/1 000 kcal。

6）矿物质之间的平衡，例如不同的年龄阶段人群，钙、磷比例应该不同。

（3）食物应安全、新鲜，符合国家食品卫生标准。

（4）合理烹调加工，以尽量减少营养素损失，保持良好的感官性状，促进食欲和提高消化吸收率。

（5）建立合理的膳食制度和养成良好的饮食习惯。

膳食制度包括进餐次数、时间间隔和食量分配。我国居民习惯于一日三餐，餐间间隔以 4～6 h 为宜。根据中国营养学会的建议，三餐的能量分配分别应为 25%～30%、30%～40% 和 30%～40%。

第四节 膳食结构与膳食指南

一、膳食结构

由于受生产、经济、文化、科学发展水平、膳食习惯、不同社会和人群的影响，人们摄入主要食物种类和数量的相对构成即膳食结构（dietary pattern）差别很大。膳食结构与人体健康密切相关，要注意发现本地居民的膳食结构存在的问题并提出改进建议，使之更符合平衡膳食的要求。

（一）当今世界上存在的膳食结构模式

依据动、植物性食物在膳食构成中的比例划分不同的膳食结构，现公认世界各国存在四种膳食结构模式。

1. 经济发达国家膳食模式　该模式以动物性食物为主，年人均粮食的直接消耗量仅 60～75 kg，肉类多达 100 kg，奶类 100～150 kg，此外还有大量的禽、蛋、蔬菜、水果等。其营养组成特点为“三高一低”，即高能量（14.63 MJ/d，即 3 500 kcal/d）、高蛋白（100 g/d）、高脂肪（150 g/d）、低膳食纤维（12 g/d）。由于营养严重过剩，极易诱发肥胖症、高血压、高脂血症、冠心病、糖尿病、脂肪肝等所谓“富裕病”。因而这些国家的政府和营养机构不得不制订膳食指导方针，劝导人们降低膳食中的能量，减少动物性食物并增加植物性食物的摄入。

2. 东方膳食模式　该模式以植物性食物为主，年人均消耗粮食多达 140～200 kg，而肉、蛋、奶及鱼虾总量仅为 20～30 kg 或更少。其膳食的能量为 8.36～9.61 MJ/d（2 000～2 300 kcal/d），蛋白质仅为 50 g/d，脂肪 30～40 g/d。由于膳食质量差，容易出现蛋白质、能量营养不良，某些矿物质和维生素常显不足，以致体质和劳动能力下降，健康状况不良，易患营养缺乏症。

3. 日本膳食模式　该模式动、植物食物较为平衡，年人均消耗粮食达 110 kg，动物性食物也约有 135 kg（主要为海产品、奶类和蛋类）。其膳食的能量为 8.36 MJ/d（2 000 kcal/d）左右蛋白质为 70～80 g/d，动物蛋白约占总蛋白的一半，脂肪 50～60 g/d。由于膳食所供的能量和营养素接近人体需要，营养缺乏症较少见，不过动物性食物仍稍偏高，“富裕病”虽然明显少于西方发达国家，但也有增加的趋势。

4. 地中海膳食模式　是生活在地中海沿岸的意大利、希腊等国居民的膳食模式。主要特点是膳食富含植物性食物，包括谷类（350 g/d）、水果、蔬菜、豆类和坚果等；食物的加工程度低，新鲜度高，以食用当季和当地产的食物为主；主要的食用油是橄榄油，脂肪提供能量占膳食总能量比值在25%～35%，饱和脂肪只占7%～8%；每天食用适量奶酪、酸奶及新鲜水果（餐后食品）；每周食用适量鱼、禽肉、蛋及几次甜食；每月只食用几次红肉；大部分成年人有饮用葡萄酒的习惯。地中海地区居民心脑血管疾病的发生率很低，被认为是采用该模式的结果，由此该模式被西方国家注意、研究、改进及运用。

（二）我国居民膳食结构及相关健康问题

目前我国居民的膳食仍然以植物性食物为主，动物性食物为辅。但由于发展的不平衡，贫富地区居民、城乡居民的膳食结构差异较大。

第四次全国营养与健康调查资料显示：① 我国居民膳食质量明显提高。城乡居民能量及蛋白质摄入得到基本满足，肉、禽、蛋等动物性食物消费量明显增加，优质蛋白比例上升。城乡居民动物性食物分别由1992年的人均每日消费210 g和69 g上升到248 g和126 g。与1992年相比，农村居民膳食结构趋向合理，优质蛋白质占蛋白质总量的比例从17%增加到31%、脂肪供能比由19%增加到28%，碳水化合物供能比由70%下降到61%。② 儿童青少年生长发育水平稳步提高。③ 儿童营养不良患病率显著下降。④ 居民贫血患病率有所下降。

调查亦显示：① 城市居民膳食结构不尽合理。畜肉类及油脂消费过多，谷类食物消费偏低。2002年城市居民每人每日油脂消费量由1992年的37 g增加到44 g，脂肪供能比达到35%，超过世界卫生组织推荐的30%的上限。城市居民谷类食物供能比仅为47%，明显低于55%～65%的合理范围。此外，奶类、豆类制品摄入过低仍是全国普遍存在的问题。② 我国高血压、糖尿病、超重和肥胖等与营养有关的慢性病患病率迅速上升。③ 钙、铁、维生素A等微量营养素缺乏在我国城乡居民依然普遍存在，例如全国城乡钙摄入量每标准人日仅为391 mg，仅相当于推荐摄入量的41%。④ 儿童营养不良在农村地区也比较严重。

随着社会经济的发展，我国居民的膳食结构正向“富裕型”转变。抓住这一有利时机，建立科学合理的膳食结构，引导居民合理消费，既有利于居民的合理营养，避免营养缺乏或过剩，又能促进食物生产与消费的协调发展，有利于国民经济的繁荣发展。

二、膳食指南

膳食指南（dietary guideline）也称膳食指导方针，是针对各国各地区存在的问题及不同的人群而制订的、教育城乡居民采用平衡膳食以摄取合理营养从而促进健康的指导性意见。

中国营养学会于1990年正式公布了第一个膳食指南，1997进行了修订，2007年公布了再次修订的《中国居民膳食指南》，同时还提出了《特定人群膳食指南》《中国居民平衡膳食宝塔》，作为《中国居民膳食指南》的补充。

（一）中国居民膳食指南（2007）

我国新修订的膳食指南有10条内容。

（1）食物多样，谷类为主，粗细搭配。

（2）多吃蔬菜、水果和薯类。

（3）每天吃奶类、大豆或其制品。

（4）常吃适量的鱼、禽、蛋和瘦肉。

（5）减少烹调油用量，吃清淡少盐膳食。

（6）食不过量，天天运动，保持健康体重。

（7）三餐分配要合理，零食要适当。

（8）每天足量饮水，合理选择饮料。

（9）如饮酒应限量。

（10）吃新鲜卫生的食物。

（二）特定人群膳食指南

特定人群包括孕妇、乳母、婴幼儿、学龄前儿童、青少年以及老年人，根据这些人群的生理特点和营养需要特制定了相应的膳食指南，使膳食指南更完善、更有针对性。

1. 孕前期妇女膳食指南

（1）多摄入富含叶酸的食物或补充叶酸。

（2）常吃含铁丰富的食物。

（3）保证摄入加碘食盐，适当增加海产品的摄入。

（4）戒烟、禁酒。

2. 孕早期妇女膳食指南

（1）膳食清淡、适口。

（2）少食多餐。

（3）保证摄入足量富含碳水化合物的食物。

（4）多摄入富含叶酸的食物并补充叶酸。

（5）戒烟、禁酒。

3. 孕中、末期妇女膳食指南

（1）适当增加鱼、禽、蛋、瘦肉、海产品的摄入量。

（2）适当增加奶类的摄入。

（3）常吃含铁丰富的食物。

（4）适量身体活动，维持体重的适宜增长。

（5）禁烟戒酒，少吃刺激性食物。

4. 哺乳期妇女膳食指南

（1）增加鱼、禽、蛋、瘦肉及海产品摄入。

（2）适当增饮奶类，多喝汤水。

（3）产褥期食物多样，不过量。

（4）忌烟酒，避免喝浓茶和咖啡。

（5）科学活动和锻炼，保持健康体重。

5. 0～6个月龄婴儿喂养指南

（1）纯母乳喂养。

（2）产后尽早开奶，初乳营养最好。

（3）尽早抱婴儿到户外活动或适当补充维生素D。

(4) 给新生儿和1~6个月龄婴儿及时补充适量维生素K。

(5) 不能用纯母乳喂养时,宜首选婴儿配方食品喂养。

(6) 定期监测生长发育状况。

6. 6~12个月龄婴儿喂养指南

(1) 奶类优先,继续母乳喂养。

(2) 及时合理添加辅食。

(3) 尝试多种多样的食物,膳食少糖、无盐、不加调味品。

(4) 逐渐让婴儿自己进食,培养良好的进食行为。

(5) 定期监测生长发育状况。

(6) 注意饮食卫生。

7. 1~3岁幼儿喂养指南

(1) 继续给予母乳喂养或其他乳制品,逐步过渡到食物多样。

(2) 选择营养丰富、易消化的食物。

(3) 采用适宜的烹调方式,单独加工制作膳食。

(4) 在良好环境下规律进餐,重视良好饮食习惯的培养。

(5) 鼓励幼儿多做户外游戏与活动,合理安排零食,避免过瘦与肥胖。

(6) 每天足量饮水,少喝含糖高的饮料。

(7) 定期监测生长发育状况。

(8) 确保饮食卫生,严格餐具消毒。

8. 学龄前儿童膳食指南

(1) 食物多样,谷类为主。

(2) 多吃新鲜蔬菜和水果。

(3) 经常吃适量的鱼、禽、蛋、瘦肉。

(4) 每天饮奶,常吃大豆及其制品。

(5) 膳食清淡少盐,正确选择零食,少喝含糖高的饮料。

(6) 食量与体力活动要平衡,保证正常体重增长。

(7) 不挑食、不偏食,培养良好饮食习惯。

(8) 吃清洁卫生、未变质的食物。

9. 中国儿童青少年膳食指南

(1) 三餐定时定量,保证吃好早餐,避免盲目节食。

(2) 吃富含铁和维生素C的食物。

(3) 每天进行充足的户外运动。

(4) 不抽烟、不饮酒。

10. 中国老年人膳食指南

(1) 食物要粗细搭配、松软、易于消化吸收。

(2) 合理安排饮食,提高生活质量。

(3) 重视预防营养不良和贫血。

(4) 多做户外活动,维持健康体重。

三、中国居民膳食宝塔

《中国居民平衡膳食宝塔》是根据我国居民膳食指南，结合我国居民膳食结构特点设计，并以中国特色的宝塔图形表示，把膳食指南形象化、具体化，直观地告诉居民食物分类的概念及每日各类食物的合理摄入范围，便于人们在日常生活中实行。平衡膳食宝塔应用说明如下。

1. 平衡膳食宝塔　该塔共分五层，包含我们每天应吃的主要食物种类。具体食物的种类和数量见图1－10－1。图中所示的摄入量一般指的是食物的生重，每一类食物的重量是该类食物的总重量，如谷类是面粉、大米、玉米粉、小麦、高粱等的总和。平衡膳食宝塔提出的是一个营养上比较理想的膳食模式，可能与大多数人当前的膳食情况有一定距离。应当把它当作是一个奋斗目标，努力争取，逐步达到。

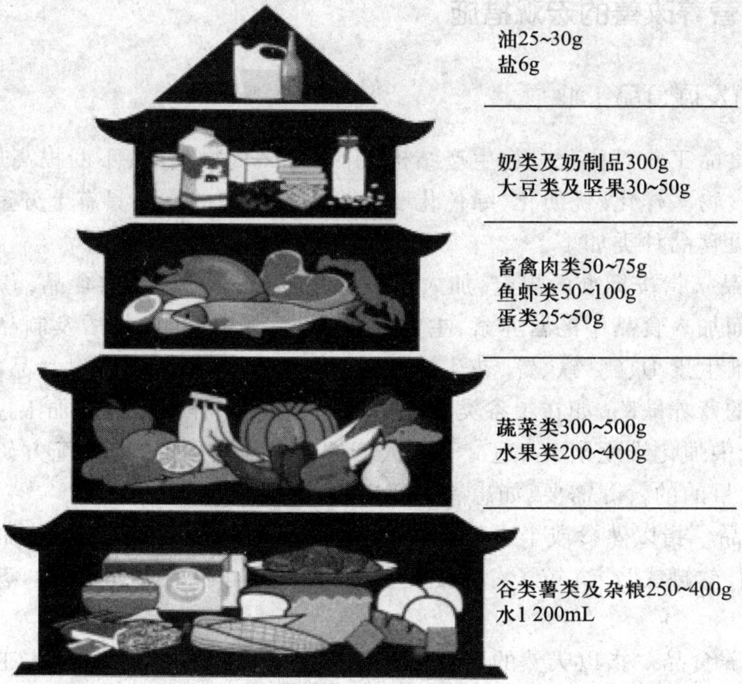

图1－10－1　平衡膳食宝塔

2. 确定个人的食物需要量　宝塔建议的每人每日各类食物的适宜摄入量范围所对应的能量水平范围为6.69～11.70 MJ(1 600～2 800 kcal)，应用时要根据个人的情况适当调整，例如，城市成年女性，所需能量为7.52 MJ(1 800 kcal)，可大致根据摄入量下限安排饮食；城市成年男性，所需能量为9.20 MJ(2 200 kcal)，可参考摄入量中间值安排饮食。各类食物的摄入量是一个平均值和比例，日常生活无须每天都样样照着"宝塔"推荐量吃，但要经常遵循宝塔各层各类食物的大体比例，使一周的各类食物的摄入量水平的均值达到宝塔的建议量。

3. 同类互换，食谱多样　同类互换就是以粮换粮、以豆换豆、以肉换肉，以便能选用品种丰富的食物，烹出美味佳肴，把营养与膳食有机结合起来。

4. 因地制宜，充分利用当地资源　各地的膳食习惯及物产不尽相同，只有因地制宜，充分利用当地资源才能有效地应用平衡膳食宝塔。

5. 养成习惯，长期坚持　膳食对健康的影响是长期的结果，只有自幼养成习惯，并坚持不懈，才能充分体现其对健康的重大促进作用。

第五节　社区营养改善

社区营养改善是研究能够解决制约社区人群营养的社会条件和社会因素，使人们能在自己的膳食生活中完美实现营养科学要求，改善营养状态，增强体质，促进健康的措施和方法。具体措施和方法如下。

一、社区营养改善的宏观措施

（一）大力发展食品工业

大力发展食品工业对优化食物生产结构，引导居民食物消费，不断提高居民生活水平，满足人民群众对食物多样化、优质化、绿色化、营养化、方便化的需要具有十分重要的意义。食品工业生产的常见食品种类如下。

1. 强化食品　指按标准的规定，加入了一定量的营养强化剂的食品，营养强化剂是指为增强营养成分而加入食品中的营养素，主要有氨基酸、维生素、矿物质及制品，如赖氨酸、牛磺酸、维生素 A、维生素 D、钙、铁、锌、花生四烯酸、DHA、EPA 等。通过对食品的营养强化，可以弥补天然食物的营养缺陷，如在粮谷类食品中添加氨基酸；补充食品在加工过程中的营养素损失，如向精白米中强化维生素 B_1；适应不同人群的营养需要，如人乳化配方奶粉更适合婴儿的喂养；满足特定目的的营养需要，如患者用要素膳等。

2. 方便食品　指以熟食或半成品形式存在、并经消毒和包装、只需稍加处理即可食用的食品，如方便面、软罐头、冷冻饺子。优点是食用方便、利于储存、安全卫生、营养价值高和风味多样等。

3. 人造营养食品　指以天然的蛋白质和其他食用物质为基础，运用人工方法改造食品的结构、外形、色泽和组成等物理结构和性能而产生的食品。基本特点：① 直接提取蛋白质等营养成分，缩短了食品生产周期，如人造食品；② 可根据营养素推荐摄入量标准生产出符合各类人群营养需要的食品，如断乳食品；③ 具有方便食品的优点。

4. 其他食品　主要有合成食品，指以化学合成物质为基础生产出来的食品，如用化学合成物质配制而成"要素膳"；天然食品，指那些可直接食用或稍加处理即可食用的食品，如果蔬、奶类等；传统食品，是对食品原料的结构、性能和成分进行极为深刻的改造之后制成的食品，如糖果、点心、面包制品和调味品等。

（二）开发新的食品资源

食品新资源是指我国传统上没有或仅在个别地区有食用习惯、新研发或新引进的符合食品基本要求的物品。由食品新资源生产出来的食品称新资源食品。新资源食品的开发有利于充分利用我国现有的食物资源,解决我国居民某些营养素摄入不足或利用率不高的问题,进一步丰富食物种类,提高营养健康水平。根据我国社会营养现状和已有的科研成果,认为具有研发价值和生产经营能力的类别和方向如下。

(1) 运用现代科学技术开发新的农产品,如培植高产安全的转基因新农产品等。

(2) 利废性质的开发,如油籽饼粕蛋白质的利用,禽畜血和骨骼的利用等。

(3) 野菜、野果等野生植物资源的利用,如蕨菜、小根蒜、灰菜、沙棘等。

(4) 其他特定营养成分的开发,如蕈藻类、花粉、魔芋、蜂王浆等具有特殊生物学效应物质的开发;核桃油、松子油、葡萄籽油等新食用油源的开发;通过饲料和动物体生产高锌奶、高锌蛋等富含优质微量元素食物等。

(三) 加快我国食物与营养政策和法规的建设及落实

十多年来,虽然我国颁布了一系列营养工作的计划、纲要和行动方案,但由于没有立法保证,实施过程非常艰难,有些计划并没有很好地落实;在我国营养相关部门和营养工作开展过程中存在许多问题,如营养工作不受重视,营养专业机构不健全,营养工作人员缺乏或队伍不稳定等,也是由于缺乏相应法律的保障;我国现阶段正面临营养缺乏与营养失衡的双重挑战,特别是与营养相关的慢性病成为我国社会经济发展的沉重负担,是我国公共卫生领域急需解决的一个问题。要改善我国人群的营养状况、提高国民素质、促进经济发展和增强国家竞争力,必须依靠营养立法,用法律来确立营养工作在国民经济与社会发展中的战略地位、保障营养改善行动的落实,以促进营养事业的持续发展。

由此,在 2004 年 3 月,中国营养学会受卫生部委托,负责我国营养立法的起草工作。经过两年努力,完成了相关立法文件,并命名为《中国居民营养改善条例》。但由于国家立法工作任务繁重,本条例尚未列入国务院法制办的立法工作计划。但是,为促进立法工作的进一步开展,于 2010 年 8 月卫生部颁布了规章《营养改善工作管理办法》(以下简称《办法》)。

(四) 采用多种方法开展营养改善工作

根据《办法》要求,在社区应采用营养监测、营养教育、营养指导、营养干预和奖励先进等方法,有目的、有计划、有步骤地开展营养改善工作,提高社区居民的健康水平。详细内容参见本章相关内容。

二、《营养改善工作管理办法》的简介及应用

《办法》有七章 36 条,包含营养改善的定义、营养改善工作的组织、实施;同时对营养监测、营养教育、营养指导、营养干预和奖励先进等方面做了如下规定。

(一) 营养监测

营养监测包括下列内容。

(1) 不同人群的食物摄入、膳食结构变化状况。

(2) 宏量营养素、微量营养素的营养状况。

(3) 蛋白质-能量营养不良、贫血、钙缺乏、维生素 A 缺乏等状况。

(4) 超重、肥胖及营养相关疾病状况。

(5) 其他需要监测的内容。

有关营养监测的其他相关内容见本章第一节。

（二）营养教育

《办法》对营养教育做出如下规定：卫生行政部门应当经常组织开展多种形式的营养宣传教育，推广《中国居民膳食指南》，帮助居民形成符合营养要求的饮食习惯以及健康的生活方式，提高改善膳食营养的能力；从事营养工作的专业部门及人员应当提供科学实用、通俗易懂的营养与健康知识；各级疾病预防控制机构应当协助学校、企业、事业单位和机关开展营养宣传教育；医疗机构应当结合诊疗工作开展营养知识宣传和咨询活动，解答患者的问题；鼓励新闻媒体开展营养宣传教育，严禁用虚假和不实的营养信息误导和欺骗公众；对从事餐饮工作的人员加强岗位营养业务培训，并定期进行检查、考核。

目前，我国正全面建设小康社会，膳食结构由温饱型向小康型转变。抓住这一有利时机，推广《中国居民膳食指南》，指导居民合理消费和建立科学的膳食结构，既有利于居民的合理营养，避免营养缺乏或过剩，又能促进食物生产与消费的协调发展，有利于国民经济的繁荣发展。在分类指导上，对城市居民特别是对高收入阶层人群，指导他们适当减少肉类食物的消费，增加豆类等植物性食物的摄入，积极参加各种健身活动，使体重保持在正常范围内；对经济落后的农村居民，指导他们发展生产、增加收入以提高食物消费能力，合理利用当地资源，尽可能丰富食物种类，正确喂养儿童，以提高营养水平。

有关营养教育的其他相关内容见本章第二节。

（三）营养指导

营养指导工作包括下列内容。

(1) 有关营养知识的咨询。

(2) 营养状况的评价。

(3) 膳食搭配和摄入量的建议。

(4) 强化食品和营养素补充剂选择的建议。

(5) 食物营养标签的使用。

(6) 社会及媒体的营养与健康课堂。

(7) 其他营养指导服务。

（四）营养干预

营养干预就是针对居民在营养与膳食上存在的问题所提出的有目的、有计划进行改进的对策。《办法》指出了当前营养干预的重点：应当加强对中小学校学生食堂和学生营养配餐单位的指导，引导学生养成正确的饮食习惯，改善中小学生生长发育和营养状况；加强临床营养工作，改善患者饮食和营养，发挥营养干预对促进患者辅助治疗和康复的作用；应当将营养干预纳入地震、水灾、旱灾等自然灾害和突发公共卫生事件的应急预案，对营养食物的供给和储备提供专业技术指导,预防与减少急性营养不良的发生;对灾区居民进行营养干预时,应当优先照顾儿童、孕产妇、老年人等,结合临床需要,对救治的伤病员进行营养干预;鼓励社会力量资助贫困地区中小学校,改善学生营养状况。

（五）奖励营养改善先进

县级以上人民政府卫生行政部门应当对营养改善工作做出突出贡献的单位和个人,给予表彰和奖励。

小　结

本章从四个方面阐述了社区营养。

一、营养监测

世界卫生组织对营养监测的定义是“对社会人群进行连续性的动态观察,以便做出改善居民营养的决定”。它与营养调查相比更具社会性、政策性、宏观性、综合性和实践性。营养监测分为制订保健和发展计划而进行的长期营养监测、研究规划效果的评价营养监测、及时预警营养失调和干预营养监测等三类。常用监测指标主要有恩格尔系数、收入弹性、人均收入及人均收入增长率等社会经济状况及反映居民营养状况和医疗保健的各种指标。

二、营养健康教育

目前我国面临营养过剩和营养不良的双重困扰,通过营养健康教育,能使我国居民具备必要的营养知识和技能,采纳合理的膳食模式,建立良好的膳食行为和生活方式,有效预防营养相关疾病的发生。在社区开展营养健康教育,首先要进行项目设计,主要包括分析社区情况,确定优先项目和干预目标,制订教育干预策略、实施计划及评价计划。其次是项目的实施,在正式实施前要做好准备工作和预试验。最后是项目的评价,包括形成评价、过程评价和近期、中期、远期效果的评价。

三、平衡膳食、膳食结构和膳食模式

平衡膳食是指所含能量和各种营养素满足进食者需要且相互之间保持平衡的膳食。平衡膳食既要求膳食中各种营养素种类齐全和比例适当,即营养素之间的平衡;又要求数量充足,以满足机体的需要,即摄入量和需要量之间的动态平衡。当今世界上的膳食结构大致可分为四大类:① 以动物性食物为主的经济发达国家模式;② 以植物性食物为主的东方模式;③ 动、植物食物平衡的日本模式;④ 比较适合西方国家学习的地中海模式。我国居民的膳食仍然以植物性食物为主,动物性食物为辅,但城乡居民的膳食结构差异较大。2002 年第四次全国营养与健康调查资料显示,我国居民膳食质量明显提高,但结构不尽合理,出现了“富裕病”与营养缺乏病并存的现象。针对我国各地区存在的问题及不同的人群需要,中国营养学会于 2007 年修订了新的《中国居民膳食指南》,并使之形象化、具体化,形成了中国居民平衡膳食宝塔,教育城乡居民采用平衡膳食以摄取合理营养,促进健康。

四、社区营养改善

主要宏观措施:① 大力发展食品工业,加强对强化食品、方便食品、人造食品、合成食品等的研究和推广工作;② 合理利用食品加工副产品和野生植物资源,积极开发新的农产品和其他特定营养成分;③ 加快我国食物与营养政策和法规的建设及落实,用法律来确立营养工作在国民经济与社会发展中的战略地位,以促进营养事业的持续发展;④ 采用多种方法开展营养改善工作。所开展的营养改善工作主要有五种:① 营养监测;② 营养教育;③ 营养指导;④ 营养干预;⑤ 奖励营养改善先进。

课后测试

1. 名词解释:社区营养　营养监测　Engel 系数　营养健康教育　平衡膳食　膳食结构　强化食品　食品新资源　营养干预
2. 简述营养监测的特点。
3. 简述居民营养健康教育的方法和步骤。
4. 试述平衡膳食的基本原则。
5. 简述当今世界上存在的膳食结构。
6. 分析我国居民的膳食结构,并提出改进建议。
7. 中国居民膳食指南包括哪几个方面的内容?
8. 简述《中国居民平衡膳食宝塔》的应用原则。
9. 简述改善社区营养的宏观措施。
10. 简述社会营养改善的方法。

(张金沙)

第十一章　饮食行为与健康

【学习要点】

1. 了解饮食行为的概念。
2. 熟悉饮食行为的培养。
3. 掌握饮食行为的影响因素。
4. 熟悉饮食行为与健康的关系。

第一节　概　　述

人们需要从外界获取丰富多样的营养物质来维持各种生命活动和满足体力活动的需要。而人们对营养物质的需求又因种族、年龄、性别和从事活动的不同有所差异。

人们的饮食行为受到种族、社会、经济和文化因素等各方面的影响。不同的种族，对于什么是食物、什么不是食物的看法就有着很大的区别。我国幅员辽阔，有56个民族，是世界上民族最多的国家，因此我国人群的饮食行为更是千差万别。56个民族各自生活在一定的地域，所谓靠山吃山，靠海吃海，不同的生活环境给人们提供了不同的食物，从而造就了不同的饮食习惯。因此，研究人们的饮食行为及其相关的影响因素，对预防疾病发生、促进人群健康有着重要的作用。

饮食行为是指受有关食物和健康观念支配的人们的摄食活动，包括食物的选择和购买，食物的种类和食用频度，食用的时间、地点，如何食用，与谁一起食用等。人们选择和摄取食物的行为受多种因素的影响，主要的影响因素包括个人因素、家庭因素、社会因素、大众媒介等。这些因素往往会影响人们对食物的选择，从而影响到营养素的摄入，对人们的身体健康产生影响。

居民营养与健康状况是反映一个国家社会发展和人口素质的重要指标之一，提高全民营养水平和健康素质既是全面建设小康社会的需要，也是综合国力的最终体现。人的身体素质与社会发展、国家经济、生产力水平有极其密切的关系。而居民营养健康状况与其饮食行为有着非常密切的联系。

随着我国经济建设的发展，人民的健康状况和饮食观念也发生了明显的变化。居民营养不良与营养过剩同在，贫困病与富裕文明病并存。在某些经济相对发达地区，一部分人因一味追求美味佳肴，造成营养过剩，摄入的营养成分比例失调，糖尿病、高血压、冠心病、脂肪肝和肥胖等慢性病的发病率逐年增高，这些疾病的发生往往与人们的高糖、高脂、高盐膳食结构以及不食或少食蔬菜、水果等不良饮食习惯有关。

人们的饮食行为是出生后在儿童少年时期形成的，饮食行为一旦形成往往会持续一生，但是良好的饮食行为并不是天生的，而是要从小培养和建立。饮食行为不仅影响儿童的体格生长，而且长期存在的严重的饮食行为问题甚至可造成智力发育的落后。家长应不断提高科学育儿知识，针对不同年龄特点好发的饮食行为问题，及时纠正不恰当的喂养方式，坚持科学喂养，为儿童营造一个安静、良好的进餐环境，以培养儿童良好的饮食行为，让儿童营养均衡，以便健康成长。

健康的饮食行为就是要达到营养全面，膳食平衡，粗细搭配，粮菜互补，使食物摄入量和身体需要量相适应，防止各种慢性疾病及营养不良的发生，为健康长寿打下牢固的基础。

第二节　饮食行为的影响因素

人们选择和摄取食物的行为受多种因素的影响，主要影响因素包括个人因素、家庭因素、社会因素、大众媒介等。

一、个人因素

（一）食物喜好

食物喜好是人们对某种食物喜好、不喜好甚至厌恶的程度。有研究表明人们对食物的喜好受到一定遗传因素的影响。这表现在新生儿吃到甜味的食物时会露出愉快满足的表情，而吃到苦味的食物时会皱眉、大哭甚至呕吐。儿童在成长过程中会渐渐地接触到各种各样的食物，对食物的喜好也在成长过程中逐渐地形成。在购买能力允许、食物供应充足的情况下，食物的喜好就会在很大程度上决定人们对食物的选择。

中国疾病预防控制中心营养与食品安全所 2001 年的调查发现，92.1% 的学龄前儿童、87.1% 的小学生和 68.1% 的中学生中有食物喜好。食物的味道、气味、营养、家中食用频率和颜色是影响城市儿童少年食物喜好的 5 个主要因素。学龄前儿童、小学生和中学生特别喜欢吃的前 5 种食物基本一样，只是在排列次序上略有差别。

（二）心理和情绪

人的心理和情绪可以影响人们对食物的选择和偏好，而每个人的表现又有所不同。有些人不开心的时候通常选择吃“慰藉食物”，如冰激凌或甜甜圈之类，来增加心理的满足感；有些人感到烦躁、愤怒时会选择吃肉类食物，通过用力地咀嚼食物来释放情绪；有些人心情沮丧时，喜欢吃米饭或者面食这一类具有饱腹感的食物，让自己感觉充实；还有一部分人在抑郁、烦躁、恐惧悲伤等负面情绪状态下没有食欲。

据报道，大约三成中国父母不能陪孩子一起吃晚餐。即使有时间和孩子同桌吃饭，“亲子吃饭时间”往往也变成了“家长训话时间”。不少家长平时没时间和孩子交流，就抓住吃饭时间询问孩子成绩、检查功课、同班比较，致使孩子愁眉苦脸、哭哭啼啼；调查显示，久而久之，孩子对吃饭会产生一种习惯性恐慌，孩子在饭桌上会如坐针毡，备受压抑和困扰，长此以往，容易诱发心理疾病。“餐桌训话”还会影响消化和吸收，一到吃饭时间精神就紧张，食欲也会明显下降，还可能厌食。因此教育孩子一定要注意场合，选择时机，切莫在餐桌上进行教育，要创造轻松愉快的就餐环境。

人在疾病状态下对食物也有很大的选择性。一是厌食,患病的人通常胃口不好,不想进食或食量减少;二是挑食,患病时挑一些与平时不一样的食物或不一样的烹调方法。因此,要特别关心疾病状态下人的膳食。能吃的尽量通过吃补充营养,选择不同疾病状态下的适宜食物与烹调方法,满足疾病状态时患者对营养的需求。

二、家庭因素

(一)父母的饮食行为

儿童从小跟着父母吃饭,常言道"身教重于言教",父母的饮食习惯自然就直接影响到儿童青少年的饮食行为。富有家庭色彩的"食物圈"影响着儿童和青少年对食物的喜好,以致形成某种终生难变的口味。孩子的模仿能力极强,有的父母喜欢边吃饭边看电视,或者父母使用餐具的方法姿势等饮食习惯都会成为孩子模仿的对象。如果父母本身就有偏食习惯,在饮食上挑三拣四,或者在孩子面前议论某种食物好吃或不好吃,那孩子就会受到直接的影响。且父母不喜欢吃某种食物,家里往往也就会很少买这种食物,这就间接地造成了孩子的偏食。

除了父母的影响,看护人也是一个重要的影响因素。多数母亲在幼儿0.5~1岁时就要上班,白天照顾幼儿的任务就交给了幼儿的祖父母或者保姆,由于祖父母或者保姆与幼儿接触密切,他们的饮食行为必将对幼儿造成影响。当孩子上了幼儿园、小学、中学,学校的老师及同学的饮食习惯也会对孩子的饮食行为的形成造成一定的影响。

(二)饮食教育

父母对孩子饮食行为习惯的影响首先是通过口头上的教育或提示。家长的教育手段与方法影响孩子的饮食行为。几乎所有的父母在进餐时都对孩子的饮食给予过提示和指导,其中母亲给的教育、提示比父亲多。如提示孩子吃某种食物,告诉孩子一些营养知识。父母通常采取的方法是提示、劝说,而有的父母在劝说无效后则采取批评甚至是强迫的极端方法进行。这种负面、消极的教育方法会导致孩子对食物产生厌烦,从而形成恶性循环。

父母在对孩子进行饮食和营养方面的教育时,要讲究方式方法,要有耐心。从儿童会说话和简单交流起,父母就要有意识地给孩子灌输所有饮食的来源、制作、营养价值,以及怎样吃、吃多少等知识,而不要仅仅依靠在餐桌上进行说教,要在平常的生活、游戏中潜移默化地使孩子认识偏食的危害,并自觉做到膳食平衡。这样才能将健康的饮食习惯延续终生。

(三)其他目的使用

有些父母会经常使用食物当作奖励、惩罚或安慰的工具。例如,在孩子考试取得好成绩时,家长就会带孩子吃其喜欢的西式快餐作为奖励,而在孩子表现不好时则不给孩子吃其想要的食物以示惩罚。这种非营养目的的食物使用,会导致孩子形成不正确的营养观念,让孩子认为这些作为奖励的食物才是好吃的食物,从而影响儿童青少年对食物的喜恶,造成偏食。

三、社会因素

（一）宗教、民族和信仰

宗教、民族和信仰等社会文化因素对人们食物选择的影响是很难改变的。不同的宗教、民族和信仰往往将食物划分为“可食用的”和“不可食用的”，“干净的”和“不干净的”。这种对食物的分类常常产生许多食物禁忌，会把有营养价值的食物排除在外。例如，动物血中含铁量较高，而且以血红素铁的形式存在，容易被人体吸收，利用率高，可以防治缺铁性贫血，动物血还能为人体提供多种微量元素，对营养不良、肾脏疾患、心血管疾病和病后的调养都有益处。但在我国有些民族中，动物血是“不可食用的”。这种食物禁忌会影响到人们的营养素摄入，甚至导致某些营养缺乏性疾病的发生。但由于这样的食物禁忌是深深植根于文化、宗教和信仰之中的，因此很难让其改变。

（二）同伴的影响

人的社会交际最初是从幼儿园开始的。在幼儿园，集体进餐其实也是孩子们之间相互交往的时机，孩子喜欢模仿，同伴挑食、偏食的习惯会影响周围的孩子，孩子会觉得我们是好伙伴，他不喜欢，那我也不喜欢。另外，饭前小朋友之间发生矛盾也会使其情绪低落，从而导致孩子胃口不好，食欲不佳。

英国有一项研究发现，如果跟一个贪吃的约会对象出去吃晚餐，很可能会让你变胖。因为同伴在点菜的同时，很可能会对你产生影响，让你在食物的选择上发生变化。

（三）有关食物营养的观念和知识

有关食物营养的观念和知识影响人们对食物的选择和摄取。不管这些观念和知识正确与否，它们都是人们选择和摄取食物的依据，从而影响人们对食物的选择和消费，乃至影响人们的健康。

我国著名的中医论著《黄帝内经》素问篇就提出“五谷为养，五果为助，五畜为益，五菜为充”的膳食理论。可见，在我国的传统文化中是很重视食物营养的。随着我国经济实力的提升，人们的物质生活越来越丰富。在饮食方面，人们的观念已从吃饱转变为吃好。但人们对于合理营养的意识不强，营养观念存在误区，这导致了营养过剩慢性病上升的现象。

四、大众媒介

现在的信息技术日益发达，传播媒体多种多样，有纸类的新闻报纸、杂志，声类的电台广播，视频类的电视、电影，网络类的电脑互联网、手机微信等。

电视已经成为人们日常生活中不可缺少的一部分，更是儿童青少年获取各种信息的重要渠道。电视节目尤其是电视广告对人们的饮食行为有着重要的影响，儿童青少年更是如此，甚至比来自家庭的影响还要大。食品广告往往能使孩子们喜欢广告中的食品，很多孩子对广告有着浓厚的兴趣，有的一听到播放广告的声音，就跑到电视前来看，甚至能记住广告词，高兴了就背给父母听，并要求父母购买那种食品。如果是由孩子喜欢的歌星、影星或球星做的广告，这种效果会更明显。

美国一项医学研究报告表明，电视广告影响 2～11 岁儿童的短期饮食习惯。儿童在很小时就能识别商标，相对于普通包装来说，学龄前儿童在食品和饮料种类选择时，对经常做广告的品牌表现出明显的偏好。

看电视时间的长短也会影响儿童青少年对食物的选择和消费，研究发现儿童青少年从电视上看到的食品广告越多，他们吃的零食就越多，摄入的热量就越大，更容易形成偏食等不良饮食行为。

第三节 饮食行为与人体健康的关系

一、营养过剩

近年来，营养过剩引起的超重和肥胖在全世界呈增长流行趋势，已成为世界重要的公共卫生问题。肥胖是各种慢性疾病如高血压、冠心病、糖尿病等的发病基础，其对健康的影响不容忽视。

人群中体重超重的现象越来越普遍，尤其是儿童，上升的趋势更加明显。目前，全球近 1/10 的学龄儿童超重，其中 1/4 肥胖。我国学龄前儿童肥胖率十年来逐年递增，2000 年的数据表明，城市学龄儿童、青少年肥胖的检出率在 10% 左右，有的大城市已达到 20%。在欧美发达国家，肥胖儿童的比例也在不断增加，全美儿童青少年有 11% 体重超标，英国为 12%，法国为 10%。由此可见，儿童青少年超重已成为全球性的问题。

超重、肥胖与儿童期高血压、胰岛素抵抗和糖尿病、脂肪肝等疾病密切相关，并影响其终身健康。近年来，饮食行为与超重、肥胖的关系引起国内外学者的普遍关注。有研究表明，在儿童青少年期影响超重和肥胖发生的关键因素是饮食行为。学龄前期是饮食行为形成的关键时期，学龄前儿童的不良饮食行为包括不良进食习惯、外因性进食、挑食、偏食、情绪性进食、过饱响应等。有研究表明，通过改变儿童青少年这些不良的饮食行为可降低超重、肥胖的风险。因此，家庭和社会要重视引导和培养儿童青少年形成良好的饮食习惯，营造愉快的进食氛围，特别是家长应在儿童青少年进食习惯的培养上树立良好的榜样，从而培养儿童青少年健康饮食行为，促进其健康成长。

二、癌症

恶性肿瘤已成为当前危害人类健康的常见病之一。在我国，癌症位于居民死因顺位的第二位，并呈逐年上升的趋势。癌症发生的危险因素，已知包括遗传因素和环境因素，在环境因素中，饮食与癌症的关系最为密切。饮食行为在诸如食管癌、乳腺癌、胃癌、肝癌、结肠癌、直肠癌等许多癌症的发生和发展中起着重要的作用。有研究表明，有高达 75% 的胃肠癌、60% 的肝癌、50% 的乳腺癌、30% 的肺癌是可以通过改变饮食模式预防的。

科学的饮食行为应以植物性饮食为主，每天蔬菜、水果、谷类、豆类的摄入量占 2/3 以上。随着经济的发展、物质生活的丰富，人们在食物的选择上有了更大的空间，也造成了不良饮食行为的普遍发生。这些不良的饮食行为，使癌症的发病率居高不下。很多人喜欢吃大鱼大肉，不喜欢吃青菜，过多地吸收脂肪，特别是动物脂肪，更容易促使癌细胞的生长，增加癌症的发病概率。喜欢吃腌制、发酵、熏烤食品与癌症的发生也有着密切的关系，这类食物中含有大量的致癌物和致突变物。喜欢高盐饮食的人群胃癌的发病率明显高于低盐饮食的人群，高盐食物有着促癌的作用。饮酒与众多癌症如口腔癌、喉癌、食管癌、乳腺癌、结肠癌、直肠癌、原发性肝癌等的发生密切相关。

养成健康的饮食行为，采用均衡膳食，食物多样化，保证维生素和矿物质充足的并富含植物化学物的水果蔬菜，不吃霉菌污染或烧焦的食物，少吃腌制、烟熏或油炸的食物，总之，在生活中尽量避免使癌症危险性增加的饮食因素，才能降低癌症的发病率。

三、冠心病

我国冠心病的发病率和病死率在世界各国排名中处于较低发国家行列。但随着经济增长，人们的饮食方式、行为习惯发生变化，冠心病的危险因素正在不断增加，如高血压、高血脂、高同型半胱氨酸血症、人群超重和肥胖比例增加以及吸烟等，都可造成冠心病的发病率、病死率增长，且患病年龄趋于年轻化。

20 世纪 90 年代后，大量实验结果证实了血浆同型半胱氨酸水平增高是冠心病的独立危险因素之一。同型半胱氨酸是甲硫氨酸在人体内的分解产物，食物中并不存在。同型半胱氨酸代谢中需要叶酸、维生素 B_6、维生素 B_{12} 的参与，血浆同型半胱氨酸含量增高除了极为少见的遗传缺陷外，主要是膳食中叶酸、维生素 B_6、维生素 B_{12} 等缺乏造成的。单独补充叶酸或与维生素 B_6、维生素 B_{12} 同时补充都能降低血浆同型半胱氨酸浓度，也可降低冠心病的危险，因此建议冠心病患者或高危人群通过饮食，多摄入 B 族维生素。B 族维生素主要来源于蔬菜、水果、蛋类和肉类。心血管疾病的危险因素是可以通过改变饮食行为、调整生活方式来降低的。降低饮食中的饱和脂肪酸、胆固醇和反式脂肪酸，适当提高单不饱和脂肪酸、多不饱和脂肪酸的比例，控制总脂肪、总能量的摄入，有利于降低冠心病的发病率。

四、缺铁性贫血

贫血是最常见的营养缺乏病之一，发病的主要原因是由于饮食中缺乏造血的原料，其中由于体内缺少铁质而影响血红蛋白合成所引起的贫血称为“缺铁性贫血”。在贫血中，缺铁性贫血占 65% ~75%，是最常见的一种贫血，也是世界上四大营养缺乏病之一。

缺铁性贫血主要是因为铁的需要量增加而饮食中铁摄入不足、铁的吸收障碍、铁丢失过多等引起的。其发病率在发展中国家、经济不发达国家及婴幼儿、青少年、孕妇中明显增高。2006 年的调查表明我国婴幼儿缺铁性贫血患病率为 30% ~40%；青少年缺铁性贫血的患病率为 20% ~40%；孕妇缺铁性贫血的患病率约为 35%，且农村的患病率高于城市。

缺铁性贫血会造成婴幼儿、青少年发育迟缓，智力低下，免疫力下降，认知能力降低等。缺铁性贫血不仅危害孕妇自身的健康，还可导致早产、分娩低重儿、新生儿营养性贫血等。预防缺铁性贫血的关键是要养成良好的饮食行为、科学进餐，纠正不良的饮食习惯。对婴幼儿应及早添加富含铁的食品；对青少年应纠正偏食、挑食的不良饮食习惯；对孕妇、哺乳期妇女应增加含铁高的食物的摄入。

小　结

饮食行为是人们从外界摄取和利用食物的行为。人一出生就要与饮食建立关系,良好的饮食行为不是天生的,而是需要后天培养和建立的。人们的饮食行为大多是在儿童青少年时期形成,且饮食行为一旦形成往往很难改变,会持续一生。

人们的饮食行为受多种因素的影响,主要包括个人因素、家庭因素、社会因素、大众媒介等。这些因素会影响人们对食物的选择,从而影响人们的身体健康。从小培养儿童青少年良好的饮食行为,加强正确的饮食行为教育,不仅能促进儿童青少年的身体健康发育,而且能减少儿童及成年人肥胖、龋齿、营养不良及成年后一些慢性疾病(如糖尿病、心脏病)等的发病危险,使人们拥有一个健康的人生。

课后测试

1. 饮食行为的概念是什么?
2. 饮食行为受到哪些因素的影响?
3. 在影响饮食行为的家庭因素中除了父母的影响,还有哪些影响因素?
4. 哪些食物对纠正缺铁性贫血有帮助?
5. 如何培养正确的饮食行为?
6. 饮食行为对疾病的影响深远,哪些疾病可以通过改变不良的饮食行为加以预防?

(刘　君)

第十二章　食品安全与健康

【学习要点】

1. 了解我国食品安全现状；食品安全与健康的关系。
2. 掌握影响食品安全的因素。
3. 熟悉预防食品安全风险的措施。

"民以食为天，食以安为先"，食品安全关系每个人的日常生活，是民生的基础和最重要的保障。食品安全与国民健康息息相关；切实保证食品的安全，是维护国民健康、提高国民健康水平的重要保障。

第一节　食品安全现状

食品安全(food safety)指食品无毒、无害，符合应当有的营养要求，对人体健康不造成任何急性、亚急性或者慢性危害。根据世界卫生组织的定义，食品安全是"生产、加工、储存、分配和制作食品过程中确保食品安全可靠，有益于健康并且适合人消费的种种必要条件和措施"。食品安全研究也是一门专门探讨在食品加工、存储、销售等过程中确保食品卫生及食用安全，降低疾病隐患，防范食物中毒的一个跨学科领域。

食品安全的含义主要包括：① 食品总量安全：一个国家或地区能够生产本区域民众基本生存所需的食品，能够满足民众生存、生活的需要；② 食品质量安全：食品在卫生、营养方面满足民众的健康需要，国家需从行政管理、法律、法规等层面保障食品无毒、无害，并能保障民众从本区域现存食品中获取必需的营养物质；③ 食品供应的可持续性：从农业、食品工业等角度要求食品安全供应所需要的良好生态环境和食用资源供应的可持续性。食品安全关系国计民生，与民众的健康与营养状况息息相关。

自1949年新中国成立以来，在中国共产党的领导下，人民已经逐步解决了温饱问题，即基本实现了粮食自给，也保证了食品总量的充足；中国实现了从粮食短缺到粮食充足的历史性转变。但食品的质量、农产品及食品的可持续发展能力不容乐观。

近年来，食品质量安全事件频发，且影响范围大，使食品安全已经成为政府及社会各界普遍关注的问题。如"三聚氰胺事件"，就是在生产的儿童配方奶粉中混入非法添加剂三聚氰胺，诱发婴幼儿肾结石，引起婴幼儿蛋白质营养不良，导致其智力及生长发育障碍。该事件是新中国成立后影响最大的食品安全事件。咸鸭蛋中发现苏丹红、台湾"塑化剂"、沈阳"毒豆芽"、德国鸡饲料二噁英(Dioxins)污染等事件，也使民众对食品安全心存疑虑；而食品中微生物超标现象也时有发生，如德国的肠出血性大肠埃希菌污染、新西兰的乳品原料肉毒杆菌超标等。

随着我国农业“化学化”进程加快，在多个农业领域采用多种化学物质促进农产品的产量、外观等，使农业在较短时间内变成了一种化学品过度集中使用的行业。农业生产中化学品污染量(包括化学合成的农药、化肥、生长调节剂、饲料添加剂等)已经接近占到全国总污染量(指工业污染、生活污染及农业污染的总和)的1/3～1/2，这对农产品安全、人体健康乃至食品供应的可持续发展都构成了严重威胁。另外，耕地面积的减少、土壤沙化等因素也对食品的可持续供应产生影响。

2009年6月1日，《中华人民共和国食品安全法》替代《中华人民共和国食品卫生法》，成为我国食品安全的基本法律。《中华人民共和国食品安全法》是在食品安全监管领域做出详细的规定，拟建立从“农田到餐桌”的无缝监管模式。在立法宗旨方面，该法的实施将为我国提高食品安全监管水平提供基本的法律保障。总体来说，食品相关法律法规的建立和健全及农业科技、食品科技的发展，促进我国的食品安全能在正确的轨道运行。随着法律法规的完善、科学技术的进步及人类生存状况的改善，食品安全的风险会逐步下降，人类的健康、营养水平也会逐步提高。

第二节　影响食品安全的因素

食品是人类赖以生存、繁衍、维持健康的基本条件。伴随着化工行业的发展、人口数量的增多、人类活动范围的扩大、地球环境的变化等，产生了多种有毒、有害或有潜在毒害风险的化学物质，加上致病微生物对食物的污染，导致摄入被污染食物的人群产生一系列病理变化，甚至危及生命。另外，科学技术的发展，“转基因食品”等的出现，也对食品安全带来风险因素。在工业化及全球化高度发展的今天，人们对食品的消费方式逐步向社会化转变，由原来以家庭烹调为主转向以食品企业加工生产为主，因此食品安全事件的影响范围急剧扩大，对人类健康的威胁更加严重。

影响食品安全的因素来源于：食物本身含有毒成分；食品化学性污染；食品物理性污染；食品微生物及其代谢物污染；食品违法生产及经营。

一、食物本身含天然有毒成分

食物本身含有毒成分是指食品原料本身存在的天然有毒物质，包括动物、植物、菌类等食材产生的对其他生物物种有毒害作用的各种天然化学物质；而由于加工、烹调方法不当，导致未能将各种有毒物质除尽，从而导致食品安全风险。

(一)食物中主要的天然有毒成分

1. 苷类成分　如氰苷、芥子油苷、皂苷等。如苦杏仁、桃仁、枇杷仁等都含有氰苷；新鲜竹笋、木薯中含有生氰糖苷类化合物；在特殊酶的作用下水解成剧毒的氢氰酸、硫氰化合物等。甘蓝、萝卜、芥菜等十字花科蔬菜及洋葱、管葱、大蒜等植物中含有硫苷等成分，过度摄入此类物质有致甲状腺肿的危险。茄子、马铃薯等含有的茄苷，在发芽、已损害或腐烂的马铃薯中含量极高，该类物质烹煮后也不易破坏，摄入人体后产生毒性。

2. 生物碱类成分　生物碱广泛存在于毛茛科、芸香科、豆科等多种植物的根和果实中。

如鲜黄花菜含有毒成分"秋水仙碱",如果未经水焯、浸泡,且急火快炒后食用,可能导致头痛头晕、恶心呕吐、腹胀腹泻,甚至体温改变、四肢麻木。

3. 酚类成分　如漆酚、香豆素、鬼臼毒素、棉酚等特殊酚类结构的化合物均可能导致食物中毒;其中尤以产棉区食用含有棉酚的粗制生棉籽油可能引起的慢性中毒最为典型。

4. 有机含氮化合物　主要包括毒蛋白类成分(如血液凝集素、酶抑制剂等)、海洋生物毒素等。血液凝集素是一种能使红细胞凝集的蛋白质,存在于某些豆科、大戟科等蔬菜中,现已发现十多种,包括蓖麻毒素、巴豆毒素、大豆血液凝集素、菜豆毒素等。酶抑制剂主要是胰蛋白酶抑制剂和淀粉酶抑制剂,能引起消化不良和过敏反应;如大豆、马铃薯中含有的胰蛋白酶抑制剂。鱼类、贝类等海产品也含有易导致人群中毒的含氮的生物毒素,如鲭鱼毒素、河豚毒素、西加毒素等。

5. 蕈(蘑菇)毒素类　蕈类体型大,属高等真菌,是人类经常食用的食物,但不是所有的蕈类都可以食用,有些毒蕈外形与可食用蕈类较为相似,误食后极易引起中毒反应。各种毒蕈所含的毒素不同,引起中毒的临床表现各异。由于大多数蕈毒素不能通过热处理、罐装、冷冻等食品加工工艺破坏,许多蕈毒素的化学结构没有确定,且中毒后症状较重,所以毒蕈引起的中毒需重视。

(二)食物天然有毒成分引起中毒的特征

(1) 季节性和地区性较明显,这与有毒动物和植物的分布、生长成熟,以及人类采摘捕捉、饮食习惯等有关。

(2) 散在性发生,偶然性大。

(3) 潜伏期较短,大多在数十分钟至十多小时,少数也有超过1天的。

(4) 罹患率和病死率较高,但因有毒动物和植物种类的不同而有所差异。

二、食品化学性污染

食品的化学性污染种类繁多,较常见的有化学农药、有机金属、*N*-亚硝基化合物、多环芳烃化合物、杂环胺、二噁英以及来自食品容器、包装材料的污染等。

(一)化学农药污染

农药(pesticide)是指用于预防、消灭或者控制危害农业、林业的病、虫、草和其他有害生物,以及有目的地调节植物、昆虫生长的化学合成物及其制剂。

农药按用途可分为杀虫剂(insecticide)、杀菌剂(fungicide)、除草剂(herbicide)、落叶剂、植物生长调节剂等;按化学组成及结构分为有机磷、氨基甲酸酯、拟除虫菊酯、有机氯、有机砷、有机汞等。正确地使用农药,能减少农作物的损失、提高产量、提高农业生产的经济效益,增加农作物供应。但违法或过度使用化学农药,可造成农药残留,并通过食物和水的摄入、空气吸入和皮肤接触等多种途径对人体造成多方面的危害。

造成食物中农药残留超标的途径主要有:施用的农药直接吸附在植物表面,或渗透入植物内部,而没有被完全降解;农药进入空气、水、土壤,成为环境污染物,农作物从环境中吸收而造成残留;动植物食物链间相互污染等。

（二）有机金属污染

环境中80多种金属元素能以有机结合态通过食物、水、呼吸道、皮肤等多途径进入人体；有一些元素低摄入量就能对人体产生毒性。在食品加工、储存、运输、销售过程中使用或接触的机械、管道、容器等都可能造成食物中金属元素超标。另外，有的重金属能够在微生物的作用下转化为金属化合物而富集在某些水生动物或植物中；当人们食用这些水产品时，就可以引起慢性重金属中毒。

（三）*N*－亚硝基化合物污染

N－亚硝基化合物（*N*－nitroso compounds）是一类对动物有较强致癌作用的化学物质，可分为*N*－亚硝胺和*N*－亚硝酰胺两大类。环境和食品中的*N*－亚硝基化合物系由硝酸盐、亚硝酸盐等和胺类在一定的条件下合成，主要存在于腌制的蔬菜、鱼、肉等食物中。

（四）多环芳烃化合物污染

多环芳烃化合物（polycyclic aromatic hydrocarbons，PAH）是一类具有较强致癌作用的食品化学致癌物，代表物质为苯并芘（图1－12－1）；该类物质有致癌性、致突变性。食品中多环芳烃类污染物主要来源于：食品在用煤、炭、植物燃料烘烤或熏制时污染；食品在高温烹调加工时发生热解或热聚合；植物性食品吸收水、土壤、空气中的污染成分而蓄积于植物中；食品加工过程中受机油、食品包装材料等污染。

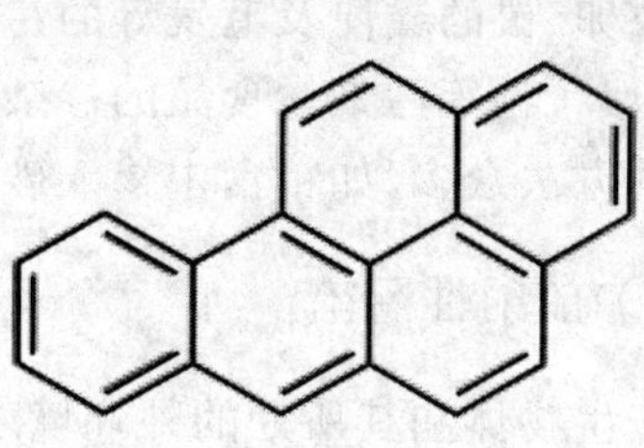

图1－12－1　苯并芘结构

（五）杂环胺类化合物污染

杂环胺类化合物（heterocyclic amines）包括氨基咪唑氮杂芳烃和氨基咔啉两类，其具有致突变型、致癌性。杂环胺主要产生于高温烹调食物（尤其是蛋白质含量丰富的鱼、肉类等）的过程。

（六）二噁英污染

二噁英是氯代二苯并－对－二噁英、氯代二苯并呋喃（图1－12－2）及多氯联苯、氯代二甲醚等类物质的总称；其具有热稳定性、脂溶性、环境半衰期长等特点。食品中二噁英类主要来源于农药（二氯酚等）、聚氯乙烯类垃圾焚烧、汽车尾气等污染。二噁英类具有急性毒性、肝毒性、免疫毒性、生殖毒性、发育毒性、致畸性及致癌性。

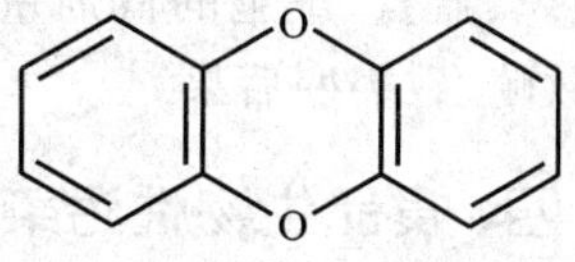

(a)

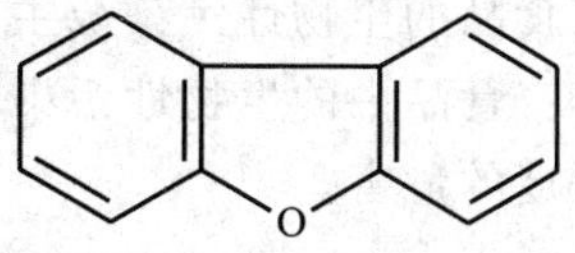

(b)

图1－12－2　二苯并－对－二噁英（a）及二苯并呋喃（b）

（七）食品容器、包装材料污染

随着化学工业与食品工业的发展，新的包装材料越来越多。在与食品接触时,某些材料的成分迁移于食品中,造成食品的化学性污染,给人体健康带来危害。如塑料包装材料中的聚苯乙烯中单体苯乙烯及甲苯、乙苯、异丙苯的污染;聚氯乙烯中单体氯乙烯、原料中的1,1-二氯乙烷及1,2-二氯乙烷、增塑剂的残留;不饱和聚酯树脂及其玻璃钢制品中的苯乙烯、引发剂及催化剂残留;陶瓷材料中的釉彩毒性;不锈钢材料中的铅、铬、镉、砷的迁移致毒等。

三、食品物理性污染

食品中物理性污染物来源复杂、种类繁多并存在偶然性。虽然有些物理污染物不直接威胁消费者的健康,但是严重影响了食品应有的感官性状和营养价值,使食品质量得不到保证。物理性污染包括杂物污染、放射性污染。

(一) 杂物污染

杂物污染是指食品在生产、储存、运输、销售的过程中所产生的物质污染,以及食品中人为掺杂掺假的污染物。杂物污染来源有:食品生产过程中由于生产环境封闭不严造成的粉尘污染;食品加工过程中原材料未处理干净而造成的污染;食品储存过程中由于封闭不严而受到昆虫及其虫卵、鼠的粪便及毛发等的污染;食品运输、销售过程中不清洁覆盖物、包装材料微粒杂质、不明絮状物等污染。食品的掺杂掺假是一种人为向食物中加入杂物的过程,所涉及的食品及可能的方法众多,如粮食中掺入砂石,肉中注水,动物奶中掺入大量浆状物及水等。

(二) 放射性污染

由于生物体和其所处的外环境之间固有的物质交换过程,在绝大多数动植物性的食品中都不同程度地含有天然放射性物质,即食物的放射性本底。食品中的天然放射性物质主要是^{40}K和少量的^{226}Ra、^{228}Ra、^{210}Po、^{232}Th、^{238}U等。

食物吸附的放射性物质含量高于自然放射性本底值时则为放射性污染。环境中放射性物质污染主要来源于:核爆炸、核废物排放、核工业意外事故。环境中的放射性物质可以通过食物链向食品中转移,如2011年发生的日本核电站的核泄漏事故就使当地的植物、水生鱼类等生物体内的放射性物质含量超标。人类如食用了放射性超标的生物或其加工品后,就会形成在组织、器官、细胞的低剂量长时间照射效应,主要表现为对免疫系统、生殖系统的损伤和致癌、致畸、致突变后果。

四、食品生物性污染

食品的生物性污染源主要包括细菌(霉菌)及其代谢物、病毒及其代谢物、寄生虫及其虫卵等。食品中的生物性污染不仅降低了食品的卫生质量和安全性,而且对食用者健康造成不同程度的危害。

(一) 细菌(霉菌)及其代谢物污染

食品中主要的细菌污染源包括沙门菌属、大肠埃希菌、志贺菌(痢疾杆菌)、副溶血性弧菌、金黄色葡萄球菌、肉毒梭菌、单核细胞李斯特菌等。细菌大多数是以共存态存在于食品中,有相对数量较多的优势菌和数量较少的劣势菌;食品在细菌作用下发生变化的程度与特征主要取决于优势菌。细菌的污染程度与食品来源、食品包装的密封性、包装内空气密度、食品存放温度及湿度、抑菌剂的浓度等密切相关。如自然界中沙门菌存在于哺乳类、鸟类、两栖类、爬行类动物的肠道内,也存在于被污染的海产品中;人食入后在胃肠道内增殖,引起恶心、呕吐、腹部痉挛等胃肠道症状及败血症等。大肠埃希菌类曾被当作肠道内正常菌群;但现代研究发现其中部分菌群具有致病性,其中的肠产毒性大肠埃希菌类能产生肠毒素,引起肠道外感染,包括泌尿系统感染、腹膜炎、胆囊炎等,某些血清型大肠埃希菌能引起人类腹泻。志贺菌(痢疾杆菌)能引发细菌性痢疾,导致腹泻、发热、腹部痉挛、严重脱水等。金黄色葡萄球菌存在于人(动物)的化脓部位;健康人(动物)的鼻腔、手指、皮肤和毛发等体表部位,是人类化脓性感染的易发生部位,金黄色葡萄球菌的代谢毒素也容易引起肺炎、心肌炎、败血症等。

霉菌是指一部分菌丝体比较发达而没有较大子实体的真菌。霉菌中存在可以被人类利用的抗生素原料(如青霉素、链霉素等);但其在食品中生长繁殖,引起食品的腐败变质,并影响食品的色、香、味、形等感官性状,还能产生中毒反应,如黄曲霉毒素、赭曲霉毒素、展青霉素等。霉菌引起中毒主要是由霉菌毒素引起;霉菌毒素在霉菌生长过程中产生,其通过被霉菌污染的粮食、油料作物以及发酵食品等媒介进入人体后,引起急、慢性中毒。中毒主要表现为致畸、致癌、致突变等肝损伤、肝实质细胞消失延迟、胆管增生、肝细胞脂质消失延迟、肝出血、生长发育延迟等。

(二)病毒及其代谢物污染

病毒为非细胞生物,是微生物中最小的生物实体,主要由内部的遗传物质(DNA 或 RNA)和蛋白质外壳组成;其具有寄生性,只有在活细胞中才能增殖,且只对动物的特定细胞感染,并存在一定潜伏期。食品中常见的病毒污染源有各种肝炎病毒、轮状病毒、诺沃克病毒、口蹄疫病毒、朊病毒、禽流感病毒等。人类传染病中约 80% 由病毒引起;当人致病性病毒由食物携带进入人体后,在适当的环境下可暴发性繁殖而引起疾病;病毒污染食品的特点包括流行性、季节性、周期性、地区性。

我国食品的病毒感染以肝炎病毒污染最为严重。其中甲型肝炎主要通过肠道感染,而乙型、丙型肝炎主要通过血液传染。甲型肝炎病毒可通过污染蛤类、毛蚶、牡蛎、蟹等水产品并以此为媒介引起暴发性流行,如 1988 年的浙江、上海等地流行的甲型肝炎。

轮状病毒是人类、哺乳动物和鸟类腹泻的重要病原体,形态为大小不等的球形;可通过粪 - 口途径传播及呼吸道传播。其中 A 组轮状病毒最为常见,是引起 6 个月至 2 岁婴幼儿严重胃肠炎的主要病原体。

近年来,口蹄疫病毒、疯牛病病原(朊病毒)、禽流感病毒较多见于报道,并且出现了畜、禽向人传播的现象,在特定区域具有暴发性的特征,引起了世界卫生组织及各国卫生部门的重视。

(三)寄生虫及其虫卵污染

寄生虫及其虫卵在动、植物宿主的细胞、组织或腔道内及表面寄生(或吸附),当人们食用了被活体寄生虫(虫卵)污染的食物后,发生食源性寄生虫病。人类食谱中有大量动物性食品,但很多肉类、水产品等食物携带有寄生虫(虫卵)病原体;而且未经处理的农家肥在灌溉蔬菜时,也容易将寄生虫(虫卵)附着在植物表面。食品中常见的寄生虫有绦虫(包括囊尾蚴)、旋毛虫、姜片虫、蛔虫、弓形虫、华支睾吸虫、横川后殖吸虫等。

多数食源性寄生虫病防治难度大,并严重侵害人体健康,甚至危及生命。近年来,我国城镇居民特别是沿海经济发达地区的食源性寄生虫病感染人数有上升趋势,主要是由于生食海鲜、未煮熟的福寿螺类食品引起。

猪肉绦虫成虫只寄生于人的小肠内;其幼虫猪囊尾蚴(猪囊虫)寄生于猪、狗、猫、骆驼的横纹肌及脑、眼、舌、喉、皮下脂肪、肾等处,囊尾蚴可在肠壁发育为成虫。蛔虫成虫在小肠吸食半消化的食物,并分泌毒素,引起腹部绞痛、恶心、呕吐等症状;幼虫还可移行至肺部引起阵发性气喘;蛔虫还可移行至胆道、盲肠部位而引起胆道蛔虫病、阑尾炎等。华支睾吸虫又称肝吸虫,成虫寄生于人体的肝胆管内,可引起肝吸虫病。肝吸虫在水中被淡水螺吞食后,在螺体经历了毛蚴、胞蚴、雷蚴和尾蚴等阶段,经螺体逸出后侵入鱼的肌肉组织发育成囊蚴,最后侵入到人体,脱囊后进入胆总管、肝胆管,引起一系列症状。

五、食品违法生产及经营

某些食品生产及经营者受短期利益驱使,违法生产、销售食品,从而严重危害食品安全。现有资料显示,食品违法生产及经营行为主要包括以下几方面。

(1) 在未经认证的生产环境中生产食品,《中华人民共和国食品安全法实施条例》规定,设立食品生产企业,应当预先核准企业名称,依照食品安全法的规定取得食品生产许可、办理工商登记后,才能进行食品生产。而有些不法商贩未取得生产许可,在不符合卫生条件的区域生产伪劣食品,从而造成食品安全风险。

(2) 食品生产企业在食品生产加工过程中使用非法食品添加剂,或超量添加某些特殊用途的食品添加剂,以达到某种特有的目的或改变食品的色、香、味,从而造成食品安全风险。如近年发生的"瘦肉精(clenbuterol)"猪肉事件、毒豆芽事件,以及苏丹红、日落黄等色素的违法使用等。

(3) 食品生产及经营者的原料(产品)没有依据《中华人民共和国食品安全法》建立原料(产品)验收、生产过程安全、储存、设备、不合格产品等相关食品安全管理制度,从而造成食品安全风险。

(4) 针对需要特定存储条件的食品,食品生产及经营者不具备相应存储及运输条件,在未经安全认证的条件下违法储存、运输,从而造成食品安全风险。

总之,影响食品安全的因素比较复杂,而且存在各类影响因素相互交叉而形成的累加效应;保障食品安全是一项艰巨而长期的工作,这不仅是中国面临的问题,亦是世界各国面临的问题。通过分析影响食品安全的因素,可见食品安全风险有的来源于自然界,有的来源于未经仔细论证的新材料及技术,有的则完全是人为因素;如何有效控制自然界的因素,发展相应食品安全检测技术,严格论证并监控食品生产、加工新技术及材料,并杜绝人为因素,是必须认真思考并解决的问题。

第三节 食品安全风险的预防

随着科学的发展、人口数量的增多、人们活动范围的扩大,食品的种类和数量也越来越多;维护食品的安全性,是保障食品对人类的健康和营养作用的基础。当食物本身含有有毒成分,或受到化学性、物理性、微生物及其代谢物污染后,就会对食用该食品的人产生急性(慢性)毒性的风险,无法发挥食品应有的营养作用。所以,采取科学、有效的措施维护食品安全,防止食品污染,与保障人类健康与营养切实相关。

食品种类繁多,分布广泛;影响食品安全的因素涵盖了食品原料种植、养殖过程接触的物质和环境;食品加工、生产流程中所涉及的生产环境及设备;所有直接或间接接触食品的包装材料;食品储存、运输、销售环节中所涉及的环境及条件;食品最终的烹调方式等多个方面,也就是“从农田到餐桌”的全过程,都必须考虑预防食品安全风险的控制措施。

一、控制种植业、养殖业生产过程,防止农产品污染

作为食品的源头,控制种植业、养殖业的生产过程,才能保证食品原料的安全。我国不属于农业强国,农业生产技术水平不高;现在农业生产中主要存在问题是不合理施用化肥农药,兽药,过量或违法使用饲料添加剂,土壤有机物污染等。控制种植业、养殖业生产过程主要如下。

(1) 规范使用化肥农药、兽药等,并切实做好样品购买记录、产品批号、使用记录;农业部门应做好日常指导及检查工作,以及不定期抽查,防止过量使用。

(2) 保障农业生产区域周边的自然环境,并定期测定土壤、水、空气中的相应指标,防止农业生产环境的污染物超标。

(3) 针对养殖业中使用的饲料,必须严把质量关,建立相应有毒、易残留化学物的检测方法,防止伪劣饲料对动物产生污染,从而影响到下游食品。

(4) 针对本身可能含有有毒、有害成分的农产品,应控制其销售范围;而对于含有剧毒成分的蕈毒素、棉酚等农产品,应禁止其进入市场。

二、严控食品生产流程

(1) 严格原料、中间产物、最终产品的各项营养成分、微生物、有毒成分的检测,并建立相应的档案。

(2) 生产企业根据所生产的食品的类别,在厂房选址及设计、生产线设计、设备购置及维护等多个方面全面考虑,防止环境、粉尘、微生物、机油等污染食品,做到人流、物流分离。

(3) 加强对员工食品安全生产的意识、知识、操作技能培训,员工应持“健康证”“培训合格证”上岗;提高员工食品安全素养,防止食品生产中操作失误影响食品安全。

(4) 认真审核食品生产过程中使用的添加剂,确认必须添加的添加剂种类、品种及剂量,保障食品安全。

(5) 根据不同类型的食品要求及包装材料各自的特点,挑选适当的包装材料,保障食品的密闭性,以利于防潮、防微生物污染等要求。

(6) 食品安全监管部门应监督、指导企业的生产相关流程,协助企业防范食品安全风险,保障食品市场安全。

三、控制食品的储存、运输环节,防止污染

针对食品,尤其是对储存温度有特殊要求的食品,必须严格控制仓储条件,如温度、湿度、通风性、防虫防潮、食品最外包装的完整性及密封性等;强化仓储、运输人员的食品安全教育,明确其职责,防止由于工作失误造成食品安全风险。

四、严控食品流通环节,预防餐饮行业的食品安全事件

(1) 加强食品销售公司和企业的管理,尤其是仓储环境、销售环境、产品分类及堆码是否达到食品存放要求;对于散装食品要注意临时封存以防污染。

(2) 针对食品流通领域中的餐饮业,应重视食品原料索证制度,对食品原料、加工用食用油、酱油、鸡精、卤料、添加剂等来源建立账目,防止出现食品安全隐患。

(3) 食品流通领域中的食品操作、分装区域应明确划分,并保证清洁、明亮,防止微生物、蚊蝇、老鼠等污染。

(4) 针对食品流通领域中的小、微型企业,或个体商业店铺,应严控其原料、半成品食品、熟食制品、自制果汁饮料等生产流程,防止如"毒豆芽""色素果汁"等伪、劣食品出现。

五、政府相关部门加强立法、监督,强化政府在食品安全问题上所应承担的职责

(1) 在现有《中华人民共和国食品安全法》及相关配套法律的基础上,政府部门根据国内及国际食品安全状况,结合世界卫生组织相关法规要求,参考发达国家的食品法律、法规,不断加强国内食品法律、法规的建设。

(2) 逐步建立食品生产、经营企业及餐饮企业等信用记录,并强化监督;对食品安全情况进行跟踪监测,逐步建立企业优胜劣汰的机制。

(3) 各级政府部门应加强建立食品安全风险监测体系和风险评估体系,不断完善食品质量标准,强化食品污染物的检测体系;加强对危害食品安全的责任人及企业的违法行为的处罚力度。

(4) 建立并完善食品召回制度,责令企业对其生产的存在安全风险的食品回收并销毁,尽量避免发生消费者受害事件。

(5) 建立并逐步完善食品安全信息体系及发布制度,促进政府监管部门、企业、消费者和社会公众等各方的信息交流,稳定、维护公众信心,提升食品安全社会监督水平。

(6) 建立并完善食品安全事件应急处理体系,确认各级政府部门在食品安全紧急事件处理中彼此的职责、工作分工及工作步骤。

总之,食品安全是关系国计民生的大问题,与国民的健康、营养息息相关。食品安全风险因素相互交杂,应对措施也不能割裂分析;我们应该从政府、企业、公众等多个层面,深刻理解食品安全风险的特点、预防措施,理顺食品生产、流通过程中各环节、多因素之间的关系,正确面对、共同努力,为维护安全的食品市场、保障公众的健康与营养做出贡献。

小　结

食品是人体生长发育、调节机能必不可少的营养物质，也是产生热量、保持体温、进行各种活动的能量来源。食品安全与人体健康息息相关；切实保证食品的安全，是维护国民健康、提高国民健康水平的重要保障。

影响食品安全的因素来源于：食物本身含有毒成分；食品化学性污染；食品物理性污染；食品微生物及其代谢物污染；食品违法生产及经营。分析影响食品安全的因素，可见食品安全风险有的来源于自然界，有的来源于未经科学论证的新材料及技术，有的则完全是人为因素；而且存在各类影响因素相互交叉而形成的累加效应。

保障食品安全是一项艰巨而长期的工作；预防食品安全风险，就必须考虑到整个食品环节的控制措施。我们应该从政府、企业、公众等多个层面，加强食品生产、流通过程中各环节的管理，维护食品市场的安全。

课后测试

1. 影响食品安全的主要因素有哪些方面？
2. 食物天然有毒成分引起中毒的特征主要有哪些方面？
3. 食品中化学性污染主要有哪些因素？
4. 食品物理性污染主要有哪些因素？
5. 食品中微生物污染主要包括哪些因素？
6. 简述食品安全与健康的关系。
7. 预防食品安全风险的具体措施包括哪些方面？

（周　威）

第二篇

疾病营养

第十三章 病人膳食

【学习要点】

1. 掌握医院膳食的种类、营养治疗及护理原则。
2. 掌握患者的基本膳食特点及适用对象。
3. 熟悉不同疾病的膳食治疗原则并能指导患者合理膳食。
4. 掌握治疗膳食的食谱编制原则及方法。

第一节 医院膳食

疾病营养是针对患者的营养，也称为治疗营养。疾病营养是研究和利用食物中所含的营养成分及食物的烹调方法来协助疾病的治疗。用营养的手段进行疾病的治疗和康复，这是现代医院的最基本要求。疾病营养就是根据疾病的诊断、病情及其他有关情况，在正常生理需要量的基础上，恰如其分地调整和提出临床需要的营养方案，并通过合理的膳食安排、食物的调配、科学的烹调方法和适宜的膳食制度，对患者进行膳食营养治疗，以改善代谢紊乱、增强抗病能力，达到促使疾病好转或痊愈的目的。

营养对于疾病有全方位的作用和影响，同一种疾病有时需要不同的营养措施。因此，医院应根据患者的病情需要，供给相应的膳食。

住院患者的病情有轻重之分，消化吸收功能也不一样，有的患者需要进行手术治疗，有的采取一般疗法即可，故必须按不同的病情提供适宜的营养治疗方案。

一、营养治疗与护理原则

（一）营养治疗的目的

1. 调整能量及营养素供给　根据疾病的需要，利用能量和某种营养素的增加或减少以达到治疗或辅助治疗疾病的作用。如高蛋白质和高能量膳食可以使消瘦者体重增加，对手术前后患者的营养进行适当调整，有利于手术的进行及术后的康复。

2. 减轻体内脏器负荷　限制食盐、蛋白质及水分的摄入量，可以减轻急性肾小球肾炎患者肾的负担。

3. 调整代谢失常　对于代谢紊乱或内分泌失调的患者，通过控制某种营养素的摄入，有利于病情的稳定。如糖尿病患者主要是因胰岛素分泌绝对或相对不足，引起三大营养素、水、电解质代谢紊乱，可以通过控制碳水化合物，调整三大营养素的比例，使病情得以缓解和稳定。

4. 辅助诊断　临床上利用试验膳食协助诊断疾病，如隐血试验餐、胆囊造影餐、干膳食等可协助诊断消化道、胆囊和肾疾病。

（二）营养护理原则

1. 积极开展健康教育　利用多种方式积极开展健康教育，充分利用多媒体、录像、幻灯、图片以及食品模具等手段，对集体和个人开展营养知识讲座，宣传普及营养保健、营养与疾病的关系等知识。

2. 开展营养咨询和膳食指导　如对门诊患者进行膳食营养指导，以增强患者的营养保健意识；对住院患者给予相应的膳食治疗，并随时观察膳食治疗效果，及时提供营养咨询意见和调整膳食治疗方案。

3. 合理的膳食配制　首先应了解患者的一般情况，包括年龄、性别、膳食习惯、经济条件以及有无药物和食物过敏史，根据不同疾病的营养需要，制订符合营养治疗原则和食品卫生要求的膳食治疗计划。

4. 指导科学的食物烹调　在食物加工时，应根据食物性质选择相应的烹调方法。饭菜应做到色、香、味、形俱佳和品种多样化，从而有利于增进食欲，有助于消化吸收。

5. 深入病房　在患者接受治疗膳食后，应随时观察和掌握患者的反应，以便对发生的过敏反应和不耐受反应等症状进行及时处理。对于实施营养支持的危重患者，应严密观察并做好观察记录。

二、膳食种类

医院的膳食种类很多，一般将医院的膳食分为基本膳食、治疗膳食和试验膳食三大类。

（一）基本膳食

基本膳食（basal diet）是医院中一切膳食的基本形式。根据基本膳食的质地、形态可以分为普通膳食、软食、半流质和流质四种。

除普通膳食与正常人的膳食基本相似外，其余几种膳食都是根据不同病情而制订的。

基本膳食要求做到“三准确、四必须”。“三准确”即计划准确（按成本核算）、投料准确、数量准确。“四必须”即必须按菜谱制作，必须遵守操作规程，必须做到膳食的色、香、味形正常，必须保暖。

1. 普通膳食　普通膳食简称普食，其中总能量、蛋白质、矿物质和微量元素、维生素、水分等应充分供给，达到平衡膳食的要求。普通膳食主要适用体温正常、消化功能和咀嚼无障碍以及恢复期患者。要求供给平衡膳食，满足机体对各种营养素和能量的需要。

膳食应保持适当的体积，满足饱腹感。主、副食应多样化，具有良好的色、香、味、形。全天食物按早餐占总能量的25% ~30%，中餐占40%左右，晚餐占30% ~35%。避免食用刺激性食物和调味品如尖辣椒、芥末等，少用难以消化的油炸、油煎或坚硬食物。全天能量达到9.24 ~10.88 MJ（2 200 ~2 600 kcal），蛋白质为60 ~80 g。

普食食谱举例见表2 -13 -1。

2. 软食　软食是介于普食与半流质之间的膳食，其特点是含膳食纤维少，便于咀嚼，易于消化。主要适用于轻度发热、消化道疾病、咀嚼不便和恢复期的患者。要求供给细软易于咀嚼和消化的平衡膳食，含膳食纤维的食物应切碎煮烂，禁用油炸、油煎以及硬果类食物，调味品应限制使用。因食物加工时均切碎煮烂，可能会造成重要的维生素和矿物质损失，故应补充菜汁或果汁。

表 2－13－1 一日食谱（普食）中主要营养素摄入量

餐次	饭菜名称	食物名称	数量/g	蛋白质/g	能量/kJ	钙/mg	铁/mg	维生素 B_1/mg	维生素 C/mg
早餐	小米粥	小米	50	4.5	749(179)	20	2.5	0.17	—
	花卷	标准粉	50	5.6	720(172)	16	1.8	0.14	—
	盐水花生	花生仁	50	12.4	1 178(282)	20	1.1	0.36	1
午餐	米饭	标准米	150	11.8	2 178(521)	15	2.4	0.14	—
	青椒肉丝	青椒	100	1.4	96(23)	15	0.7	0.03	62
		瘦猪肉	50	10.2	299(72)	3	1.5	0.27	—
	汤	西红柿	100	0.9	79(19)	10	0.4	0.03	19
		鸡蛋	50	6.4	327(78)	22	1.2	0.07	—
	烹调油	色拉油	15	—	564(135)	3	0.3	—	—
晚餐	米饭	标准米	170	13.4	2 468(590)	20	2.7	0.15	—
	白菜煮豆腐	小白菜	100	1.5	63(15)	90	1.9	0.02	28
		豆腐	200	16.2	678(162)	328	3.8	0.08	—
	炒土豆丝	土豆	100	1.4	38(9)	5	—	—	—
	烹调油	色拉油	10	—	376(90)	2	0.2	—	—
合计				86	9 787(2 341)	578	20.3	1.45	110

注：蛋白质供能占能量的 15%，脂肪供能占能量的 26%，碳水化合物供能占能量的 59%；早餐供能占能量的 27%，午餐供能占能量的 41%，晚餐供能占能量的 32%；（ ）中数字为以 kcal 作为能量单位时的能量。

软食可选用的主食如馒头、包子、饺子、馄饨等。副食可选瘦肉类、动物内脏、鱼虾类、蛋类和奶类；应选用易于咀嚼和消化，且含膳食纤维少的蔬菜和水果。因膳食中水分含量较普食高，根据病情一天可安排 4～5 餐。全天能量应达到 9.20～10.04 MJ(2 200～2 400 kcal)，蛋白质 60～70 g。

禁用及限制的食物包括：煎炸的食物，如炸猪排、炸肉元子等；生冷及含纤维多的蔬菜，如豆芽菜、韭菜、榨菜、洋葱、青豆等；硬果，如花生仁、榛子、杏仁、核桃等；强烈刺激的调味品，如胡椒、辣椒粉、芥末、咖喱等。

软食食谱举例见表 2－13－2。

表 2－13－2 一日食谱（软食）中主要营养素摄入量

餐次	饭菜名称	食物名称	数量/g	蛋白质/g	能量/kJ	钙/mg	铁/mg	维生素 B_1/mg	维生素 C/mg
早餐	豆浆	豆浆	300	5.4	178(43)	30	1.5	0.06	—
	花卷	标准粉	50	5.6	720(172)	16	1.8	0.14	—

续表

餐次	饭菜名称	食物名称	数量/g	蛋白质/g	能量/kJ	钙/mg	铁/mg	维生素 B_1 /mg	维生素 C /mg
加餐	牛奶	牛奶	200	6.0	452(108)	208	0.6	0.06	2
	馒头	标准粉	50	5.6	720(172)	16	1.8	0.14	—
午餐	煮烂饭	标准米	100	7.4	1 448(346)	13	2.3	0.11	—
	肉焖冬瓜	猪肉	70	9.2	1 157(277)	4	1.1	0.15	—
		冬瓜	100	0.4	46(11)	19	0.2	0.01	18
晚餐	煮烂饭	标准米	100	7.4	1 448(346)	13	2.3	0.11	—
		粉丝	50	0.4	701(168)	16	3.2	0.01	—
		鸡蛋	50	6.7	301(72)	28	1.0	0.06	—
	番茄豆腐汤	番茄	100	0.9	79(19)	10	0.4	0.03	19
		豆腐	150	12.2	508(122)	246	2.9	0.06	—
全天烹调油		色拉油	20	—	751(180)	4	0.3	—	—
	合计			70.9	9 230(2 208)	630	20.5	1.0	39

注:蛋白质供能占能量的13%,脂肪供能占能量的28%,碳水化合物供能占能量的59%;(　)中数字为以 kcal 作为能量单位时的能量。

3. 半流质　半流质是介于软食与流质之间,外观呈半流动状态的膳食。主要适用于发热较高、消化吸收功能减退、咀嚼吞咽困难、手术前后的患者和产妇。此膳食易咀嚼吞咽,易消化吸收,水分较软食含量多,故应增加餐次。每天 5 ~ 6 餐,两餐间隔 2 ~ 3 h,全天能量达到 6.28 ~ 7.53 MJ(1 500 ~ 1 800 kcal),蛋白质按正常供给,各种维生素和矿物质应满足需要。

为满足平衡膳食需要,食物应多样化,可将膳食加工搅碎成匀浆。主食可选用粥类、面条、馄饨、藕粉等糊状食物。副食可选用肉泥、蛋片、乳类及其制品,豆类宜加工成制品如豆浆、豆腐脑、豆腐、豆腐干等。蔬菜及水果宜制成菜汁、果冻状。刺激性调味品和不易消化的食物不宜食用。

半流质食谱举例见表 2 - 13 - 3。

表 2 - 13 - 3　一日食谱(半流质)中主要营养素摄入量

餐次	饭菜名称	食物名称	数量/g	蛋白质/g	能量/kJ	钙/mg	铁/mg	维生素 B_1 /mg	维生素 C /mg
早餐	小米粥	小米	50	4.5	749(179)	20	2.5	0.17	—
	卤鸡蛋	鸡蛋	50	6.7	301(72)	28	1.0	0.06	—
加餐	牛奶	牛奶	200	6.0	452(108)	208	0.6	0.06	2
	面包	标准粉	50	5.6	720(172)	16	1.8	0.14	—
午餐	番茄猪肝面	标准粉	100	11.2	1 439(344)	31	3.5	0.28	—
		猪肝	50	9.7	270(65)	3	11.3	0.10	9
		番茄	50	0.5	40(10)	5	0.2	0.01	9.5

续表

餐次	饭菜名称	食物名称	数量/g	蛋白质/g	能量/kJ	钙/mg	铁/mg	维生素 B_1/mg	维生素 C/mg
加餐	藕粉	藕粉	50	0.1	778(186)	4	8.9	—	—
		蔗糖	15	0	251(60)	3	0.1	0	—
晚餐	馄饨	标准粉	100	11.2	1 439(344)	31	3.5	0.28	—
		猪肉	50	6.6	826(198)	3	0.8	0.11	—
		小白菜	50	0.8	31(7)	45	0.90	0.01	14
全天饮料*		维生素 C 橘汁	50	0.1	199(48)	2	0.10	0	93.5
合计				63	7 495(1 793)	399	35.2	1.22	129

注:蛋白质供能占能量的 14%,脂肪供能占能量的 18%,碳水化合物供能占能量的 68%;全天饮料*主要为补充因过度烹调而损失的维生素 C;( )中数字为以 kcal 作为能量单位时的能量。

4. 流质 流质指液体状态或在口腔中能溶化成液体的膳食。主要适用于高热、急性传染病、吞咽咀嚼极度困难、手术前后或病情危重的患者。此膳食含水分较多,含渣少,易消化,易吞咽。因所供给的能量、蛋白质及其他营养素均较缺乏,故为不平衡膳食,不宜长期使用。若需长期使用,可采用要素膳、匀浆膳等特殊流质。

食管及胃肠大手术前后宜给予不胀气的清流质;扁桃体术后宜给予冷流质。清流质全天总能量仅为 3.35 MJ(800 kcal)左右,浓流质最多可达 6.69 MJ(1 600 kcal)左右,故应同时辅以全静脉营养或肠外营养,以补充能量和营养素的不足。每天可安排 6 ~ 7 餐,每餐液体量 200 ~ 250 mL。病情允许时可选择少量易消化的脂肪,如奶油、黄油、花生油、芝麻油等。常用的流质如米汤、蛋花汤、蒸蛋白羹、牛奶、肉汤、藕粉、豆浆、豆腐脑、过箩赤豆汤或绿豆汤等。胃肠手术后禁用刺激性食物、强烈的调味品以及胀气食物。

流质食谱举例见表 2 - 13 - 4。

表 2 - 13 - 4 一日食谱(流质)中主要营养素摄入量

餐次	饭菜名称	食物名称	数量/g	蛋白质/g	能量/kJ	钙/mg	铁/mg	维生素 B_1/mg	维生素 C/mg
早餐	甜牛奶	牛奶	200	6.0	452(108)	208	0.6	0.06	2
		蔗糖	20	微量	331(79)	微量	0.04	微量	—
加餐	甜豆浆	豆浆	250	4.5	135(32)	25	1.3	0.05	—
		蔗糖	20	微量	331(79)	微量	0.04	微量	—
午餐	蒸鸡蛋	鸡蛋	50	6.4	327(78)	22	1.2	0.07	—
		油	5	—	189(45)	—	—	—	—

续表

餐次	饭菜名称	食物名称	数量/g	蛋白质/g	能量/kJ	钙/mg	铁/mg	维生素 B_1/mg	维生素 C/mg
加餐	甜麦乳精	麦乳精	30	2.6	534(128)	44	1.2	0.02	—
		蔗糖	20	微量	331(79)	微量	0.04	微量	—
晚餐	藕粉	藕粉	30	0.06	467(112)	2.4	5.4	—	—
		蔗糖	20	微量	331(79)	微量	0.04	微量	—
加餐	淡米汤	标准米	10	0.9	144(34)	0.9	0.1	0.02	—
合计				21	3 572(855)	302	10.0	0.22	2

注：(　)中数字为以 kcal 作为能量单位时的能量；若全天另外添加维生素 C 橘汁 50 g(市售)，可补充能量近 200 kJ(48 kcal)及维生素 C 94 mg。

(二) 治疗膳食

随着现代医学的发展，通过营养治疗手段来改善或治疗疾病已经成为临床综合治疗的重要组成部分。因治疗膳食具有增强机体的抵抗力、供给或补充疾病消耗或组织更新所必需的营养素，纠正机体代谢紊乱，减轻患病器官的负担等作用，故医院营养科又有“第二药房”之称。

治疗膳食应根据不同疾病或疾病的不同阶段单独配制，其中增加、减少或限制的营养素应严格按要求供给。

1. 高能量膳食　高能量膳食是通过增加主食量来增加能量的供给，可以在三餐之内，也可以在三餐之外另加 1 ~2 次点心。点心品种可以选择牛奶、面包、蛋糕、馒头、面条等含能量较高的食物，一般以每日在满足需要量基础上再增加 1.25 MJ(300 kcal)左右或能量按 147 ~209 kJ/(kg · d)[35 ~50 kcal/(kg · d)]为宜。适用对象为体重不足者、消耗性疾病及恢复期患者，如结核病、甲状腺功能亢进、烧伤、肿瘤患者等。

2. 低能量膳食　低能量膳食主要是减少主食的摄入量，降低能量的供给。要求全天的能量摄入控制在 6.27 ~7.52 MJ(1 500 ~1 800 kcal)，全天能量不得低于 4.2 MJ(1 000 kcal)的最低安全水平。蛋白质的供应不宜少于 1 g/kg(体重)或以蛋白质供能占总能量的 20% ~30% 为宜。限制脂肪尤其是动物性脂肪和胆固醇的摄入。为避免患者产生饥饿感，应多采用含膳食纤维丰富的蔬菜、水果，如南瓜、芹菜、豆芽菜等。禁用纯糖或甜食品，在三餐之外不得随意添加零食。适用对象为需要减轻体重或者为了控制病情必须减轻机体代谢负担的患者，如肥胖病、糖尿病、高脂血症、冠心病等。

3. 高蛋白膳食　在原来蛋白质推荐摄入量的基础上额外增加蛋白质的摄入量，这种膳食称为高蛋白质膳食。可在午餐、晚餐中原有食物的基础上添加富含蛋白质的食物，如增加肉类、鱼类、蛋类等食物和豆制品。也可在两餐之间加餐一次，如牛奶、鸡蛋、面包等点心。要求全天蛋白质的推荐摄入量达到 90 ~120 g 或按每千克标准体重 1.2 ~2 g/d 供应，增加的部分应为优质蛋白质。适用对象为营养不良、手术前后、低蛋白血症、甲状腺功能亢进、结核病、烧伤、贫血、肿瘤、恢复期的患者等,也适用于孕妇、乳母。

4. 低蛋白膳食　肝、肾等器官病变时,人体代谢废物的排泄出现障碍,代谢废物在体内堆积将给人体造成损害,从而进一步加重病情。控制蛋白质的摄入量,可以减轻病变脏器的负担。要求全天膳食蛋白质摄入总量在 20 ~ 40 g,在蛋白质定量范围内尽量选用优质蛋白质,如瘦肉类、鱼类、蛋类、奶类、豆类。一般主食中蛋白质含量在 7% ~ 8%,而麦淀粉的蛋白质含量仅为 0.4% ~ 0.6%,因此可采用麦淀粉作为低蛋白膳食的主食,同时供给丰富的蔬菜。适用对象为急性和慢性肾炎、肾衰竭、尿毒症、肾透析及肝衰竭患者。对实施低蛋白膳食的对象应注意观察肝、肾功能。

5. 低脂肪膳食　因病情需要减少脂肪的摄入量所采用的膳食称为低脂肪膳食,又称少油膳食。轻度控制要求脂肪的摄入总量在 50 g/d(约占能量的 25%)以下;中度控制的脂肪在 30 g/d(约占能量的 20%)以下;严格控制的脂肪在 15 g/d 以下。其中饱和脂肪酸占总能量 10% 以下。禁用猪油、肥肉、油炸食物及含脂肪多的点心,烹调宜采用蒸、卤、煮、烩等方法,并增加豆类及其制品和蔬菜、水果等植物性食物的摄入量。适用对象为肝、胆、胰腺等疾病和肥胖病、高脂血症、动脉粥样硬化、冠心病以及腹泻、各种吸收不良综合征的患者。

6. 低胆固醇膳食　因病情需要限制胆固醇摄入量的膳食称为低胆固醇膳食,要求全天胆固醇的摄入量低于 300 mg。禁用动物脑、鱼子、肥肉、内脏、蛋黄、动物油等含胆固醇高的食物。烹调宜用茶油、橄榄油等含不饱和脂肪酸较多的植物油,并增加植物性食物的摄入量,如豆类及其制品、菌藻类以及新鲜蔬菜、水果等。因植物性食物中含有的植物固醇能抑制胆固醇的吸收,减少胆固醇在血液中的蓄积。另外,植物性食物中所含有的膳食纤维也有降低胆固醇吸收的作用。

7. 低盐或无盐膳食　食盐的主要成分是 NaCl,流行病学观察和营养干预都说明 NaCl 的摄入与血压关系密切。在人群中,高血压的发病率是与食盐的摄入量有关的。限制食盐的摄入,实际上是限制钠的摄入,1 g 食盐中含钠 395 mg。钠是细胞外液的主要阳离子,是维持水、电解质平衡,渗透压和肌肉兴奋性的主要成分。某些疾病可以引起体内调节水、钠平衡的机制遭到破坏,即可表现为水、钠潴留或导致高血压的发生。

根据疾病的不同程度可分别选择低盐或无盐膳食,低盐膳食要求全天食盐摄入量低于 3 g 或酱油低于 15 mL(酱油含盐量为 16% ~ 18%),并禁用一切盐腌制品,钠的总摄入量应根据病情限制在 1 000 ~ 2 000 mg/d;如水肿很严重,食盐摄入量为 1 g/d,钠的摄入量限制到 500 mg/d。主要适用急性和慢性肾小球肾炎、肾病综合征、高血压、慢性心功能不全、肝硬化、先兆子痫及不明原因的水肿患者等。若上述患者病情更为严重时,则需采用无盐膳食以严格控制钠的摄入量,减轻肝、肾负担。无盐膳食要求禁用食盐、酱油及腌制品,禁用含钠高的调味品(如味精)和食物。为改善患者的食欲,可选择含钠量低于 50 mg 以下的食物,如肉类、内脏、西红柿、茄子等。

8. 高纤维膳食　膳食纤维是指在肠道不能被消化但可被细菌酶分解的一类植物性物质,具有刺激肠蠕动、促进粪便排出、减少肠内毒物吸收、增加食物体积、延缓碳水化合物吸收及降低血胆固醇浓度的作用。高纤维膳食要求选择膳食纤维含量高的食物,如各种粗粮、芹菜、豆芽菜、韭菜、豆类食物和水果等,使全天的膳食纤维达到 30 g 以上。高纤维膳食适用于肥胖症、高胆固醇血症、高脂血症、冠心病、糖尿病、便秘及误食异物。

9. 少渣膳食　因膳食纤维具有刺激胃肠道作用，为减少对胃肠的物理刺激或损伤，胃肠疾病的患者需要采用少渣膳食。少渣膳食要求供应的食物细软、无刺激性、便于咀嚼，少含或不含膳食纤维，所有的食物应切细、剁碎、煮烂。可选择的食物如瘦肉、蔬菜的嫩叶和花果部分。烹调宜用蒸、煮、焖、煨的方法，忌用油炸、油煎食物。因食物加热时间较长，导致维生素C的损失和破坏，可适当补充菜汁和水果汁。主要适用于口腔和胃肠疾病的患者，如咽喉部及胃肠手术、消化道溃疡、腹泻、肠炎、痢疾、直肠及肛门疾病等。

10. 低嘌呤膳食　嘌呤是核蛋白代谢的中间产物，是由食物中或人体内的核蛋白分解而成。蛋白质在人体内最终分解为尿酸，即核蛋白→核酸→嘌呤→尿酸。如果体内尿酸生成的量超过肾排泄能力时，尿酸即在血液及组织中积聚，最后形成结晶析出（结石）。低嘌呤膳食主要适用于痛风、高尿酸血症、尿酸性结石患者。低嘌呤膳食的核心是限制高/中等嘌呤膳食的摄入。含极高嘌呤的食物（>150 mg/100 g食物）有动物内脏、浓肉汤、肉精、鱼卵、凤尾鱼、沙丁鱼、鹅肉、斑鸠、石鸡等（绝对禁用）；高嘌呤食物（75～150 mg/100 g食物）有扁豆、肥肉、鱼类、贝类、禽类、肉汤、熏火腿等（禁用）。可选用较低嘌呤的食物（小于75 mg/100 g食物）如全麦、带皮谷物、干豆类、青豆、豌豆、龙须菜、菠菜、蘑菇、火腿、菜花、四季豆、牡蛎等（少用）；低嘌呤食物（<50 mg/100 g食物）如精细白米、富强粉、通心粉、苏打饼干、馒头、精细面包、胡萝卜、芹菜、黄瓜、茄子、南瓜、西葫芦、西红柿、土豆、各类水果、精制糖、各类糖果、果酱、植物油等；极低嘌呤优质蛋白质来源的有牛奶、酸奶、奶粉、鸡蛋等。痛风患者应长期坚持低嘌呤膳食，全天膳食中嘌呤的摄入量控制在150～250 mg，并增加水分的摄入量，促进尿酸排出体外。

11. 麦淀粉膳食　以麦淀粉代替部分或大部分主食，从而减少植物性蛋白质的摄入，减少体内含氮废物的积累，使蛋白质摄入总量控制在肾功能可以承受的范围内。适用于急、慢性肾衰竭和肝性脑病患者，以达到既减轻肾负荷又改善蛋白质营养不良的状况。可把麦淀粉做成面饼、蒸饺、面条、饼干、面糊及各种糕点。为了改善患者的蛋白质营养状况，在允许摄入的蛋白质总量内选用适量的奶、蛋、瘦肉类食物，以满足优质蛋白质的供给。

12. 肾透析膳食　透析疗法是根据半透膜的“膜平衡”原理，使用一定浓度的电解质和葡萄糖组成的透析液与血液中积累的代谢产物、水及电解质进行渗透交换，从而达到治疗的目的。临床上对肾衰竭的患者多采用血液透析（又称人工肾）和腹膜透析两种方法。应用透析后的患者一般病情均可以得到改善，但要丢失一些营养素，其中氨基酸、矿物质、水溶性维生素丢失较多。曾有报道称，进行12 h血透时体内氨基酸的丢失相当于4.79 g蛋白质，腹膜透析一次可丢失蛋白25～40 g，因此膳食应及时随治疗进行调配。透析后多数患者症状改善，食欲增加，血尿素氮下降，因此膳食供给应注意如下方面：① 蛋白质：凡定期血液透析的患者每日膳食中至少要摄入50 g（每千克体重0.75～1.0 g），若每周进行30 h血液透析，膳食中蛋白质一般每日每千克体重供给1.0～1.2 g，以维持氮平衡。腹透患者可达每千克体重1.2～1.5 g，其中优质蛋白质要占50%～70%。可选择牛奶、鸡蛋、鱼、肉等动物蛋白。② 低脂肪、低胆固醇：透析者常有高脂血症，为防止加重动脉粥样硬化，应控制膳食中脂肪和胆固醇的摄入。③ 钾、钠、钙、磷：应根据血的化验结果和尿量随时进行调节。钠一般每日限在1 500～2 000 mg，属低盐膳食，少尿时要严格控制；钾的供给要看血钾和尿量的情况而定，一般每日要少于1 300 mg；血磷要维持在4.5～5.0 mg/dl水平，如血磷高也要控制含磷高的谷类、豆类食品等，并同时注意钙的补充，防止血钙下降。④ 水溶性维生素：除通过膳食多摄入外，可口服药物补充,如维生素 B_2、叶酸、吡哆醇、维生素 C 等。⑤ 液体量根据尿量和透析次数维持出入平衡,每日不得少于 1 000 mL。

13. 高钾膳食 在美国、日本、英国、瑞典、比利时以及中国进行的流行病学调查证明,血压与膳食中钾的摄入量成负相关。即供给高钾膳食,有助于降低血压。膳食中含钾越多,血压降低就越明显。补钾除了有降血压作用外,还有保护血管的作用。钾对治疗和预防高血压可能起作用。而钠过多时则会使高血压患者的血压升高。蔬菜中有不少种类恰恰是高钾低钠的蔬菜。如鲜豌豆(青豆)钾、钠比为 276:1,毛豆则为 122:1,南瓜为 181:1,金瓜为168:1,菜瓜为227:1,苦瓜为 106:1,蛇瓜为 347:1,佛手瓜为 76:1,黄瓜为 21:1,西瓜为 48:1,甜瓜(黄金瓜)为11:1。瓜类蔬菜不仅具有利尿作用,而且属于高钾低钠食物,如黄瓜、冬瓜、南瓜、瓠瓜(夜开花)、菜瓜、丝瓜、甜瓜、西瓜。高血压患者以及预防高血压的健康人群,以适当多吃一些高钾低钠的蔬菜为宜。全天供钾建议摄入量为 3 600 mg。

14. 低钾膳食 可选用每 100 g 含钾量在 100 mg 以下的食物,如藕粉、蛋类、凉粉、南瓜、植物油等。全天供钾量应在 100 mg 以下。

15. 高钙膳食 可选用每 100 g 含钙量在 100 mg 以上的食物,如乳类、黄豆、豆腐、苋菜、荠菜、油菜、榨菜、海带、紫菜、芝麻酱、虾皮等。全天供钙量为 2 g。

16. 低钙膳食 可选用每 100 g 含钙量在 100 mg 以下的食物,如鸡肉、鸭肉、瘦肉、鱼类、绿豆芽、粉丝、韭菜、大葱、萝卜、土豆、藕等。全天供钙量在 150 mg 以内。

17. 高铁膳食 可选用动物内脏(尤其是肝脏)、瘦肉、蛋黄、豆类、菠菜、芹菜、油菜、苋菜、西红柿等。全天供铁量在 25 mg 以上。

18. 少碘膳食 针对放射性碘治疗的患者,禁用的食物有海产类,如海带、海蜇、紫菜、海参、粗制食盐、四川井盐等含碘丰富的食物。

19. 免乳糖膳食 针对半乳糖及乳糖不耐受者,可选用除乳制品以外的一切食品。禁用鲜奶、奶粉及其非发酵奶制品、人乳等。婴儿按不同月龄供给配方膳食,如不含乳糖的牛奶、免乳糖的婴儿配方奶等。如长期不食用乳制品的婴儿,应另行补充含钙丰富的食品或钙制剂。

20. 肝衰竭膳食 肝衰竭时患者血浆中支链氨基酸明显下降,但芳香族氨基酸明显升高。通过供给高支链氨基酸及低芳香族氨基酸的低蛋白膳食,有助于血浆氨基酸谱恢复正常。① 蛋白质:有轻度或中度血氨增高而无神经系统症状时,可用低蛋白膳食,蛋白质 0.5 g/(kg·d),待病情好转,每日蛋白质可增加至 0.8 g/kg;血氨明显增高,同时存在神经系统症状时,给予植物蛋白质的膳食,每日蛋白质 <20 g。病情好转时,可选用少量乳类蛋白和大豆蛋白,以后视病情适量增加,每次增加量低于 10 g。每日总量不得超过 0.8 g/kg;病情反复时,更应严格地限制蛋白质。② 能量:每日宜不低于 7 531 kJ(1 800 kcal),其中碳水化合物在400 g 左右。③ 脂肪:每日 30 ~40 g,必要时可采用脂肪乳化剂。④ 水、电解质与酸碱平衡:应结合血液检验结果、有无腹腔积液及严重程度、排尿量、体重变化等加以调整,限制或补充钾、钠,水分应参考前一天排出的尿量,一般为 1 000 mL 左右。如需限制者,可用浓缩食品。肝衰竭常易发生锌、镁、钙、铁等的缺乏,应根据临床血液检验指标给予补充。⑤ 维生素:注意多种维生素的补充,如维生素 B_1、维生素 B_2、维生素 B_6、维生素 B_{12}、维生素 C、维生素 A、维生素 E、维生素 K、叶酸、泛酸、生物素、烟酸等的补充。⑥ 给适量质软而无刺激性的膳食纤维,如蔬菜及去

皮水果,应切碎、煮烂。⑦ 少量多餐:每日 4 ~6 餐,每次摄入量不可过多。⑧ 必要时可用肝衰竭专用要素配方。可选用的食物有大米、麦淀粉、苹果、香蕉、豆腐、菠菜、扁豆、冬瓜、番茄等。禁用的食物如油煎炸的、膳食纤维多的、坚硬的、刺激性强的、带刺多的鱼类及带碎骨的禽类等。

(三)试验膳食

试验膳食(pilot diet)是指在疾病诊断和治疗过程中用以进行某些特殊功能检查的膳食。

1. 隐血试验膳食　粪便中含有肉眼和显微镜见不到的血称为潜血或隐血,因血红蛋白与联苯胺试剂生成蓝色化合物,根据颜色的深浅来决定隐血的多少。临床检验常用联苯胺法,用于检查各种消化道出血,如胃癌、伤寒、胃或十二指肠溃疡,以及原因不明的贫血等。

(1) 膳食原则　试验前三天禁用含血红素铁的鱼、虾、畜肉及禽肉类、带血动物内脏、血液制品、蛋黄和绿色蔬菜及其含铁元素的食物,以免与联苯胺试剂产生不同程度的阳性反应,影响诊断的准确性。试验期可选用牛奶、豆类制品、白萝卜、白菜、冬瓜、藕、土豆、西红柿、菜花等。

(2) 膳食举例(表 2 -13 -5)

表 2 -13 -5　隐血试验膳食

早餐	午餐	晚餐
牛奶	米饭	小米粥
豆沙包	西红柿粉丝汤	馒头
	清炒冬瓜	糖醋藕片

2. 胆囊造影膳食　用以检查胆囊及胆管疾病。口服胆囊造影剂后,一部分造影剂在小肠吸收并储存于肝内,造影剂随胆汁的分泌一并进入胆管及胆囊,然后在 X 射线下显影,观察胆囊大小及外形。显影后进食高脂肪膳食(不得低于 30 g),脂肪摄入后引起胆囊的收缩和排空,再在 X 射线下观察胆囊及胆管的变化。

(1) 膳食原则　造影前一天给予高糖少渣膳食,避免刺激胆汁分泌和排出,可选用小米粥、馒头、藕粉、蔗糖、果酱、水果汁、芋头、土豆等含碳水化合物较高的食物。造影当天禁用早餐,胆囊显影后进食高脂肪膳食。

(2) 膳食举例(表 2 -13 -6)

表 2 -13 -6　胆囊造影试验膳食举例

膳食安排	饭菜名称	备注
检查前一天	高糖少渣膳食:	
	小米粥	加糖适量
	糖包子	
检查当天早晨	禁食	
检查显影后	高脂肪膳食:(任选一种)	
	① 油煎鸡蛋　2 个	用烹调油 40 g
	② 油炒鸡蛋　2 个	用烹调油 40 g
	牛奶　200 mL	
	③ 奶油巧克力 150 ~ 200 g	市售

3. 肌酐试验膳食 肌酐是人体内含氮物质的最终代谢产物,随尿液经肾排出。被测定者在进食低蛋白膳食2~3 d后,体内的外源性肌酐被清除,再测定全天尿中的内生肌酐含量。一般情况下,内生肌酐由肾小球滤过后,肾小管既不吸收也不分泌,因此内生肌酐可反映肾小球的滤过率。内生肌酐如果降低至正常值的80%以下,则表示肾小球滤过功能已有减退。

(1)膳食原则 要求全天蛋白质摄入量低于40 g,连续3 d。禁用肉类、鱼类食物,在蛋白质限量范围内可用牛奶、鸡蛋、各种蔬菜,粮食不宜超过350 g/d。

(2)膳食举例(表2-13-7)

表2-13-7 肌酐试验膳食

餐次	饭菜名称	食物名称	数量/g	蛋白质/g
早餐	小米粥	小米	50	4.5
	馒头	标准粉	50	5.5
	咸菜	榨菜丝	少许	—
中餐	米饭	标准米	100	8.8
	丝瓜蛋汤	丝瓜	100	1.0
		鸡蛋	30	3.8
	炒茄子	茄子	100	1.1
晚餐	小米粥	小米	50	4.5
	花卷	标准粉	50	5.5
	炒豆芽菜	绿豆芽	100	2.1
	炒白菜	小白菜	100	1.5
全天烹调油			25	—
全天白糖			20	—
合计				38.3

4. 同位素吸^{131}碘试验膳食 此试验用于检查甲状腺功能亢进症。人体甲状腺具有浓缩碘的功能,膳食中的碘主要储存在甲状腺。如果膳食中的碘过多就会影响放射性^{131}碘的吸收,从而干扰同位素试验的结果。膳食要求在试验前一个月即开始禁用含碘丰富的食物,如海产品、水产品或加碘食盐等。

5. 葡萄糖耐量膳食 用于诊断隐性糖尿病。正常人血糖一般不超过6.1 mmol/L,在2 h恢复或接近空腹水平,无糖尿。糖尿病患者空腹血糖高,服用葡萄糖后血糖浓度更高,并且在血液中维持时间较长,同时出现尿糖。方法是抽取空腹血液后给试验对象口服75 g葡萄糖(葡萄糖应溶于300 mL开水中),5min内饮完。然后分别测定空腹血糖及口服葡萄糖液后30 min、60 min和120 min血糖,观察血糖变化来推测糖耐量是否正常。要求试验前三天进食正常膳食,其中碳水化合物不低于150 g/d,试验前一天晚餐后禁食(10~12 h),第二天清晨抽取空腹血液测定血糖,同时测尿糖。

6. 氮平衡试验膳食　适用需要评定蛋白质营养状况的患者。试验期间(5~7 d)采用称重膳食，精确计算每日膳食中蛋白质及能量，包括经其他途径摄入的氮量。用测定尿中尿素氮的方法计算氮的排出(用以下简要公式)：

$$\text{氮平衡}(g/d)=\frac{\text{蛋白质摄入量}(g/d)}{6.25}-(\text{尿中尿素氮}+3.5)$$

式中："3.5"为非尿素氮 2 g，粪氮 1 g 和皮肤丢失氮 0.5 g 之和。

在创伤和某些严重疾病时，尿中尿素氮的排出量发生明显改变，则应按下式计算：

$$\text{氮平衡}(g/d)=\frac{\text{蛋白质摄入量}(g/d)}{6.25}-(\text{尿总氮}+1.5)$$

如果患者消化吸收功能紊乱，则用下式计算：

$$\text{氮平衡}(g/d)=\frac{\text{蛋白质摄入量}(g/d)}{6.25}-(\text{尿中尿素氮}+\text{粪氮})$$

第二节　患者营养风险筛查和营养咨询

一、营养风险筛查 NRS(2002)

营养风险筛查(nutrition risk screening，NRS)是欧洲肠外肠内营养学会(ESPEN)推荐使用的住院患者营养风险筛查方法。营养风险筛查是由医护人员实施的简便的筛查方法，用以决定是否需要制订或实施肠外肠内营养支持计划。

NRS(2002)为通行的营养风险筛查工具。2002 年，欧洲肠内肠外营养学会(European Society of Parenteral and Enteral Nutrition，ESPEN)以 Kondrup 为首的专家组在 128 个随机对照临床研究(randomized controlled clinical trials，RCT)的基础上，发展了一个有客观依据的营养风险筛查工具。该工具是迄今为止唯一以 128 个随机对照研究作为循证基础的营养筛查工具，信度和效度在欧洲已得到验证。包括四个方面的评估内容，即人体测量、近期体重变化、膳食摄入情况和疾病的严重程度。

NRS(2002)突出的优点在于能预测营养不良的风险，并能前瞻性地动态判断患者营养状态变化，便于及时反馈患者的营养状况，并为调整营养支持方案提供证据。有研究显示，应用 NRS(2002)能发现存在营养风险的患者，给予营养支持后，临床预后优于无营养风险的患者，改善临床结局，如缩短患者住院时间等。而且 NRS(2002)简便、易行，能进行医患沟通，通过问诊的简便测量，即可在 3 min 内迅速完成。因无创、无医疗耗费，故患者易于接受。

从 2005 年年初开始，中华医学会肠外肠内营养学分会全国协作组开展了营养风险筛查的具体工作。除体质指数采用国内标准 18.5 外，其余均与欧洲的方法一致。2005～2006 年对全国 13 个城市 19 家三级甲等医院的 15 098 例住院患者进行了应用，得到了实际操作经验。

NRS(2002)评分(表 2－13－8)包括三个部分的总和，即疾病严重程度评分＋营养状态低减评分＋年龄评分(若 70 岁以上加 1 分)。

表 2-13-8 住院患者营养风险筛查 NRS(2002)评估表

一、患者资料

姓名		住院号	
性别		病区	
年龄		床号	
身高(m)		体重(kg)	
体质指数(BMI)		蛋白质(g/L)	
临床诊断			

二、疾病状态

疾病状态	分数	若"是"请打钩
骨盆骨折或者慢性病患者合并有以下疾病:肝硬化、慢性阻塞性肺疾病、长期血液透析、糖尿病、肿瘤	1	
腹部重大手术、脑卒中、重症肺炎、血液系统肿瘤	2	
颅脑损伤、骨髓抑制、加护病患(APACHE > 10 分)	3	
合计		

三、营养状态

营养状况指标(单选)	分数	若"是"请打钩
正常营养状态	0	
3 个月内体重减轻 > 5% 或最近 1 个星期进食量(与需要量相比)减少 20% ~50%	1	
2 个月内体重减轻 > 5% 或 BMI 18.5 ~20.5 或最近 1 个星期进食量(与需要量相比)减少 50% ~75%	2	
1 个月内体重减轻 > 5%(或 3 个月内减轻 > 15%)或 BMI < 18.5(或血清白蛋白 < 35 g/L)或最近 1 个星期进食量(与需要量相比)减少 70% ~100%	3	
合计		

四、年　龄

年龄≥70 岁加 1 分	1	

五、营养风险筛查评估结果

营养风险筛查总分	
处理	
□总分≥3.0：患者有营养不良的风险，需营养支持治疗	
□总分<3.0：若患者将接受重大手术，则每周重新评估其营养状况	
执行者：	时间：

（一）NRS（2002）对于营养状况降低的评分及其定义

1. 0分　正常营养状态。

2. 轻度（1分）　3个月内体重丢失5%或食物摄入为正常需要量的50%～75%。

3. 中度（2分）　2个月内体重丢失5%或前一周食物摄入为正常需要量的25%～50%。

4. 重度（3分）　1个月内体重丢失5%（3个月内体重下降15%）或BMI<18.5或者前一周食物摄入为正常需要量的0%～25%。

注：3项问题任一个符合就按其分值评分，几项都有则按照高分值为准。

（二）NRS（2002）对于疾病严重程度的评分及其定义

1. 1分　慢性疾病患者因出现并发症而住院治疗。患者虚弱但不需要卧床。蛋白质需要量略有增加，但可以通过口服补充剂来弥补。

2. 2分　患者需要卧床，如腹部大手术后，蛋白质需要量相应增加，但大多数人仍可以通过肠外或肠内营养支持得到恢复。

3. 3分　患者在加强病房中靠机械通气支持，蛋白质需要量增加而且不能被肠外或肠内营养支持所弥补，但是通过肠外或肠内营养支持可使蛋白质分解和氮丢失明显减少。

（三）评分结果与营养风险的关系

（1）总评分≥3分（或胸腔积液、腹腔积液、水肿且血清蛋白<35 g/L者）表明患者营养不良或有营养风险，即应该使用营养支持。

（2）总评分<3分，每周复查营养评定。以后复查的结果如果≥3分，即进入营养支持程序。

（3）若计划进行腹部大手术，则在首次评定时按照新的分值（2分）评分，并最终按新总评分决定是否需要营养支持（≥3分）。

（四）操作的质量控制

（1）患者知情同意参加。需要说明营养风险筛查的意义，无额外费用、无创伤，仅测身高、体重和询问少量问题。

（2）入院日期、姓名、性别、年龄（具体到岁）、病房、病床、病历号、联系电话均按照入院记录的内容填全。

(3) 入院诊断:按照 24 h 入院病历描述的诊断填写。如果与罗列疾病相同就在相应栏目打钩;如果不同则向表中所罗列的诊断靠拢,给出评分。对于没有明确列出诊断的疾病参考以上标准,依照调查者的理解进行评分。

(4) 注意在早晨脱鞋后测定身高,实际体重应尽可能在空腹、着病号服时测量。身高测量值精确到 0.5 cm,体重精确到 0.5 kg,计算出 BMI(到小数点后 1 位)。

(5) 近期(1～3 个月)体重是否下降。先询问患者近期内体重是否有变化,是否下降,如果下降且超过 5%,问清是在 3 个月内、2 个月内还是 1 个月内。

(6) 1 周内进食量是否减少。询问近 1 周内进食量的变化,是减少了 1/4、1/2 还是 3/4以上。

(7) 在营养状态受损评分中,各项评分取最高分作为该项评分。

(五) 具有营养风险患者的处理原则

如果患者存在营养风险,就可以制订营养支持方案,一般由临床医师与营养医师共同制订。

二、营养咨询

营养咨询(nutrition consultation)是对健康人和患者进行营养知识教育和帮助,包括营养状况调查、膳食调查、能量消耗调查、营养缺乏症调查,以及实验室的检查(表 2－13－9)。

表 2－13－9 营养咨询表

<table>
<tr><td rowspan="2">个人信息</td><td>姓名</td><td></td><td>性别</td><td></td><td>年龄</td><td></td><td>身高/cm</td><td></td></tr>
<tr><td>体重/kg</td><td colspan="2"></td><td colspan="2">联系电话</td><td colspan="3"></td></tr>
<tr><td>膳食情况</td><td colspan="8">(包括每日膳食种类、数量)</td></tr>
<tr><td>工作性质及活动、劳动强度</td><td colspan="8"></td></tr>
<tr><td>近期体重变化</td><td colspan="8">(稳定、增加或减少)</td></tr>
</table>

续表

体征	皮肤:(光泽、干燥、脱屑、皮疹)
	弹性:(良好、差)
	口腔黏膜:(红润、溃疡)
	皮下脂肪:(丰满有弹性、适中、菲薄)
	肌肉:(结实、松弛)
	指甲:(润泽、粗糙、有白色斑点条纹)
	毛发:(浓密、有光泽、适中、稀疏、干枯)
	肋间隙及锁骨上窝:(深浅适中、凹陷)
既往病史及用药情况	
化验(如血糖、血脂、肝功能、血浆蛋白、离子等)	
检查(X射线、B超、CT、心电图等结果)	

营养咨询的对象可以是健康人,也可以是患者或亚健康人群。不同人群的营养咨询侧重点不一样。门诊患者主要是进行膳食营养指导,增强营养保健意识;住院患者则应给予相应的治疗膳食,并与临床医生取得联系,以观察膳食治疗效果。个人营养咨询包括营养体格状况检查、膳食营养史调查、相关的实验室检查,根据调查及检查结果做出营养状况评价,并提供营养咨询意见。

(一) SOAP营养咨询方法

SOAP是主观询问(subjective)、客观检查(objective)、评价(assessment)和营养支持计划(plan)英文字头缩写,为国外较为流行的营养咨询方法。

1. 询问膳食营养状况　包括膳食史、膳食习惯和嗜好、膳食调查、餐次和食物分配比例、有无偏食史,以及食物烹调加工的方法等。

2. 营养健康状况检查　包括称体重、测量身高和肱三头肌皮褶厚度、上臂围,以及有无营养缺乏体征;血常规,包括白细胞总数、淋巴细胞分类、血清总蛋白、白蛋白、球蛋白、视黄醇结合蛋白、血清脂蛋白及其分类等。

3. 营养综合评价　按《中国居民膳食营养素参考摄入量(DRIs)》进行膳食调查结果评价,分析食物结构是否合理、各种营养素摄入量能否满足需要;再根据营养健康检查结果综合评价当前营养状况。

4. 制订膳食计划　根据本人营养健康状况、经济情况及膳食习惯,在膳食原则方面给予指导,包括膳食宜忌、食物等值交换、参考食谱,以及注意事项。对住院患者则可在自愿的基础上制订详细的食谱。

(二) 收集病史

影响疾病发生发展的因素很多,因此了解患者的既往病史,对于了解影响患者营养状况的原因以及实施营养治疗方案极有帮助。

病史收集包括个人一般健康情况、工作性质、体重变化、排便习惯、锻炼和活动情况、膳食史、生活习惯、膳食习惯和膳食方式、食物过敏史、膳食制度等;病史指罹患急性和慢性病情况,包括诊断过程、药物作用、外科手术和治疗情况等。通过询问病史判断可能影响营养状况的因素。

(三) 采集膳食史

营养咨询是临床营养师的基本技能,应根据不同的目的采用不同的咨询形式。根据咨询对象的膳食习惯,用简单的方法让患者及家属懂得如何进行膳食营养干预,并尽可能地配合以保证营养咨询的效果。具体方法包括 24 h 回顾法、经常性进食情况调查、食物记录法等。将调查结果与《中国居民膳食营养素参考摄入量(DRIs)》进行比较,以评价患者的膳食是否合理。

(四) 膳食调查

膳食调查是营养咨询的基础,通过膳食调查了解患者每日所吃食物种类及数量,与《中国居民膳食营养素参考摄入量(DRIs)》比较,从而为改进食物结构和合理营养提供科学依据。详见第一篇第九章第二节。

(五) 常见症状及体征

详见第一篇第九章第三节。

第三节　营养健康教育

食物是人类赖以生存的物质基础,与生老病死休戚相关。近半个世纪以来,大量的流行病学调查、临床观察和动物实验资料表明,不适当的膳食习惯、不合理的营养方式是引起退行性病变的重要原因之一。营养缺乏、营养过剩均属于营养不平衡所致,从而给健康带来不良影响。当前,我国营养缺乏病依然存在。另外,因营养过剩引起的肥胖、高脂血症、冠心病、糖尿病、癌症等发病率增高。美国从20世纪40年代开始,冠心病死亡率一直呈上升势头,而通过采取相应防治对策后,到80年代初期35~74岁人群的冠心病死亡率已减少30%以上。我国因心脑血管疾病死亡者占总死亡人口的百分比,已由1957年的12.07%上升到2001年的42.6%。根据目前已有的流行病学资料推测,到2020年,人类疾病死因排列顺序将有重大变化,但冠心病和脑卒中仍将是人类死因的第一位和第二位。到那时,估算全球冠心病死亡人数将自1990年的630万人增至1 100万人;脑卒中自440万人增至770万人。美国一项调查表明,有50%的外科住院患者和40%的内科住院患者存在不同程度的蛋白质-能量营养不良。因此,对患者开展营养健康教育格外重要。

一、营养教育的目的

营养教育(nutrition education)已经被各国政府和营养学家作为改善居民营养状况的主要有效手段之一。按照世界卫生组织的定义,营养教育是:"通过改变人们的膳食行为而达到改善营养状况目的的一种有计划活动。"美国膳食协会提出:营养教育是:"根据个体的需要与食物来源,通过认识、态度、环境作用以及对食物的理解过程,形成科学、合理的膳食习惯,从而达到改善居民营养的目的。"

营养教育也是健康教育的一个分支,主要是通过营养信息交流和行为干预,帮助个人和群体掌握食物、营养知识和健康生活方式的教育活动与过程。其目的是消除或减轻影响健康的膳食营养因素,改善营养状况,预防与膳食相关的营养性疾病的发生。它以有计划、有组织、有系统和有评价的干预活动提供人们改变不良膳食行为所必需的知识、技能和社会服务,普及营养知识,促使人们养成良好的膳食行为与生活方式,使人们在面临营养方面的问题时,有能力做出有益于健康的选择。

二、营养教育的对象及内容

营养教育的对象包括个体层(指公共营养和临床营养工作者)、各类组织机构层(如学校、部队和企业)、社区层(包括餐馆、食品店、医院、诊所等各种社会职能机构)、政策和传媒层(包括政府部门、大众传播媒介)等。

营养教育的内容如下。

(1) 从事餐饮业、农业、商业、轻工、医疗卫生、疾病控制、计划等部门相关人员进行营养知识培训。

(2) 将营养知识纳入中小学的教学内容和教学计划,要安排一定课时的营养知识教育,使学生懂得平衡膳食的原则,培养良好的膳食习惯,提高自我保健能力。

(3) 将营养工作内容纳入初级卫生保健服务体系,提高社区卫生保健人员和居民的营养知识水平,合理利用当地食物资源改善营养状况。

(4) 利用各种宣传媒介,开展群众性的营养宣传活动,倡导合理的膳食模式和健康的生活方式,纠正不良的膳食习惯。

第四节 患者营养状况评价

合理营养是防治疾病的物质基础,而患者的营养状况直接影响疾病的转归和预后。对患者给予及时的合理营养支持,能帮助患者保持完整的功能,保持正常的免疫功能,有利于机体的康复。因此,在对患者进行膳食治疗前,应先了解患者的营养状况,以便针对存在的问题提出改善营养现状意见或制订膳食营养治疗方案。

营养状况可依据人体测量、健康检查、生化测定、膳食调查等结果做出综合性的评价。

一、人体测量

(一)体重

有资料表明,完全饥饿状态下,只要患者体重在1个月内减少20%,无论原发疾病是什么,这种单纯重度营养不良即可导致全身衰竭而死亡。体重测量见第一篇第九章,体重变化评价见表2-13-10。

(二)皮褶厚度

见第一篇第九章第三节。

(三)上臂围和上臂围肌

见第一篇第九章第三节。

表2-13-10 体重变化评价

时间	中度体重减少	重度体重减少
1周	1%~2%	>2%
1个月	5%	>5%
3个月	7.5%	>7.5%
6个月	10%	>10%

二、临床检查

根据患者自觉症状和对客观体征的观察,做出是否存在营养素缺乏或何种营养素缺乏的初步判断。见第一篇第九章第三节。

三、生化测定

通过对血、尿中各种营养素的浓度及免疫性物质的检查,判断机体营养素水平。见第一篇第九章第四节。

附:营养状况简易评价指标(表2-13-11)。

表2-13-11 营养状况简易评价指标

项目	轻度营养不良	中度营养不良	重度营养不良
体重(平时体重)	下降10%~20%	下降20%~40%	下降超过40%
中上臂围肌(正常值)	>80%	60%~80%	<60%
三头肌皮褶厚度(正常值)	>80%	60%~80%	<60%

续表

项目	轻度营养不良	中度营养不良	重度营养不良
白蛋白/$g \cdot L^{-1}$	30~35	21~30	<21
转铁蛋白/$g \cdot L^{-1}$	1.50~1.75	1.0~1.5	<1.0
肌酐/身高指数		60%~80%	<60%
总淋巴细胞计数($\times 10^9/L$)	>1 200	800~1 200	<800
迟发性变态反应	硬结直径<5 mm	无反应	无反应

四、膳食调查

营养师通过询问了解患者的膳食习惯及每天摄入食物的种类和数量,就能基本上判断营养素是否缺乏。采取回顾24 h内所摄入的食物种类和数量,计算出食物消耗量,并根据《中国居民膳食营养素参考摄入量(DRIs)》来评定每人每日各种营养素的实际摄入水平。具体调查方法参见第一篇第九章第二节。

五、营养状况评价时应注意的问题

(1) 营养缺乏症状多为非特异性的。因此,单一的症状或个别受检阳性体征不足以作为诊断的依据。一种营养素的缺乏,一般应有两个以上症状才能做出诊断,否则应诊断可疑。如发现有两个以上症候群时,即是最确实的诊断依据。

(2) 营养缺乏病不完全是由于膳食中营养供给不足而引起,也可能由于营养素的消化、吸收和利用障碍,或其他疾病所引起。所以在诊断时,必须考虑是原发性的还是继发性的,如因其他疾病引起的继发性营养缺乏病,应查出原发性疾病,以便及时进行治疗。

(3) 避免发生误诊、漏诊,在诊断时应注意鉴别。

(4) 对某些非特异性症状,如一时难以判定是否为营养缺乏症状时,也可采用营养素试验治疗,根据治疗效果做出诊断。

第五节　患者的食谱编制

食谱(recipes)是合理调配食物以达到合理营养要求而制订的膳食计划,即根据用膳者的营养需要、膳食习惯和食物供应情况,制订在一定时间内每天各餐的主副食品种类、数量、烹调方法等。膳食计划需要通过食谱体现出来,食谱应包括进餐的日期、餐次、饭菜名称、食物名称和进食数量。

一、食谱编制原则

编制食谱的目的是保证用膳者对能量和各种营养素的需要,合理地将全天的能量和营养素分配到三餐中去。由于医院膳食的对象是患者,不同的患者对营养有不同的需求,故应根据各类疾病的膳食治疗原则、适应对象、市场食物供应情况,并结合患者的经济条件,科学合理地选择食物,并调配成符合合理营养要求的平衡膳食。

(一) 膳食习惯和供给量

在编制食谱时,既要充分尊重用膳者的膳食习惯,又要纠正其不良的膳食习惯。食谱不是各种营养素的简单罗列和拼凑,而是要求各种营养素不仅数量充足,而且比例也要恰当,能充分满足用膳者的需要。

(二) 结合供给标准选择适宜的食物

根据食物的生产供应情况和用膳者的经济条件,在膳食营养素参考摄入量的范围内,选择相应的食物以满足机体的需要。动物性食物以选择低脂肪、高蛋白的禽类、水产类、海产类食物为宜,蔬菜应选择含胡萝卜素、维生素 C、维生素 B_2 丰富的有色蔬菜。

(三) 注意食物搭配

制订食谱时,应注意食物的颜色、质地搭配,经常变换烹调方法,避免品种单调,做到色、香、味、形齐全,以刺激食欲,增加消化液的分泌。

二、食谱编制方法

(一) 确定能量及营养素摄入量

按不同患者的需要编制,根据用膳者的年龄、性别、劳动性质和强度、身体状况等,决定每人每日所需的总能量及各种营养素的供给量。

(二) 计算三大营养素及主食的摄入量

因主食是人体能量的主要来源,可按产能量营养素合理分配的要求,计算出三大营养素的合适比例。如某患者全天所需能量为 9.20 MJ(2 200 kcal),设定蛋白质占 12%、脂肪占 25%、碳水化合物占 63%。则全天需要蛋白质为 $2\ 200 \times 12\% / 4 = 66$ g;脂肪为 $2\ 200 \times 25\% / 9 = 61$ g;碳水化合物为 $2\ 200 \times 63\% / 4 = 346.5$ g。

1. 碳水化合物　碳水化合物主要由粮谷类(主食)供给,一般粮谷类每 100 g 约产能量 1 646 kJ(348 kcal),故主食重量的换算方式为 $346.5 \times 4 \times 100/348 = 398$ g。因其他副食也含有少量的碳水化合物,由此全天主食的摄入量可在 400 g 左右。

2. 蛋白质　在上述的 400 g 主食中,含蛋白质 32 ~ 40 g,其余部分可由肉类、鱼类、蛋类、奶类及豆制品供给。

3. 脂肪　按每天烹调油中供给 20 ~ 30 g,其余部分由动、植物性食物供给。

(三) 确定副食数量

根据用膳者的经济条件、当地食物供应以及个人膳食习惯而确定肉、鱼、蛋、豆类及蔬菜的摄入量。优质蛋白质应占全天蛋白质总量的1/3,蔬菜量应达到500 g/d,其中绿叶菜类应占50%,蔬菜种类应在两种以上,以充分满足维生素和矿物质的供给。

(四) 制订食谱

按食谱的基本内容,将全天选择的食物配制成饭菜,再根据合理营养原则和食品卫生要求,进行科学合理的烹调加工,使饭菜具有良好的感官性状和品种多样化。普食应尽量做到粗细混食、荤素搭配、有菜有汤。全天膳食按早餐占总能量的25%~30%、午餐占40%、晚餐占30%~35%分配。其他按软食、半流质、流质要求配制。需要加餐的患者,则根据治疗膳食原则按时足量供给。

在一天食谱的基础上进一步制订一周食谱,应注意每天菜肴的变化,为了提高工作效率,除了需要严格按计量方法来选择食物的患者,其他可参考食品交换单位(表2-16-3),以粮换粮、以菜抵菜来更换一天的食谱内容,同时注意经常改变烹调方法。

第六节　食物与药物及食疗

中医学认为"医食同源",主张摄食滋养身体,用食物防治疾病。"医"与"食"是分不开的,食物是营养素的载体,而药物与食物又有着密切的关系。许多食物既有营养功能,又有药理作用,不少药物是从食物中提炼而成,如鱼肝油。有些药物影响营养素的吸收,如抗惊厥药、抗疟药、抗结核药、类固醇类避孕药的使用,使营养素的需要量增加;有些药物因伴随有厌食等胃肠道反应而引起营养素摄入不足;利尿剂、抗酸剂容易造成矿物质缺乏。

中医学也十分注重食物与药物的相互作用,自古就有"以食当药"和"以药当食"的传统,即食疗和药膳。中医也十分注重平衡膳食,即"五味的调和",主张食物多样化,使膳食的五味得当,荤素食协调,寒、热、温、凉适度,才有利于健康。反之,若膳食有所偏嗜,则可能导致人体脏腑功能失调,阴阳偏胜偏衰。因之,"辨证施食"是中医学食疗和药膳的主要原则之一。经过分析、辨别、认识疾病的证候,再确定食疗及药膳方。

一、食疗

药有药性,食有食性。食物之所以具有治疗作用,主要是因为它们与药物一样,本身具有性味的偏性,利用食物的不同性味,针对疾病的不同性质,采用正治、反治等方法调整人体气血阴阳,祛邪扶正,促进病体康复。

(一) 食疗基本原则

食物可以养人,膳食不当也可以伤人,注重膳食调护还可以治疗疾病。中医非常重视膳食护理,特别强调膳食宜忌,认为治病应该从调理口味与脾胃功能着手,此为调护患者之根本。

1. 调理脾胃,节制膳食　中医认为脾胃为水谷之海,气血生化之源,是人体赖以生存的重要脏腑,称为"后天之本"。一切膳食都要经过胃的腐熟和脾的运化,才能转化为精气,以充养身体。所以,保护和调理脾胃功能是膳食调理的关键。

2. 掌握食性,辨证择食　食物的性能,是膳食治疗的根据。食物和中药有不少是双重性的,有些食物既含有人体所需要的营养素,同时也具有中药的四气(即寒、热、温、凉四性)、五味(即甘、辛、酸、苦、咸),可根据病证性质选择相应性能的食物进行治疗和护理。

3. 膳食宜忌,重视忌口　食物可以治病,若应用不当也可以致病或加重病情。因此,在食疗时要掌握膳食宜忌。如寒证、虚证忌瓜果及生冷蔬菜;热证食滞、湿热积滞、痰湿甚者忌煎炸;消化不良、高脂血症、高血压、冠心病、胆囊炎、胰腺炎等忌油腻;热性病忌辛辣;传染病、疖痈手术后等忌发物。

(二)常用食物的食性

1. 温性食物　如糯米、面粉、高粱、黑豆、刀豆、牛肉、鸡肉、鸡蛋、鸽肉、兔肉、胎盘、鳝鱼、鲫鱼、鲢鱼、墨鱼、海参、虾、核桃、杨梅、石榴、桃、杏、红枣、龙眼肉、荔枝、柿饼、大葱、洋葱头、韭菜、芥菜、薤白、南瓜、花椒、大茴、小茴、生姜、豆豉、食醋等。

2. 热性食物　如酒、狗肉、胡椒、辣椒、桂皮、大蒜等。

3. 凉性食物　如大米、小米、大麦、龟肉、蚌肉、橘、李、罗汉果、荸荠、甘蔗、山楂、菱角、菠菜、苋菜、丝瓜、黄花菜、绿豆芽等。

4. 寒性食物　如绿豆、豌豆、豆腐、苡米、螃蟹、乌鱼、田螺、柿、柚、梨、香蕉、木瓜、西瓜、桑葚、马齿苋、西红柿、茄子、四季豆、大白菜、竹笋、葫芦、冬瓜、黄瓜、苦瓜、蘑菇、紫菜、海带、茶叶等。

5. 平性食物　如黄豆、蚕豆、扁豆、豇豆、玉米、红薯、粳米、芝麻、莲子、鸭肉、鸭蛋、猪肉、牛乳、鹅肉、鳜鱼、甲鱼、蛙肉、泥鳅、海蜇、燕窝、菠萝、白果、苹果、无花果、枇杷、葡萄、莲藕、圆白菜、茼蒿、青梅、橄榄、花生、土豆、白萝卜、白菜、百合、山药、芡实、香菇、白木耳、黑木耳、黄豆芽、蜂蜜、食糖等。

(三)常见症状的食疗方选

1. 发热　高热时宜进清淡、易消化、多水分的食物或饮料。

(1) 姜糖饮　生姜 10 g,切片煮沸,加 15 g 左右红糖,趁热时一次服用,可治疗风寒发热。

(2) 西瓜番茄汁　西瓜瓤与去皮的番茄一起挤汁,随意饮用。可治疗心烦、口渴、食欲减退、小便赤黄等症。

2. 头痛　头痛病因较为复杂,给予食疗时应辨证选食,及时调整食物和药物用量。

(1) 天麻煮鱼头　胡桃肉、何首乌各 15 g,天麻 6 g,与鱼头一起煮 10 min,适用于气虚头痛。

(2) 黄酒核桃泥汤　核桃仁 5 个、白糖 50 g,捣碎成泥后置于锅中,加黄酒 50 mL,用小火煮 10 min,每天食用 2 次,适用于各种类型的头痛。

3. 眩晕　眩晕为多种疾病的常见症状,膳食以镇惊、解痉、定神为主。

(1) 芝麻菊花茶　黑芝麻、枸杞、何首乌各 5 g,杭菊花 9 g,加水煎服,每天一剂。

(2) 白果仁　白果仁焙干研细,加甘枣汤服用,每次 3 ~ 6 g。

(3) 芎归蒸鸡　母鸡肉 250 g、当归 30 g、川芎 15 g,隔水蒸熟服食,适用于治疗血虚头晕。

4. 多汗　多汗者宜进食具有益气补虚、养心补血、滋阴降火、敛汗固涩功能的食物。

(1) 韭黄炒猪腰　韭黄 100 g,洗净切小段,猪肾 1 个,洗净切薄片,加生油、食盐同炒熟后,可佐餐食用。

(2) 枣梅桑麦汤　大枣 10 个、乌梅肉 9 g、桑叶 12 g、浮小麦 15 g,加水适量,煮熟后饮汤食枣及乌梅。

5. 失眠　以安心宁神为主,忌辛辣刺激性调味品。

(1) 莲心汤　莲子心 30 个水煎,放盐少许,临睡前服用。

(2) 百合炖猪肉　百合 30 g、瘦猪肉 200 g,切块共煮烂,加盐少许食用。

6. 心悸　心悸应按不同病因,采用中西药结合方法予以治疗,食疗仅起辅助作用。

(1) 枣仁地黄粥　酸枣仁 30 g、生地黄 15 g,煮粥后食用,适用心悸、失眠。

(2) 桂圆汤　桂圆肉 200 g、加 60°白酒 400 mL,密封瓶内,15 d 后饮用,每次 10~20 mL,每天 2 次。适用于虚劳衰弱、心悸、失眠。

7. 咳嗽　痰多者应以清淡食物为主,忌辛辣刺激性调味品和油腻黏滞食物;急性咳嗽应忌海产食品,食物不宜咸。

(1) 萝卜蜜梨　白萝卜 1 个、梨 1 个、白蜜 50 g、白胡椒 5 粒,蒸熟服用,适用风寒冷咳嗽。

(2) 盐开水　盐开水 500 mL,每天早晨喝。适用于热咳少痰。

8. 恶心呕吐　宜进食流质和半流质膳食,应避免过甜,食物应易于消化。

(1) 冰糖绿豆汤　绿豆、冰糖各 16 g,加水煎服,适用于恶心呕吐。

(2) 冲姜汁　生姜捣碎取汁,加少量开水服用,适用于反胃呕吐。

9. 便秘　服食具有润肠作用或产气食物,增加水分,多吃植物油等。

(1) 凉拌菠菜　菠菜 250 g 开水烫后,以麻油调食,每天 2 次,有止渴润肠、下气调中的功效,适用于燥热及气滞型便秘者。

(2) 核桃芝麻糊　核桃仁、芝麻各 30 g,捣碎如泥,开水冲服。有补气养血、润燥化痰的功效,适用于虚证型便秘。

10. 血尿　忌食油腻、海产及一切辛辣刺激性食物,宜选用凉血止血的食物。

(1) 苋菜猪肉汤　苋菜 90 g,洗净后切碎与瘦猪肉 100 g 同煮,适用于淋证、血尿。

(2) 蔗藕汁　甘蔗、白藕各 500 g,洗净切碎取汁,分 3 次服完,每天 1 次,适用于尿频、尿急、血尿等。

二、药膳

(一) 药膳的定义

药膳是依据辨证论治、辨体施食的原则,以中药和食物合理组成的膳食,既有食物的美味,又有药物治疗的功效,具有药食兼备、食借药力、药助食威,药效相得益彰的特点。

(二) 常见病症治疗药膳

1. 高热　感染、高热、口渴、烦躁、意识不清、尿少等,可用银花茶、西瓜饮等药膳。

2. 眩晕　偏头痛、高血压、目赤肿痛、头痛、乏力、烦闷、失眠等，可用菊花饮、桑杏饮、菊槐绿茶饮、双耳汤等药膳。

3. 头痛　头晕、失眠、虚弱、记忆力差等，可用天麻猪脑羹药膳。

4. 心痛　心绞痛、心律失常、心肌梗死等，可用参芪精、归参炖母鸡、丹参酒、红花酒等药膳。

5. 胃痛　胃脘冷痛、呕吐清水、腹胀、腹泻等，可用大麦汤、鲫鱼羹、丁香鸭、砂仁肚条等药膳。

6. 腹痛　腹冷痛、腹胀、腹泻、慢性肠炎、慢性痢疾、胃及十二指肠溃疡等，可用土豆密膏、土豆汁、丁香鸭等药膳。

7. 腹胀　胃痛、腹胀、呕吐、食少、腹泻便溏等，可用大麦汤、鲫鱼羹、丁香鸭、糖渍橘皮、糖菊饼、萝卜丝饼等药膳。

8. 健脾益气　常用药膳有掺枣米饭、益脾饼、山药饼、茯苓饼包子、大枣粥、红枣炖兔肉等，可用于慢性胃炎、慢性肠炎、胃及十二指肠溃疡、慢性肝炎、贫血、白细胞减少症等疾病，改善精神困倦、四脚软弱、气短懒言、头晕自汗、食欲减退、胃腹胀痛、便溏腹泻等症状。

9. 开胃健脾　常用药膳有萝卜丝饼、山楂肉干、羊肉萝卜汤、砂仁鲫鱼汤等，可用于消化不良、食欲不佳、食后腹胀、积食腹泻等病症。

10. 健脾利尿　常用药膳有烩鳝丝、赤豆鲤鱼、红杞活鱼、芪烧活鱼、木瓜汤等，可用于慢性肾炎、肝硬化、营养不良性水肿、慢性充血性心力衰竭等疾病，改善消化不良、食欲减退、腹胀便溏、下肢或全身水肿等症状。

11. 养心安神　常用药膳有玉竹心子、桂圆淮山药糕、枣仁粥、百合粥、藕丝粥、冰糖莲子、当归炖猪心等，可用于神经衰弱、自主神经紊乱、神经症、阵发性心动过速等疾病，改善心律不齐、心慌、贫血、胸闷、气短等症状。

12. 滋补肾阴　常用药膳有双耳汤、红杞蒸鸡、枸杞肉丝、红烧龟肉、玫瑰枣糕、葱烧海参等，可用于肺结核、慢性肝炎、动脉粥样硬化、系统性红斑狼疮、糖尿病、癌症等，改善耳鸣目眩、牙齿松动、手脚发热、盗汗、腰膝疼痛、夜梦遗精、性欲亢进、咽干、颧红唇赤等症状。

13. 温补肾阳　常用药膳有双鞭壮阳汤、龙马童子鸡、红烧鹿肉、枸杞羊肾粥、冬虫夏草炖黄雀、韭菜炒鲜虾、肉苁蓉炖羊肾等，可用于慢性肾炎、糖尿病、甲状腺功能减退、神经性耳聋等疾病，改善畏寒、夜尿多、性欲减退、阳痿、早泄、不孕等症状。

14. 补气　常用药膳有参芪烧活鱼、参芪精、人参莲肉汤、黄芪汽锅鸡、人参粥、鹌鹑肉片、芪杞炖乳鸽等，用于慢性胃肠炎、慢性肝炎、冠心病、糖尿病、各种贫血、肿瘤等疾病，可改善四肢软弱无力、腹部虚胀、喘气、盗汗、大便溏泻、脱肛、食欲减退等症状。

15. 补血　常用药膳有归芪蒸鸡、蜜饯枣龙眼、归参炖母鸡、地黄鸡、菠菜粥、何首乌煨鸡等，用于各种贫血、血液病、癌症及各种慢性虚弱性疾病，可改善头晕目眩、心悸怔忡、疲倦无力、手足发麻等症状。

小　结

膳食是患者获取营养的主要途径。医院膳食包括基本膳食、治疗膳食和试验膳食。

基本膳食是医院一切膳食包括治疗膳食、试验膳食在内的基本形式。基本膳食包括四种，即普通膳食、软食、半流质和流质。

膳食治疗的目的是调整能量及营养素供给、减轻体内脏器负荷、调整代谢失常及辅助诊断疾病。

试验膳食是通过特定的食物安排，如短期内对患者添加或限制某种营养素，观察机体反应，从而帮助疾病的诊断。

治疗膳食也称增加或减少营养素的膳食，即通过增加或减少某种或某几种营养素以及控制与疾病有关的膳食因子，从而达到治疗或辅助治疗疾病的目的。

营养风险筛查是由医护人员实施的简便的筛查方法，用以决定是否需要制订营养支持计划。

营养教育是健康教育的一个分支，主要是通过营养信息交流和行为干预，帮助个人和群体掌握食物与营养知识和健康生活方式的教育活动与过程。其目的是消除或减轻影响健康的膳食营养因素，改善营养状况，预防与膳食相关的营养性疾病的发生。

编制食谱的目的是保证用膳者对能量和各种营养素的需要，合理地将全天的能量和营养素分配到三餐中去。由于医院膳食的对象是患者，不同的患者对营养有不同的需求，故应根据各类疾病的膳食治疗原则、适应对象、市场食物供应情况，并结合患者的经济条件，科学合理地选择食物，并调配成符合合理营养要求的平衡膳食。

祖国医学认为“医食同源”，主张摄食滋养身体，用食物防治疾病。“医”与“食”是分不开的，本章节也简要地从中医的角度介绍了常用食物的食性，以食物或辅以中药合理组成的膳食，可起到食藉药力、药助食威的效果。

课后测试

1. 何谓疾病营养？
2. 简述营养治疗及护理原则。
3. 医院膳食种类有哪些？
4. 医院基本膳食包括哪几种？各有什么特点？
5. 试验膳食有什么意义？
6. 简述治疗膳食的种类及作用。
7. 简述营养筛查的临床意义。
8. 何谓食谱？如何编制？
9. 常用食物的食性有哪些？
10. 何谓药膳？

（杨富键）

第十四章　营养支持疗法

【学习要点】

1. 掌握营养支持的意义及支持途径与方式。
2. 掌握肠内营养和肠外营养的适应证。
3. 熟悉管饲的配制原则及使用时的注意事项。
4. 熟悉全静脉营养的临床应用。

第一节　概　　述

营养支持是指患者在疾病过程中，所存在的原发或继发性营养不良，直接或间接影响疾病不良预后的情况下，有计划、有目的和有步骤地对存在的营养不良进行最有效的膳食治疗，以提高患者的抵抗力，改善或纠正异常的代谢状态，提高治愈率，从而延长患者康复后的生存期。随着对疾病过程的了解和食物生物化学的深化，营养支持已经成为现代疾病治疗的一个不可分割的部分。

20 世纪 70 年代，美国的营养医生曾对住院的患者进行营养调查，发现约有 50% 的外科患者及 40% 的内科患者，因原发性或继发性疾病发生厌食、吸收不良，引起不同程度的营养缺乏症，尤以蛋白质－能量营养不良最为突出。而有效的营养支持不仅可以防治营养不良，且对提高疾病的治愈率、降低死亡率、增强机体抵抗力、减少并发症等有着重要的意义。

一、营养支持的对象

对不能经口摄入食物，又存在不同程度的营养不良或发生脏器衰竭及已住进重症监护区（ICU 病房）和代谢病房的患者，可列为营养支持的对象。营养补给时，应结合患者病情、胃肠功能及耐受情况，根据生化指标，确定能量及蛋白质、脂肪、碳水化合物供给量，特别是要补充或限制某种营养素，包括维生素、矿物质、氨基酸等。危重患者治疗中，并非所有患者都需要大量额外地补充能量，只有部分危重患者需要进行营养支持，应注意对需要营养支持的患者加以选择。

二、营养支持途径与方式

营养支持的方式主要有两种，即经肠营养和肠外营养，两者可单独使用，也可根据病情需要联合使用。在实际工作中应选择最简单、最有效、最符合患者生理需求，又能达到营养支持目的的方式。另外特别值得注意的是，目前发现肠道是人体中最大的免疫器官，也是人体的第三种屏障。因此,能用普通膳食就尽量用普通膳食,能用匀浆膳就不用要素膳。如患者神志清醒,无胃肠功能障碍,能经口进食,则应首选经口进食。若无法使用经口营养支持,可考虑管饲;无法耐受经肠营养者,则必须选择全静脉营养(肠外营养)。动物试验结果证实,肠内营养优于肠外营养。

第二节 管 饲

管饲(enteral feeding,tube feeding),也称经肠营养或肠内营养。管饲是将液状的食物送入胃肠道的一种有效方式,包括流质膳食、混合奶、匀浆膳和要素膳。

一、管饲的营养意义及适应证

(一)管饲的营养意义

管饲与经口摄食的不同在于绕过口腔而将营养物质送到胃肠道,这样能保持胃肠道的生理结构和功能,如果肠道里没有食物和营养素存在,肠黏膜就会萎缩,胰-胆系统的功能也会退化。在一定程度上,管饲对营养素的利用更为有效,相对于肠外营养更少引起传染和代谢性的并发症,且比肠外营养方便和经济。

(二)管饲的适应证

凡不能自行经口进食及昏迷患者、头颅部行放射治疗、食管病变引起吞咽困难、手术前后营养不良等患者,均可采用管饲提供营养素,以维持生命和促进疾病的康复。

二、管饲的配膳原则及配制

(一)管饲的配膳原则

管饲患者的膳食一般都要进行较长的时间,因此也与其他膳食一样应该是平衡膳食。

1. 能量　采用管饲的患者一般都是病情较重和卧床不起,应根据不同病情决定能量的需要。完全卧床的患者所需能量约为基础代谢的1.2倍,中等身高体重的患者,每天约需能量8.37 MJ(2 000 kcal)。体重每增减10 kg可相应地增减能量10%,有明显消瘦的患者其能量需要按理想体重计算。

2. 碳水化合物　碳水化合物应是已部分水解的淀粉,即多聚的糊精和葡萄糖寡糖。因单糖和双糖虽然较易溶化和吸收,但由于分子量小,液体又较浓,易刺激胃酸分泌过多,引起患者消化障碍,出现恶心、呕吐和腹胀。而多糖含有纤维素,能刺激肠道蠕动,有促进卧床患者大便通畅的作用。另外,以碳水化合物作为能量的主要来源,可节省蛋白质和促进脂肪的氧化。

3. 蛋白质　虽然动物蛋白质含有必需氨基酸,生物价值高,但因我国大多数人平时以粮食为主,如患病后突然以动物蛋白质为主,患者因不能适应或不能充分吸收而引起腹泻。另外,植物蛋白质所含的非必需氨基酸在人体生理上的作用也非常重要,供给一些非必需氨基酸作为部分氮源比患者自己体内合成更为有利。所以在考虑蛋白质的供给时应全面地考虑患者的具体情况,增加一定数量的植物蛋白质,如面粉、米粉、豆粉、豆浆等,使患者的胃肠道能逐渐适应。

4. 矿物质和维生素　矿物质和维生素是调节人体生理功能不可缺少的营养素,有些精制食品如白糖,它缺乏自然食物中的黏着物,黏着物上有人体不可缺少的维生素、矿物质和微量元素。再如谷皮中含有B族维生素和各种微量元素,水果内的维生素C也存在于黏着物中,所以越精炼的食物这种黏着物就越少。由于管饲中输液管的限制,使得管饲膳食中精制食物过多,如果服用时间较长,应当注意增加含维生素和矿物质的菜汁和水果汁。

5. 膳食纤维　早期的管饲膳食是不含膳食纤维的,随着对膳食纤维的认识和研究的不断深入,目前在此类膳食中已经注意膳食纤维的供给。不同的膳食纤维其生理意义不同,例如,纤维素和半纤维素的主要作用是促进肠蠕动,防止便秘;燕麦中的膳食纤维具有降低胆固醇的作用。为了强化肠道的功能,目前推荐加入各种类型的膳食纤维为13 g/4.19 MJ(1 000 kcal)。

(二)管饲溶液的配制

目前用于管饲的溶液根据其构成或功能不同分为天然食品制备和工业制品。

1. 天然食品类　用捣碎机将食物磨碎,此类膳食在家庭和医院可自己按设计要求制备,如用奶、蛋、糖、油、盐制作的混合奶和用面粉、豆粉、油、盐制作的混合粉等。目前市场上有奶、牛肉、水果、蔬菜、膳食纤维为原料制作的工业制品,因制备的食物原料有限,其营养素含量不一定准确,且价格较高。

2. 聚合性食品类　也称多聚性处方,溶液中含有大分子的营养素。例如,从食物中分离提纯但仍然是完整的蛋白质、三酰甘油及碳水化合物的多聚体的混合物,其中蛋白质占能量的12%~18%、脂肪占30%~40%、碳水化合物占40%~60%。

3. 单体溶液　此类溶液由单体构成,所含的蛋白质为肽或氨基酸,脂肪则是长链脂肪酸以及长链脂肪酸加上中链三酰甘油,碳水化合物是部分水解的淀粉或麦芽糖。这种溶液用于消化吸收不良的患者,如胰功能不全、短肠综合征等。

4. 针对特殊代谢需要的溶液　为一些特殊代谢需要制备的溶液,如支链氨基酸(BACC),此溶液含有40%~50%亮氨酸、异亮氨酸及缬氨酸,含芳香族氨基酸如色氨酸、酪氨酸及苯丙氨酸较低。这种溶液一是用于肝衰竭与肝性脑病,二是针对伴有多器官衰竭应激症,如败血症。此外,这类溶液还包括高脂、低碳水化合物和调节免疫的溶液。

其他还有为调节并达到特殊需要,或满足特定病情需要而制备的调节性溶液,以及专门提供矿物质与微量元素、水及小量碳水化合物的溶液等。

三、管饲的方法及注意事项

(一)管饲的方法

管饲膳食是通过输液管将食物或营养素输入患者体内,管的类别有两种,一种是通过鼻腔进入胃肠道的鼻胃管(图2-14-1);另一种是通过腹壁而进入胃肠道的,如胃瘘、十二指肠瘘和空肠瘘等。根据病情和输入途径的不同,输入管饲膳食的方法分为灌注法和滴注法两种。

1. 细橡皮管分次灌注法　每次灌 400 ~ 500 mL,每天4 ~ 6次。灌注总量由医生根据病情决定,开始时应少量,待患者适应后再逐步增加。

2. 细硅胶管滴注法　适用于胃肠功能较差或空肠造瘘的患者,开始时控制总量在 500 mL,分2 ~ 3次缓慢滴注,待患者适应后再逐步增加滴注量。

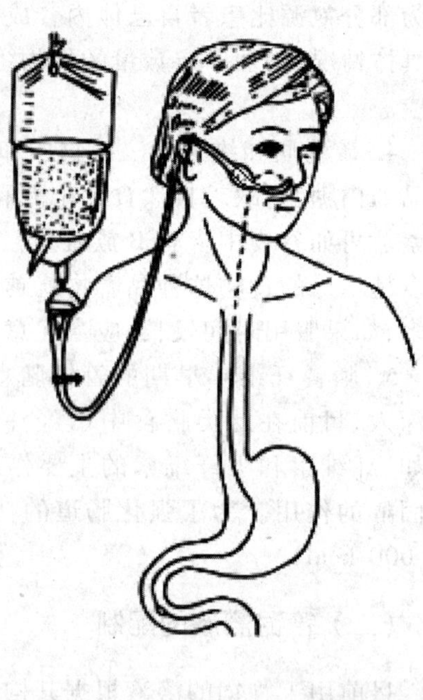

图 2 - 14 - 1　鼻胃或肠内管饲

(二) 管饲时的注意事项

虽然管饲是一种安全有效的营养支持方式,但为防止并发症或意外事故仍应注意以下问题。

1. 处方合适　应根据患者的病情和身体状况(如胃肠功能、接受限量的大小)编制相应的管饲食谱(处方),并采用合适的管和合适的放置措施。

2. 温度适宜　注意合适的温度,过冷或过热都会引起患者的不适,如灌注混合奶时应先加热,温度以不烫手为宜,以 50 mL 注射器推入橡皮管内。滴注时不能加入粉状物,以防堵塞,可放入吊瓶内滴注。

3. 确保卫生　管饲液配制后应注意防腐保藏,管饲前应严格检查管饲液是否变质。

第三节　全静脉营养

全静脉营养(parenteral nutrition),也称肠外营养或完全胃肠外营养。全静脉营养与一般临床上所用的输液有根本的不同,全静脉营养是通过胃肠道以外途径如周围静脉或中心静脉,以浓缩形式输入患者所需要的全部营养物质,包括丰富的能量、全部必需氨基酸和部分非必需氨基酸、足够的维生素、矿物质和微量元素;而输液只能供给一小部分能量和部分矿物质。

一、全静脉营养的临床应用

全静脉营养是 20 世纪医学的一项重大成就,在第一次世界大战前后,从健康人身上取得血液,并成功地输进患者的血管,为全静脉营养提示了一个重要模式,即可以将生命从死亡中夺回。

20 世纪 30 年代后,全静脉营养有了很大的发展,解决了用于输液的无热源的注射用水,明确了各种营养素的化学物质,进一步了解机体的矿物质及微量元素的需要以及酸碱平衡,使得全静脉营养取得了很大突破。

全静脉营养在世界上已公认为对于危重患者是一种行之有效的营养支持,但在使用中仍然有许多问题有待解决。全静脉营养由于技术复杂,需要对患者进行全面的临床和实验室监测,如心、肝、肾检查;生化检查,包括血糖、尿糖、电解质、血酸碱度、总蛋白、白蛋白、转铁蛋白、氮平衡以及免疫功能等，以便根据患者体内代谢的变化，及时采取必要措施，防止并发症的发生。

二、全静脉营养的适应证和途径

（一）全静脉营养的适应证

全静脉营养是针对处于疾病关键时期内、不能经口和管饲获取食物的患者，为改善其代谢及营养状况而采取的一种营养手段。其适应证包括以下几种。

(1) 无法从胃肠道正常摄食，如食管瘘、食管及胃肠道先天畸形、癌症患者手术前后及化疗和放疗后有严重的胃肠道反应等。

(2) 胃肠道需要休息或吸收不良，如消化道大出血、长期腹泻、严重的肠道炎症、大段的肠切除、先天性肠闭锁或肠梗阻。

(3) 昏迷及体质虚弱，长期处于消耗状态，无法经口或管饲获取食物者。

(4) 长期高代谢状态，不宜用管饲或不能满足需要的，如败血症及严重烧伤者。

(5) 长期无法经口摄入食物，又不适应管饲者。

除上述适应证外，凡估计患者在大手术后，可能出现并发症，或是会发生营养不良者，也可考虑使用全静脉营养。另外，凡是患者能使用管饲者，都不应采用全静脉营养。

（二）全静脉营养的供给途径

全静脉营养的供给包括两个途径，即中心静脉和周围静脉。

1. 中心静脉　中心静脉输液可以输入高渗的葡萄糖溶液，因在大的静脉处，较大的血流量可以即时稀释输入的营养物质，从而可以避免静脉炎的发生或血栓的形成。

2. 周围静脉营养　周围静脉营养采用的是等渗的脂肪乳剂溶液，加上5%～10%的葡萄糖及小量的氨基酸、矿物质和微量元素。

第四节　营养制剂

一、肠内营养制剂

肠内营养（enteral nutrition，EN）在中国临床应用已有40多年的历史。1974年EN制剂在北京应用于临床，并取得良好的效果。但长期以来EN并没有得到足够的重视，在国内的发展非常缓慢。许多患者甚至医生对EN的定义、分类都不清楚，一些药品说明中也常出现使用EN通用名不规范的现象。这些情况均已影响到EN的科学管理与合理应用。现就EN制剂的分类及应用进行简单说明。2005年出版的“国家基本药物目录”中将EN制剂按氮源分为三大类：氨基酸型、短肽型（前两类也称为要素型 elemental type）、整蛋白型（也称为非要素型 non－elemental type）。上述三类又可各分为平衡型（balanced）和疾病适用型。

此外，尚有组件型（module）制剂，如单纯氨基酸/短肽/整蛋白组件、糖类制剂组件、长链（LCT）/中长链脂肪（MCT）制剂组件、维生素制剂组件等。

（一）EN制剂类型与适应证

1. 氨基酸型　① 平衡型：一般营养型，商品名制剂有肠内营养粉AA（维沃）。② 疾病适用型：如苯丙氨酸代谢障碍适用等。每袋80 g，内含100%的游离氨基酸，浓度约为15%、脂肪为2.5%（脂肪0.8 g，亚油酸0.6 g），碳水化合物为82.2%（61.7 g为麦芽糖糊精、食物淀粉），同时含有人体必需矿物质、多种维生素和微量元素等。属于无渣，粪便排出量少，因此不需消化液或极少消化液便可吸收。能源来自糊精及食物淀粉，热量与氮的比值为128:1；脂肪来自大豆油，其含量控制在需要量的最低限，以减少对胰腺外分泌系统和肠管分泌的刺激。

适用于消化道通畅的患者，不能正常进食，合并中－重度营养不足；消化道术前准备；消化道手术后吻合口瘘，如咽部瘘、食管瘘、胃瘘、结肠瘘等；胰腺炎的恢复期；短肠综合征的患者（小肠的长度短于60 cm）；炎性肠道疾患，如克罗恩病等。

2. 短肽型肠内营养　此类制剂包括乳剂、混悬液、粉剂。商品名有肠内营养混悬液（SP）（百普力）及粉剂类型（百普素）等，所含蛋白质为蛋白水解物，在小肠中也有运输低聚肽的体系，低聚肽经小肠黏膜刷状缘的肽酶水解后进入血液，容易被机体利用；同时不含乳糖，避免了乳糖不耐受引起的腹泻和脂代谢障碍等一系列问题，几乎完全吸收，低渣，需少量消化液吸收，排粪便量少。适用于有胃肠道功能或部分胃肠道功能的患者。如胰腺炎、肠道炎性疾病、放射性肠炎和化疗、肠瘘、短肠综合征、艾滋病病毒感染等。也可作为营养不足患者的手术前后喂养及肠道准备，能补充及增加人体日常生理功能所需的能量及营养成分。

3. 整蛋白型肠内营养制剂　常见的制剂有肠内营养制剂TP（安素）、肠内营养乳剂TP（瑞素）等。该型制剂进入胃肠道后可刺激消化腺体分泌消化液，帮助消化、吸收，在体内消化吸收过程同正常食物，可提供人体必需的营养物质和能量。其中有些制剂含有中链三酰甘油（如瑞素），更有利于脂肪的代谢吸收；有些制剂为了节约入液量而制成高能量密度，1 mL提供1.3～1.5 kcal的能量，如肠内营养乳剂（TP－HE）（瑞高）、肠内营养混悬液（TPF）（能全力）。还有些制剂添加了膳食纤维以改善胃肠道功能，如肠内营养乳剂（TPF－D）（瑞代）、能全力、瑞先等。这类制剂适于面或颈部创伤，颅颈部手术后；咀嚼和吞咽功能性或神经性损害，或吞咽困难；意识丧失的患者和（或）接受机械通气的患者；高分解代谢状态，如癌症、烧伤患者；神经性厌食等。

（二）特殊型肠内营养制剂

1. 糖尿病专用型　控制糖尿病的关键是降低肠内营养液中碳水化合物的含量，并减少血糖的剧烈波动。因此糖尿病专用产品中碳水化合物含量低，并且用支链淀粉、果糖和膳食纤维等物质代替直链淀粉和糊精，以减慢葡萄糖的释放和吸收速度，减少对胰岛素的依赖。膳食纤维能够延缓胃排空，进入结肠后可分解为短链脂肪酸，提供部分能量。添加脂肪可以减少葡萄糖的用量，并减慢胃肠道排空速度。使用单不饱和脂肪酸代替部分多不饱和脂肪酸，以减轻高脂血症。常用产品有瑞代（fresubin diabetes）和益力佳（glucema），瑞代的碳水化合物、蛋白质、脂肪的比例为53:15:32。碳水化合物中含有较高比例的支链淀粉和果糖。益力佳的碳水化合物、蛋白质、脂肪的比例为34.3:16.7:49，脂肪含量高，并含有单不饱和脂肪酸。

2. 肺病专用型　肺病专用的营养产品应能提供充足的能量和蛋白质，而且需氧量和 CO_2 产量少。因此肺病专用型肠内营养制剂中碳水化合物含量均较低，脂肪含量高。常用产品是益菲佳(pulmocare)，其碳水化合物、蛋白质、脂肪的比例为28.2:16.7:55.1。中链脂肪酸占脂肪总量的20%，容易为机体所利用。长链脂肪酸中n-6与n-3的比例为4:1，具有扩张肺血管和支气管的功效，能量密度为6.27 kJ/mL(1.5 kcal/mL)，能够避免肺水肿。

3. 肿瘤专用型　肿瘤组织缺乏降解脂肪的关键酶，很少利用脂肪供能，而是依赖葡萄糖的酵解而获得能量。减少葡萄糖供给可能减少肿瘤的能量来源。肿瘤患者对葡萄糖的耐受性较差，因此不宜大量使用葡萄糖。瑞能(supportan)的脂肪含量占50%，碳水化合物为32%，并含有膳食纤维、ω-3脂肪酸、核苷酸和中链脂肪酸，能量密度为5.43 kJ/mL(1.3 kcal/mL)，是肿瘤专用的肠内营养制剂。

(三) EN的禁忌证及注意事项

EN不能应用于完全肠梗阻、严重的短肠综合征或高排泄量的瘘。半乳糖血症者及严重腹腔内感染者也禁用。并且严格禁忌静脉内输入EN制剂。使用EN时应注意定期监测生化指标，使用EN制剂前要摇匀，并在有效期内使用。药品应在25℃以下密闭保存。药品开启后置于冰箱内(2~10℃)保存并于24 h内用完。

二、肠外营养制剂

(一) 肠外营养制剂的特点和要求

肠外营养制剂既有普通输液制剂的一些共同特点，但又不同于普通输液制剂，比普通输液制剂有更高的质量要求。其具体质量要求和特征如下。

(1) pH应调整在人体血液缓冲能力范围内：血液的pH约为7.4。

(2) 适当的渗透压：血浆渗透压280~320 mmol/L。

(3) 必须无菌、无热源。

(4) 微粒异物不能超过规定：微粒最大直径应不超过10 mm。

(5) 无毒性：某些输液如水解蛋白质，要求不能含有引起过敏反应的异型蛋白质。

(6) 相容性、稳定性良好。

(7) 使用方便、安全。

(二) 制剂类型

1. 氨基酸制剂　氨基酸构成肠外营养配方中的氮源，用于合成人体的蛋白质。人体蛋白质由20种不同的氨基酸组成，其中8种人体不能合成(亮氨酸、异亮氨酸、缬氨酸、赖氨酸、苯丙氨酸、甲硫氨酸、苏氨酸、色氨酸)，必须由外界提供，称必需氨基酸。现有的复方结晶氨基酸溶液品种繁多，都按一定模式配比而成，可归纳为两类：平衡型与非平衡型氨基酸溶液。平衡型氨基酸溶液中所含必需与非必需氨基酸的比例符合人体基本代谢所需，适用于多数营养不良患者；非平衡型氨基酸溶液的配方系针对某一疾病的代谢特点而设计，兼有营养支持和治疗的作用。临床选择须以应用目的、病情、年龄等因素为依据。每天提供的氨基酸量为1～1.5 g/kg体重；占总能量的15%～20%。① 特点：由8种必需氨基酸及其他多种非必需氨基酸组成，经静脉给药时，可供机体有效利用，纠正负氮平衡及减少蛋白质的消耗，增强机体抵抗力及促进伤口愈合。② 适应证：改善大型手术前的营养状态；为摄入减少、消化吸收障碍、代谢增加的患者提供蛋白质营养成分；用于创伤、烧伤、骨折、化脓及术后蛋白质严重损失的患者；用于低蛋白血症者。③ 常用制剂：凡命（vamin 7%，华瑞）、乐凡命（novamin 8.5% 11.4%，华瑞）、氨复命15HBC（6.9%，天津氨基酸公司）、德安能（vitaplasma 5%，德国贝朗）。

2. 肝用氨基酸

（1）特点　含有大量的支链氨基酸（亮氨酸、异亮氨酸和缬氨酸），部分制剂尚含有鸟氨酸、门冬氨酸、精氨酸、苹果酸等。

（2）适应证　肝性脑病、慢性迁延性肝炎、慢性活动性肝炎及亚急性与慢性重型肝炎引起的氨基酸代谢紊乱，是慢性严重肝衰竭者的必需营养补充品。

（3）常用制剂　安平（aminoplasmal－hepa 10%，德国贝朗）、肝脑清HE－1（3.4%）、肝安注射液（hepatamine 8%）。

3. 肾用氨基酸

（1）特点　含8种必需氨基酸和组氨酸。其特点是蛋白摄入量低（20～25 g），但能满足身体对必需氨基酸的需要，减少因必需氨基酸与非必需氨基酸比例不当所致的氮代谢产物增加，增加蛋白合成，使氮质血症减轻及营养状况好转。

（2）适应证　① 慢性非终末期肾衰竭患者，特别是呈负氮平衡而单用饮食疗法不能纠正者及各种透析患者营养不良者；② 非高分解状态的急性肾衰竭。

（3）常用制剂　复合氨基酸9R注射液（肾安，肾必氨5.53%）。

4. 单一氨基酸制剂

（1）谷氨酰胺（glutamine，Gln）　① 小肠的主要能量来源，以维持消化道的正常功能；② 能帮助肝脏和肾脏清除体内废物；③ 与白细胞的增殖有关，增强机体的防御机能；④ 同时还帮助其他的免疫细胞杀灭细菌。

（2）精氨酸（arginine，Arg）　具有免疫调变作用，有助于增强免疫功能。

5. 脂肪制剂　脂肪乳剂的特点：① 脂肪含热量高，氧化1 g脂肪可提供37.8 kJ（9 kcal）的热量；② 脂肪乳剂提供人体必需脂肪酸和三酰甘油，可维持人体脂肪组织的恒定，防止单独使用糖进行肠外营养引起的必需脂肪酸缺乏；③ 脂肪乳剂基本上是等渗液，特别适用于外周静脉营养；④ 脂肪乳剂可作为脂溶性维生素的载体，有利于人体吸收利用脂溶性维生素；⑤ 脂肪乳剂无利尿作用，亦不会从尿和粪便中丢失。

6. 维生素制剂　水溶性维生素在体内无储备，长期TPN时常规提供多种维生素可预防其缺乏。脂溶性维生素在体内有一定的储备，短期禁食者不致缺乏。在应激状态下，人体对部分水溶性维生素，如维生素C、维生素B_6等的需要量增加。

7. 微量元素和电解质制剂

（1）微量元素制剂　对临床较具实际意义的微量元素包括锌、铜、铁、硒、铬、锰等。这些元素均参与酶的组成、三大营养物质的代谢、上皮生长、创伤愈合等生理过程。

（2）电解质制剂　TPN患者，钠的供应量为40～120 mmol/d。在有大量引流、额外丧失时需相应增加。钾与氮的基本比例为(5～10)mmol:1 g,能量与钾的比例约为4 180 kJ(1 000 kcal):50 mmol。合成代谢时,磷进入骨骼肌和肝细胞,可致血磷水平下降;可按4 180 kJ(1 000 kcal):(90～100)mmol磷的比例补充;同时勿忘钙的补充。长期TPN,尤其胃肠减压致胃肠液大量丢失时可发生镁缺乏。镁的每天补充量约为50 mmol。制剂如各种浓度的氯化钾(10%)、乳酸钠(11.2%)、氯化钠(10%)、葡萄糖酸钙(10%)、硫酸镁(25%)、碳酸氢钠、氯化钙等,必要时也用谷氨酸钠和谷氨酸钾。

8. 糖类制剂

(1) 葡萄糖　葡萄糖是肠外营养时主要的非蛋白质能源之一,成年人每天需要量为4～5 g/kg体重,每天葡萄糖的供给量不宜超过300～400 g,占总能量的50%～60%。葡萄糖的代谢依赖于胰岛素,糖尿病和手术创伤所致胰岛素不足状态下的患者必须补充外源性胰岛素。有严重感染应激时,体内存在胰岛素阻抗,即使使用外源性胰岛素,糖的利用仍较差。

(2) 果糖　静脉输入后,经肝脏磷酸酯化后进入糖代谢途径而被机体利用,体内利用率与葡萄糖相似,代谢时依赖胰岛素少。对糖尿病和慢性肝炎、肝硬化等肝病患者,与葡萄糖联合输注效果比单用葡萄糖为好。大量输入可产生乳酸血症,血浆尿酸浓度迅速上升,肝内ATP明显减少,从而致恶心、上腹部疼痛及血管扩张等不良反应。对存在酸中毒、严重肝功能不全以及痛风者不宜使用,也不宜作为能量代替葡萄糖单独使用。同时要询问患者的不耐受史。

(3) 转化糖　由蔗糖经水解而成,为葡萄糖和果糖混合物。输注后出现高血糖和糖尿次数及程度均较单独输注葡萄糖少而轻。故适用于糖尿病、肝病患者。常用浓度为5%、10%、20%。

(4) 麦芽糖　由两分子的葡萄糖组成,进入细胞内后经水解酶水解成葡萄糖,对胰岛素的依赖较小,对正常人和糖尿病患者的胰岛素水平皆无影响,对血糖影响较小,同时还可使游离脂肪酸浓度下降,降低酮体,改善脂肪酸代谢,不影响肝、肾功能,无副作用。麦芽糖相对分子量大,等渗浓度为10%,渗透压278 mmol/L,输注时对血管刺激轻。但其体内利用率个体差异大,从而限制其广泛使用。常用浓度为10%、25%。

(5) 山梨醇　输入体内时被山梨脱氢酶代谢为果糖,之后代谢途径与果糖相同。山梨脱氢酶在体内活性很强,即使肝功能损害也有活性。山梨醇能降低脂肪动员和生酮作用,比果糖更常用于PN。但山梨醇较葡萄糖更易从尿中丢失,丢失量与输注速度和量有关。

(6) 木糖醇　五碳糖,在体内部分转变为肝糖原。代谢不依赖胰岛素。利用葡萄糖不佳时可用木糖醇。与葡萄糖合并应用时,可提高后者利用率。

9. 生长激素制剂　生长激素是垂体中含量最多和分泌量最大的激素。系由188个氨基酸构成的多肽,其生物学功能是促进葡萄糖氧化和脂肪分解,在转录和翻译水平上促进蛋白质的合成。对PN的积极作用已得到证实,能显著提高PN疗效。通常低能量PN不能使机体获得正氮平衡,但当同时使用注射用重组人生长激素(rhGH)后则可明显改善氮平衡。对于某些因脏器功能不全而限量使用PN的危重患者,给予rhGH十分必要。

小　结

对危重患者进行营养支持极为重要,调查发现有50%的外科住院患者和40%的内科住院患者因原发性或医源性疾病引起不同程度的营养不良,从而导致患者消瘦,严重的可导致免疫功能损害甚至死亡。因此,营养支持已经成为现代临床综合治疗不可缺少的重要组成部分。

营养支持可以有效地提高疾病治愈率,降低死亡率,增加机体的抵抗力,减少并发症,有利于疾病的康复。营养支持的途径主要包括经肠(肠内)营养和肠外(全静脉)营养。临床上可根据疾病具体情况,选择相应的营养制剂进行营养支持。

在实际工作中应选择最简单、最有效、最符合患者生理需求,又能达到营养支持目的的方式。另外特别值得注意的是,目前发现肠道是人体中最大的免疫器官,也是人体的第三种屏障。因此,能用普通膳食就尽量用普通膳食,能用匀浆膳就不用要素膳。如患者神志清醒,无胃肠功能障碍,能经口进食,则应首选经口进食。若无法使用经口营养支持,可考虑管饲;无法耐受经肠营养者,则必须选择全静脉营养(肠外营养)。动物试验结果证实,肠内营养优于肠外营养。

课后测试

1. 何谓营养支持?营养支持在疾病治疗中有什么意义?
2. 营养支持的适应证及方式有哪些?
3. 简述管饲的配制原则及使用时的注意事项。
4. 肠内营养与肠外营养异同点有哪些?
5. 全静脉营养的适应证有哪些?

(杨富键)

第十五章 心血管疾病的营养

【学习要点】

1. 掌握膳食因素对心血管疾病的影响。
2. 掌握影响原发性高血压的主要膳食因素。
3. 掌握原发性高血压的膳食治疗原则。
4. 熟悉影响冠心病的主要膳食因素。
5. 熟悉冠心病的膳食治疗原则。
6. 熟悉高脂血症的膳食治疗原则。

【案例】

孙××,男,50岁,事业单位工作。近一周时有头晕、头痛,全身乏力。由市级医院确诊为原发性高血压。

问题:请为该患者进行营养评估及制订膳食计划。

因各种因素影响心脏和全身血管功能使之发生的疾病统称为心血管疾病。在发达国家,心脑血管疾病是引起死亡的"第一号杀手",也是猝死的主要原因。我国京、津、沪等大城市心血管疾病占多种疾病发病率50%以上,其中与膳食关系较为密切的有高血压、冠心病和高脂血症。

第一节 原发性高血压的营养

高血压(hypertension)为人类最常见的疾病之一,也是心血管疾病的一个主要危险因素。按世界卫生组织标准,成年人血压超过18.7/12.0 kPa(140/90 mmHg)就是高血压。在高血压患者中,10% ~15%是由于某些疾病所形成的,如慢性肾小球肾炎、肾动脉狭窄、肾上腺和垂体病变等,称继发性高血压(secondary hypertension);85% ~90%是没有其他原因的高血压,称原发性高血压(primary hypertension)。

流行病学研究提出,原发性高血压除了与遗传、社会心理应激、神经内分泌、肾等原因有关外,还与营养因素有关。现就营养因素对该病的影响叙述如下。

一、营养因素对高血压的影响

(一)膳食电解质

大量研究显示,食盐摄入量与高血压的发生密切相关,高钠摄入可使血压升高,而低钠摄入可降压。1 g 食盐含钠约 400 mg,故 WHO 在预防高血压措施中建议每人每日摄盐量应控制在 6 g 以下,摄入高盐(14.6 ~26 g/d)的国家,如日本、韩国、中国等,高血压的发病率很高,有的高达 35%。摄入中等食盐(12 ~14 g/d)的国家,如德国、奥地利等,其发病率次之。食盐摄入水平较低的国家,如美国、英国,其发病率很低。因纽约人每天食盐摄入量仅为 3 ~3.5 g,高血压基本不发生。

一项由 32 个国家参加共 53 个中心关于电解质与血压关系的研究结果显示,中国人群尿钠平均值为 206 mmol/24 h,比其他中心高 43 mmol/24 h,尿钠/尿钾比达 6.7,是其他中心的 2 倍多,这与中国膳食的高钠、低钾有关。钾能促进排钠,吃大量蔬菜可增加钾摄入量,有可能保护动脉不受钠的不良作用影响。钙可减轻钠的升压作用,我国居民膳食中钙的摄入量普遍较低,可能加重钠/钾对血压的作用。增加膳食钙摄入的干预研究表明,钙的增加使有些患者的血压降低。

另外,有的实验研究表明,体内仅有高钠而没有氯不引起血压升高,仅有高氯而没有钠对血压的影响也不大,其原因可能与没有氯的配合难以扩大血容有关。

(二)能量

肥胖者高血压的发病率比正常体重者显著增高,临床上多数高血压患者合并有超重或肥胖。有人估计平均体重减轻 9.2 kg,则收缩压可降低 0.8 kPa(6.3 mmHg),舒张压减低 0.41 kPa(3.1 mmHg),说明限制能量摄取,防止肥胖可以降低高血压的发病率。

(三)脂肪和胆固醇

脂肪产生的能量高,高脂肪膳食可以引起肥胖和高血压。膳食脂肪的“质”比“量”对血脂水平的影响更大,动物脂肪(除鱼油外)含饱和脂肪酸,可升高血胆固醇,与血栓形成有关,易导致脑卒中。植物脂肪(除椰子油外)含多不饱和脂肪酸,可降低血胆固醇,还可延长血小板的凝集时间,有抑制血栓形成的作用,可预防脑卒中。多不饱和脂肪酸通过前列腺素的作用可使血压下降。前列腺素在体内由花生四烯酸合成,花生四烯酸的前体物质是膳食中的亚油酸(植物油中含量高)。前列腺素作为一种生物介质,促进盐和水从肾排出,有对抗肾上腺素物质的作用,从而使血压降低。当膳食中多不饱和脂肪酸(P)与饱和脂肪酸(S)之比值(P/S)为 1 或大于 1 时,降血压的效果更好。

(四)维生素

维生素 C 和 B 族维生素可改善心脏功能和血液循环,故多食新鲜的蔬菜和水果,有助于高血压的防治。

(五)烟酒和茶

卷烟中的尼古丁具有刺激心脏作用,可使心跳加快、血管收缩、血压升高;尼古丁还促使钙盐、胆固醇等在血管壁上沉积,加速动脉粥样硬化的形成。长期饮酒可诱发酒精性肝硬化,并加速动脉粥样硬化,故防治原发性高血压应做到忌酒、戒烟。茶叶中的茶碱有利尿降压作用,其中以绿茶为好。

二、高血压的营养治疗

（一）营养治疗原则

随着我国居民生活水平的提高，传统的膳食结构发生了改变，脂肪摄入比例增高，食盐摄入量多，高血压发病的机会也随之增多。因此，应充分重视高血压膳食防治的重要性。

1. 控制能量摄入　肥胖是高血压的危险因素之一，肥胖和高血压两者均可增加心脏的负荷。因此，应控制总能量的摄入，使体重达到并维持在理想体重范围内。控制能量摄入，可根据劳动强度，建议每千克理想体重供给 0.10～0.13 MJ（25～30 kcal）的能量或更低一些。

2. 控制脂肪和胆固醇　高脂肪、高胆固醇膳食容易导致动脉粥样硬化，故应减少饱和脂肪酸的摄入，预防膳食时，P/S 应大于 1；治疗膳食时，P/S 应大于 2，并禁用含动物脂肪高的食物。胆固醇的摄入，对健康中、老年人以及无合并高胆固醇血症的患者，每天胆固醇的摄入量应低于300 mg；对合并高胆固醇血症的患者应低于 200 mg。

3. 限制膳食中的食盐　据调查显示，我国居民膳食中每天食盐摄入量为 8～15 g，远远超过身体的需要。试验表明，中度限制膳食中的食盐（4～5 g/d），能使人群的血压水平降低，可使约1/3的轻度和中度高血压患者恢复正常，还能增强降压药的作用。

4. 相对地增加钾盐的摄入　正常人摄钾后排钠增加，高钾能减低对交感性应激的升压幅度，改善压力感受功能，刺激肾皮质分泌的胰舒血管素（kallikerin）－激肽系活性，有利于排尿钠。钾还激活钠泵，通过削弱交感神经活性或对钠的血管反应而降压，故钾盐可以缓冲钠的有害影响。膳食中钠和钾的比率最好是 1∶1，含钾较多的食物有肉、绿叶蔬菜、西红柿、土豆、干果、香蕉、橘子、大豆、笋瓜等。

（二）案例分析

孙××，男，50 岁，事业单位工作。近一周时有头晕、头痛，全身乏力。由市级医院确诊为原发性高血压。

1. 营养评估

（1）体格检查　身高 169 cm，体重 75 kg，BMI＝$75/1.69^2$＝26.26。

（2）生化检查

TCHOL	5.98 mmol/L（参考值 2.80～5.70 mmol/L）
LDL	3.31 mmol/L（参考值 2.50～3.14 mmol/L）
HDL	0.76 mmol/L（参考值 0.90～1.60 mmol/L）
TG	2.38 mmol/L（参考值 0.56～1.70 mmol/L）

（3）临床检查　BP：21.8 /13.1 kPa（164/98 mmHg）。

（4）膳食评估　膳食尚有规律，不吃肥肉，不吸烟，嗜酒，口味较重。

2. 膳食处方

（1）膳食治疗原则　原发性高血压的膳食治疗要适量控制能量及食盐，降低脂肪、胆固醇的摄入水平，控制体重，防止或纠正肥胖。同时还应注意钠的排出，调节血容量，保护心脏、脑和肾以及血管系统的功能。该患者体型属于超重，故宜采用低脂肪、低胆固醇、低盐、适量蛋白质和能量的膳食。膳食按膳食治疗计划进食,并告诉患者应戒酒。

(2) 制订膳食计划　患者食谱及相关营养素供给量见表 2-15-1。

表 2-15-1　原发性高血压食谱及营养成分

餐次	饭菜名称	食物名称	数量/g	蛋白质/g	脂肪/g	胆固醇/mg	能量/kJ	钾/mg	钠/mg	食物纤维/g	维生素 C/mg
早餐	小米粥	小米	50	4.5	1.6	—	749(179)	142	5.4	0.8	—
	花卷	标准粉	100	11.2	1.5	—	1 439(344)	190	3.1	2.1	—
	炒干子	豆干	50	8.1	1.8	—	293(70)	70	38.2	0.4	—
	烹调油	玉米油	5	—	5	—	187(45)	—	0.1	—	—
午餐	米饭	标准米	150	11.1	1.2	—	2 171(519)	154	5.7	1.1	—
	红烧鲢鱼	鲢鱼	150	26.7	5.4	148.5	653(156)	416	86.2	—	—
	炒萝卜	萝卜	100	0.9	0.1	—	88(21)	173	68.8	1.0	21
	芹菜	芹菜	100	0.8	0.1	—	59(14)	154	73.8	1.4	12
	烹调油	玉米油	10	—	10	—	374(89)	—	0.1	—	—
	水果	香蕉	150	2.1	0.3	—	571(137)	684	1.2	1.8	12
晚餐	米饭	标准米	125	9.2	1.0	—	1 810(433)	129	4.8	0.9	—
	炒黄瓜	黄瓜	150	1.2	0.3	—	94(22)	153	7.3	0.8	13.5
	汤	瘦猪肉	50	10.2	3.1	40.5	299(72)	152	28.8	—	—
		豆腐	125	10.1	4.6	—	424(101)	156	9.0	0.5	—
		西红柿	50	0.5	0.1	—	40(10)	82	2.5	0.2	9.5
	烹调油	玉米油	5	—	5	—	187(45)	—	0.1	—	—
	水果	柑橘	150	1.1	0.3	—	320(77)	231	2.1	0.6	42
全天食盐量			4	—	—	—		1.0	1 572	—	—
合　计				97.7	41	189	9 758(2 234)	2 587	1 899	11.6	110

注:① 上述食谱中胆固醇含量为 189.0 mg,钾/钠比值 1:0.73;② 蛋白质供能占能量的 17%,脂肪供能占能量的 16%,碳水化合物供能占能量的 67%;③ 早餐供能占能量的 27%,午餐供能占能量的 40%,晚餐供能占能量的 33%;④ ( )中数字为以 kcal 作为能量单位时的能量。

三、高血压的营养健康教育

高血压是世界高发的流行病之一。在我国随着人们生活水平的提高,发病率呈直线上升趋势,调查显示,中国有 1 亿多高血压患者,且城乡差别逐渐缩小,发病人群逐步年轻化。高血压不仅发病率高,且常引起心、脑、肾并发症,是脑卒中、冠心病的主要危险因素,已成为影响人类健康和生命的"无形杀手",但在我国高血压的知晓率、治疗率及控制率很低。资料显示,我国知道自己患高血压的人仅占患者总数的 30.2%,进行治疗者占 24.7%,得到有效控制的仅为6.1%。相当于美国20年前的知晓水平。因此加强高血压的健康教育，是医务工作者的责任和义务。

（一）扩大高血压健康教育对象的范围，培养良好的生活习惯

1. 全人群健康教育　我国属于发展中国家，随着社会经济的发展，人们的生活水平不断提高，在生活中易养成各种影响健康的行为。因此通过对健康人群，重点为儿童青少年、家庭妇女，进行健康教育并指导健康促进的方式，使儿童少年从小树立全面的健康观念，养成良好的卫生习惯、饮食行为习惯，防患于未然，使成年人的知、信、行向有利于全身心健康的方向发展，并矫正不良习惯，逐渐培养成健康的生活方式。

2. 高血压患者的健康教育　加强随访和管理，通过健康教育使其知道坚持按时服药和非药物治疗的重要性，做到早期诊断、早期治疗。提供良好的保健服务，防止病情恶化，预防并发症，促进康复。

3. 高血压高危人群健康教育　采用健康教育纠正高危人群的不良行为习惯，使其逐渐养成健康的生活方式，采用有效的监督、控制，减少和避免高血压的患病风险。

4. 加强对目标人群最有影响力的人群健康教育　通过教育使患者家属、亲朋好友、近邻、医护人员等去影响患者，督促其自觉养成良好生活习惯。

（二）膳食指导

1. 平衡膳食，控制体重　采用低盐、清淡、低动物脂肪、低胆固醇、低糖饮食，戒烟、限酒。合理供给蛋白质，摄入充足的维生素、矿物质及膳食纤维。提倡健康的膳食模式，控制高危因素，预防高血压并发症的发生和降低血压。

2. 多选用降压、降脂食物　有降压作用的食物如芹菜、萝卜、西红柿、黄瓜、木耳、海带、香蕉等。有降脂作用的食物如香菇、大蒜、洋葱、海鱼、绿豆等。另外，黑木耳、银耳、草菇、蘑菇、平菇等不仅营养丰富，味道鲜美，对防治高血压也有较好效果。

3. 多选用富含钙、钾的食物　含钙丰富的食物如乳类、黄豆、豆腐、苋菜、荠菜、油菜、榨菜、海带、紫菜、芝麻酱、虾皮等；含钾丰富的有黄瓜、冬瓜、南瓜、瓠瓜（夜开花）、菜瓜、丝瓜、甜瓜、西瓜等。

4. 禁忌食物　所有过咸食物及腌制品、含钠高的绿叶蔬菜、烟、酒以及辛辣刺激性食品均在禁忌之列。

5. 膳食制度　宜少吃多餐，避免过饱，每天可以安排4~5餐。

第二节　冠心病的营养

冠心病是冠状动脉粥样硬化所引起的一种常见病，尤其是中年以上的人发病率较高，且冠心病的发病率和死亡率有逐年上升的趋势，现已位居当前我国死亡原因排序的前三位中。有人指出冠心病的发病率与人们生活富裕存在着同步现象，故又称为“富裕型”疾病。因此，应重视冠心病的防治工作。大量流行病学调查和临床实践以及动物实验证实，合理调配膳食对于防治冠心病具有十分重要的意义。

一、营养因素对冠心病的影响

（一）脂类

流行病学调查结果表明，膳食脂肪摄入总量与动脉粥样硬化的发病率和死亡率呈明显正相关。膳食脂肪总量是影响血中胆固醇浓度的主要因素，摄入脂肪占总能量的40%以上的地区，居民动脉粥样硬化发病率明显升高。日本人人均脂肪摄入量为总能量的10%，动脉粥样硬化者较为少见。世界卫生组织提出减少膳食脂肪是防止冠心病的有效措施，《中国居民膳食营养素参考摄入量 DRIs》提出，45 岁以上者膳食脂肪的供给量以占总能量的20% ~30%为宜。

人体每天必须从食物中获得多不饱和脂肪酸，故又称必需脂肪酸，如亚油酸。亚油酸是合成具有重要生理活性物质的原料，可降低血清胆固醇浓度和抑制血凝，防止动脉粥样硬化的形成。亚油酸的最小有效剂量是占总能量的3%，含亚油酸丰富的食物是植物油（椰子油除外）。食物中亚油酸的含量见表 2 –15 –2。

表 2 –15 –2　食物中亚油酸的含量（占脂肪总量的百分比/%）

食物	亚油酸含量	食物	亚油酸含量
棉　油	55.6	猪肉（瘦）	13.6
豆　油	52.2	猪肉（肥）	8.1
玉米油	47.8	牛　肉	5.8
芝麻油	43.7	羊　肉	9.2
花生油	37.6	鸡　肉	24.2
米糠油	34.0	鸭　肉	22.8
菜　油	14.2	猪　心	24.4
茶　油	7.4	猪　肝	15.0
猪　油	6.3	猪　肾	16.8
牛　油	3.9	猪　肠	14.9
羊　油	2.0	羊　心	13.4
鸡　油	24.7	兔　肉	20.9
鸭　油	19.5	鸡蛋粉	13.0
黄　油	3.6	鲤　鱼	16.4

脂肪的质比量对动脉粥样硬化发病影响更大，鱼类含较多不饱和脂肪酸，吃鱼较多的日本人和吃橄榄油较多的地中海沿岸居民冠心病发病率并不高。丹麦人摄入脂肪 140 g/d，其中动物性脂肪所占比例较小，英国和美国人摄入脂肪 120 g/d，其中动物性脂肪可达 100 g，丹麦人冠心病发病率和死亡率均低于英国人和美国人。膳食中增加多不饱和脂肪酸（P），同时减少

饱和脂肪酸(S)的供给,血清胆固醇水平有中等程度的下降,并有降低血液凝固的作用。根据合理营养要求,当前推荐的P/S之比为1:1～2:1,常用食物的P/S比值及胆固醇含量见表2－15－3。

表2－15－3　食物中脂肪、脂肪酸、胆固醇含量及P/S比值(100 g)

食物	脂肪/g	饱和脂肪酸/g	多不饱和脂肪酸/g	P/S比值	胆固醇/mg
猪　油	99.0	42.3	8.4	0.20	85
牛　油	99.0	51.1	6.2	0.12	85
羊　油	99.0	62.2	3.9	0.06	110
鸡　油	99.0	25.6	25.7	1.00	107
鸭　油	99.0	28.8	20.3	0.71	55
黄　油	82.5	48.1	4.8	0.10	295
豆　油	100.0	14.8	62.8	4.24	—
玉米油	100.0	15.2	48.3	3.18	—
花生油	100.0	19.9	37.6	1.89	—
芝麻油	100.0	12.5	46.6	3.73	—
棉籽油	100.0	27.9	55.6	1.99	—
菜籽油	100.0	4.5	21.5	4.78	—
米糠油	100.0	20.8	35.2	1.69	—
瘦猪肉	28.8	10.1	4.0	0.40	77
肥猪肉	90.8	37.9	7.9	0.21	107
猪　肉	59.8	23.9	5.9	0.39	92
猪肉松	12.4	4.2	2.0	0.48	103
猪肉皮	22.7	7.3	2.8	0.38	132
猪　舌	11.8	4.3	1.8	0.42	116
猪　心	6.6	2.3	3.0	1.30	158
猪　肝	4.0	1.8	0.6	0.33	368
猪　肾	3.4	1.5	1.0	0.67	405
猪　肚	2.7	1.5	0.2	0.13	159
猪　肠	15.6	5.2	2.8	0.54	180
瘦牛肉	6.2	2.9	0.6	0.21	63
肥牛肉	34.5	16.0	3.1	0.19	194
瘦羊肉	13.6	5.8	1.7	0.29	65

续表

食物	脂肪/g	饱和脂肪酸/g	多不饱和脂肪酸/g	P/S 比值	胆固醇/mg
兔　肉	0.4	0.2	0.1	0.50	83
牛　乳	4.2	2.5	0.3	0.12	13
全脂奶粉	30.6	18.9	1.5	0.08	104
脱脂奶粉	1.0	0.6	0.1	0.17	28
羊　乳	4.1	2.6	0.3	0.12	34
鸡　肉	1.2	0.3	0.4	1.33	117
鸭　肉	6.0	1.5	1.4	0.93	80
鸡蛋黄	30.0	7.7	4.4	0.57	1 705
大黄鱼	0.9	0.3	0.2	0.67	79
带　鱼	3.8	1.4	0.6	0.43	97
鲳　鱼	6.2	2.5	0.9	0.36	68
白　鲢	6.1	2.0	1.2	0.6	103
胖头鱼	0.9	0.3	0.2	0.67	97
鲤　鱼	1.3	0.3	0.3	1.00	83
鲫　鱼	3.4	0.9	0.7	0.78	93
黄　鳝	1.2	0.4	0.4	1.00	117
乌贼鱼	5.5	3.0	2.1	0.70	275
对　虾	0.7	0.3	0.1	0.33	150

冠心病患者血清胆固醇浓度明显高于正常人，膳食胆固醇摄入量与动脉粥样硬化发病率呈正相关。另外，有的营养学者指出，血中胆固醇升高主要是由于膳食中的脂肪，尤其是饱和脂肪酸摄取过高的缘故，与膳食中的胆固醇摄取关系不大。在血中约有 2/3 的胆固醇是由低密度脂蛋白（LDL）运载，故认为 LDL 是主要致动脉粥样硬化的一种脂蛋白，血清 LDL 升高与发生冠心病的危险性呈正相关，这与高 LDL 水平促进动脉粥样硬化有关，其主要机制是血中的 LDL 滤过动脉内膜进入内膜下间隙，在此发生了变化并促进斑块形成。LDL 升高，也使心肌梗死的危险性增高 3 倍。高密度脂蛋白（HDL）则运载约 25% 的胆固醇，目前认为 HDL 具有抗动脉粥化硬化的潜能，血浆中 HDL 越高，动脉粥样硬化发病的危险性则变小。胆固醇在血中升高达到5.98 mmol/L（230 mg/dL）是发生动脉粥样硬化的一种危险因子，一般成人的血浆胆固醇浓度在 3.2 ~7.1 mmol/L（125 ~275 mg/dL），因年龄与性别不同，可稍高或稍低。植物固醇，特别是谷固醇结构与胆固醇相似，具有竞争性抑制胆固醇吸收的作用。

（二）碳水化合物

碳水化合物也可引起高脂血症，故将高脂血症分为脂肪性和碳水化合物性高脂血症。肝能利用游离脂肪酸和碳水化合物合成极低密度脂蛋白(VLDL),由膳食中的碳水化合物前体形成的内源性三酰甘油,主要是由 VLDL 运载。另外在脂蛋白酶的作用下,VLDL 受中等密度脂蛋白(IDLA 或 β - VLDL)的引发而形成 LDL。故碳水化合物摄入过高,同样使血三酰甘油增高。

(三)蛋白质

因植物蛋白质中往往缺乏赖氨酸,故一般多强调获取动物性蛋白质,由此又会引起摄入较多饱和脂肪酸,加速动脉粥样硬化的形成。故提倡充分利用蛋白质的互补作用,尽量从植物性食物中获取蛋白质,尤其是大豆蛋白质有降低血胆固醇和预防动脉粥样硬化作用。

(四)能量

维持理想体重是预防冠心病的膳食治疗目标,肥胖者中冠心病发病率显著增高。能量分配对血清胆固醇亦有影响,如将一天能量集中在某一餐,可使高脂血症发病率增高。

(五)维生素

维生素 C 参与胆固醇代谢并可增加血管韧性和预防出血;维生素 E 可防止多不饱和脂肪酸和磷脂的氧化,有助于维持细胞的完整性,还能抗凝血、增强免疫力、改善末梢循环、防止动脉粥样硬化;维生素 B_1 可改善心肌代谢,防止心力衰竭;维生素 B_6 与亚油酸同时应用可降低血脂。

(六)矿物质

矿物质对冠心病及高脂血症的发生有一定影响,钙、镁、铜、铁、铬、钾、碘、氟对心血管疾病有抑制作用,缺乏时可使心脏功能和心肌代谢异常。补充铬可提高 HDL 浓度,降低血清胆固醇浓度。锌过多或铜过低也使血清胆固醇含量增加,流行病学调查发现,冠心病发病率高的国家,人群中锌、铜比值也高。铅、镉对心血管疾病有诱发作用。

(七)其他

膳食纤维可缩短食物通过小肠的时间,减少胆固醇的吸收;葱、蒜挥发油能防止血清胆固醇增高或降低血液凝固性;柑橘汁中黄酮类化合物有防止血栓形成的作用;酒精促进肝内脂肪生成,刺激 VLDL 合成,引起脂肪肝和高三酰甘油血症。

二、冠心病的营养治疗

(一)膳食治疗原则

1. 控制能量　以维持理想体重为宜,注意能量的适宜比例。高脂血症患者,脂肪比例应降至 16%;高三酰甘油血症者,碳水化合物应控制在 55% 左右。

2. 脂肪的适宜比例　冠心病的治疗膳食应是低脂肪膳食,要减少饱和脂肪酸摄入量,预防冠心病的膳食 P/S 应大于 1,治疗膳食的 P/S 应大于 2。

3. 限制胆固醇　胆固醇的摄入量以低于 300 mg/d 为宜。

4. 选用多糖类碳水化合物　碳水化合物摄入量和种类与冠心病有关,若以淀粉为主,肝和血清三酰甘油含量都比给予葡萄糖或果糖时为低,给予蔗糖同样也有类似现象,故膳食以选用复杂的多碳水化合物为宜。

5. 合理利用蛋白质　有资料表明,以大豆蛋白质代替动物蛋白质,可使血胆固醇下降19%左右。大豆蛋白质既含有丰富的氨基酸,还含有较高植物固醇,有利于胆酸排出,减少胆固醇的合成。大豆蛋白质含有的磷脂对胆固醇的转运有帮助作用。

6. 供给充足的维生素和矿物质　平衡膳食必须满足维生素和矿物质的供给,应按正常需要量摄入。如多选用粗粮、蔬菜和水果。

7. 限制钠的摄入量　高血压是冠心病的另一危险因素,而钠的摄入量与高血压密切相关,故对于防治冠心病的膳食也应限制钠的摄入,提倡每天食盐摄入量低于6 g,并长期坚持。

(二) 食物选择

1. 可用食物　粮谷类、豆类及其制品、水果、蔬菜、鱼、牛肉、瘦猪肉、蕈类、海带、黑木耳、芝麻等。

2. 禁用食物　含动物脂肪高的食物,如肥猪肉、肥羊肉、剁碎的肉馅;含胆固醇高的食物,如猪皮、猪爪、带皮蹄髈、动物肝肾肺脑、鱼子、蟹黄、全脂奶粉等。

第三节　高脂血症的营养

血脂是血液中所含脂质的总称,主要包括三酰甘油、胆固醇、胆固醇酯、磷脂、脂肪酸等。高脂血症是指血中胆固醇或三酰甘油水平升高或两者都升高的疾病。因为血液中的脂质是以脂蛋白的形式存在而运转全身,所以高脂血症又称高脂蛋白血症。

高脂血症不仅是导致动脉粥样硬化、冠心病、脑卒中等疾病的重要因素,而且可以引起脂肪肝、肥胖症、胆结石等。

高脂血症其发病原因很复杂,因肾病、糖尿病、严重肝病变等而引起的称继发性高脂血症。

原发性高脂血症与糖尿病患者的糖代谢异常同样是终身性的。因此,高脂血症患者控制膳食需要长期坚持。

一、临床分型及膳食安排

根据血清脂蛋白的不同种类,膳食营养治疗时按以下五型分别采取不同的膳食配方。

(一) 高乳糜微粒血症(Ⅰ型)

高乳糜微粒血症指血浆乳糜微粒(CM)升高,导致三酰甘油升高,胆固醇正常或稍微升高;血浆清除外源性脂肪,即清除食物脂肪的能力受损所致。脂蛋白酶活性降低,血浆消除CM能力也降低。食物中应严格控制脂肪摄入,全天脂肪总量(包括烹调油)应为25～30 g,最多不超过35 g,儿童10～15 g;脂肪占总能量的比例宜<16%。若能量不足,必要时食物中加中链脂肪酸合剂,因其可经门静脉直接吸收,并不进入CM,全部或绝大部分随血液运走,故不会引起高脂血症。碳水化合物应占总能量60%～70%,但应禁食蔗糖、甜点心、糖果之类的食

品，适当提高蛋白质，应占总能量14%左右。

（二）高β脂蛋白血症（Ⅱ型）

此型又分为两个亚型。

1. Ⅱa型　为β脂蛋白（即低密度脂蛋白，LDL）和胆固醇增高，三酰甘油正常。皮肤、肌腱、角膜上出现黄色脂肪沉积，动脉粥样硬化形成加快，可合并肝功能不全、肾病及甲状腺功能亢进症等。膳食要求严格限制胆固醇，全天宜＜300 mg。限制饱和脂肪酸，适当增加多不饱和脂肪酸，尽可能减少肉类食品；P/S比值以1.5～2为宜。蛋白质及碳水化合物无须限制，总能量按每天0.126～0.146 MJ（30～35 kcal）/kg体重供给。

2. Ⅱb型　为β脂蛋白（LDL）和前β脂蛋白（即极低密度脂蛋白，VLDL）血浓度升高，并常有血清胆固醇和三酰甘油轻度增高。皮肤上出现黄色或橙色脂肪沉积，为黄色瘤体，动脉粥样硬化形成。此型较常见，与遗传有关。膳食营养治疗基本与Ⅱa型相同，降低胆固醇的摄入量，每天应低于300 mg，但可提高蛋白质供给量，碳水化合物应禁用蔗糖、甜点心等，限制饮酒。

（三）"阔β"带型（Ⅲ型）

Ⅲ型表现为前β脂蛋白（VLDL）、血清胆固醇和三酰甘油均升高，多在45岁以后发病，大部分患者为肥胖体型，患者可有手掌、肘部、膝部、臀部及肌腱黄瘤，冠状血管或周围血管动脉粥样硬化加快，并有糖耐量试验异常。膳食营养治疗应首先限制能量，使体重下降并维持理想体重，体重下降，血脂即明显下降。注意能量控制不宜过快，否则脂肪氧化过多可产生酮体，引起酸中毒，亦可致心律不齐。碳水化合物宜占总能量的50%，蛋白质占20%，脂肪占30%，可适当增加玉米油，胆固醇摄入量应＜300 mg/d，限制饮酒，忌甜食。

（四）高前β脂蛋白血症（Ⅳ型）

此型可见血清VLDL和三酰甘油均明显增高，胆固醇正常或偏高。临床常见于30岁以上伴有肥胖的患者，血尿酸增高，糖耐量试验异常；多由遗传或膳食不当所致，尤其是能量和碳水化合物摄入过多。膳食治疗应以维持理想体重为原则，控制能量和碳水化合物，碳水化合物供能以占总能量50%为宜。适当增加蛋白质和多不饱和脂肪酸，控制胆固醇＜300 mg/d，限制饮酒。

（五）高乳糜微粒和前β脂蛋白血症（Ⅴ型）

此型为Ⅰ型和Ⅳ型的混合型，血清CM、VLDL、三酰甘油浓度都升高，胆固醇正常或稍高，血清三酰甘油增高同Ⅳ型。常见症状有肝脾肿大、皮肤黄斑、糖耐量试验异常、血尿酸增高、脂蛋白酶活性降低，可合并肥胖。膳食中只要单纯控制脂肪两周，血脂可降低；脂肪供能占总能量的30%以下，碳水化合物占50%，蛋白质占20%。总能量以维持理想体重为宜，胆固醇300～500 mg/d；供给高蛋白质膳食。

二、膳食治疗原则

膳食治疗是高脂血症治疗的基础，在采取药物治疗之前，首先必须进行膳食治疗。膳食治疗无效或患者不能耐受时，方可用药物治疗。在服用降脂药物期间也应注意膳食控制，以增强药物的疗效。

（一）减少脂肪的摄入量是营养治疗的基础

减少动物性脂肪如猪油、肥猪肉、黄油、肥羊、肥牛、肥鸭、肥鹅等的摄入量。这类食物含饱和脂肪酸较多，脂肪容易沉积在血管壁上，增加血液的黏稠度。饱和脂肪酸能够促进胆固醇吸收和合成，使血清胆固醇水平升高。饱和脂肪酸长期摄入过多，可使三酰甘油升高，并有加速血液凝固作用，促进血栓形成。科学家发现北极圈内格陵兰岛的因纽特人以渔猎为生，在他们中间冠心病的死亡率仅5.3%，远远低于丹麦人的35%。他们吃的食物中，饱和脂肪酸的含量很低，而多不饱和脂肪酸含量很高，主要含有二十碳五烯酸（EPA）和二十二碳六烯酸（DHA）。多不饱和脂肪酸能够降低血液的黏稠度并减少血小板的凝聚。DHA 可以降低血脂，保护神经系统。烹调时，应采用植物油，如豆油、玉米油、葵花籽油、茶油、芝麻油等，每日烹调用油以10～15 g为宜。

（二）限制胆固醇的摄入量

胆固醇是人体必不可少的物质，但摄入过多可引起血脂升高，故膳食中的胆固醇每日应不超过 300 mg，忌食含胆固醇高的食物，如动物内脏、蛋黄、鱼子、鱿鱼等食物。植物固醇存在于稻谷、小麦、玉米、菜籽等植物中，植物固醇在植物油中呈游离状态，具有降低胆固醇作用，而大豆中豆固醇有明显降血脂的作用，提倡多吃豆制品。

（三）供给充足的蛋白质

蛋白质以来自牛奶、鸡蛋、瘦肉类、去皮禽类、鱼虾类、大豆及豆制品等食品为好。但植物蛋白质的摄入量应在 50% 以上。

（四）适当减少碳水化合物的摄入量

不要过多吃糖和甜食，因为糖可转变为三酰甘油。应多吃粗粮，如小米、燕麦、豆类等食品，这些食品中纤维素含量高，具有降血脂的作用。

（五）选择含维生素、矿物质和纤维素的食物

应多吃新鲜蔬菜和水果，此类食物含维生素 C、矿物质和纤维素较多，能够降低三酰甘油、促进胆固醇的排泄。可选用降脂食物，如酸牛奶、大蒜、绿茶、山楂、绿豆、洋葱、香菇、蘑菇、平菇、金针菇、木耳、银耳、猴头菇等食物。近年发现菇类中含有丰富的“香菇素”。实验证实，当摄入动物性脂肪后，血液中的胆固醇都有暂时升高的现象。如果同时摄入香菇，血液中的胆固醇不仅没有升高，反而略有下降，并且不影响对脂肪的消化。国外学者认为，中国菜肴中常用木耳、香菇等配料，是一种科学的配菜方法。每 3～4 朵香菇中含香菇素 100 mg，具有降脂和保健作用。山楂、花生、萝卜、玉米、海带、豆腐、牛奶、黄豆等食物均有降低血脂的作用。

（六）坚持戒酒、少盐膳食

酒能够抑制脂蛋白酶，从而促进内源性胆固醇和三酰甘油的合成，导致血脂升高，故应戒

酒。坚持少盐膳食，每日食盐用量应在6 g以下。

(七) 食物选择和餐次

(1) 适当选择脂肪、胆固醇含量低的食物和有降低胆固醇作用的食物，如去皮家禽肉、瘦肉(牛、羊、猪)、鱼肉、牛奶、大豆蛋白、洋葱、大蒜、香菇、黄瓜、苹果等，烹调用植物油。

(2) 餐次可按正常早、午、晚三餐安排。

花粉有很好的降血脂作用，有助于控制血脂在正常范围内。北京海淀医院曾述之等(1987) 给小鼠每日腹腔注射鸡蛋黄或用高脂饲料诱导其产生高脂血症，观察花粉的降血脂作用。结果表明，腹腔注射鸡蛋黄高脂组小鼠血清总胆固醇(TC) 及三酰甘油(TG) 较正常组提高1倍以上，喂花粉3 d或7 d，血清总胆固醇及三酰甘油明显下降，与高脂组比差异显著($P < 0.01$或0.001)。

现代研究证实，花粉中含有多种降血脂的有效成分，如黄酮类化合物是公认的调节血脂的功能因子，具有显著地抗动脉粥样硬化、降低三酰甘油的作用。花粉中的亚油酸、亚麻酸、花生四烯酸等可降低血浆中的胆固醇、三酰甘油、低密度脂蛋白和极低密度脂蛋白，增加高密度脂蛋白。花粉中的磷脂能有效地降低胆固醇和减少中性脂肪。卵磷脂还具有良好的乳化作用，能阻止胆固醇在血管壁的沉积并清除部分沉积物，降低血清胆固醇含量。

花粉中所含β-谷甾醇能降低血中胆固醇的浓度，还能降低肝中的胆固醇和三酰甘油。花粉中所含丰富的维生素C、维生素E、泛酸等均有降血脂功能，如维生素C可以增加毛细血管的致密性，降低血管的渗透性和脆性；维生素E可以遏制低密度脂蛋白合成，促进异化，增加高密度脂蛋白合成和提高卵磷脂胆固醇酰基转移酶(LCAT) 活性，有治疗高脂血症的作用；芦丁有降低血脂含量，防治心脑血管硬化的作用。花粉中所含矿物质如钙、酪、铜、锰、镁等也具有降血脂作用。

小 结

心血管疾病范围较广，其中高血压、冠心病和高脂血症等与膳食关系比较密切，故膳食控制是防治心血管疾病的重要措施。

高血压为人类最常见的疾病之一，也是心血管疾病的一个主要危险因素。大量研究显示，食盐摄入量与高血压的发生密切相关，高钠摄入可使血压升高，而低钠摄入可降压。WHO在预防高血压措施中建议每人每日摄盐量应控制在5 g以下。肥胖是高血压的危险因素之一，肥胖和高血压两者均可增加心脏的负荷。因此对肥胖型的高血压患者应控制总能量的摄入，使体重达到并维持在理想体重范围内。控制能量摄入，可根据劳动强度，建议每千克理想体重供给0.1~0.13 MJ(25~30 kcal)的能量或更低一些。高脂肪、高胆固醇膳食容易导致动脉粥样硬化，故应减少饱和脂肪酸的摄入，预防膳食时，P/S应大于1；治疗膳食时，P/S应大于2，并禁用动物脂肪高的食物。健康中、老年人以及无合并高胆固醇血症的患者，每天胆固醇的摄入量应低于300 mg；合并高胆固醇血症的患者每天胆固醇的摄入量应低于200 mg。原发性高血压患者的膳食治疗要适量控制能量及食盐，降低脂肪、胆固醇的摄入水平，控制体重，防止或纠正肥胖。同时还应注意促进钠的排出，调节血容量，保护心脏、脑和肾以及血管系统的功能。故一般高血压的膳食治疗宜采用低脂肪、低胆固醇、低盐、适量蛋白质和能量的膳食。

绝大多数冠心病是由冠状动脉粥样硬化所致。目前认为高脂血症、高血压病、糖尿病、肥胖和缺少体力活动是引起冠心病的危险因素。高脂血症可继发于动脉粥样硬化，而高脂血症又可促进动脉粥样硬化的发生和发展。膳食治疗是高脂血症治疗的基础，在服用降脂药物期间注意膳食控制，也可增强药物的疗效。冠心病的膳食治疗原则应减少能量以控制体重，减少脂肪总量及饱和脂肪酸和胆固醇的摄入量，增加多不饱和脂肪酸，限制单糖和双糖摄入量；以大豆蛋白质代替动物蛋白质，可使血胆固醇下降。大豆蛋白质含有较高植物固醇，有利于胆酸排出，减少胆固醇的合成，大豆蛋白质含有的磷脂对胆固醇的转运有帮助作用；供给充足的维生素和矿物质；限制钠的摄入量，因高血压是冠心病的另一危险因素，而钠的摄入量与高血压密切相关，故对于防治冠心病的膳食也应限制钠的摄入，提倡每天食盐摄入量低于6 g，并长期坚持。

高脂血症应根据血清脂蛋白的不同种类给予不同的膳食配方。减少脂肪的摄入量是高脂血症营养治疗的基础，另外应适当减少碳水化合物和胆固醇的摄入量，并供给充足的蛋白质、维生素、矿物质和膳食纤维。

课后测试

1. 为什么说心血管疾病是“富裕型”疾病？
2. 影响原发性高血压的主要膳食因素有哪些？
3. 原发性高血压的膳食治疗原则有哪些？
4. 影响冠心病的主要膳食因素有哪些？
5. 冠心病的膳食治疗原则有哪些？
6. 高脂血症的膳食治疗原则有哪些？

（杨富键）

第十六章 内分泌和代谢性疾病的营养

【学习要点】

1. 掌握糖尿病的代谢变化、临床表现，能灵活运用营养治疗原则，为糖尿病患者制订膳食治疗计划。
2. 熟悉肥胖症的病因、代谢变化、临床表现，掌握营养治疗。
3. 了解骨质疏松症的病因、代谢变化、临床表现，掌握营养治疗。
4. 了解痛风的病因、代谢变化、临床表现，掌握营养治疗。

【案例】

刘××，男，48岁，个体出租车司机。近1个月来，烦渴多饮，睡眠差，常感疲倦。1周前在市中心医院确诊为2型糖尿病。

问题：

1. 请为该患者进行营养评估。
2. 如何为该患者制定膳食治疗原则及膳食治疗计划？

第一节 糖尿病的营养

糖尿病（diabetes mellitus）是由于胰岛素分泌和（或）作用缺陷引起的以慢性高血糖为特征的内分泌－代谢性疾病。此病不仅有营养素代谢的异常，久病还可引起多系统受损，导致眼、肾、神经、心脏、血管等器官组织的慢性进行性病变，引起功能缺陷及衰竭，重症者可发生酮症酸中毒、高渗性昏迷等急性代谢紊乱。

糖尿病的发病率及患病率呈逐年上升趋势。据2002年中国居民营养与健康现状调查，我国18岁及以上居民糖尿病患病率为2.6%，空腹血糖受损率为1.9%。当时估计全国糖尿病患者数为2 000多万，另有近2 000万人空腹血糖受损。2010年，全国已有9 240万成人患糖尿病，是2002年的3倍；20岁以上成人糖尿病患病率为9.7%，其中男性患病率10.6%，女性患病率8.8%。糖尿病前期人数达1.48亿，检出率达15.5%。在人群分布中，患病率中、老年人高于年轻人，脑力劳动者高于体力劳动者，超重者明显高于非超重者；在地区分布中，患病率城市高于农村，但农村的增长速度比城市快，较富裕的地区高于贫困地区，发达国家高于发展中国家。目前，糖尿病已成为发达国家中继心血管疾病和肿瘤之后的第三大非传染病，是严重威胁人类健康的世界性公共卫生问题。

一、代谢变化

由于胰岛素的绝对或相对不足，引起碳水化合物、脂肪、蛋白质及水、电解质等代谢紊乱。

（一）碳水化合物代谢紊乱

当胰岛素不足时，葡萄糖利用减少，即葡萄糖进入细胞减少、糖原合成减少、糖酵解减少、磷酸戊糖通路和三羧酸循环减弱；肝糖输出增多，即肝中糖原异生增强、糖原分解增多。其结果是导致高血糖，继而引起糖尿、高血浆渗透压和乳酸中毒。

（二）脂肪代谢紊乱

早期轻症患者由于多食而肥胖。以后由于磷酸戊糖通路减弱，还原性辅酶Ⅱ（NADPH）减少，脂肪合成减少，患者多消瘦。

由于肝糖原合成及储存的减少，在脑垂体及肾上腺等分泌激素的调节下，脂肪自脂库中动员转入肝沉积，导致肝细胞变性及肝大，引起脂肪肝。

在重症患者中，大量脂肪分解后经 β-氧化而产生大量的乙酰辅酶 A，因其不能充分利用而转化为大量酮体。由于胰岛素不足，酮体氧化利用减慢并大量积聚，引起酮血症和酮尿。临床上发生酮症、酮症酸中毒，严重时发生糖尿病性昏迷。

脂类代谢的紊乱还可引起胆固醇合成旺盛而形成高胆固醇血症，常伴有高脂血症和高脂蛋白血症，这是糖尿病患者动脉粥样硬化并发症的重要物质基础。

（三）蛋白质代谢紊乱

为弥补碳水化合物代谢失常所致的能量不足，肌肉及肝中蛋白质合成减少而分解增多，呈负氮平衡。血中非蛋白氮和氨基酸浓度升高，特别是生酮氨基酸如亮氨酸、异亮氨酸等成倍上升，它们脱氨生酮，引起和加重酮血症。由于长期负氮平衡，患者消瘦、乏力、抵抗力减弱、易感染、伤口不易愈合等，儿童还可能引起生长发育受阻。

（四）水、电解质和维生素代谢紊乱

糖尿、酮尿引起多尿症；蛋白质分解产生的大量酸性代谢产物如磷酸、硫酸、酮酸和其他有机酸，排出时要损失大量水分及钠、钾等离子；酮症时又因厌食、恶心、呕吐而使摄入水、电解质及维生素的量减少。患者失水严重，早期电解质方面表现为低钠血症及低钾血症，当肾功能减退或受损时，血钾滞留而上升。钙从尿路损失较多，可出现钙的负平衡。

由于代谢的相对旺盛和损失过多，常有维生素缺乏，特别是与能量代谢有关的 B 族维生素，更为明显。

二、临床表现

糖尿病患者血中含有大量的葡萄糖、酮体及蛋白质分解代谢产物，经肾排出时因渗透性利尿引起多尿；由于水分丢失过多，导致细胞内脱水，刺激口渴中枢，出现口渴而多饮；因体内葡萄糖不能充分利用，使脂肪和蛋白质分解增多，肌肉逐渐消瘦，疲乏无力，体重减轻；由于葡萄

糖丢失过多,能量不足,患者食欲亢进,引起多食;故糖尿病的典型表现被总结为“三多一少”,即多饮、多食、多尿和体重减轻。其他症状还有皮肤瘙痒、四肢酸痛、麻木、腰痛、性欲减退、阳痿不育、月经失调、便秘、视力障碍等。

早期轻症患者大多无明显体征。久病者常因代谢紊乱、继发感染,引起眼、肾、心血管、神经、皮肤、肌肉等器官和组织并发症而出现相应体征。

我国目前使用的是世界卫生组织1999年推荐的诊断标准:具有典型症状,任意时间血浆葡萄糖≥11.1 mmol/L(200 mg/dl)或空腹血糖7.0 mmol/L(126 mg/dl)或糖耐量试验(OGTT)≥11.1 mmol/L。无典型症状,仅一次血糖值达到诊断标准者,必须在另一天复查核实而确定诊断。糖尿病前期是介于糖尿病与正常血糖之间的一种状态,是糖尿病的必经阶段,它包括糖耐量减退(餐后血糖7.8~11.1 mmol/L)和空腹血糖受损(空腹血糖6.1~7.0 mmol/L)。OGTT在清晨空腹抽血后,成人5 min内饮完75 g葡萄糖溶于300 mL水的溶液,于0.5 h、1 h、2 h后分别抽血,测定和比较不同时间的静脉血糖浓度。

三、营养治疗

膳食营养治疗是糖尿病综合治疗中一项最基本的措施。其目的是通过膳食调控,减轻胰岛β细胞负荷,纠正已发生的代谢紊乱,使体重及营养达到理想状况,改善机体健康水平,防治并发症。

(一)营养治疗原则

为达到膳食治疗目的,一般糖尿病患者必须长期坚持以下原则,若有妊娠、低血糖及合并症者膳食治疗应酌情而定。

1. 合理控制总能量,以达到和维持标准体重　肥胖者脂肪细胞增多变大,对胰岛素敏感性降低;消瘦者对疾病的抵抗力降低,影响健康。故应控制能量,将体重维持在标准范围内。

糖尿病患者能量需要与身高、年龄、劳动强度、肥胖程度等因素有关,其供给参考量见表2-16-1。年龄超过50岁者,每增加10岁,比规定值酌情减少10%。

表2-16-1　成年糖尿病患者能量供给参考量(kJ/kg·标准体重)

体型	卧床	轻体力劳动	中体力劳动	重体力劳动
消瘦	84~105(20~25)	146(35)	167(40)	188~209(45~50)
正常	63~84(15~20)	125(30)	146(35)	167(40)
肥胖	63(15)	84~105(20~25)	125(30)	146(35)

注:(　)中数字为以kcal作为能量单位时的相应数值。

2. 保持膳食中碳水化合物、脂肪、蛋白质适当的比例,避免高糖食物

(1) 碳水化合物　在合理控制总能量的前提下,提高碳水化合物的摄入量可改善糖耐量,提高胰岛素的敏感性;若供给量太少,可能发生酮症酸中毒。目前认为碳水化合物占总能量的

合适比例为50% ~65%。如果空腹血糖高于11.1 mmol/L,且尿糖较多时,需要限制碳水化合物的摄入量。

糖尿病患者的膳食对碳水化合物种类和质量有较严格的要求。通常把血糖指数(glycemic index,GI)作为选用食物的依据。GI指分别摄入某种食物与等量葡萄糖2 h后血浆葡萄糖面积之比。某些食物的GI见表2-16-2。最好选择多糖中消化吸收较慢、GI较低的食物,如莜麦、燕麦、荞麦、玉米等;也可根据膳食习惯选用大米、面粉;禁用蜂蜜、糖浆、蔗糖、葡萄糖等纯糖制品和含糖高的甜点。

表2-16-2 某些食物的血糖指数

血糖指数/%	食物名称
75 ~	莜麦
80 ~	燕麦,荞麦,二合面(玉米粉:黄豆粉=2:1),三合面(玉米粉:黄豆粉:面粉=2:2:1)
85 ~	玉米面,玉米渣:芸豆(7:3),绿豆:粳米:海带(2:7:1)
90 ~	籼米,小米,标准粉,高粱米,绿豆:粳米(1:3)
95 ~	粳米,白薯,糯米
100	葡萄糖

(2) 脂肪 脂肪供给量太少,不能满足机体的需要并影响脂溶性维生素的吸收,过多或比例不当可引发和加重高脂血症,继发心脑血管疾病及脂肪肝等,故一般建议脂肪的供给量占总能量的20% ~30%,并要求饱和脂肪酸(S)、单不饱和脂肪酸(M)、多不饱和脂肪酸(P)之间的比例为1:1:1;胆固醇的摄入量要在300 mg/d以下,高脂血症者应在200 mg/d以下。

(3) 蛋白质 糖尿病时机体处于负氮平衡,因而要求蛋白质供给的相对比例略高正常人,占总能量的15% ~20%。如肝肾功能正常,儿童、孕妇、乳母或有营养不良者可高于总能量的20%。如合并肾病变,应视肾功能酌情供给。为保证供给的蛋白质质量,要求动物性蛋白质占总蛋白质的1/3以上,并补充一定量的豆类食品,有助于降低胆固醇。

3. 补充足够的维生素、矿物质 因代谢旺盛致使需要量增加和从尿中损失过多,糖尿病患者常有维生素缺乏。B族维生素是能量代谢中许多酶的辅酶,缺乏时能导致或加重神经病变;维生素C、β-胡萝卜素、维生素E等具有抗氧化作用,能清除葡萄糖和糖基化蛋白自动氧化时产生的自由基,特别是维生素C还能预防因其缺乏时引起的微血管病变,所以在糖尿病患者的膳食中这些维生素必须保证供给充足。一般建议供给量:维生素B_1成年男子为1.4 mg/d,成年女子为1.2 mg/d;维生素B_2成年男子为1.4 mg/d,成年女子为1.2 mg/d;维生素C为100 mg/d。

与糖尿病关系密切的矿物质有铬、锌、钙、磷、镁等。铬是葡萄糖耐量因子的组成成分,能增强胰岛素的生物学作用,还能抑制胆固醇的合成,因而供给适量的铬既能预防和延缓糖尿病的发生,又改善糖耐量,降低血糖、血脂,增强胰岛素的敏感性。锌是多种代谢酶的组成成分和活化剂，还与胰岛素的合成、结构稳定及活性有关。钙、磷由于从尿中大量丢失，糖尿病患者常继发骨质疏松。机体缺镁可致胰岛素抵抗，加速动脉粥样硬化，影响血脂。补充镁后可使胰岛素分泌能力改善，防止视网膜病变的发生。上述各种人体微量元素由于丢失较多，容易缺乏，应注意补充。

4. 提高膳食纤维的摄入，限酒限钠　膳食纤维在胃肠道中能延缓和减少碳水化合物吸收、增加食物体积、加快食物通过肠道和软化大便等，这些作用对糖尿病具有较大意义，如降低血糖、改善葡萄糖耐量、防止便秘、因饱腹作用减轻饥饿感、降脂减肥等，因而膳食纤维具有良好的防治糖尿病的作用。但过多的膳食纤维可以影响矿物质和维生素的吸收。临床上主张摄入量为 30 g/d 左右。

饮酒时减少了进食数量，酒精又可抑制肝内葡萄糖的释放入血，导致低血糖，特别是服用磺脲类降糖药时更易发生面部潮热、心慌气短等不良反应；由于有美味的配合，饮酒时难以控制总能量的摄入，所以糖尿病患者最好不要饮酒，或在血糖控制良好的前提下，少量饮用低度酒，并将酒精的能量 29.3 kJ/g(7 kcal/g) 计入膳食总能量中。

低钠膳食有利于控制糖尿病的发展和降低血压、预防心脑血管并发症，故要限制钠的摄入，要求 <2.4 g/d(相当于 6 g 食盐)，伴有高血压者应 <2.0 g/d(相当于 5 g 食盐)。

5. 合理安排进餐制度　为减轻胰岛负荷、控制血糖水平，糖尿病患者每日不得少于三餐，一般按 1/5、2/5、2/5 或 1/3、1/3、1/3 能量比分配三餐食物。若某餐后血糖过高或某个时间易发生低血糖甚至出现酮症，就应增加餐次(4～6 餐或更多)。方法是从正餐中匀出 25 g 主食及一部分含蛋白质高的食物作为加餐。加餐时间一般在 9:00、15:00 和晚间临睡前这三个时段。

(二) 治疗食谱的制订

糖尿病患者常用编制食谱的方法有食品交换法、营养成分计算法和统一菜肴法。食品交换法简便易学、实用性强，在国内外普遍采用，故以此法为代表，介绍糖尿病患者食谱的编制过程。

食品交换法的基础是食品交换份和食物等值交换表。为使食谱设计的计算简便，根据食物的来源和性质而将食物分成几大类。在一定重量内的同类食物所含蛋白质、脂肪、碳水化合物和能量相近，可以互换，故称为食品交换份，并由此制订出各类食物等值交换表(表 2－16－3)。

表 2－16－3　常见食物营养特点及等值交换表(每份)

食物类别	食物名称及等值交换量						供能营养素及含量	
谷类(富含碳水化合物)	大米	25 g	干粉条	25 g	慈菇(食部)	75 g	能量	376 kJ(90 kcal)
	面粉	25 g	藕粉	25 g	山药	125 g	蛋白质	2 g
	生挂面	25 g	苏打饼干	25 g	土豆(食部)	125 g	脂肪	0.5 g
	小米粉	25 g	银耳	25 g	荸荠	150 g	碳水化合物	19 g
	玉米粉	25 g	生面条	30 g	凉粉	400 g		
	绿(赤)豆	25 g	咸面包	37.5 g				

续表

食物类别	食物名称及等值交换量						供能营养素及含量	
水　果	香蕉(2小个)	100 g	苹果(2小个)	200 g	黄岩蜜橘	250 g	能量	376 kJ(90 kcal)
(富含矿物	鲜枣(10个)	100 g	李子(4小个)	200 g	汕头蜜橘	275 g	蛋白质	1 g
质、维生素	桃(1大个)	175 g	鲜荔枝(6个)	225 g	橙(3中个)	350 g	碳水化合物	21 g
和果糖)	葡萄(20粒)	200 g	鸭梨(2小个)	250 g	西瓜	750 g		
瘦　肉	干黄豆	20 g	瘦牛肉	50 g	鱼	75 g	能量	334 kJ(80 kcal)
(富含蛋白	肉松	20 g	瘦羊肉	50 g	虾	75 g	蛋白质	9 g
质、脂肪)	香肠	20 g	猪舌	50 g	兔肉	100 g	脂肪	5 g
	大排骨	25 g	豆腐丝	50 g	蛤蜊肉	100 g		
	瘦猪肉	25 g	鸡蛋	55 g	北豆腐	100 g		
	酱肉	25 g	猪肝	70 g	南豆腐	125 g		
	家禽类	50 g	猪血	70 g	麻豆腐	125 g		
乳　类	牛乳粉	15 g	淡牛奶	110 g	豆浆	200 mL	能量	334 kJ(80 kcal)
(富含蛋白	淡炼乳	60 g	酸牛奶	110 g	豆汁	500 mL	蛋白质	4 g
质、脂肪、							脂肪	5 g
碳水化合物)							碳水化合物	6 g
油　脂	豆油	9 g	花生油	9 g	杏仁	15 g	能量	334 kJ(80 kcal)
(富含脂	菜油	9 g	核桃仁	12.5 g	芝麻酱	15 g	脂肪	9 g
肪)	麻油	9 g	花生米	15 g	南瓜子	30 g		
蔬　菜	鲜豌豆	100 g	四季豆	250 g	倭瓜	350 g	能量	334 kJ(80 kcal)
含糖>4%	鲜豇豆	250 g	丝瓜	300 g			蛋白质	5 g
	扁豆	250 g	柿椒	350 g			碳水化合物	15 g
(富含矿物	白菜、菠菜、油菜、韭菜、芹菜、莴笋			500 g				
质、维生素	圆白菜、西葫芦、冬瓜、黄瓜、苦瓜、			500 g				
和纤维素)	茄子、菜花、西红柿、绿豆芽、鲜蘑菇			500 g				

食谱的编制分为四步：首先，根据患者身高、年龄、劳动强度、肥胖程度等计算所需总能量。第二步，从不同能量治疗膳食对应的各类食物交换份数(表2-16-4)中，找出与其能量需要相近的各类食物的份数。第三步，查阅食物等值交换表，在同类食物中，灵活运用交换原则，选择一定量的个人喜爱的食物。最后将食物合理分配于三餐，制订出丰富多样的一日食谱。

表 2-16-4 不同能量治疗膳食中各类食物交换份数

能量/MJ	交换总份数	谷类/份	蔬菜/份	肉类/份	乳类/份	水果/份	油脂/份
4.18(1 000)	12	6	1	2	2	—	1
5.02(1 200)	14.5	7	1	3	2	—	1.5
5.85(1 400)	16.5	9	1	3	2	—	1.5
6.69(1 600)	18.5	9	1	4	2	1	1.5
7.52(1 800)	21	11	1	4	2	1	2
8.36(2 000)	23.5	13	1	4.5	2	1	2
9.20(2 200)	25.5	15	1	4.5	2	1	2
10.03(2 400)	28	17	1	5	2	1	2

注:( )中数字为以 kcal 作为能量单位时的能量。

(三)案例分析

刘××,男,48岁,个体出租汽车司机。近1个月来,烦渴多饮,睡眠差,常觉疲倦。1周前在市中心医院确诊为2型糖尿病。

1. 营养评估

(1) 体格检查　身高 165 cm,体重 73 kg,BMI = $73/1.65^2$ = 26.81,标准体重 = 165 - 105 = 60 kg,超重(%) = (73 kg - 60 kg)/60 kg × 100% = 21.67%。

(2) 生化检查　空腹血糖 7.4 mmol/L,餐后血糖 11.5 mmol/L。血脂正常。

(3) 临床检查　BP:136/80 mmHg,无糖尿病并发症表现。

(4) 膳食评估　膳食不规律,食欲有亢进表现,每日主食达 600 g,口味重,喜食口香糖和咖啡糖,嗜烟酒。

2. 膳食原则　低能量膳食,食盐要限量,禁食糖果,戒烟酒,定时定量,严格按膳食治疗计划进食。

3. 膳食治疗计划制订　无论是用胰岛素或是口服降糖药的糖尿病患者,均须严格控制膳食。食品交换法制订膳食计划步骤如下。

(1) 确定患者的总能量　患者 BMI = 26.81,超重 21.67%,为轻度肥胖。职业为司机,属中度体力劳动,按标准体重 125 kJ(30 kcal)/(kg·d)供给能量。故供给的总能量 = 60 × 30 = 7.6 MJ(1 800 kcal)。

(2) 根据总能量,查出各类食物的交换份数　查表 2-16-4,此患者全天膳食交换总份数为 21,其中谷类为 11 份、蔬菜 1 份、瘦肉 4 份、乳类 2 份、植物油 2 份、水果 1 份。

(3) 将各类食物的交换份数安排到各餐次　考虑到该患者的膳食习惯,将食物按大约 1/5、2/5、2/5 的能量比分配到三餐中(表 2-16-5)。

表 2-16-5 患者各餐食物交换份数

食物类别	各餐交换总份	早餐/份	中餐/份	晚餐/份
谷类	11	2	5	4
蔬菜	1	0	0.5	0.5
水果	1	0	0.5	0.5
瘦肉	4	0	2	2
乳类	2	2	0	0
油脂	2	0	1	1
合计	21	4	9	8

(4) 根据患者膳食习惯和嗜好,选择并交换食物,制订一日食谱

早餐:馒头　　　　　　　生面粉 50 g

　　酸牛奶　　　　　　　220 mL

　　泡菜　　　　　　　　少许

说明:面粉用量为 50 g/25 g = 2 份,酸牛奶量为 220 mL/110 mL = 2 份,泡菜少许可不计份数。满足早餐各类食物交换份数。

中餐:米饭　　　　　　　生大米 100 g

　　小米粥　　　　　　　生小米 25 g

　　芹菜炒瘦肉丝　　　　瘦肉 25 g,芹菜 150 g,植物油 5 g

　　西红柿炒鸡蛋　　　　鸡蛋 55 g,西红柿 100 g,植物油 4 g

　　香蕉　　　　　　　　1 个

说明:生大米 100 g/25 g = 4 份,生小米 25 g 为 1 份,合计谷类 5 份;芹菜 150 g/500 g = 0.3 份,西红柿 100 g/500 g = 0.2 份,合计蔬菜 0.5 份;瘦肉 25 g,鸡蛋 55 g,合计肉类 2 份;植物油 9 g 为 1 份;香蕉 1 个合计水果 0.5 份,满足中餐各类食物交换份数。

晚餐:千层饼　　　　　　生面粉 100 g

　　煎小鱼　　　　　　　小鱼 75 g, 植物油 5 g

　　黄瓜猪血豆腐汤　　　猪血 35 g,豆腐 50 g,黄瓜片 100 g

　　炒白菜　　　　　　　白菜 150 g,植物油 4 g

　　苹果　　　　　　　　1 小个

说明:千层饼用面粉 100 g 合谷类 4 份;小鱼 75 g 合肉类 1 份,猪血 35 g 和豆腐 50 g 各合肉类 0.5 份,合计肉类 2 份;黄瓜 100 g 合蔬菜 0.2 份,白菜 150 g 合蔬菜 0.3 份,合计蔬菜 0.5 份;植物油 9 g,为 1 份;苹果 1 小个折合水果 0.5 份,满足晚餐各类食物交换份数。

(5) 交换食物,制订一周食谱,并根据病情,调整膳食计划

在每日各类食物交换份数的基础上，根据当地食物供应及患者口味变化，利用食物交换表，不断变换食物种类，以便制订美味多样的一周食谱。如果患者病情稳定，可坚持使用已经制订的膳食计划；如患者某餐后血糖过高或某个时间易发生低血糖，则应调整膳食计划，如增加餐次，重新安排各餐能量比，制订新的食谱。

四、营养健康教育

（一）加强健康教育，提高患者认识

防治糖尿病的关键是做好健康教育，重点从以下几方面着手。

1. 采用群体与个体相结合的方式　利用互联网、电视等媒体，积极开展糖尿病的讲座与咨询，使患者全面了解糖尿病的相关知识，特别是饮食治疗。

2. 提高患者的认识　对部分患者重药疗轻食疗甚至拒食疗，认为年纪大了应讲享受而不讲长寿，得了糖尿病只能吃素等错误认识要逐一纠正，提高认识。

3. 找出健康教育重点人群　老年人、女性和文化程度较低的患者，对食疗的依从性较差，是健康教育重点人群。应加强他们及家属的健康教育工作，强调食疗对控制糖尿病的重要性，以取得主动配合。

4. 鼓励患者与家人共同进餐　目的是形成食疗的习惯和减轻患者的心理负担。

（二）做好膳食指导

糖尿病患者的饮食应以低糖、适量的脂肪、高蛋白、丰富的维生素和矿物质为原则。食品交换份法较易掌握，应指导患者掌握，以便合理安排饮食；指导患者正确挑选食物，特别是要避免高糖食物；指导患者学会根据体力活动的轻重而调整饮食的数量；为防低血糖反应，糖尿病患者随身携带饼干、糖果等食品，以备不时之需。

（三）培养良好的生活习惯

提倡适量运动，以运动过程不感到疲累为度；不吃过咸的食物；不饮酒等。

第二节　肥胖症的营养

肥胖症（obesity）是机体长期摄入能量多于消耗能量所引起的以体内脂肪堆积过多、体重过度增加为主要表现的临床症候群。通常以超过标准体重20%作为判断肥胖的标准，但目前普遍采用体质指数衡量是否肥胖。中国人的体质指数在18.5～23.9为正常，24～27.9为超重，大于等于28为肥胖。另外，由于中国人有体型小、肚皮大的肥胖特点，对于BMI正常或稍高者，男性正常腰围应在85 cm内，85 cm及其以上为肥胖；女性的腰围则应控制在80 cm以内，80 cm及其以上为肥胖。或腰围/臀围比值男性大于0.9、女性大于0.85可视为中心性肥胖。因此分界值随年龄、性别、人种不同而不同，故有用腰围代替腰臀比来预测向心性肥胖的倾向。

还有一类人，如运动员或一些平时就注重锻炼身体的人，他们肌肉强健，虽然体质指数高

于正常,但却不属于肥胖,原因是他们的瘦体重(lean body mass)高。所谓瘦体重亦称“去脂体重”(fat-free body),为除脂肪以外身体其他成分的重量,肌肉是其中的主要部分。

超重和肥胖患病率呈明显上升趋势。2002 年全国营养与健康调查资料表明,我国成人超重率为 22.8%,肥胖率为 7.1%,估计分别为 2.0 亿人和 6 000 多万人。根据中国疾病预防控制中心监测数据,2010 年,18 岁及以上居民超重率上升到 30.6%,肥胖率上升到 12.0%,城市居民超重率和肥胖率均高于农村。18 ~59 岁劳动力人口超重率 30.3%,肥胖率 11.8%;60 岁及以上老年人超重率 32.3%,肥胖率 12.5%。城市中年女性的肥胖率最高,为 17.8%。预计今后肥胖症患病率还将会有较大幅度增长。

在我国,肥胖率每上升 1%,就要增加一千多万肥胖人口。肥胖人口的不断增加和与此有关的高脂血症、高血压、冠心病、糖尿病、脂肪肝等疾病的发病率的上升已成为当今世界的严重公共卫生问题,所以肥胖现象不容忽视,如何成功减肥已成为日常保健工作的一个重要课题。

一、病因及代谢变化

(一)肥胖发生的内因

1. 遗传　单纯性肥胖可呈一定的家族倾向,父母单方或双方肥胖者,子女的肥胖率分别上升到 50% 和 80%,而肥胖者收养的子女则无如此高的肥胖率。遗传因素在肥胖发生中的作用表现在两个方面:其一,遗传因素起决定作用;其二,遗传因素与环境因素(即外因)相互作用而致肥胖。

2. 中枢神经系统　因中枢神经系统可调节食欲、营养物质的消化和吸收,故下丘脑或边缘系统疾病可引起肥胖。

3. 内分泌及代谢因素　单纯性肥胖患者有内分泌的改变。如内源性瘦素的缺乏和抵抗;瘦素是由肥胖基因编码、由脂肪细胞合成和分泌的脂肪抑制激素,它能抑制食欲,还能作用于脂肪等多个组织或器官的瘦素受体而增加能量消耗。瘦素缺乏及抵抗能引起机体能量及脂肪代谢调节的紊乱,从而促成肥胖症以及导致 2 型糖尿病的发生。如肥胖患者可见血中胰岛素升高,提示高胰岛素血症可引起多食而肥胖,也表明存在胰岛素抵抗,葡萄糖利用障碍,糖尿病的发生率增加。代谢上肥胖者比非肥胖者所摄取的营养物质(如葡萄糖、三酰甘油等)可能更易进入脂肪生成途径,而使脂肪组织中三酰甘油合成和储存增加,动员受阻,表现为脂肪细胞数量增多和(或)体积增大。肥胖者血清总胆固醇、三酰甘油、低密度脂蛋白升高,高密度脂蛋白降低,是促发动脉粥样硬化、冠心病的基础。

(二)肥胖发生的外因

1. 社会因素　工业的发展,电气化的普及,使人们体力消耗日趋减少;农业技术革命及食品加工业的兴盛,使人们的食欲得到了前所未有的满足;还有不恰当的食物政策与广告宣传、社会偏见等都是促进肥胖的社会因素。

2. 膳食因素　膳食结构的改变,动物性食物的比例不断上升,使人们长期能量摄入过剩而引起肥胖。不良膳食习惯和嗜好,如多食、贪食、偏食、喜食甜食和油腻食物、吃零食等,都有可能引起肥胖。

3. 行为心理因素　由于自动化程度的提高、交通的方便快捷及通信的发达等,人们更愿意选择便利的生活方式,体力活动和能量消耗减少。许多人又把过多地进食作为心理调节(如缓解紧张、排遣空虚、逃避竞争)的一种手段,使能量摄入增多,更容易使脂肪在机体内蓄积而致肥胖。

二、临床表现

肥胖根据发生原因可分为单纯性肥胖和继发性肥胖。继发性肥胖症的患者有原发病的临床表现。脂肪组织的分布有性别差异,男性患者多为苹果型,即脂肪主要分布在腰部以上,女性患者多为梨型,脂肪主要分布在腰部以下的下腹部、臀部、大腿。

肥胖症患者有气急、关节痛、水肿、动作迟缓、体力及耐力差,严重者可出现呼吸困难、缺氧、发绀。此外,肥胖与糖尿病、高血压、心血管疾病、痛风、恶性肿瘤等多种疾病有密切关系,使死亡的危险性增加。

三、营养治疗

肥胖是长期能量正平衡的结果,营养治疗可以通过改变不良生活方式与习惯,有计划地减少能量摄入并保持营养素之间的平衡,使机体能量在一定时期内处于负平衡,以减轻体重。

目前国外流行的膳食控制疗法有饥饿疗法、极低能量膳食疗法和低能量膳食疗法。后者能量摄入量为 3.25 ~ 6.28 MJ(800 ~ 1 500 kcal),又可分为失衡膳食法和平衡膳食法。上述方法虽然各有优缺点,但只有低能量平衡膳食疗法副作用最小,最符合营养学原则,是一种可以长期使用的最佳膳食控制疗法,下面介绍此法的基本要求。

(一) 控制总能量

营养治疗是否有效关键在于总能量摄入的控制,即必须保证供能量低于机体的耗能量。每减 1 000 g 脂肪组织,膳食上要减少 32.22 MJ(7 700 kcal)的能量的摄入。短期内不宜减少过多,需将能量分配于 7 d 或更长时间内。每日能量减少的量要因人而异,对成年肥胖者,每日负能0.52 ~ 1.04 MJ(125 ~ 250 kcal),每月可减肥 0.5 ~ 1 kg;对中年以上肥胖者,每日负能 0.52 ~ 4.18 MJ(500 ~ 1 000 kcal),一周减少 0.5 ~ 1 kg 的体重。但每日总能量不得低于 4.18 MJ (1 000 kcal),以防止过度饥饿等不适感。

(二) 控制碳水化合物

碳水化合物供能宜占总能量的 60%。应坚持食用含高膳食纤维的多糖膳食,不用一些吸收快且不含其他营养素的单糖和双糖食物。

(三) 保证蛋白质的供应

一般蛋白质的摄入量占总能量的 25%。在严格控制能量的情况下,蛋白质的过度摄入可引起肝、肾的损害,故摄入量不宜过高。为保证蛋白质质量,应尽量选用奶类、蛋类和肉类。

（四）严格限制脂肪的摄入

有研究表明，肥胖者每日脂肪摄入量常在35%以上，而体重正常者常在30%以下。脂肪摄入量应占总能量的15%，尽量使用富含必需脂肪酸的植物油，禁用饱和脂肪酸含量高的动物油。膳食胆固醇的供给量也应控制在每日300 mg以下。

（五）供给充足的维生素和微量元素

维生素和微量元素尽量由每日所摄取的食物获得，但由于低能膳食容易导致其缺乏，应视具体情况予以补充。

为保证营养治疗的效果，还应注意以下几个方面。

1. 营养治疗应与运动治疗相结合　营养治疗主要限制了能量的摄入，而提高运动量可增加能量的消耗，只有两者结合起来才能更有效地促使能量负平衡。① 在运动项目中，有氧运动（aerobic exercise）因充分的氧气能氧化体内的糖类和脂肪而被广泛提倡。所谓有氧运动是指人体在氧气供应充足即吸入的氧气与需求相等的情况下进行的体育锻炼。常见的项目有步行、快走、竞走、慢跑、滑冰、长距离游泳、骑自行车、打太极拳、跳健身舞、跳绳、做韵律操、球类运动等。强度低、有节奏、持续时间长是有氧运动的特点。② 运动要适量，以不增加食量为度。

2. 合理选择食物　为缓解减肥带来的饥饿感，可选用体积大、膳食纤维多、能量低的食物，如莴苣、白菜、豆芽、黄瓜、萝卜、海带等。

3. 培养良好的膳食习惯　严格执行合理的膳食制度，如每日三餐，定时定量，不吃零食等。

4. 突破减肥平台期　减肥平台期即减肥停滞期，指人体在减少摄取能量一段时间后，通过降低基础代谢率以减少能量的消耗和对能量做最有效利用等途径，建立起新的能量平衡、体重不再下降的适应状态。突破减肥平台期的关键点有二：一是要有信心，虽然平台期有长有短，只要坚持，一定能突破；二是总结方法，找出突破点，再建能量负平衡。例如，减肥方法以节食为主时，就应该在节食的同时增加运动量；或者在饮食总量不变的情况下调整膳食结构，适当减少肉类，多吃芹菜、油菜、韭菜、青椒等蔬菜，以新鲜的玉米、白薯等粗粮取代部分精米、白面；喝奶最好喝脱脂奶；每天喝水不少于2 L等。

5. 谨防体重回升　在达到理想体重后，要非常小心、多阶段地、逐步放宽食谱，直到恢复正常膳食。如果骤然终止减肥食谱，恢复正常膳食，会使体重回升，从而前功尽弃。

第三节　骨质疏松症的营养

骨质疏松症（osteoporosis）是以骨量减少和骨组织微结构破坏为特征，致使骨脆性增加、易发生骨折的全身性骨骼疾病。骨质疏松症骨质与正常骨质的比较见图2-16-1和图2-16-2。本病的发病率随年龄呈指数形式上升，50～54岁男、女发病率分别为0.4%和5.1%，85～89岁则上升至29.1%和60.5%。骨质疏松性骨折的发病率也随年龄呈指数上升，男、女的危险性分别为13.1%和39.7%。骨折等并发症可致残、致死，不仅给患者造成极大伤害，也给家庭、社会带来沉重负担。骨质疏松症已构成严重影响老年人生活质量的公共卫生问题。

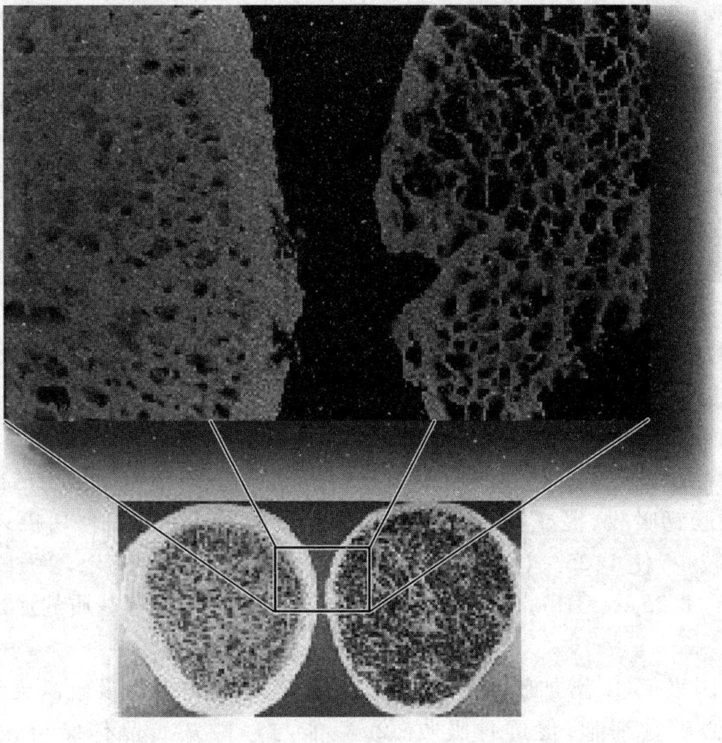

图 2-16-1　正常骨质与骨质疏松症骨质的组织结构比较

正常骨干横切面
（骨质厚、髓腔小）
骨质疏松症骨干横切面
（骨质薄、髓腔大）

图 2-16-2　正常骨干与骨质疏松症骨干的横切面比较

一、病因及代谢变化

人一生的骨量变化可分为三个阶段：骨量上升期，以成骨细胞活动占优势，骨量不断增加，在 30～35 岁达到骨峰期，骨峰值越小，越容易发生骨质疏松症；骨代谢平衡期，骨形成与骨吸收处于动态平衡；骨量减少期，以破骨细胞的活动和骨吸收相对增强。任何抑制骨形成和（或）促进骨吸收的因素如内分泌的改变、营养的失调、不良的生活方式等都可引起骨质疏松症的发生。

（一）营养因素

1. 钙　骨质疏松症的发生主要与机体钙缺乏有关。当机体缺钙而发生负钙平衡时，血钙水平降低，使甲状旁腺激素（PTH）分泌增多，造成破骨细胞活性增强，骨吸收加速，骨钙溶出释放入血，骨吸收超过骨形成，发生骨质疏松。引起机体缺钙的原因有：① 膳食钙不足。在骨生长期，钙摄入不足可造成较低的骨峰值，使发生骨质疏松症的危险性增高。研究表明膳食钙供给量低的人群，骨质疏松症的发病率明显高于钙摄入高的人群。据1992年、2000年全国营养调查，我国膳食钙供给量均较低，平均每人每日只有405.4 mg和388.8 mg，这可能是我国骨质疏松症发病率高的一个重要原因。② 妨碍钙吸收的因素，如维生素D的不足，钙、磷比例不适当，脂肪、植酸、草酸和膳食纤维的过高等，都可使钙的吸收减少。③ 影响钙在体内储留的因素。当膳食蛋白质增高时，因其分解产物硫酸根的排出增多而使尿钙排泄增多，每多摄入1 g蛋白质，尿钙即增加10 mg，但蛋白质来自肉类时，尿钙未见增加，可能与磷的摄入也同时增加有关。高钠膳食也可使尿钙排出增加，每摄入2 300 mg钠，尿钙增加40～80 mg。年龄的增大、机体需要量的减少等因素均可使钙在体内储留降低。

2. 维生素D　其活性形式$1,25-(OH)_2-D_3$可加速小肠细胞微绒毛的成熟，刺激钙结合蛋白的产生，增加肠钙吸收，提高血清钙水平。由于日照减少、维生素D摄入不足、肝肾疾病使维生素D活化减少，使$1,25-(OH)_2-D_3$缺乏和血清钙水平降低，增强骨钙动员，促进骨吸收。生理剂量的$1,25-(OH)_2-D_3$可刺激成骨细胞的活性和骨基质的形成，防止骨质疏松的发生。

3. 其他营养因素　① 增加膳食中磷的摄入量能降低钙的肠吸收。血磷过高或过低可通过不同机制刺激破骨细胞，促进骨吸收；② 氟能与羟磷灰石晶体结合，稳定骨盐晶体结构；缺氟使老年人易出现骨质疏松，适量的氟有利于刺激新骨形成，增加骨的强度，但氟过多反而有害；③ 蛋白质缺乏可致骨基质生成不良；④ 维生素C缺乏影响骨基质中脯氨酸的羟化过程。

（二）内分泌因素

与骨质疏松有关的重要激素有雌激素、甲状旁腺素、降钙素、甲状腺素、雄激素、皮质类固醇激素、生长激素、细胞因子等。当内分泌紊乱时，这些激素的量发生改变，从而影响骨代谢，导致骨质疏松。例如，雌激素能使成骨细胞活动增强，骨形成大于骨吸收，骨骼变得坚硬、强壮。卵巢功能减退时，雌激素分泌下降，使骨吸收作用增强，远远超过骨形成过程。这是绝经后妇女骨质疏松症高发的主要原因。

（三）生活方式

足够的体力活动可刺激成骨细胞活动增强，使骨峰值达到理想状态，活动过少或过度运动均容易发生骨质疏松症。吸烟、酗酒、高蛋白和高盐膳食、饮用大量咖啡、光照少等都是骨质疏松症的危险因素。

（四）其他因素

某些药物如糖皮质激素、甲状腺素、抗癫痫药、肝素、化疗药等的长期使用可引起骨质疏松。骨质疏松症可能是多基因的疾病，与遗传也有一定关系。

二、临床表现

（一）骨痛

骨质疏松症患者可在全身不同部位，产生不同性质和程度的骨痛。脊柱负重较大、骨转换较周围骨高，故最常出现的是腰背酸痛，其次为膝关节、肩背部、手指、前臂、上臂。腰背酸痛也常致髋部、双下肢疼痛，屈伸腰背时加重，特别是由安静状态开始活动时明显。长时间保持某一固定姿势时疼痛加剧，卧床时缓解。患者负重能力明显降低，甚至不能负担自己的体重。部分患者出现腓肠肌阵发性痉挛，即所谓的“腰酸背痛腿抽筋”。

（二）驼背

骨质疏松时椎体疏松而脆弱，由于重力和韧带牵引的作用，使椎体受压变扁，致胸椎后突畸形，主要表现为身高缩短，背曲加剧。

（三）骨折

由于骨质脆性增加，患者常在摔倒时，甚至在转身、持物及肢体活动时发生骨折，而且有的患者身体多处反复发生骨折。最常见的是椎体压缩性骨折，危害最大的是髋部骨折，可致残、致死。桡骨骨折也多见。

骨质疏松症主要根据骨量测定低于正常值，结合骨转换的生化测定和骨组织活检确诊。

三、营养治疗

骨质疏松症的发生要经历一个较漫长的过程，其预防比治疗更有意义。无论是营养治疗还是预防都要在平衡膳食的基础上采用如下措施。

（一）合理补钙

1. 选用含钙丰富的食物　钙来源最好的食物是奶及奶制品，例如每 100 g 牛奶约含钙 120 mg，不但含量丰富，而且吸收率高。虾米及虾皮、芝麻酱、豆类、海藻类、绿色蔬菜也是钙的良好来源。骨粉由动物骨头加工而成，钙含量在 20% 以上，机体对其钙的消化吸收率也很高，可用来补充膳食中钙的不足。

2. 促进食物钙的吸收　维生素 D 能促进钙、磷吸收，调节钙、磷代谢，有利于防止骨质疏松的发生。含维生素 D 较高的食物有海鱼、动物肝、蛋黄、奶油等，应适量食用。合理烹调加工也可促进钙、磷吸收。如肉类是磷的优质来源，绿叶菜是钙的良好来源，将肉与绿叶菜合理配餐，可得到理想的钙、磷比例，提高钙、磷吸收率；不要把含草酸较多的菠菜、苋菜与含钙丰富的豆腐、牛奶同餐，防止草酸与钙结合成不溶性的钙盐而影响钙的吸收；牛奶加热避免温度过高，同时要不断搅拌，防止磷酸钙沉积于锅底而损失。

（二）坚持锻炼和改变不良的行为生活方式

经常锻炼能刺激成骨细胞活动，有利于骨质形成，使骨骼变得强壮，骨密度增大。特别是户外运动，还能增加日照机会，使皮肤中的7-脱氢胆固醇转变为维生素D_3，促进钙、磷吸收。提倡低钠膳食，少饮酒和咖啡，不吸烟，也能在一定程度上降低骨质疏松症的发病危险性。

第四节　痛风的营养

痛风(gout)是因尿酸排泄减少和(或)嘌呤代谢紊乱所致血尿酸浓度超过饱和限度而引起组织损伤的代谢性疾病。临床特点为高尿酸血症及尿酸盐结晶沉积所致的特征性急性关节炎、痛风结石、痛风结石性慢性关节炎和痛风性肾病。痛风发病年龄常在40岁以后，男性明显高于女性，性别比约为20∶1，常有家族遗传史，发病与膳食结构及生活方式有关。

一、病因及代谢变化

根据病因可分为原发性和继发性两大类。原发性主要与遗传有关，但遗传方式大多数未明，仅1%～2%因酶缺陷引起。越来越多的报告表明原发性痛风与肥胖、糖尿病、血脂异常等关系紧密。继发性主要由高嘌呤食物、药物、肾病及血液病等引起(表2-16-6)。

表2-16-6　高尿酸血症的病因及分类

类型		代谢紊乱	遗传特征
原发性	原因未明的分子缺陷(特发性)		
	排泄减少(占原发性80%～90%)	肾小管分泌下降，重吸收升高	多基因
	产生过多(占原发性10%～20%)	尿嘌呤合成增多或利用障碍	多基因
	酶及代谢缺陷(占原发性1%～2%)		
	PRS亢进症	嘌呤合成增多	X伴性
	HGPRT部分缺乏症	嘌呤利用障碍	X伴性
继发性	酶及代谢缺陷：肌源性高尿酸血症、PRS亢进症	嘌呤生成增多或利用障碍	常染色体隐性、X伴性
	细胞过度破坏：溶血、烧伤、外伤、化疗、放疗、过量运动	核酸分解过多，嘌呤生成增多	—
	细胞增殖：白血病、淋巴瘤、骨髓瘤	核酸转换增加，嘌呤生成增多	—
	高嘌呤膳食	嘌呤吸收多	—
	肾清除减少：肾衰竭、药物、毒素	肾小管分泌下低，重吸收升高	—

注：PRS磷酸核糖焦磷酸合成酶；HGPRT次黄嘌呤-鸟嘌呤磷酸核糖转移酶。

痛风的发生直接取决于尿酸的浓度。血中尿酸平衡取决于嘌呤的吸收与生成、分解与排泄。体内尿酸20%源于富含嘌呤的食物摄取，80%来自体内嘌呤合成。嘌呤的最终代谢产物是尿酸，正常人约1/3尿酸在肠道经细菌降解，2/3经肾排出。嘌呤代谢的各个环节都有酶的参与调控，如果酶的调控异常，则发生血尿酸的增多或减少，如磷酸核糖焦磷酸合成酶(PRS)亢进症、次黄嘌呤-鸟嘌呤磷酸核糖转移酶(HGPRT)缺乏症等，可致血尿酸增多。在原发性痛风患者中，这类情况不到20%，而80%～90%的是由于肾小管对尿酸盐清除率下降，导致尿酸的排泄减少。

二、临床表现

发病前常有漫长的高尿酸血症史，主要表现如下。

1. 急性关节炎　是尿酸盐以晶体形式沉积引起的急性炎症反应，为痛风最常见的首发症状。饮酒、高蛋白膳食、关节局部的损伤、受冷受湿、劳累、感染等是诱发因素。典型发作起病急骤，常在半夜因剧痛而惊醒，最易受累的部位是第一跖趾关节，依次为其他跖趾、踝、跟、膝、指、腕、肘等关节，主要表现为红、肿、热、痛和活动受限，可伴有头痛、发热、白细胞增高等全身症状。一般数天或数周后自然缓解进入缓解期，缓解期多为数月或数年。多数患者反复发作，少数患者无缓解期，直接发展到慢性关节炎阶段。

2. 痛风结石及慢性关节炎　慢性关节炎以痛风结石形成为特点，见图 2－16－3。痛风结石是痛风特征性的病变，是尿酸盐结晶沉积于结缔组织引起的慢性炎症反应。痛风结石常见部位为耳郭、前臂伸面、跖趾、手指等处，但不累及中枢神经系统。呈黄白色大小不一的隆起，初起质软，随纤维组织增生渐硬如石。如发生在关节附近，可因表皮磨损、破溃而形成瘘管，排出白色糊状尿酸盐结晶且不易愈合。关节及周围组织受累于痛风石而破坏，骨质侵蚀缺损及周围组织纤维化，使关节发生僵硬畸形，严重影响关节功能。

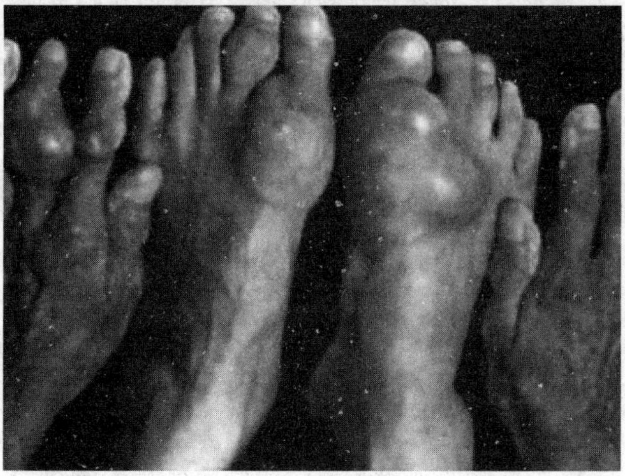

图 2－16－3　手足痛风结石

3. 痛风性肾病　久病者多有肾损害，其发病机制为尿酸结晶沉积于肾组织引起间质性肾炎。临床可有蛋白尿、血尿等渗尿，病情进一步发展可出现高血压、氮质血症等肾衰竭的表现。

4. 尿路结石　结石在高尿酸血症期即可出现。细小泥沙样结石可随尿排出而无症状，较大者常引起肾绞痛、血尿和尿路感染。尿酸排出量及尿 pH 影响结石形成，当 pH 为 8.0 时，尿酸溶解度增加 100 倍。

5. 痛风伴发疾病　痛风常伴高血压、高脂血症、冠心病和 2 型糖尿病，但无直接因果联系，可能与肥胖、膳食、饮酒等共同因素有关。限制膳食中的相关因子、降低体重可控制病情。

痛风根据典型临床表现及血尿酸增高即可确诊。

三、营养治疗

营养治疗原则是在平衡膳食的基础上，禁用富含嘌呤的食物，以减少嘌呤吸收，促进尿酸的排泄，降低体内尿酸浓度。目的是预防发作，缓解症状，缩短病程，减少并发症。具体措施如下。

1. 控制总能量　肥胖可使血尿酸增高，加重痛风，故应控制总能量的摄入，以维持标准体重。总能量按低于正常供能的10% ~15%计算，可根据工作性质按标准体重104.5 ~125.4 kJ/(kg·d)[(25 ~30 kcal)/(kg·d)]供给。减肥者不宜剧烈运动和过度饥饿，防止乳酸、乙酰乙酸、β-羟丁酸等有机酸增加，竞争抑制肾小管分泌尿酸，使尿酸排泄减少。

2. 低脂、低蛋白膳食　高脂膳食亦能减少尿酸排泄，导致血中尿酸增高，还能加重高脂血症，因此应把脂肪的摄入量限制在较低水平，一般在40 g/d以内。限制脂肪、蛋白质摄入的一个重要理由是能有效控制嘌呤的摄入。供给机体蛋白质以不含核蛋白的鸡蛋和牛奶作为首选。供给量一般按每天每千克体重0.8 ~1.0 g计算。如果肾损害出现蛋白尿，则应视尿蛋白丢失量给予适当补充。如果病情发展出现氮质血症时，则应严格限制蛋白质的摄入。

3. 避免高嘌呤膳食　高嘌呤膳食是痛风急性发作的重要诱因，痛风患者应了解食物中嘌呤的含量（表2-16-7），根据自己的病情选择食物。急性期嘌呤量应严格限制在150 mg/d以内，宜选择嘌呤含量低的食物。缓解期可自由摄取嘌呤含量低的食物，对嘌呤中等量的食物可有限制地选用。

表2-16-7　常见食物嘌呤含量分类（100 g含量）

分类	品种
含量高 (150 ~1 000 mg)	胰(825 mg)、凤尾鱼(363 mg)、沙丁鱼(295 mg)、牛肝(233 mg)、牛肾(200 mg)、脑(195 mg)、浓肉汁(160 ~400 mg)
含量较高 (75 ~150 mg)	鲤鱼、鳕鱼、鲈鱼、大比目鱼、鱼卵、小虾、鳝鱼、鳗鱼及贝壳类；兔肉、鹿肉、猪肉、牛舌；鹅、鸭、鸽、野鸡、火鸡；扁豆
含量较少 (<75 mg)	青鱼、鲱鱼、鲑鱼、金枪鱼、白鱼、龙虾、蟹、牡蛎；火腿、羊肉、牛肉；鸡；面包、麦片；芦笋、菜花、四季豆、青豆、豌豆、菜豆、菠菜、蘑菇
含量很少	乳类、蛋类、谷类、蔬菜类、水果类、干果类、饮料

4. 多吃碱性食物　水果蔬菜类及奶类食物含有的碱性元素（钾、钠、钙、镁）比酸性元素（硫、磷、氯）的比例大，故称之为碱性食物。碱性食物在人体内代谢后的产物可使体液呈现偏碱性，排泄时尿pH升高，促进尿中尿酸溶解，增加尿酸排出，防止形成尿酸结石。

5. 禁酒、低盐、多饮水　乙醇在体内代谢产生乳酸，降低尿酸的排出，而且乙醇能促进嘌呤转化为尿酸。啤酒含大量嘌呤。故饮酒也是痛风急性发作的重要诱因，应严格限制；食盐中的钠能促使尿酸沉淀，且痛风患者多合并有高血压，所以要把食盐摄入量限制在每日6 g以内；多饮水能增加尿量，降低尿酸浓度，促使尿酸排出，防止形成结石。一般饮水量不得少于2 000 mL/d。

此外，由于长期禁食嘌呤含量较高的食物而限制了肉类、禽类、鱼类及豆类的摄入，可能引起铁及多种微量元素、B族维生素、维生素C的不足或缺乏，故应注意补充。

小 结

本章讲授了四个常见的内分泌和代谢性疾病的营养。

糖尿病是常见病、多发病，它是由于胰岛素分泌绝对或相对不足或周围组织对胰岛素不敏感而引起的以慢性高血糖为特征的内分泌-代谢性疾病，伴有碳水化合物、脂肪、蛋白质、水、电解质和维生素代谢异常，从而出现多饮、多食、多尿和体重减轻的"三多一少"的症状。通过膳食调控，能减轻胰岛β细胞负荷，纠正代谢紊乱，改善机体健康水平，防治并发症，故膳食营养治疗是糖尿病综合治疗中一项最基本的措施。具体治疗措施是合理控制总能量，以达到和维持标准体重；碳水化合物占总能量的合适比例为50%~65%，最好选择消化吸收较慢、GI较低的多糖食物。脂肪的供给量占总能量的20%~30%，并要求饱和脂肪酸(S)、单不饱和脂肪酸(M)、多不饱和脂肪酸(P)之间的比例为1:1:1，胆固醇的摄入量要在300 mg/d以下。蛋白质供给量占总能量的15%~20%，动物性蛋白质占总蛋白质的1/3以上；B族维生素、维生素C、β-胡萝卜素、维生素E等对糖尿病患者有重要作用，铬、锌、钙、磷、镁等与糖尿病关系密切，应供给充足；膳食纤维摄入量为30 g/d左右，限制饮酒，食盐摄入量控制在6 g以内；糖尿病患者每日不得少于三餐，一般按1/5、2/5、2/5或1/3、1/3、1/3能量比分配三餐食物。糖尿病患者的食谱编制要点为：先确定所需能量，求出与其能量需要相近的各类食物的份数，查阅食物等值交换表并选择食物，制订食谱。

大量研究表明，肥胖与高脂血症、高血压、冠心病、糖尿病、脂肪肝、缺血性心脑血管疾病、癌症等多种疾病有明显关系，因而危害很大。肥胖症的发生与遗传、中枢神经系统、内分泌及代谢等内因有关，也与社会、膳食、行为心理等外因有关。在肥胖症的膳食控制疗法中，以低能量平衡膳食疗法副作用最小、最符合营养学原则，是一种可以长期使用的最佳膳食控制疗法，值得推广和运用。其基本要求是：控制总能量为4 200~6 300 kJ(1 000~1 500 kcal)，保持能量的负平衡；碳水化合物占总能量的60%，坚持食用含高膳食纤维的多糖膳食。蛋白质的摄入量占总能量的25%，以优质蛋白为主。脂肪摄入量应占总能量的15%，尽量使用富含必需脂肪酸的植物油，胆固醇的供给量也应控制在每日300 mg以下；供给充足的维生素和微量元素。此外还要注意营养治疗应与运动治疗相结合，提倡有氧运动，不能因运动而增加食量；合理选择食物；培养良好的膳食习惯，执行合理的膳食制度；克服急躁情绪，突破平台期；达到理想体重后，谨防体重回升。

骨质疏松症是严重影响老年人生活质量的疾病，它的发生与机体钙和维生素D的不足等营养因素有关，也与内分泌紊乱及不良行为生活方式有关。因此，营养治疗主要有两方面：一方面合理补钙，如选用奶及奶制品、虾米及虾皮、芝麻酱、豆类、海藻类、绿色蔬菜、骨粉等含钙丰富的食物，适当摄入维生素D较高的食物，合理烹调加工以促进钙的吸收；另一方面坚持户外运动和锻炼，提高骨密度；改变抽烟、饮酒、高钠膳食、不爱运动等不良的行为生活方式。

由于痛风发病与膳食结构及生活方式有关，营养治疗较为重要。营养治疗原则是在平衡膳食的基础上，禁用富含嘌呤的食物，以减少嘌呤吸收，促进尿酸的排泄，降低体内尿酸浓度。肥胖可使血尿酸增高，加重痛风，故应控制总能量的摄入(低于正常供能的10%~15%)，以维持标准体重；为有效控制嘌呤的摄入，应选择低脂、低蛋白膳食；高嘌呤膳食是痛风急性发作的重要诱因，痛风患者应了解食物中嘌呤的含量，选择嘌呤含量低的食物；为促进尿酸排出，宜多吃水果蔬菜类及奶类等碱性食物，饮水量应在 2 000 mL/d 以上；饮酒是痛风急性发作的重要诱因，应严格限制。食盐中的钠能促使尿酸沉淀，且痛风患者多合并有高血压，所以要把食盐摄入量限制在每日 6 g 以内；还应补充因膳食的限制而容易不足或缺乏的铁及多种微量元素、B 族维生素、维生素 C 等。

课后测试

1. 简述肥胖症的病因、代谢变化和营养治疗的基本要求。
2. 简述骨质疏松症的病因、代谢变化、临床表现及营养治疗。
3. 简述痛风的病因、代谢变化、主要临床表现及营养治疗。
4. 案例分析题

王女士，51 岁，教师，半年前体检发现空腹血糖 6.88 mmol/L，因教学任务繁重而未重视。10 天前因出现多饮、多食、多尿、易疲劳和体重下降而就诊。

体格检查：生命体征正常，身高 158 cm，体重 65 kg。无糖尿病并发症表现。

实验室检查：空腹血糖 7.82 mmol/L，餐后血糖 12.34 mmol/L。血脂正常。

问题：

1. 患者半年前的体检结果是否应受到重视？为什么？
2. 该患者能否确诊为糖尿病？
3. 糖尿病的营养治疗原则有哪些？
4. 请用食品交换份法为该患者编制一日食谱。

（张金沙）

第十七章　胃肠道疾病的营养

【学习要点】

1. 掌握胃肠道疾病的膳食治疗原则。
2. 掌握消化性溃疡的膳食治疗方法。
3. 熟悉胃肠道疾病膳食调配和药膳。
4. 了解胃肠道疾病营养治疗目的和意义。

【案例】

张××,男性,42岁,公司职员。近两周反复发作性胸前区疼痛,疼痛呈灼热刺痛样,饥饿时加剧,食点饼干或者馒头后疼痛缓解。饮酒后恶心,呕咖啡色内容物后2 h入院。

问题:

1. 根据患者情况进行营养状况评价。
2. 针对该患者的营养治疗原则是什么?
3. 请给出三大营养素推荐量及食谱举例。

胃肠是容纳、消化食物和吸收各种营养素的器官,它可因饮食和饮食习惯不同而患病,也可通过合理营养治疗而缓解或痊愈。因此合理的饮食和营养对肠道疾病的预防和治疗有重要意义。

第一节　急性胃炎的营养

急性胃炎(acute gastritis)是由不同病因引起的胃黏膜急性炎症。多数起病急,症状轻重不一。主要表现为上腹饱胀、疼痛、食欲减退、嗳气、恶心、呕吐,也可有腹泻、畏寒、头痛和肌痉挛等症状。由沙门菌或金黄色葡萄球菌及其毒素致病者,常于进食后数小时发病,多伴有腹泻、发热,严重者有脱水、酸中毒或休克等中毒症状。

一、膳食治疗原则

(一)祛除病因

对症治疗,卧床休息,患者如有剧烈腹痛、腹泻等症状时可暂时禁食。

（二）补充水分

因呕吐、腹泻，失水量较多，为达到补液缓解脱水，加速毒素排出体外的目的，可按每小时给 1 次 100 ~ 150 mL 的温开水或低浓度橘汁。也可口服补液盐溶液（ORS）。若有失水、酸中毒应静脉注射葡萄糖氯化钠溶液及碳酸氢钠溶液。

（三）流质膳食

患者在急性发作期，可供给少量清流质膳食，如藕粉、米汤、薄面汤、蛋清水、新鲜果汁等。

（四）半流质和软食

待患者病情好转后，可供给易消化及无刺激性的少渣半流质膳食，继而用软食。如果患者伴有肠炎和腹泻时，应减少脂肪量，少用或不用产气食物，如牛奶、豆奶、蔗糖等。

（五）少食多餐

每日进餐可达 6 ~ 7 次，每餐宜少于 300 mL，尽量减轻胃的负担。

（六）禁忌

忌生、冷、硬等不易消化食物；忌烟、酒及葱、椒等刺激性食物；忌易产气的奶类、豆制品和蔗糖、蔬菜、水果及多纤维食物；禁止暴饮暴食。

二、膳食配膳方案

急性胃炎患者膳食参考食谱举例见表 2 – 17 – 1。

表 2 – 17 – 1 少渣清淡半流质膳食参考食谱举例

餐次	饭菜名称	食物名称	用量/g	能量/kJ	蛋白质/g	脂肪/g	碳水化合物/g
早餐	米粥	稻米（均值）	100	1 446（346）	7.4	0.8	77.9
	豆腐	豆腐（均值）	70	238（57）	5.7	2.6	2.9
加餐	面片	小麦粉（标准粉）	50	719（172）	5.6	0.8	36.8
午餐	米粥	稻米（均值）	75	1 087（260）	5.5	0.6	58.4
	鸡蛋	鸡蛋（均值）	100	602（144）	13.3	8.8	2.8
	青鱼	青鱼[青皮鱼、青鳞鱼、青混]	75	368（88）	15.1	3.1	0
加餐	牛奶	牛乳（均值）	100	226（54）	3	3.2	3.4
	白糖	白砂糖（均值）	10	167（40）	0	0	10

续表

餐次	饭菜名称	食物名称	用量/g	能量/kcal	蛋白质/g	脂肪/g	碳水化合物/g
晚餐	面片	小麦粉(标准粉)	80	1 150(275)	9	1.2	58.9
	猪肉松	猪肉松(均值)	20	330(79)	4.7	2.3	9.9
	豆腐	豆腐(均值)	80	272(65)	6.5	3	3.4
加餐	牛奶	牛乳(均值)	150	339(81)	4.5	4.8	5.1
	白糖	白糖(均值)	1	17(4)	0	0	1
全日	豆油	豆油	25	941(225)	0	25	0
	盐	湖盐[青盐]	6	4(1)	0	0	0.2
合计				7 904(1 891)	80.3	56.2	270.7

注:( )中数字为以 kcal 作为能量单位时的能量。

第二节 慢性胃炎的营养

慢性胃炎(chronic gastritis)是指不同病因引起的胃黏膜慢性炎症或萎缩性病变。其症状缺乏特异性,症状的轻重与胃黏膜的病变程度并非一致。大多数患者常无症状或有程度不同的消化不良症状,如上腹隐痛、食欲减退,餐后饱胀、反酸等。

一、膳食治疗原则

(一) 消除致病因素

彻底治疗急性胃炎,戒烟酒,避免对胃黏膜有损害作用的食物及药物,如浓茶、咖啡、胡椒、富含纤维素食物和水杨酸等胃黏膜刺激性药物等。积极治疗口腔、鼻腔、咽喉的慢性炎症。

(二) 增加蛋白质和维生素摄入量

宜供给含蛋白质及维生素丰富的食物,如动物肝、鸡蛋、瘦肉,以及新鲜嫩叶蔬菜。

(三) 合理选择成酸性食物

对胃酸过多的患者,应禁食浓肉汤、浓鸡汤等成酸性食物,避免胃酸分泌增加。对胃酸分泌不足(如萎缩性胃炎)的患者,可供给浓肉汤、浓鱼汤,以及适量的糖醋食物,以刺激胃酸的分泌,帮助消化,增加食欲。

（四）少量多餐，定时定量

膳食有规律，避免暴饮暴食，进食易消化的半流质膳食或少渣软饭，每日餐次可达4～5次。

二、膳食配膳方案

慢性胃炎患者膳食参考食谱举例见表2－17－2。

表2－17－2 慢性胃炎治疗膳食参考食谱举例

餐次	饭菜名称	食品名称	用量/g	能量/kJ	蛋白质/g	脂肪/g	碳水化合物/g
早餐	米粥	稻米（均值）	50	723(173)	3.7	0.4	39
	馒头	小麦粉（标准粉）	70	1 007(241)	7.8	1.1	51.5
	蛋炒	鸡蛋（均值）	50	301(72)	6.7	4.4	1.4
	豆干	豆腐干（均值）	50	293(70)	8.1	1.8	5.8
加餐	牛奶	牛乳（均值）	15	251(60)	0	0	15
	白糖	白砂糖	200	451(108)	6	6.4	6.8
午餐	米饭	稻米（均值）	100	1 446(346)	7.4	0.8	77.9
	青鱼	青鱼[青皮鱼]	100	493(118)	20.1	4.2	0
	黄瓜	黄瓜[胡瓜]	120	75(18)	1	0.2	3.5
加餐	豆浆	豆浆	300	176(42)	5.4	2.1	3.3
	白糖	白砂糖	20	334(80)	0	0	20
	面包	面包（均值）	70	911(218)	5.8	3.6	41
晚餐	挂面	挂面（均值）	100	1 446(346)	10.3	0.6	75.6
	肉丝	猪肉（瘦）	60	359(86)	12.2	3.7	0.9
	青菜	小白菜	200	125(30)	3	0.6	5.4
全日	豆油	豆油	20	752(180)	0	20	0
	盐	湖盐[青盐]	6	4(1)	0	0	0.2
合计				9 150(2 189)	97.5	49.9	347.3

注：（ ）中数字为以kcal作为能量单位时的能量。

第三节 消化性溃疡的营养

消化性溃疡(peptic ulcer)是由于胃酸与胃蛋白酶的消化作用形成的慢性溃疡,其发生和发展与幽门螺杆菌的作用有关。该病可发生在食管下段,胃、十二指肠吻合口附近等,但绝大多数发生在胃和十二指肠。此病特点为周期性发作、节律性疼痛。胃溃疡多为餐后0.5~1.5 h感到舒适,随后上腹部疼痛发作,直到胃完全排空后又觉舒适;而十二指肠溃疡多为空腹痛、夜间痛、饥饿痛,在餐后3~4 h出现,进食后可缓解。两者均有反酸、恶心、呕吐表现。消化性溃疡的发病与饮食有密切关系,因此饮食调理有预防和治疗效果。

一、膳食治疗原则

(一)营养全面、合理,供给足够的能量

供给适量的蛋白质、脂肪、碳水化合物和充足的维生素。营养素比例半流质期为:碳水化合物55%,蛋白质15%,脂肪30%;流质期为:碳水化合物60%,蛋白质20%,脂肪20%。

(二)避免机械性和化学性刺激过强的食物

机械性刺激可增加对黏膜的损伤,破坏黏膜屏障,如粗粮、芹菜、韭菜、雪菜、竹笋、黄豆芽以及油炸、生拌、炒、熏、醋腌食品不宜食用。化学性刺激会增加胃酸分泌,对溃疡愈合不利,如浓肉汤、肉汁、味精、香料、辣椒、咖啡、浓茶和酒精饮料等。禁忌易产酸的食物,如地瓜、土豆、过甜点心及糖醋食品等。此外,还应禁用生葱、生蒜、生萝卜等以免产生气体,扩张胃肠。在进餐时还要细嚼慢咽,减少对消化道的机械性刺激,并能增加唾液的分泌,起到中和胃酸的作用。

(三)定时定量、少食多餐

每天5~7餐,每餐量不宜多。少量多餐可中和胃酸,减少胃酸对溃疡的刺激,有利于溃疡面愈合,对急性消化性溃疡更为适宜。

(四)讲究烹调方法

溃疡患者所吃食物必须切碎煮烂,可选用蒸、煮、氽、软烧、烩、焖等烹调方法,不宜用油煎、炸、爆炒、醋熘、凉拌等方法加工食物。

(五)注意饮食卫生

忌生、冷、硬、易产气及过热食物;忌过甜、过酸、过咸食物。

二、膳食治疗方案

目前国外报道治疗胃、十二指肠溃疡的药物很多,故认为对食物不应过分限制。但根据我国的具体情况,应对摄入的食物加以限制为宜。溃疡病病情轻重不一,通常膳食治疗可按病情轻重及膳食习惯分为以下几种。

（一）溃疡病的流质膳食

溃疡病急性发作初期，如伴有出血时则禁食，待停止出血 12 ~ 24 h 后按溃疡病的流质膳食进食。一般常采用限于对胃液分泌作用微弱的不含动物和植物粗纤维的食物，如浓米汤、豆腐脑、蛋汤、蒸鸡蛋羹、杏仁豆腐、果茶、蜂蜜水、鲜果汁、杏仁霜等。全天膳食治疗中营养素的供给量，蛋白质为 52 ~ 65 g，脂肪 40 ~ 50 g，碳水化合物 200 ~ 300 g，能量 5.86 ~ 7.78 MJ（1 400 ~ 1 860 kcal）。一日进餐 5 ~ 7 次，间隔 2 ~ 3 h 进食一次。

（二）溃疡病少渣半流质膳食

患者病情已缓解，但需要经过一段适应性膳食时，可采用溃疡病少渣半流质膳食。如大米粥、细挂面及细面条、面片汤、面疙瘩汤、馄饨、面包干等。还可加用蒸鱼、烩肉丸子、烩肉末羹、烩鸡蓉羹等。每日营养素供给量为蛋白质 78 ~ 91 g，脂肪 85 ~ 95 g，碳水化合物 200 ~ 300 g，能量7.53 ~ 10.04 MJ（1 800 ~ 2 400 kcal）。一日进食 5 ~ 6 餐为宜。

（三）胃病五次饭

患者病情基本稳定，进入恢复期时，可适用胃病五次饭。如蒸软饭、花卷、蜂糕、发糕、馒头、面包、肉馅包子、面条、面片、清蒸鱼、氽肉丸等。一日进餐 5 次。营养素的供给量为蛋白质85 ~ 95 g，脂肪 85 ~ 95 g，碳水化合物 300 ~ 350 g，能量 9.62 ~ 11.30 MJ（2 300 ~ 2 700 kcal）。

三、并发症的营养治疗

（一）大出血

表现为呕吐、黑便，除呕血者外，一般不需禁食，可给予冷米汤和冷牛奶等温凉的流质食物，以中和胃酸、抑制胃饥饿性收缩，对止血有利。

（二）幽门梗阻

当食物通过幽门部受阻时，可发生恶心、呕吐、疼痛等症状。若完全梗阻时应禁食，不完全梗阻者可进清流质膳食。

（三）急性穿孔

急性穿孔是溃疡病的严重并发症，此时应严格禁食。

关于消化性溃疡的治疗膳食，以往认为，牛奶可作为溃疡病膳食的基本食物，并强调要长期甚至终身食用无机械性和化学性刺激的较温和膳食。目前认为食用过多牛奶刺激胃酸分泌作用大于中和胃酸分泌的作用，无须长期大量使用。另外在溃疡活动期时注意少量多餐，食用细软易消化的食物，待病情稳定后可每日 3 餐，给正常普食，以保证各种营养素平衡摄入。

四、案例分析

张某,男性,42 岁,公司职员。近两周反复发作性胸前区疼痛,疼痛呈灼热刺痛样,饥饿时加剧,食点饼干或者馒头后疼痛缓解。饮酒后恶心,呕咖啡色内容物后 2 h 入院。

临床检查 身高 172 cm,体重 65 kg,体温 37℃,血压 16.0/10.6 kPa (120/80 mmHg),脉搏 75 次/min,呼吸 25 次/min;皮肤、黏膜无黄染,心肺听诊正常,腹部剑突下偏右有压痛,无腹部肿块,肠鸣正常。

辅助检查 红细胞 4.52×10^{12}/L,血红蛋白 92 g/L,血细胞比容 33.6%,血小板 202×10^{9}/L,白细胞 11.3×10^{9}/L,白蛋白 32 g/L,前白蛋白 0.19 g/L,胃镜下十二指肠球部前壁可见 0.8 × 1.2 cm 的溃疡面;Hp 检测阳性。粪隐血试验阳性。

入院诊断 十二指肠球部溃疡。

问题一:根据患者情况做出营养状况评价。

答:患者身高 172 cm,体重 65 kg,BMI 为 21.97,处于正常范围。红细胞和血红蛋白虽然在正常范围,但都处于正常值下限,如不及时治疗溃疡,可发展为贫血。血清白蛋白和前白蛋白均低于正常范围。综上所述,患者属轻度营养不良。

问题二:针对该患者的营养治疗原则是什么?

答:① 营养全面、合理,供给足够的能量;② 避免机械性和化学性刺激过强的食物;③ 定时定量,少食多餐;④ 讲究烹调方法。

对患者张某来讲,除建议营养和药物治疗外,还要建议他注意饮食卫生,改掉不良的饮食习惯和嗜好。

问题三:请给出三大营养素推荐摄入量及食谱举例。

答:蛋白质 85 g,脂肪 60 g,碳水化合物 300 g,能量 8.8 MJ(2 100 kcal)。

食谱举例 见表 2-17-3。

表 2-17-3 消化性溃疡病情稳定期参考食谱举例

餐次	时间	饭菜名称	食物名称	用量/g	能量/kJ	蛋白质/g	维生素 B_1/mg	维生素 C/mg
第一餐	7:00	米粥	粳米(标一)	50	719(172)	3.9	0.08	0
		馒头	小麦粉(标准粉)	100	1 438(344)	11.2	0.28	0
		鸡蛋炒干子	鸡蛋(均值)	30	180(43)	4	0.03	0
			豆腐干(均值)	15	88(21)	2.4	0	0
第二餐	11:30	米饭	粳米(标一)	120	1 722(412)	9.2	0.19	0
		烧鱼	草鱼[白鲩,草包鱼]	50	234(56)	8.3	0.02	0
		黄瓜蛋汤	黄瓜[胡瓜]	40	25(6)	0.3	0.01	3.6
			紫菜(干)	5	42(10)	1.3	0.01	0.1
			鸡蛋(均值)	30	180(43)	4	0.03	0

续表

餐次	时间	饭菜名称	食物名称	用量/g	能量/kJ	蛋白质/g	维生素 B_1/mg	维生素C/mg
第三餐	15:00	点心	苏打饼干	35	598(143)	2.9	0.01	0
			苹果(均值)	100	217(52)	0.2	0.06	4
第四餐	18:00	肉包子	小麦粉(标准粉)	125	1 798(430)	14	0.35	0
		猪肉	猪肉(瘦)	50	301(72)	10.2	0.27	0
		炒青菜	小白菜	100	63(15)	1.5	0.02	28
		汤	番茄[西红柿]	100	79(19)	0.9	0.03	19
			虾米[海米,虾仁]	15	125(30)	6.6	0	0
第五餐	21:00	点心	牛乳(均值)	250	564(135)	7.5	0.07	2.5
			白砂糖	10	167(40)	0	0	0
全天	植物油		豆油	30	1 129(270)	0	0	0
	盐		精盐	6	0	0	0	0
合计					9 668(2 313)	88.4	1.46	57

注:( )中数字为以 kcal 作为能量单位时的能量。

第四节 腹泻的营养

腹泻(diarrhea)是一种常见的消化道症状,是指大便次数增多,而粪便稀薄,或带黏液、脓血及未消化的食物。腹泻的营养代谢特点主要表现为:一是腹泻造成水分排泄量增加,使体内水分流失;二是当肠道疾病发生后,再吸收及排泄的功能失调,造成钠、钾离子大量流失;三是肠道疾病所造成的消化和吸收不良引起蛋白质、脂肪、碳水化合物等各种营养素的流失。腹泻可分为急性和慢性两种,尤其对慢性腹泻患者,更应该注意营养素的补充以弥补耗损。

一、急性腹泻膳食治疗原则

(一) 急性发作期需暂时禁食,使肠道完全休息

如果失水过多,则需输液,以补充水分和电解质的损耗。

(二) 清淡流质膳食

病程 1 ~ 2 d 后或不需禁食者,可供给清淡流质膳食,如米汤、蛋白水、果汁、稀藕粉、薄面汤等。以咸为主,少食多餐,每日 6 ~ 7 次。

(三) 低脂流质或低脂少渣半流质膳食

待排便次数减少、症状缓解后,可供给低脂流质或低脂少渣半流质膳食,如鸡蛋汤、稀饭、

烂面条、面包或馒头,以后可增加肝泥或鸡肉泥等。

(四) 低脂少渣软饭

病情进一步好转进入恢复期,可供给低脂少渣软饭(如面条、粥、馒头、瘦肉泥等),以减少肠的蠕动。暂时不用蔬菜、水果,在大便次数及形状恢复正常之前,不宜用芹菜、韭菜和豆芽。但可增加新鲜菜汁、果汁、菜汤等,以补充维生素 B_2、维生素 C 和矿物质。

(五) 饮食禁忌

禁酒,忌食肥肉、坚硬及含食物纤维较多的蔬菜、生冷瓜果、油脂多的点心及冷饮等。

二、慢性腹泻的膳食治疗原则

(一) 高蛋白高能量

慢性腹泻病程长,常反复发作,影响食物消化吸收,并造成体内储存的能量消耗。为改善营养状况,应供给高蛋白、高能量膳食,但因肠道有病变,消化吸收能力差,补充应采取逐渐加量的方法。如增加过快、营养素不能完全吸收时,反而加重胃肠的负担。蛋白质的供给量为 90 g/d左右,尽量选择优质蛋白如瘦肉、脱脂牛奶、蛋清等,并应少食多餐,于每日上下午各加一餐,争取达到 10.04 ~ 11.72 MJ(2 400 ~ 2 800 kcal),以提高膳食能量及蛋白质的生物价。

(二) 低脂少渣

脂肪摄入不宜过多,过多不易消化并加重胃肠负担,刺激胃肠蠕动而加重腹泻,每天供给 40 g 左右。控制脂肪摄入量除选用含脂肪少的食物,如瘦肉、肝、肾、鸡、鱼、豆制品外,烹调油亦应加以限制,并注意烹调方法,以蒸、煮、氽、烩、烧等为主,禁用油煎、炸、爆炒、滑熘等。注意少渣,粗纤维多的食物能刺激肠蠕动,使腹泻加重,当腹泻次数多时,最好不吃或少吃蔬菜和水果,可供给鲜菜汁、鲜果汁以补充维生素 B_2、维生素 C 的量;少渣膳食可减少肠蠕动,减轻腹泻症状,故宜进食细挂面、粥、软饭等。

(三) 禁忌食物

不易消化的肉类,如火腿、香肠、腌肉等;刺激性食物,如辣椒、烈酒、芥末、辣椒粉;脂肪含量高的食物,如肥肉、油酥点心等;粗纤维含量多的食物,如粗粮、韭菜、芹菜、榨菜;生冷瓜果、凉拌菜等。

第五节 便秘的营养

便秘(constipation)是指大便次数减少和粪便干燥难解,一般两天以上无排便,提示存在便秘。调查发现,大部分健康人(>90%)的大便次数为每周 3 次到每日 3 次,因此,对有无便秘应根据各人排便习惯和排便有无困难等做出判断。

便秘的分类方法很多,按病因可分为:① 痉挛性便秘,用泻剂、调味品或吸烟过多,过多摄入粗糙食物和饮用浓茶、咖啡和酒，引起自主神经功能亢进，使肠壁痉挛、肠腔狭窄，大便不通而引起便秘。② 梗阻性便秘，因肠粘连、肿瘤或先天性疾病等阻塞肠腔，使肠内容物运行受阻而引起。③ 无力性便秘，因多次妊娠、肥胖、年老体弱、久病及营养不良等导致肌肉松弛而引起便秘。也可因膳食中长期缺乏膳食纤维、适量的脂肪及维生素 B_{12}，或因食欲差，进食量少，对肠黏膜形成的机械性或化学性刺激不足而引便秘。此外，饮水不足，长期坐着工作缺乏活动，生活不规律，滥用药物等因素均可引起便秘。

一、膳食治疗原则

（一）痉挛性便秘

（1）禁食刺激性食物，如烈酒、浓茶、咖啡、辣椒、咖喱等食物。

（2）选择无粗纤维低渣膳食，先食低渣半流质膳食，禁食蔬菜和水果，后改为低渣软饭。

（3）适当选用油脂食品，如花生油、香油或葵花籽油等。因油脂具有润肠的功能，脂肪酸可促进肠蠕动，有利于排便；但不宜过多，每天可控制在 100 g 以内。

（4）多饮开水和饮料，水和饮料能保持肠内粪便湿润，如每日清晨空腹喝 1 ~ 2 杯温开水或含蜂蜜的水等，有利于通便。

（5）进食琼脂类制品，琼脂在肠内易吸收水分，可使粪便软滑，体积增加，有利于排泄。

（二）梗阻性便秘

若为器质性病变引起，应先治疗疾病，祛除病因，如直肠癌、结肠癌等；若为不完全性梗阻，可考虑供给清流质膳食。膳食仅限于提供部分能量，并最低限度降低食物残渣。能量和营养素的供给方式主要靠胃肠外营养。

（三）无力性便秘

（1）增加高膳食纤维膳食，如粗粮、带皮水果、新鲜蔬菜等。膳食纤维可吸收水分，增加粪便容积，促进胃肠蠕动，增强排便能力。

（2）供给 B 族维生素丰富的食物，如粗粮、酵母、豆类及其制品等，可促进消化液分泌，维持和促进肠蠕动，有利于排便。

（3）高脂肪膳食，可选用花生、芝麻、核桃及花生油、芝麻油、豆油等，每天脂肪总量可达 100 g。但不能用油煎、炸、烙、烤的食物，因其易使肠胃“生热上火”；食用炖、煮油腻食物，则可润肠通便。

（4）多食产气食物、多饮水，多食易产气的洋葱、萝卜、蒜苗等食物，可促进肠蠕动；饮水使肠道保持有足够的水分，两者都有利于粪便排出。

（5）禁忌烟酒和辛辣的食物。

二、膳食配膳方案

无力性便秘膳食配膳方案见表 2 - 17 - 4。

表 2-17-4 高纤维素多脂肪膳食参考食谱举例

餐次	食物名称	用量/g	能量/kJ	蛋白质/g	脂肪/g	碳水化合物/g	膳食纤维/g
早餐	燕麦片	100	1 505(367)	15	6.7	66.9	5.3
	小麦粉(富强粉)	50	732(175)	5.2	0.6	37.6	0.3
	茭白[茭笋,茭粑]	80	75(18)	1	0.2	4.7	1.5
	鸡蛋(均值)	50	295(72)	6.7	4.4	1.4	0
加餐	牛乳(均值)	200	451(108)	6	6.4	6.8	0
	白砂糖	10	167(40)	0	0	10	0
午餐	粳米(标一)	100	1 434(343)	7.7	0.6	77.4	0.6
	洋葱[葱头]	100	163(39)	1.1	0.2	9	0.9
	牛肉(瘦)	50	222(53)	10.1	1.1	0.6	0
	小白菜	150	92(22)	2.2	0.5	4	1.6
	青鱼[青皮鱼,青鳞鱼]	50	247(59)	10.1	2.1	0	0
加餐	枣仁	50	769(184)	0.4	12.1	30.5	12.1
	白砂糖	10	167(40)	0	0	10	0
晚餐	粳米(标一)	100	1 434(343)	7.7	0.6	77.4	0.6
	玉米(黄,干)	50	702(168)	4.3	1.9	36.5	3.2
	芹菜茎	150	125(30)	1.8	0.3	6.8	1.8
	猪肉(瘦)	50	301(72)	10.2	3.1	0.8	0
	刀豆	100	150(36)	3.1	0.3	7	1.8
	香菇[香蕈,冬菇]	15	13(3)	0.3	0	0.8	0.5
全日豆油		25	941(225)	0	25	0	0
湖盐[青盐]		6	4(1)	0	0	0.2	0
合计			10 024(2 398)	92.9	66.1	388.4	30.2

注:( )中数字为以 kcal 作为能量单位时的能量。

三、习惯性便秘的药膳

（一）香蜜茶

蜂蜜 65 g、小麻油 35 g，加开水冲服，每天早晚各一次。

（二）葱味牛奶

鲜牛奶 250 mL、蜂蜜 60 g、葱汁少许，将葱汁、蜂蜜兑入牛奶煮开后改用文火煮 10 min，早晚各一次分服。

小　结

胃肠疾病与饮食和营养关系极为密切，良好的饮食卫生习惯可促进人体健康，饮食不当也可损害胃肠功能，导致疾病。胃肠道疾病对营养代谢的主要影响是胃肠黏膜病变影响营养物质的吸收利用，易发生水、电解质平衡失调；胃肠动力障碍易引起能量、蛋白质等营养物质吸收不良。胃肠道疾病营养治疗的基本目的是减轻胃肠负担，帮助黏膜修复，通过调整膳食结构增加或减少某些营养素，纠正营养不良。胃肠道疾病（无力性便秘除外）营养治疗的基本方法是急性期禁食或无渣膳食，禁止食用刺激性的、多纤维的、坚硬的、油煎炸的食物和调味品，病情缓解后膳食过渡方法是从清流质 → 流质 → 无渣半流质 → 软食 → 普食，餐次应从少食多餐逐渐过渡为一日三餐，定期进行营养评价，及时纠正营养不良，加强对患者和家属的营养指导和饮食卫生的宣传教育。

课后测试

1. 急、慢性胃炎膳食治疗原则有哪些？
2. 怎样调配消化性溃疡患者的膳食？
3. 如何指导腹泻、便秘患者的膳食？

（陈明改）

第十八章 肝胆疾病的营养

【学习要点】

1. 掌握肝胆疾病的营养治疗原则和配膳方法。
2. 熟悉膳食因素与脂肪肝、胆囊炎和胆结石的关系。
3. 了解肝胆疾病的膳食治疗目的。

【案例】

王某,男性,45岁,从事营销工作。近两周自觉乏力,右上腹隐痛,饮酒后恶心,呕吐2 h入院。入院前单位体检,王某做了肝功能、肾功能和血脂检查。

问题:1. 根据患者情况做出营养状况评价及提出膳食治疗原则。

2. 给出三大营养素推荐量及食谱举例。

肝、胆是体内营养素消化和代谢的重要器官,其主要功能是合成、储存、分解、解毒和分泌胆汁等;如果肝胆发生疾病,将不利于营养素的吸收和利用。因此,肝胆疾病的预防和营养调理极为重要。

第一节 病毒性肝炎的营养

病毒性肝炎(viral hepatitis)是由多种肝炎病毒引起的常见传染病,发病者多为儿童和青少年。病毒性肝炎分甲、乙、丙、丁、戊五种类型,但最常见的有甲、乙两型,甲型肝炎绝大多数是由粪便经口传播,乙型肝炎多经血液、体液等传播。病毒性肝炎的主要病变为肝细胞变性坏死及肝脏间质性炎性浸润。临床上主要表现为乏力、食欲减退、恶心、呕吐、肝大及肝功能损害,部分患者可有黄疸和发热。少数乙型肝炎及非甲非乙型肝炎病程迁延,可转为慢性肝炎,甚至肝硬化;乙型肝炎与肝癌有一定的相关性。目前对病毒性肝炎并无特殊的治疗方法,以安静卧床休息和营养治疗为主。膳食治疗的目的是减轻肝脏的负担,保护肝脏和促进肝功能的恢复,并可防止肝脏发生永久性、弥漫性病变。

一、膳食治疗原则

(一)能量供给要适当

一般成年人每天能量控制在8.4~10.5 MJ(2 000~2 500 kcal)为宜。因为适当的能量有利于肝组织修复及肝功能的恢复。如果过分强调高能量膳食会增加肝负担,加重消化功能障碍,引起肥胖,从而使细胞内脂肪含量增加,形成脂肪肝。但能量不足又可增加身体组织蛋白质的消耗,不利于肝细胞的修复和再生,因此能量的供给要与患者的体重、病情、活动情况相适应,尽量保持患者能量的平衡,以维持理想体重。

(二)碳水化合物供给要足量

适当增加碳水化合物的供给量,可增加肝糖原储存和节省蛋白质,从而有利于维持肝功能及保护肝,但不要因为过分强调高糖膳食而给患者加服过多的葡萄糖、果糖和蔗糖等,这样不但无益反而有害。因吃糖过多会加重胃肠胀气,影响食欲及其他营养素的摄取,同时容易加速脂肪在体内聚积,加重病情,不利于肝恢复。因此,碳水化合物的摄入量以占总能量的60%～70%为宜,应以谷类为主。

(三)蛋白质供给的比例要恰当

蛋白质是肝细胞再生所需的主要原料,适量的优质蛋白膳食可提高酶活力,改善机体免疫功能,增加肝糖原储存,改善肝细胞脂肪变性,有利于受损肝细胞的修复和肝功能的恢复。每日蛋白质摄入量应当占总能量的15%左右,约80 g。另外,由于膳食中蛋白质增加引起产氨增多,导致血氨增高,故以供给产氨低的蛋白质食物为宜,如奶类、蛋类、大豆及其制品。如有其他合并症,蛋白质供给量需做相应的调整。

(四)脂肪供给要适量

适量的脂肪可以增加食物的美味,促进脂溶性维生素的吸收。肝炎患者需要脂肪,特别是必需脂肪酸,它能促进脂肪的代谢,对预防脂肪肝有利。另外新生组织的生长、受损肝组织的修复都需要必需脂肪酸。因此,应选择富含必需脂肪酸的花生油、豆油等植物油。但对肝炎患者要根据病情调整脂肪的供给,如急性期患者厌油,脂肪过多则延长胃排空时间,影响食欲;当恢复期患者肝功能趋向正常时,食欲好转,脂肪量应适当增加,以占总能量的20%～30%为宜。

(五)维生素的供给要加量

多种维生素储存于肝,并且直接参与肝内生理生化代谢。当严重肝病时,维生素吸收障碍,引起维生素C、维生素B_1、维生素B_2、维生素K、维生素E、维生素A等缺乏。增加维生素的供给量,有利于肝细胞的修复,增强解毒功能,提高机体免疫力。临床实践发现,维生素C、维生素E、维生素K联合使用治疗肝炎,可改善肝炎患者的症状和促进肝功能好转。因此,应选用绿叶蔬菜、番茄、胡萝卜、豆类、动物肝、乳类、水果等维生素含量丰富的食物。

(六)膳食制度要合理

膳食可采用少食多餐制,选择易消化吸收的食物,严禁饮酒和暴饮暴食。

二、膳食配膳方案

病毒性肝炎的膳食配膳方案见表2-18-1。

表 2-18-1 病毒性肝炎膳食举例

餐次	饭菜名称	食物名称	用量/g	能量/kJ	蛋白质/g	脂肪/g	碳水化合物/g	维生素 C/mg
早餐	面包	面包(均值)	50	652(156)	4.2	2.5	29.3	0
	牛奶	牛乳(均值)	250	564(135)	7.5	8	8.5	2.5
		白砂糖	35	585(140)	0	0	35	0
加餐	苹果	苹果(均值)	100	217(52)	0.2	0.2	13.5	4
午餐	米饭(粳米)	粳米(标一)	150	2 148(514)	11.6	0.9	116.1	0
	猪肝	猪肝	50	268(64)	9.7	1.8	2.5	10
	鲫鱼	鲫鱼[喜头鱼,海附鱼]	80	359(86)	13.7	2.2	3	0
	青菜	小白菜	150	92(22)	2.2	0.5	4	42
加餐	香蕉	香蕉[甘蕉]	100	380(91)	1.4	0.2	22	8
晚餐	面条(富强粉)	小麦粉(富强粉,特一粉)	100	1 463(350)	10.3	1.1	75.2	0
	蛋汤	鸡蛋(均值)	40	242(58)	5.3	3.5	1.1	0
		番茄[西红柿]	100	79(19)	0.9	0.2	4	19
	青菜	苋菜(紫)[红苋]	100	130(31)	2.8	0.4	5.9	30
全日	豆油	豆油	25	941(225)	0	25	0	0
	盐	精盐	6	0	0	0	0	0
合计				8 122(1 943)	69.8	46.5	320.1	116

注:( )中数字为以 kcal 作为能量单位时的能量。

三、食疗方选

(一)急性期可用茯苓赤豆米仁粥

茯苓 20 g,赤小豆 50 g,米仁 100 g。先将赤小豆浸泡半天,与米仁共煮,赤小豆煮烂后,加茯苓粉再煮成粥,加白糖少许,随意服用,每日数次,有健脾化湿、清热解毒功效。

(二)慢性期可用佛手柑饮

佛手柑 15 g,白糖适量,泡茶,每日服数次。与粳米煮粥即佛手柑粥,常食效果相同。有醒脾开胃、疏肝理气之效。

第二节 脂肪肝的营养

肝有合成、运转和利用脂类的功能,但不是大量储存脂肪的场所。正常人肝脏脂类总量为肝湿重的4% ~5%,当肝内脂肪的分解与合成失去平衡,三酰甘油和脂肪酸过量沉积于肝中称为脂肪肝(fatty liver)。引起脂肪肝的因素比较多,但膳食因素较多见。

一、膳食因素与脂肪肝的关系

(一)高脂肪膳食

长期过多摄入脂肪引起高脂血症,大量脂肪进入肝,超出肝对脂肪的处理能力,促使脂肪肝的形成。

(二)高碳水化合物膳食

长期过多摄入富含碳水化合物的食物,碳水化合物在代谢过程中形成的 α - 磷酸甘油和乙酰辅酶 A 增多,促进肝内三酰甘油的合成增多,形成脂肪肝。

(三)蛋白质 - 能量营养不良

三酰甘油主要是与载脂蛋白结合,以脂蛋白的形式输送至血液。肝细胞合成载脂蛋白需要 ATP 和核糖体。蛋白质 - 能量营养不良可影响脂蛋白合成,使肝脂质不能正常运出而引起脂肪肝;食物中胆碱或合成载脂蛋白所需的氨基酸如苏氨酸、亮氨酸、异亮氨酸、精氨酸等缺乏,也可使 VLDL 合成减少而引起脂肪肝;摄入碳水化合物太少或代谢障碍、利用不良,皮质激素分泌增加和交感神经活动增强,机体内脂肪动员增多,大量进入肝,促使脂肪肝的形成。

二、膳食治疗原则

(一)控制总能量

过高能量使脂肪合成增多,加速脂肪肝病变,适当控制能量摄入,有利于肝功能恢复。对正常体重者,从事轻体力劳动,可按 125 kJ/kg(30 kcal/kg)摄入能量,体重超重者按 84 ~1 051 kJ/kg(20 ~25 kcal/kg)摄入能量。

(二)增加蛋白质供给量

蛋白质中许多氨基酸(如甲硫氨酸、胱氨酸、色氨酸、苏氨酸和赖氨酸等)都有抗脂肪肝作用。高蛋白质膳食可提供胆碱、甲硫氨酸等抗脂肪因素,使肝内脂肪结合成脂蛋白,有利于将其运出肝,防止肝内脂肪浸润。并且,蛋白质有较高的食物特殊动力作用,可刺激新陈代谢,适当提高蛋白质的质量,可帮助减轻体重,有利于肝功能恢复。每日蛋白质供给量可达 1.5 ~ 1.8 g/kg。

（三）减少脂肪供给量

脂肪有抑制肝内合成脂肪酸的作用，脂肪中的必需脂肪酸参与磷脂的合成，帮助运出肝内脂肪，对预防脂肪肝有利。但过多摄入脂肪，能量难以控制，对减轻体重和控制病情不利。因此，应给予适量脂肪，每日脂肪总量不宜大于40 g，并控制含胆固醇高的食物。可选择不含胆固醇的植物油，所含的谷固醇或豆固醇和必需脂肪酸有较好的促进脂肪代谢作用，可阻止或清除肝细胞的脂肪变性，对治疗脂肪肝有益。

（四）降低碳水化合物的摄入量

高碳水化合物是造成肥胖和脂肪肝的重要因素，控制碳水化合物的摄入比降低脂肪更有利于减轻体重和治疗脂肪肝。因此，应给予低碳水化合物食物，特别禁止食用含单糖、双糖高的食物。

（五）充足的维生素

供给富含B族维生素和维生素C、维生素A、维生素D、维生素K、维生素E及叶酸丰富的食物，有保护肝细胞和防止毒素对肝细胞的损害作用。

（六）膳食调配

膳食不宜过分精细，主食注意粗细杂粮的搭配，多用蔬菜、水果和菌藻类，保证摄入足够量的膳食纤维，以帮助代谢废物的排泄，调节血脂和血糖水平。忌饮酒和暴饮暴食。

三、案例分析

针对本章案例，分析如下。

体格检查 皮肤、黏膜无黄染，心肺听诊正常，腹部软，无压痛和反跳痛，肝于右肋缘下可触及。

辅助检查 白蛋白41.2 g/L，前白蛋白0.32 g/L，尿素氮3.90 mmol/L，肌酐46.0 μmol/L，葡萄糖8.23 mmol/L，血钙2.13 mmol/L，血镁0.86 mmol/L，血磷1.46 mmol/L，丙氨酸氨基转移酶53 U/L，天冬氨酸氨基转移酶13 U/L，总胆固醇5.68 mmol/L，三酰甘油5.68 mmol/L，高密度脂蛋白胆固醇1.21 mmol/L，低密度脂蛋白胆固醇3.74 mmol/L，载脂蛋白A1 1.65 g/L，载脂蛋白B 1.21 g/L。B超示肝回声增强。CT示肝密度减低。

入院诊断 脂肪肝、高脂血症。

问题一：根据患者情况做出营养状况评价及提出膳食治疗原则。

答：患者BMI = 29.47，属于肥胖，理想体重为65 kg，实际体重占理想体重的131%，且患者血脂和血糖均偏高，存在热量摄入过剩等问题。建议接受抗脂肪肝的药物治疗，进食高蛋白、低脂肪、低碳水化合物、高维生素、高纤维素的膳食。

问题二：给出三大营养素推荐摄入量及食谱举例。

答：(1) 营养素推荐量 应控制能量的摄入，对从事轻体力活动，肥胖或超重者以84 ~ 105 kJ/(kg · d)[20 ~ 25 kcal/(kg · d)]计算。脂肪和碳水化合物分别以0.5 ~ 0.8 g/(kg · d)和2 ~ 4 g/(kg · d)计算。高蛋白可保护肝细胞，并能促进肝细胞的修复与再生。蛋白质每天供给90 ~ 120 g。脂肪48 g，蛋白质90 g，碳水化合物350 g，能量

9 240kJ(2 200 kcal)。建议待病情好转后加强运动，控制食量，减轻体重，低脂清淡饮食。

（2）食谱举例　本案例食谱见表 2－18－2。

表 2－18－2　食 谱 举 例

餐次	饭菜名称	食品名称	用量/g	能量/kJ	蛋白质/g	脂肪/g	碳水化合物/g
早餐	大米稀饭	稻米（均值）	50	723(173)	3.7	0.4	39
	花卷	小麦粉（标准粉）	50	719(172)	5.6	0.8	36.8
	煮鸡蛋	鸡蛋（均值）	40	242(58)	5.3	3.5	1.1
中餐	大米饭	粳米（标一）	150	2 149(514)	11.6	0.9	116.1
	牛肉烧胡萝卜	牛肉（肥瘦）（均值）	80	418(100)	15.9	3.4	1.6
		胡萝卜（红）	50	75(18)	0.5	0.1	4.4
	炒土豆丝	土豆	100	38(9)	1.4	0.2	0.8
加餐	豆浆	豆浆	200	117(28)	3.6	1.4	2.2
		白砂糖	15	251(60)	0	0	15
晚餐	饺子	小麦粉（标准粉）	150	2 157(516)	16.8	2.2	110.4
		猪肉（肥瘦）（均值）	100	1 651(395)	13.2	37	2.4
		小白菜	250	159(38)	3.8	0.8	6.8
全天用油		豆油	20	752(180)	0	20	0
合　计				9 451(2 261)	81.4	70.7	336.6

注：（　）中数字为以 kcal 作为能量单位时的能量。

第三节　肝硬化的营养

肝硬化（cirrhosis of liver）为常见的慢性肝疾病，由一种或多种病因长期或反复作用而成。常见的病因为病毒性肝炎、营养不良、代谢障碍、慢性酒精中毒、化学毒物或药物中毒等。其病理变化是肝细胞广泛变性和坏死，肝小叶的构造受到破坏，由增生的纤维组织隔开，并有再生小结节形成，使肝循环发生障碍，肝实质细胞减少而功能衰退。肝硬化后期肝功能会失去代偿能力，导致机体多个系统的功能紊乱。

一、肝硬化的代谢障碍

（一）蛋白质代谢障碍

肝硬化患者因为肝合成蛋白质功能下降，造成血浆中多种蛋白质参数发生改变：血清中白蛋白降低而球蛋白增高,白蛋白与球蛋白的比例降低或倒置;由于肝内凝血因子合成减少而消耗增加,原发性纤维蛋白溶解及血小板质和量的改变等使凝血机制发生障碍。肝硬化、肝功能不全可使氨基酸代谢紊乱,血中芳香族氨基酸浓度明显增高,这些氨基酸进入脑组织,可干扰正常神经递质的合成和神经细胞的正常功能。

(二) 脂肪类代谢紊乱

肝硬化的患者肝内合成胆固醇的量减少,血浆中胆固醇的半衰期缩短,酯化功能降低,血中游离胆固醇比例增加,胆固醇酯的比例下降,三酰甘油转化时间延长,血中脂肪清除率降低,三酰甘油浓度升高。

(三) 碳水化合物代谢障碍

肝硬化时往往会出现低血糖,肝内糖原储存量降低,糖耐量增加,由于内源性胰岛素被灭活,其他激素也发生代谢性紊乱。

(四) 胆汁酸合成与排泄障碍

肝硬化时 7 - 羟化酶和 12α - 羟化酶活性减低,胆酸(CA)合成减少,排入肠内的胆汁酸减少,影响脂类和脂溶性维生素的消化和吸收。肝排泄胆酸功能障碍,使血中的胆汁酸不能正常清除,导致胆汁酸在血中的浓度增高。

(五) 贫血和电解质紊乱

肝硬化时由于患者脾功能亢进或脾梗阻性充血使红细胞长时间淤滞在脾窦而发生溶血;脂肪代谢紊乱,血浆中的某些异常脂质也可引起溶血;另外某些营养物质如维生素 B_{12}、叶酸等的摄入不足、吸收不良和利用障碍,使细胞生成受抑制和铁的利用障碍等都可引起贫血。由于低钠、低钾、低氯血症,可导致患者出现代谢性碱中毒,而血磷、血钙也可有所降低,虽然铁吸收正常,但由于代谢原因,可使铁在肝内大量沉积。

二、膳食治疗原则

(一) 能量

肝硬化患者要保证有充足的能量,每天供给量以 10.0 ~ 11.0 MJ (2 500 ~ 2 700 kcal) 为宜。

(二) 蛋白质

肝硬化患者蛋白质的供给根据病情而定。对无症状代偿期的肝硬化、血浆蛋白过低而伴有水肿和腹水的患者,高蛋白膳食比较重要,每天供给量可达 0.8 ~ 1 g/kg,以维持体内氮平衡,促进肝细胞再生和修复。如出现肝性脑病先兆、肝衰竭,要严格限制蛋白质的供给量(25 ~ 35 g/d),以免血氨升高,加重病情。如发生肝性脑病,要暂时停止蛋白质供给,可采用无蛋白质的流质或其他营养支持疗法。蛋白质的摄入应少而优,患者应选用高生物价的含优质蛋白较丰富的鱼、精瘦肉、蛋、奶类等食物。

（三）脂肪

肝硬化患者脂肪供给要适量，一般建议每日供给量以 40～50 g 为宜，如患者出现脂肪痢，应限制脂肪的摄入量，可以中链脂肪酸（MCT）取代部分膳食中的脂肪，因 MCT 能改变肝硬化患者肝脏脂肪成分，促进肝功能恢复。胆汁性肝硬化患者应给予低脂肪、低胆固醇饮食。

（四）碳水化合物

研究证明当肝糖原储备充足时，可以防止毒素对肝细胞的损害。因此，充足的碳水化合物有利于保肝解毒，纠正由肝功能不良造成的低血糖。碳水化合物的供给量以 350～450 g/d 为宜。对主食摄入量少者可适量补充一些甜食和蜂蜜，睡前补充尤为重要，有些患者甚至需注射葡萄糖以维持正常血糖。

（五）维生素与矿物质

大量补充叶酸和锌能增强组织修复功能，增加肝细胞的再生能力；充足的维生素 C 可促进肝糖原合成，有利于叶酸和铁的利用。肝硬化患者存在镁缺乏，应补充含镁多的食物如绿叶蔬菜、豌豆、乳制品等，膳食中注意补充铁和维生素 B_2、维生素 B_{12}、叶酸，有利于治疗因肝硬化导致的贫血。对凝血时间延长及出血患者要及时补充维生素 K。对肝硬化伴有腹水者，应当限制钠盐和水的摄入。

（六）膳食调配

选用新鲜、不加食品添加剂和农药残留量少的食物为原料，注意少量多餐，除一天三餐外，可增加两餐点心，应以细、软、易消化，少纤维、少刺激性，不产气的软食或半流质为主。

第四节　肝性脑病的营养

肝性脑病又称肝昏迷（hepatic coma），是由严重肝病引起的、以代谢紊乱为基础的中枢神经系统功能失调综合征，其主要临床表现为意识障碍、行为失常和昏迷。其发病机制迄今未完全明了，多数人认为是代谢紊乱引起氨在血液中和脑中大量积聚而致的一种中枢神经系统功能性改变，与蛋白质、脂肪代谢紊乱有关。营养治疗的目的是减少体内代谢产生的有毒物质，减轻或排除肝性肝病的症状。

一、膳食治疗原则

（一）能量供给要充足

给肝性脑病患者提供充足的能量可满足脑组织代谢的需要，减少体内组织蛋白质分解，增强肝细胞对毒素的抵抗力，促进肝功能的恢复，对解毒、保肝、改善和恢复中枢神经系统的功能都有良好作用。

1. 昏迷期　能量为5.04～6.72 MJ/d(1 200～1 600 kcal/d),完全由葡萄糖供给,以减少组织分解、降低血氨。

2. 复苏后　能量可提高到6.30～8.40 MJ/d(1 500～2 000 kcal/d)。

(二) 蛋白质供给要控制质和量

植物蛋白既能提供支链氨基酸,又能增加排便量,减少氨的体外来源。但长期缺乏优质蛋白质,可影响肝组织修复。因此,在控制蛋白质摄入总量的前提下,植物和动物蛋白质可适当交替食用。

肝性脑病患者昏迷期,应停用蛋白质,但不能停用过久;待患者复苏后,可供给蛋白质20～30 g/d,如病情稳定3天后,可试探性增加10 g/d,逐步提高至50 g/d,但禁用动物性蛋白质。

(三) 脂肪供给要适量

对昏迷患者要慎用脂肪。脂肪供给可占总能量的20%～25%,宜选植物油。

(四) 碳水化合物供给要足量

肝性脑病患者主要靠碳水化合物来提供能量,对能进食者必须供给高碳水化合物膳食,碳水化合物以占总能量的70%～75%为宜。

(五) 维生素的供给要齐全

肝昏迷患者由于对维生素的摄入量少,丢失量多,吸收和利用不良,再加上大量注射葡萄糖或长时间用激素治疗都增加了对维生素的需要,因此必须全面补充各种维生素,特别是维生素C。

(六) 水和矿物质要维持平衡

注意液体出入量的记录,腹水者应减少食盐摄入量,采用低盐或低钠膳食,食盐<4 g/d。由于低蛋白膳食,常会出现钙、铁的缺乏;而大量注射葡萄糖和过分利尿,易使血钾降低,要注意及时补钾以维持平衡。

二、膳食调配

(一) 选用产氨少,含支链氨基酸丰富的食物

饮食宜选用产氨少,含支链氨基酸丰富的食物(表2－18－3和表2－18－4),以充分利用动、植物蛋白质的互补作用,既提高蛋白质的营养价值,又尽可能减少体内氨的产生。

表2－18－3　常用食物含氮量

食物/100 g	含氮量/g	食物/100 g	含氮量/g	食物/100 g	含氮量/g
大米	0.320	火腿	2.704	青豆	1.008
面包	0.320	汉堡包	3.872	西红柿	0.192

续表

食物/100 g	含氮量/g	食物/100 g	含氮量/g	食物/100 g	含氮量/g
鸡肉	3.809	牛奶	0.560	莴苣	0.144
蛋黄	2.560	甜薯	0.288	扁豆	1.344
花生酱	4.448	洋白菜	0.208	鲜蘑菇	0.304
酵母	6.208	胡萝卜	0.176	葱头	0.240
苹果	0.032	芹菜	0.144	小萝卜	0.160
葡萄	0.208	黄瓜	0.144	长豇豆	0.160
梨	0.112	菠菜	0.480	菜花	0.302

表 2-18-4　几种食物中支链氨基酸及芳香族氨基酸含量

食物/100 g	异亮氨酸/mg	亮氨酸/mg	缬氨酸/mg	苯丙氨酸/mg	酪氨酸/mg	色氨酸/mg
黄豆	1 922	2 924	1 790	1 912	1 212	472
牛奶	115	245	134	113	118	38
小麦精粉	414	789	528	528	349	139
花生仁	829	1 600	967	1 209	878	229
里脊肉	848	1 505	854	784	614	227

（二）选用精细的粮食、含膳食纤维少的蔬菜和水果

禁用粗糙、坚硬和刺激性的食物。

（三）选用麦淀粉、葡萄糖、果酱、果汁等食物

选用此类食物既能满足机体对能量的需要，又可降低蛋白质的摄入量。

（四）少食多餐，每日5～6餐

膳食举例见表2-18-5。

表 2-18-5　肝性脑病低蛋白低脂肪软饭食谱

餐次	饭菜名称	食物名称	用量/g	能量/kJ	蛋白质/g	脂肪/g	碳水化合物/g	维生素 C/mg
早餐	米粥	粳米粥	100	192(46)	1.1	0.3	9.9	0
	小馒头	小麦粉（标准粉）	80	1 150(275)	9	1.2	58.9	0
	拌黄瓜	黄瓜[胡瓜]	100	63(15)	0.8	0.2	2.9	9
		芝麻油[香油]	3	113(27)	0	3	0	0

续表

餐次	饭菜名称	食物名称	用量 /g	能量 / kJ	蛋白质 /g	脂肪 /g	碳水化合物 /g	维生素 C /mg
加餐	香蕉	香蕉[甘蕉]	100	380(91)	1.4	0.2	22	8
午餐	面条	小麦粉(标准粉)	100	1 438(344)	11.2	1.5	73.6	0
	西红柿	番茄[西红柿]	100	79(19)	0.9	0.2	4	19
	植物油	色拉油	12	451(108)	0	12	0	0
加餐	水果汁	浓缩橘汁	100	982(235)	0.8	0.3	57.3	80
晚餐	米粥	粳米粥	100	192(46)	1.1	0.3	9.9	0
	花卷	花卷	70	619(148)	4.5	0.7	31.9	0
	大白菜	大白菜(均值)	100	71(17)	1.5	0.1	3.2	31
合计				5 731(1 371)	32.3	20	273.6	147

注:上述食谱碳水化合物供能占总能量的78%;( )中数字为以 kcal 作为能量单位时的能量。

(五) 食物应易于消化

食物制作宜清淡少油,软烂、少渣、易吞咽,有利于消化。

(六) 昏迷患者的膳食处理

患者昏迷且无食管静脉曲张者可采用鼻饲或肠外营养。

第五节 胆结石和胆囊炎的营养

胆结石(gall stone or cholelithiasis)又称胆石病,是指胆囊内或胆管内发生结石,胆管结石又分胆总管、肝总管及肝内胆管结石。引起结石原因主要有胆道感染、类脂质代谢障碍、胆囊因素、肥胖和多产、口服避孕药、激素和饮食因素等。胆结石在西方国家以胆固醇结石为多见,我国胆结石大多与感染有关,上海调查资料表明胆石症以胆固醇为主的混合结石多于胆红素为主结石及纯胆固醇结石。

胆囊炎(cholecystilis)是由于胆囊管阻塞、细菌感染或化学性刺激(胆汁成分改变)而引起的胆囊炎性病变。可分为急性和慢性两类。胆结石和胆囊炎是胆道系统的常见病、多发病,两者关系非常密切,往往互为因果。

一、饮食因素与胆结石和胆囊炎的关系

(一) 营养素摄入不平衡

人群流行病学调查和临床观察资料表明,高碳水化合物、低蛋白膳食的人,以胆红素结石为主;而高脂肪、高蛋白膳食的人群,以胆固醇结石多见。

（二）胆结石形成与膳食中缺乏纤维素有关

长期低纤维素膳食就增加了胆酸如去氧胆酸在胆汁中的含量。调查结果表明，常食蔬菜的人群很少患胆结石。

（三）胆固醇膳食易诱发结石

如动物脑、内脏和鱼子等含胆固醇高的食物，能增加胆道中胆固醇含量。

（四）进食不洁的食物

食不洁的食物易引起细菌和寄生虫感染，炎症脱落的上皮、细菌、蛔虫虫体及虫卵常构成胆石的核心。

（五）不良的生活行为方式

喜静少动，身体肥胖，饮食过量，不吃早餐等。

二、膳食治疗原则

（一）蛋白质和碳水化合物

胆结石和胆囊炎的患者以富含蛋白质和高碳水化合物膳食为好，可多食米、面、杂粮、豆及豆制品、瘦肉和淡水鱼等食物。

（二）膳食纤维

高膳食纤维的食物如绿叶蔬菜、水果、粗粮及番茄、木耳等，能增加胆盐排泄，抑制胆固醇吸收，降低血脂，减少形成胆石的机会。膳食纤维既有利胆作用，又能刺激肠蠕动，有利于通便，促使肠内产生的吲哚、粪臭素等有害物质尽快排出，防止胆囊炎发作。

（三）脂类

脂肪类食物可促进缩胆囊素的释放而增强胆囊的收缩。在急性发作期，应禁食脂肪类食物，采用高碳水化合物的流质膳食。不论在胆结石的发作或静止期，均应少食富含胆固醇的食物。在无胆总管梗阻或在胆结石静止期，不必严格限制脂肪摄入量（脂肪占能量的25%），因肠道内有脂肪时会刺激胆囊收缩，便于胆汁的引流，植物油有利胆作用。

（四）维生素

研究证明，维生素A、维生素C及维生素E对预防结石有相互关联作用。维生素A能保护胆囊表皮细胞，减少因胆囊表皮细胞死亡、脱落细胞吸附胆固醇造成结石。而维生素C和维生素E摄入充足时有助于维持维生素A的水平。维生素K有一定的解痉作用，可缓解胆管痉挛和胆石引起的疼痛。因此，胆结石和胆囊炎的患者可选用富含多种维生素的清淡易消化的膳食，可多食菠菜、胡萝卜、莴苣、豇豆、土豆和新鲜水果等。

（五）矿物质和水

胆结石的患者可多饮水，每日量应在 1 500 mL 以上，以稀释胆汁。有报道，饮用含硫酸镁或硫酸钠泉水，可使胆囊收缩，促进胆汁排出，有利于排石、消炎和防止结石再发生的作用。

（六）膳食调配

膳食应少量多餐，少量进食可减少消化系统负担，多餐能刺激胆道分泌胆汁，维持胆管通畅，便于胆管内炎性物质的引流，促进疾病减缓和好转。禁忌刺激性的食物、强烈调味品、油煎、油炸及产气食物；注意饮食卫生，防止肠寄生虫和细菌感染。

小　结

肝脏和胆囊发生病变，可扰乱人体新陈代谢，影响营养素的储存、分解、代谢和利用。营养治疗的目的是减轻肝脏负担，维持营养素的平衡，增强患者抗病能力，有利于患者病情缓解和恢复。其营养治疗方法是根据患者病情调整膳食结构，增加维生素的供给量；选择性的供给脂肪，以植物油为主，控制胆固醇的摄入量。对肝病患者，根据肝脏病变程度选择和控制蛋白质的质和量；碳水化合物的供给要足量（脂肪肝除外）；对胆囊疾病患者，给予高蛋白、高碳水化合物、高膳食纤维和维生素丰富的食物。禁止食用刺激性的、坚硬的、油煎炸的食物和调味品；餐次要采用少量多餐；注意发现和评价营养素缺乏症，及时给予营养补充；加强对患者和家属的营养指导，积极开展饮食卫生健康教育。

课后测试

1. 你认为该案例中食谱是否合理？为什么？该从哪几个方面进行修改？
2. 对肝硬化患者应采取哪些营养治疗原则？
3. 胆囊疾病的营养治疗原则有哪些？

（陈明改）

第十九章　肾疾病的营养

【学习要点】

1. 掌握肾疾病的营养治疗原则。
2. 熟悉肾疾病的营养食谱配制和评价。
3. 了解肾疾病的营养代谢特点。

【案例】

李某,男性,30岁,农民,2年前无明显诱因出现腰痛,休息后可减轻,伴有夜尿增多。体温36.5℃,脉搏54次/min,呼吸19次/min,血压105/68 mmHg,身高175 cm,体重62 kg,心、肺正常。尿蛋白+++,尿隐血++,尿素10 mmol/L,总蛋白75 g/L,白蛋白41 g/L,肾活检符合慢性肾小球肾炎。

问题:

1. 该患者的营养治疗原则是什么?
2. 如何为该患者制订营养治疗计划?

第一节　肾炎的营养

肾脏是人体内具有排泄、代谢和内分泌功能的重要器官。当摄入食物后,体内要经过一系列化学变化,产生热能和各种可被吸收、利用的营养物质。肾脏在代谢过程中起到十分重要的作用。但当肾脏发生疾病或出现功能障碍时,患者的膳食营养成分则应根据肾功能减退程度而进行调整,使摄入的营养成分适应肾脏的功能。膳食摄入应根据患者病情及个体差异进行个体化处理,其目的是减轻肾脏负担,并适当发挥健存肾单位的生理功能,以维持患者的营养需要,增加抗病能力,使患者生理状态达到或接近正常并改善生活质量,延缓病情的发展或恶化。

肾脏患者营养状况评定方法包括膳食及病史调查、人体测量、生化及有关特殊检查和临床体检等手段(表2-19-1)。

表2-19-1　肾脏患者营养状况评定指标

人体测量	膳食与代谢	生化检查	
身高	病史	血常规	尿素
体重	膳食史	尿常规	24 h尿尿素氮
体重占理想体重(%)	每日热量摄入量	血清白蛋白	尿肌酐
肱三头肌皮褶厚度	每日蛋白质摄入量	转铁蛋白	肌酐-身高指数

续表

人体测量	膳食与代谢	生化检查	
上臂围	氮平衡	前清蛋白	血脂
上臂肌围	净蛋白利用率	视黄醇结合蛋白	血清氨基酸谱
瘦体重	基础能量消耗	血清尿素氮	蛋白分解率
总体脂肪		肌酐	尿素生成率
总体液体容量			

一、急性肾小球肾炎

急性肾小球肾炎(acute glomerulone phritis)简称急性肾炎,是抗原抗体反应引起的免疫性疾病,其病变部位主要在肾小球。可由多种病因致病,大多数是由溶血性链球菌感染后,产生的抗原抗体复合物沉积在肾小球引起的病理改变,造成肾小球炎症和损伤。严重者可导致程度不同的肾功能损害。临床表现主要为血尿、蛋白尿、水肿、少尿和高血压。大多数患者起病急,有明确感染史,发病初期以少尿、水肿为多见,多数于14~28 d尿量增加后水肿消退。尿液检查为血尿、蛋白尿。急性肾炎可发生在任何年龄,以儿童多见。

(一)营养代谢特点

急性肾小球肾炎病变主要在肾小球,由于肾小球内皮细胞肿胀增殖,毛细血管管腔狭小,肾血管阻力增加,肾小球滤过率下降,而肾小管无严重病变,重吸收正常,使钠、水在体内大量潴留,导致水肿,表现为以水钠潴留为特点的营养代谢紊乱。患者可出现水肿、高血压和少尿。

(二)营养治疗

营养治疗目的是减轻肾负担,减轻或消除临床症状,改善肾功能。膳食的安排应根据患者病情及个体差异而定。

1. 限制水和钠的摄入　根据患者的水肿程度、尿量及高血压情况决定水和食盐的摄入量。如无水肿和高血压,可不限制饮水量及盐的摄入量;对于轻度水肿者,适当限制饮水量,给予低盐膳食,烹调用盐一般控制在2~3 g/d,避免食用含盐高的食物如咸菜、咸蛋、泡菜、卤制品等;当患者出现严重水肿或少尿时,应控制饮水量,每日总入水量一般为前一日尿量加500~800 mL。采用无盐膳食,烹调时不加盐,还应避免食用含钠高的食物,如含钠高的蔬菜(含钠量在200 mg/100 g以上)、加碱或苏打粉的馒头、糕点、挂面、饼干等。如有高血压症状者,应根据其程度的不同限制食盐的摄入量。

2. 低蛋白膳食　根据病情制订蛋白质的摄入量。对于尿中仅有少量蛋白质及红细胞,偶有水肿或高血压的轻型病例,不宜过分限制蛋白质的摄入,以免影响肾组织的修复,蛋白质的供给量应为1.0 g/(kg·d)。如出现肾功能不全、氮质血症者,蛋白质代谢产物排泄障碍,血中尿素积聚。为减少蛋白质在体内的代谢产物,降低血中尿素的生成,减轻肾负担,需采用限制蛋白质膳食。应严格限制蛋白质摄入量在0.6 g/(kg·d)以下,并尽量减少植物蛋白质,多选用优质蛋白质(如鸡蛋、牛奶、瘦肉、鸡肉和鱼等),优质蛋白质应占60%。但低蛋白膳食时间不宜过长，一旦血中尿素氮、肌酐清除率接近正常，无论有无蛋白尿，蛋白质供给量均应逐步增加，以利于肾功能的恢复。

3. 限制钾的摄入　患者出现少尿或无尿时，为防止出现高钾血症，应严格限制钾的摄入，避免食用含钾高的蔬菜和水果等。

4. 供给适宜的能量　能量以 104.6 ~ 125.5 kJ/(kg · d)[25 ~ 30 kcal/(kg · d)]为宜。膳食中能量应以碳水化合物为主要来源，碳水化合物占总能量的 65% ~ 70%。充足的碳水化合物不仅能满足机体对能量的需求，还可使膳食中所提供的少量蛋白质用于组织修复和生长发育。膳食中脂肪总量不需严格限制，可适量增加脂肪比例，但不超过总能量的 30%。由于急性肾炎常伴有高血压，为防止高胆固醇血症的发生，应限制动物脂肪的摄入，可选用富含多不饱和脂肪酸的植物油。

5. 供给充足的维生素　充足的维生素有利于肾功能的恢复，多选用富含维生素 A、维生素 C 和 B 族维生素的食物，尤其是富含维生素 C 的蔬菜、水果，每天维生素 C 摄入量应达 300 mg以上。

6. 食物的选择

(1) 宜用食物　病情较轻者，食物的种类可与正常人相同，应多选用蔬菜、水果及奶类等成碱性食物。急性肾炎时尿液偏酸性，供给成碱性食物，使尿液接近中性，有利于治疗。常见成碱性食物的碱性依次由低到高排列如下：豆腐 < 牛奶 < 大豆 < 葱头 < 藕 < 南瓜 < 黄瓜 < 扁豆 < 土豆 < 柿子 < 莴苣 < 草莓 < 苹果 < 胡萝卜 < 西瓜 < 香蕉、梨 < 5% 茶 < 萝卜 < 菠菜 < 海带。恢复期可多选用山药、红枣、桂圆、莲子、银耳等食物，以利于肾功能恢复，预防贫血的发生。

(2) 忌用或少用食物　香料及刺激性食物，如茴香、胡椒等食物的代谢产物富含嘌呤；动物肝、肾、豆类及其制品，因其代谢产物含嘌呤和尿酸较多，这些代谢产物由肾排出，可增加肾负担，不宜多吃。

7. 急性肾小球肾炎的营养素推荐量　见表 2 - 19 - 2。

表 2 - 19 - 2　急性肾小球肾炎的营养推荐量

	轻度	中、重度
蛋白质	稍限，0.8 ~ 1.0 g/(kg · d)(50 ~ 60 g/d)	0.6 ~ 0.8 g/(kg · d)(40 ~ 50 g/d)
食盐	4 ~ 5 g/d	无盐或低盐(2 ~ 3 g/d)
水分	不限	(500 ~ 1 000) mL + 前一日尿量
能量	125 ~ 146 kJ/(kg · d) [30 ~ 35 kcal/(kg · d)](轻体力劳动标准)	105 ~ 125 kJ/(kg · d) [25 ~ 30 kcal/(kg · d)](卧床休息)
维生素	均应丰富，其中维生素 C > 300 mg/d	同前

(三) 膳食举例

急性肾小球肾炎患者的膳食治疗食谱举例(低盐低蛋白软饭)见表 2 - 19 - 3。

早餐：白米粥，糖包。

午餐：菠菜蛋花汤面，馒头。

加餐:苹果。

晚餐:素烧茄子,西红柿切片,烂饭。

表 2-19-3　急性肾小球肾炎患者食谱举例

食物	数量/g	蛋白质/g	脂肪/g	碳水化合物/g	能量/kJ
大米	150	10.2	2.0	115.0	2 169(519)
面粉	150	14.9	2.7	111.9	2 220(531)
鸡蛋	50	7.4	5.8	0.8	355(85)
菠菜	50	1.2	0.2	1.5	59(14)
茄子	250	5.7	0.2	7.5	242(58)
西红柿	200	1.6	0.6	4.4	125(30)
苹果	100	0.4	0.5	13.0	242(58)
糖	35	—	—	35.0	585(140)
油	20	—	20.0	—	752(180)
总计		41	32	289	6 751(1 615)

注:(　)中数字为以 kcal 作为能量单位时的能量。

二、慢性肾小球肾炎

慢性肾小球肾炎(chronic glomerulone phritis)简称慢性肾炎,是由多种病因引起的双侧肾小球弥漫性损害。临床类型多,表现多样,典型症状为蛋白尿、血尿、水肿、高血压等。大多数起病隐匿,病程长,可持续 20~30 年,呈相对稳定或缓慢发展状态,有不同程度的肾功能减退。慢性肾炎轻型者,肾功能损害轻,预后较好。严重者可发展为肾衰竭和尿毒症,危及生命。慢性肾炎可发生于任何年龄,以中青年、男性多见。

(一) 营养代谢特点

1. 蛋白质代谢紊乱　由于长期蛋白尿引起血浆白蛋白过多丢失,加上食欲减退,胃肠道消化和吸收功能不良,蛋白质摄入不足,均可导致低蛋白血症、贫血和营养不良。低蛋白血症可引起血浆胶体渗透压下降,液体潴留在组织间隙而引起水肿,机体抵抗力下降。慢性肾炎发展过程中,肾小球进一步损害,蛋白质的代谢产物不能顺利排泄而在体内蓄积,血中肌酐和尿素氮升高,内生肌酐清除率降低,这是可能发展为慢性肾衰竭的征兆。应动态监测血肌酐、血尿素氮和内生肌酐消除率,及时发现和消除损害肾功能的因素,改善肾功能,延缓病情恶化。

2. 水与电解质代谢紊乱　慢性肾炎患者可因肾缺血、肾素分泌增加而导致继发性醛固酮增多,使肾小管对水、钠的重吸收增加,造成水、钠在体内大量潴留,引起水肿和高血压。

(二) 营养治疗

营养治疗目的是减轻肾负担,减轻或消除症状,改善营养状况,增强机体抵抗力,减少发作诱因,预防病情恶化。

慢性肾炎临床种类多,在病程各期症状不同,营养治疗应密切结合病情变化,修订膳食治疗方案。

1. 限制蛋白质摄入量　根据肾功能损害程度确定蛋白质的摄入量。对病程长、病情轻、肾功能正常者,不必严格限制蛋白质的摄入量,可按 0.8 ~ 1.0 g /(kg · d)供给,其中优质蛋白质应占 60%。以免长期蛋白质摄入不足,而导致机体抵抗力降低。如尿蛋白丧失较多或有血浆蛋白低下,肾功能正常者,可适当增加蛋白质摄入量,以 1.0 g /(kg · d) + 尿蛋白丢失量供给。当肾功能减退,出现氮质血症时,应根据病情限制蛋白质摄入量,轻度肾功能减退者,控制在0.6 g /(kg · d),并以牛奶、鸡蛋等优质蛋白质为主。

2. 限制钠盐　根据患者水肿及高血压程度限制钠的摄入量。有水肿和高血压者,每日食盐的用量不超过 3 g(可选用低钠盐)。水肿严重者,每日食盐用量在 2 g 以下或给予无盐膳食,忌食或少食各种咸菜及盐腌食品。同时应定期检查血钾、钠水平,防止因长期限制钠盐的摄入而造成体内钠含量不足或缺乏。

3. 保证充足的能量　慢性肾炎病程长,能量消耗较大,膳食中要保证充足的能量,才能保证蛋白质和其他营养素的充分利用,以满足机体需要。能量供给以 146.4 ~ 167.4 kJ(35 ~ 40 kcal)/(kg · d)为宜。由于膳食限制了蛋白质和脂肪,可适当增加碳水化合物的摄入量,碳水化合物在体内的代谢产物为二氧化碳和水,不会增加肾负担。

4. 充足的维生素和矿物质　注意补充维生素 A、维生素 C 和 B 族维生素,多食用新鲜蔬菜和水果。如果患者尿量在 1 000 mL/d 以上,不必限制钾的摄入。尿量在 1 000 mL/d 以下或出现高钾血症的患者应选用低钾膳食,如蛋类、猪血、海参、面筋、南瓜、藕粉、花菜等。肾性贫血的患者可选用油菜、木耳、红枣、桂圆、赤小豆等含铁高的食物,必要时补充铁剂、维生素 B_{12}、叶酸。

5. 依据病情变化,随时调整膳食治疗方案　慢性肾炎临床种类多,症状多样,应根据病情的变化及时调整膳食治疗方案,以利于病情的稳定和恢复。慢性肾炎急性发作时,应按急性肾炎的营养治疗原则处理;大量蛋白尿时,应按肾病综合征营养治疗原则处理;高血压型应限制钠的摄入;肾功能减退者应限制蛋白质的摄入等。

(三) 案例分析

李某,男,30 岁,农民,2 年前无明显诱因出现腰痛,休息后可减轻,伴有夜尿增多。尿常规示:尿蛋白 + +,尿隐血 + + +。两个月前腰痛加重,查尿蛋白 + + +。

体格检查　体温 36.5℃,脉搏 54 次/min,呼吸 19 次/min,血压 105/68 mmHg,身高 175 cm,体重 62 kg,心、肺检查正常。

辅助检查　尿蛋白 + + +,尿隐血 + +,尿素 10 mmol/L,总蛋白 75 g/L,白蛋白 41 g/L,肾活检符合慢性肾小球肾炎。

入院诊断　慢性肾小球肾炎。

问题一:该患者的营养治疗原则是什么?

答:为减轻肾负担,帮助肾功能修复。膳食治疗原则宜采用低盐、低蛋白、半流质膳食,限制水分,严密观察肾功能和出入水量。

问题二:该患者的营养治疗计划是什么?

答:营养供给标准如下:

能量按 147 kJ/(kg · d)[35 kcal/(kg · d)]供给,蛋白质 0.8 g/(kg · d),脂肪占总能量

30%，全天食盐摄入量 3 g。

全天总能量为 9 261 kJ(2 200 kcal)，蛋白质 50 g，脂肪 73 g。

折合食物 谷类 150 g，面粉 200 g，蔬菜 600 g，水果 100 g，牛奶 200 mL，鸡蛋 50 g，猪肉 75 g，烹调油 25 g。

食谱举例 见表 2-19-4。

早餐：馒头、牛奶(无糖)、炒黄瓜。

午餐：米饭、素茄子、番茄鸡蛋汤。

加餐：苹果。

晚餐：猪肉扁豆馅水饺。

表 2-19-4 慢性肾小球肾炎患者食谱举例

食物	数量/g	蛋白质/g	脂肪/g	碳水化合物/g	能量/kJ
面粉	200	18.8	2.8	150.0	2 926(700)
大米	150	10.2	1.9	115.2	2 169(519)
牛奶	200	6.6	8.0	10.0	577(138)
猪肉	75	12.5	21.6	0.8	1 037(248)
鸡蛋	50	7.4	5.8	0.8	355(85)
扁豆	200	3.0	0.4	9.4	226(54)
黄瓜	100	0.8	0.2	2.9	63(15)
茄子	200	4.6	0.2	6.2	192(46)
西红柿	100	0.6	0.2	3.3	71(17)
苹果	100	0.4	0.5	13.0	242(58)
油	25	—	25.0	—	941(225)
总计		64	66	312	8 841(2 115)

注：( )中数字为以 kcal 作为能量单位时的能量。

第二节 肾病综合征的营养

肾病综合征(nephrotic syndrome)是一种常见的肾小球疾病。是由多种病因或疾病引起的肾小球毛细血管滤过膜严重损伤所致的一组临床综合征。最常见的病因是急、慢性肾小球肾炎。肾病综合征的临床表现具有“三高一低”特征，大量蛋白尿、高度水肿、高脂血症和低蛋白血症。

一、营养代谢特点

(一) 蛋白质代谢变化

血浆蛋白明显下降是肾病综合征患者蛋白质代谢的特征性变化，尤其是血浆白蛋白下降更为明显。其原因主要是肾小球滤过屏障损害，肾小球通透性增加，血浆中大量蛋白质从尿中丢失，出现大量蛋白尿（24 h 尿蛋白超过 3 g 以上），丢失蛋白以白蛋白为主。虽然肝合成蛋白质增加，仍不能补偿丢失的蛋白质，出现低白蛋白血症。由于大量蛋白质丢失和蛋白质摄入不足，患者常伴有营养不良。

（二）脂质代谢异常

肾病综合征患者脂质代谢异常的最显著的特点是高脂血症，表现为总胆固醇、三酰甘油、低密度脂蛋白和极低密度脂蛋白均升高，高密度脂蛋白正常或降低。以高三酰甘油血症最为常见，并常与低蛋白血症并存。高脂血症的病因尚不明确，其发生可能与肝合成脂蛋白和脂肪增加及脂蛋白在外周组织的分解代谢降低有关。新近研究表明，脂蛋白分解减弱可能是高脂血症更为重要的原因。脂质代谢紊乱可能促进动脉粥样硬化和肾小球硬化。

（三）水、钠代谢紊乱

水、钠代谢紊乱表现为不同程度的水肿、高血压，水肿程度与血浆蛋白降低呈正比。由于低蛋白血症致血浆胶体渗透压降低，水潴留在组织间隙；血容量减少使肾素活性增高，醛固酮和血管升压素分泌增多及肾功能受损，肾小球滤过率下降等因素，造成水钠潴留。故水钠潴留的主要原因是肾本身，而不是血浆容量降低所致。

（四）矿物质和维生素代谢

大多数肾病综合征患者伴有不同程度的钙、铁、锌、铜和维生素 D 等代谢紊乱，主要与相关的转运蛋白从尿中丢失有关。

二、营养治疗及配膳方案

（一）营养治疗

营养治疗主要针对临床特点，纠正低蛋白血症、水肿及营养不良。治疗原则为充足能量，适量蛋白质和脂肪，低盐或无盐膳食。

1. 适量的蛋白质　传统的观点认为，由于大量蛋白质从尿中丢失、低蛋白血症及水肿，应采用高蛋白膳食。而目前的研究认为，高蛋白膳食可刺激肝合成白蛋白，同时也可能引起肾小球高滤过，增加蛋白从尿中丢失，使血浆白蛋白水平下降，并加速肾小球硬化进程，促使肾功能减退。而低蛋白膳食的作用则相反。因此，一般肾病综合征患者蛋白质的适宜摄入量为0.8～1.0 g/(kg·d) +24 h 尿蛋白丢失量，其中优质蛋白质应占蛋白质总量的2/3 以上。在营养治疗过程中，应注意监测患者的肾功能及机体蛋白质营养状况，如病情加重，出现肾功能损害和氮质血症时，应适当限制蛋白质的摄入量。可在 0.6～0.8 g/(kg·d)的低蛋白膳食基础上，适当补充每日尿蛋白丢失量，每日蛋白质摄入量应不低于 50 g，并供给优质蛋白质，如鱼类、牛奶、鸡、鸭及瘦肉等。

2. 供给充足的能量　充足的能量能提高蛋白质的利用率。能量的供给量为 125.5～146.4 kJ/(kg·d)[30～35 kcal/(kg·d)]。并保证摄入足量的碳水化合物，碳水化合物应占总能量的60%。

3. 适量的脂肪　大多数肾病综合征患者伴有血脂升高，持续性的高脂血症及高脂蛋白血症，可加速肾小球硬化进程。因此，应适当限制脂肪的摄入量，供给量为 50 ~ 70 g/d，占总能量 20% 以下，限制胆固醇和饱和脂肪酸摄入量，增加不饱和脂肪酸和单不饱和脂肪酸摄入量，尽量选用茶油和橄榄油。食物含胆固醇量可参阅表 2 – 19 – 5。

表 2 – 19 – 5　常用食物含胆固醇量

食物/100 g	胆固醇/mg	食物/100 g	胆固醇/mg	食物/100 g	胆固醇/mg
蛋白	0	牛舌	102	牛肉(肥)	194
海参	0	干酪	104 ~ 140	鸡肫	229
奶酪	11	全脂奶粉	104	牛肺	234
酸牛奶	12	排骨	105	河蟹	235
牛奶	13 ~ 24	鸡油(炼)	107	鱼松	240
海蜇皮	16 ~ 24	猪肉(肥)	107 ~ 126	牛肝	257
脱脂奶粉	28	鸽	110	鱿鱼	265
羊奶	34	羊油(炼)	110	墨鱼	275
炼乳	39	猪舌	116	黄油	227 ~ 295
冰淇淋	51	黄鳝	117	猪肺	314
牛奶冰棍	53	鸡	60 ~ 117	羊肝	323
麻蛤	55	鲳鱼	120	羊肾	354
鸭油(炼)	55	广东香肠	123 ~ 150	猪肝	368 ~ 420
小肚	58	羊肚	124	牛肾	400
鸡	60 ~ 90	牛心	125 ~ 145	猪肾	380 ~ 405
蒜肠	61	梭鱼	128	鸡肝	429
牛肉(瘦)	62 ~ 106	沙丁鱼	130	蚬	454
羊肉(瘦)	65 ~ 100	羊心	140	鲫鱼子	460
大腊肠	72	羊舌	143	蟹黄	466
猪肉(瘦)	77	鸡血	149	鱼肝油	500
甲鱼	77	对虾	150	鸭肝	515
大黄鱼	79 ~ 98	青虾	158	火腿	100
鸭	80 ~ 101	猪心	158	牛肚	150
草鱼	81	猪肚	150 ~ 159	松花蛋	649
鲤鱼	83	螺肉	161	鸡蛋	450 ~ 680
兔肉	65 ~ 83	猪肉松	163	小虾米	738

续表

食物/100 g	胆固醇/mg	食物/100 g	胆固醇/mg	食物/100 g	胆固醇/mg
猪油(炼)	85~110	奶油	168	咸蛋黄	742
鲑鱼	86	蛋糕	172	鸡蛋黄	1 705~2 000
比目鱼	87	羊肉	173	羊脑	2 099
牛油(炼)	89	牛肉松	178	牛脑	2 300~2 670
青鱼	90	青蛤	180	猪脑	3 100
鲫鱼	93	鸭肫	180	鹌鹑蛋	3 640
鲢鱼	97	鳗鱼	186		
带鱼	97	猪肠	150		

4. 限制钠盐和水　根据水肿和高血压的程度而定,大多数肾病综合征患者伴有明显的水肿,有的出现高血压。通常盐摄入量以1~2 g/d为宜,严重者钠应限制为500 mg/d。水的摄入量为前一日尿量+500 mL。注意禁食含钠高的食物,如咸菜、咸蛋等。食物含钠量可参阅表2-19-6。

表2-19-6　常用食物含钠量

食物/100 g	钠/mg	食物/100 g	钠/mg	食物/100 g	钠/mg
西瓜	2.6	橘子	23	金花菜	73
花生	5.0	核桃	23	稻米(粳)	78
白葡萄	8.1	杏	24	小白菜	80
倭瓜	8.2	大葱	25	嘎嘎菜	81
龙须菜	8.4	黄瓜	26	鸭蛋	82
甜柿椒	9.4	茄子	20	盖菜	83
西葫芦	9.5	苤菜	27	扁豆	84
桃	9.8	黄金瓜	28	塌棵菜	100
鸭梨	10	杏仁	29	黄玉米	110
柠檬	10	冬菇	31	小米(细)	120
茄子	10	白薯	31	南豆腐	120
番茄	10	藕	32	芹菜	120
牛肉	11	紫菜苔	33	紫菜头	130
猪肉	11	土豆	34	干香菌	130
南瓜	11	慈姑	34	葡萄干	133
鸡	12	豇豆	36	高粱	140

续表

食物/100 g	钠/mg	食物/100 g	钠/mg	食物/100 g	钠/mg
紫葡萄	12	韭菜	36	薹菜	140
柿子	13	鲜蚕豆	36	白萝卜	140
鲜香菇	13	黄花菜	43	绿苋菜	160
苹果	14	藻儿菜	44	油菜	170
珍珠笋	14	红枣	44	圆白菜	170
冬瓜	14	黄豆芽	47	胡萝卜	170
莴笋	14	牛奶	51	菠菜	200
菠萝	14	香椿	53	橄榄菜	200
山药	15	大白菜	55	红苋菜	220
角瓜	16	生菜	57	空心菜	240
豌豆	18	稻米(籼)	58	香菜	260
绿豆芽	19	北豆腐	59	萝卜缨	260
丝瓜	19	可可	59	干酸枣	260
芋头	19	心里美萝卜	59	蒿子杆	270
猪肝	20	精白面	60	黄豆	310
对虾	20	青甜瓜	61	咸雪里红	360
菜瓜	20	杏干	62	紫菜	670
藕粉	21	萝卜	68	松花蛋	740
牛肝	22	梅	69	五香芥菜头	3 340
菜花	22	鸡蛋	73	酱菜	3 880
荸荠	22				

5. 充足的维生素和矿物质　供给富含维生素 A、维生素 D、维生素 C 和 B 族维生素的食物。长期大量蛋白尿,引起机体钙的缺乏而导致骨质疏松,发生低钙血症,膳食中应注意供给含钙高的食物,必要时补充钙剂及维生素 D 制剂。

(二) 案例分析

马某,女性,58 岁,工人,3 年前确诊为慢性肾炎。近 1 个月来出现夜尿增多,双腿水肿加重。

体格检查　体温 36.5℃,脉搏 66 次/min,呼吸 19 次/min,血压 112/76 mmHg,身高 158 cm,体重 58 kg,心、肺正常。

辅助检查　尿蛋白 + + +,尿隐血 +,尿蛋白 3.8 g/d,血清白蛋白 32 g/L,球蛋白 34 g/L,

前白蛋白 0.18 g/L，ALT 42 U/L，AST 60 U/L，尿素 5.6 mmol/L，肌酐 93 μmol/L，三酰甘油 1.97 mmol/L，总胆固醇 6.12 mmol/L。

入院诊断 慢性肾小球肾炎、肾病综合征。

问题一：为该患者制订营养治疗原则和营养治疗计划。

答：(1) 营养治疗原则 营养治疗主要针对低蛋白血症、水肿、高脂血症等，纠正低蛋白血症、水肿和营养不良。

(2) 营养治疗计划 发病初期因肾功能损害尚不严重，可供给较高蛋白膳食，以弥补尿中丢失的蛋白质量，一般供给 0.8～1.0 g/(kg·d)并加上尿蛋白丢失量 3.8 g/d，即为 62 g，其中高生物价食物应占 60% 以上。能量供给应充足，为 126～147 kJ/(kg·d)[30～35 kcal/(kg·d)]，即为 8 526kJ(2 030 kcal)。要限钠盐，每日为 1～2 g，若水肿严重时，则限为 0.5 g/d。

问题二：请给出一日食谱举例。

食谱举例 见表 2-19-7。

早餐：脱脂牛奶加糖 200 mL，煮鸡蛋 1 个，豆沙包 1 个。

午餐：拍拌黄瓜，猪肉冬瓜包 2 个，白米粥。

加餐：鸭梨 1 个。

晚餐：糖醋黄鱼，西红柿炒圆白菜，米饭。

晚加餐：脱脂牛奶加糖 200 mL。

表 2-19-7 一日食物数量和营养价值

食物	数量/g	蛋白质/g	脂肪/g	碳水化合物/g	能量/kJ
大米	100	6.7	1.3	73.0	1 446(346)
面粉	150	14.9	2.7	111.9	2 220(531)
红豆	25	5.4	0.2	15.2	351(84)
牛奶	400	10.0	16.0	20.0	1 154(276)
鸡蛋	50	7.3	5.8	0.8	355(85)
瘦猪肉	50	10.7	5.3	1.3	355(85)
黄鱼	100	17.5	3.6	—	418(100)
冬瓜	200	0.8	—	4.8	92(22)
黄瓜	200	1.6	0.4	4.0	109(26)
西红柿	100	0.8	0.3	2.2	63(15)
圆白菜	100	1.1	0.2	3.4	84(20)
梨	250	0.3	0.3	22.5	385(92)
糖	30	—	—	30.0	502(120)
油	30	—	30.0	—	1 129(270)
总计		77.1	66.1	289.1	8 653(2 070)

注：( )中数字为以 kcal 作为能量单位时的能量。

第三节 肾衰竭的营养

一、急性肾衰竭

急性肾衰竭(acute renal failure)是指各种原因引起的肾功能急骤减退,从而导致水、电解质紊乱,酸碱平衡失调和氮质血症等临床综合征。

急性肾衰竭按其病程分为少尿期、多尿期和恢复期 3 个阶段:① 少尿期,为病情危急阶段,大多数患者出现少尿(尿量 <400 mL/d)或无尿(尿量 <100 mL/d),致使氮质代谢产物排出减少,血浆肌酐和尿素氮升高,常有水、电解质、酸碱平衡紊乱,氮质血症。短期内即可出现高钾血症、代谢性酸中毒、低钠血症和低钙血症。易发生水过多、高血压、急性肺水肿、脑水肿和心功能不全。② 多尿期,每日尿量逐渐增多,可达 2 000 ~ 3 000 mL,血浆肌酐和尿素氮开始下降,其他代谢紊乱逐渐恢复,由于水、钠、钾从尿中大量排出,可出现脱水、低钾血症及低钠血症。③ 恢复期,血浆肌酐和尿素氮逐渐恢复正常,多数患者肾功能在 3 ~ 6 个月内恢复正常,少数患者可转变为慢性肾衰竭。

(一) 营养代谢特点

1. 蛋白质代谢　急性肾衰竭时,蛋白质代谢紊乱表现为蛋白质处于高分解代谢状态,患者每天丢失蛋白质达 150 ~ 200 g,蛋白质代谢产物潴留(氮质血症)。蛋白质分解增多及蛋白质摄入不足,导致机体呈负氮平衡,容易发生蛋白质营养不良,血清白蛋白和必需氨基酸水平下降。

2. 矿物质代谢　急性肾衰竭因分解代谢亢进和不能正常排泄代谢产物,可加重患者的矿物质代谢紊乱。常表现为高钾血症、高磷血症、低钠血症及低钙血症。少尿期由于少尿、感染及分解代谢亢进,使钾潴留,常发生高钾血症。进入多尿期后,钾从尿中大量排出,易发生低钾血症。高钾血症是急性肾衰竭少尿期发生死亡的主要原因之一,故限钾尤为重要。

3. 能量　急性肾衰竭时,机体在应激状态下使能量消耗增高。因厌食和呕吐,患者常不能正常进食,造成能量摄入严重不足。机体能量代谢处于负平衡状态。

(二) 营养治疗

急性肾衰竭的营养治疗目的是维持或改善患者的营养状态,防止或减少营养不良的发生,增强抵抗力,降低分解代谢,减轻氮质血症、酸中毒和高钾血症,降低死亡率。急性肾衰竭患者的营养治疗应根据病情轻重、营养状况、机体分解代谢情况及肾功能而定。

1. 少尿期或无尿期

(1) 充足的能量　能量供给不足时,体内蛋白质和脂肪分解增加以满足机体对能量的需要,加重负氮平衡及营养不良。充足的能量可提高蛋白质的利用率,减少蛋白质的分解。能量的供给应根据患者的性别、年龄、身高、体重及发病原因有所不同。一般认为,能量供给为 125.5 ~ 188.3 kJ/(kg · d)[30 ~ 45 kcal/(kg · d)]。能量的来源应以易消化的碳水化合物为主,多食用麦淀粉、水果等,以减少蛋白质及非必需氨基酸摄入,减轻肾负担。

(2) 供给高生物价低蛋白膳食　为减少氮代谢产物,应严格控制蛋白质的摄入量。蛋白质摄入量以维持氮平衡,满足机体需要为原则。发病初期可用无蛋白质膳食或仅给少量优质蛋白质。肾功能损害严重者,应给予 15 ~ 20 g/d,当病情好转时,可按 0.5 ~ 0.6 g/(kg · d)供给,并选择必需氨基酸含量丰富的优质蛋白质食物,如牛奶、鸡蛋、鱼、虾、畜禽肉类等。

(3) 限制钠盐与钾盐　根据水肿程度、排尿情况及血钠水平,而采用低盐、无盐或少钠膳食。钾的限制应根据血钾水平而定。一般情况下,少尿患者应严格限制钾的摄入;无尿患者应禁钾,选用无钾膳食,可选择含钾量低的食物,如南瓜、西葫芦、冬瓜、丝瓜、茄子、大白菜等,还可采用加水浸泡、冷冻或弃汤汁等方法,以减少食物中钾的含量。食物含钾量可参阅表 2 - 19 - 8。

表 2 - 19 - 8　常见食物含钾量

含钾量低的食物		含钾量高的食物			
食物/100 g	钾/mg	食物/100 g	钾/mg	食物/100 g	钾/mg
菜瓜	88	牛肉	330	干蘑菇	4 660
南瓜	69	猪肉	330	冬菇	330
藕粉	0	鸡肉	340	杏子	370
鸡蛋	60	黄豆芽	330	藕	350
鸭蛋	60	韭菜	380	红高粱	440
皮蛋	70	青蒜	300	玉米	270
团粉(干)	15	红苋菜	320	豇豆	210
白薯	110	绿苋菜	410	扁豆	200
芝麻酱	140	芹菜	370	番茄	250
空心菜	150	油菜	430	丝瓜	220
冬瓜	170	太古菜	450	苦瓜	200
夜开花	180	菜花	390		
白萝卜	170	荠菜	470		
嫩豆腐	84	香椿	400		
蒜头	130	香菜	570		
蒜苗	150	黄花菜	380		
绿豆芽	160	菠菜	350		
青菜	130	洋芋	590		
米	90	荸荠	370		
面条	11	冬笋	490		
面粉	120	春笋	480		
挂面	46	百合	490		

续表

含钾量低的食物		含钾量高的食物			
食物/100 g	钾/mg	食物/100 g	钾/mg	食物/100 g	钾/mg
干菜	100	紫萝卜头	440		
梨	110	干红枣	430		
白葡萄	71	鲜蘑菇	280		
紫葡萄	42	紫菜	1 640		
西瓜	22	榨菜	1 260		
橙子	160	川冬菜	1 240		
柿子	170	干玉兰片	2 260		

(4) 严格限制入液量　正确记录患者每天的液体出入量，严格限制液体入量。可根据排尿量计算入液量，一般全日入液量限制在前一日尿量 + 500 mL。如果患者有高热、感染时，可适当增加入液量。有严重心力衰竭、肺水肿或高血压时要适当减少入液量。当病情稍缓解后，每日入液量可增至 1 200 mL。

2. 多尿期　多尿早期的膳食治疗原则与少尿期相同。进入多尿期 5 ~ 7 d 后，血尿素氮下降，氮质血症逐渐减轻，可适当增加营养，以利于机体的修复。蛋白质的摄入量可增加至 0.5 ~ 0.8 g/(kg · d)，优质蛋白质应占 50% 以上。能量供给为每日 8.4 ~ 12.6 MJ(2 000 ~ 3 000 kcal)。液体摄入量取决于前一日的尿量。多尿期钾随尿液排出增多，应根据血钾水平补充钾盐，选用含钾丰富的新鲜蔬菜和水果。

3. 恢复期　此期的总能量供给应充足，每日供给能量 12.6 MJ(3 000 kcal)，蛋白质供给可逐渐增加到 1.0 ~ 1.2 g/(kg · d)，优质蛋白质应占 1/3 ~ 1/2。当尿量逐渐恢复正常，临床症状缓解，病情稳定一段时间后可恢复正常膳食。

二、慢性肾衰竭

慢性肾衰竭(chronic renal failure)是指各种原因造成的慢性进行性肾实质损害，以不可逆的肾小球滤过率下降为特征，致使肾不能维持其基本功能。表现为肾功能减退、氮质血症、代谢紊乱和各系统受累等一系列临床综合征。临床表现轻重与肾小球的滤过率(GFR)、血肌酐(Scr)水平及内生肌酐清除率(Ccr)有关。

临床上按肾功能损害程度分为 4 期：① 肾功能不全代偿期：肾轻度受损，一般无临床症状；② 肾功能不全失代偿期(氮质血症期)：肾不能清除蛋白质代谢产物，有害代谢物质蓄积，产生一系列中毒症状，表现为乏力、食欲减退、恶心、呕吐、轻度贫血、夜尿增多等；③ 肾衰竭期(尿毒症早期)：肾清除代谢产物及排水能力明显下降，临床症状显著加重，表现为明显贫血、消化道症状；④ 肾衰竭终末期(尿毒症晚期)：肾功能已完全衰竭，出现明显贫血、重度恶心、呕吐，伴明显水、电解质紊乱和酸碱平衡失调，全身各器官受累，合并各系统的并发症。

（一）营养代谢特点

慢性肾衰竭可引起多种营养素吸收、排泄或代谢改变，其中以水、电解质及蛋白质代谢紊乱最为突出。

1. 蛋白质与氨基酸代谢异常　慢性肾衰竭患者普遍存在蛋白质与氨基酸代谢异常。随着肾小球滤过率降低，氮代谢产物排泄减少而在体内潴留，出现血尿素氮升高，加重肾功能损害。肾衰竭患者由于蛋白质摄入量受限及代谢性酸中毒等并发症，导致蛋白质和氨基酸的分解增加而合成减少，机体处于负氮平衡状态。慢性肾衰竭患者的氨基酸代谢异常，表现为其特有的改变，必需氨基酸/非必需氨基酸的比例下降，多种必需氨基酸缺乏而非必需氨基酸水平较高。血浆支链氨基酸的浓度降低，其中缬氨酸降低最为明显。

2. 水、矿物质代谢紊乱　随着肾功能的减退，肾对水和电解质的调节能力明显下降。出现明显的水、钠、钾、钙和磷代谢紊乱。慢性肾衰竭早期，因摄食减少、呕吐、腹泻、多尿、夜尿等，可导致脱水、低钾血症。到肾衰竭后期，尿量减少，出现少尿和无尿，加之合并感染、创伤、酸中毒或水、钠、钾摄入过多，可引起水、钠及钾潴留，致高钾血症、高钠血症或低钠血症、高血压和水肿，甚至出现充血性心力衰竭、脑水肿、肺水肿等。

慢性肾衰竭患者常出现低钙血症和高磷血症。肾功能减退，尿磷排出量减少，骨组织释放磷酸盐增多，使血磷升高。磷与钙结合以磷酸钙的形式从肠道排出，影响钙吸收，使血钙降低。高磷血症和低钙血症促使磷酸钙在肾组织和软组织沉积，引起肾硬化。高磷血症可进一步刺激甲状旁腺，继发甲状旁腺功能亢进，使骨盐动员增强，产生骨质钙化障碍，导致各类肾性骨病。

3. 脂肪代谢改变　慢性肾衰竭患者中40%～60%存在Ⅳ型高脂蛋白血症，在肾功能不全早期即可出现脂肪代谢异常，主要表现为血三酰甘油、低密度脂蛋白和极低密度脂蛋白水平升高，高密度脂蛋白下降。

4. 碳水化合物代谢改变　慢性肾衰竭患者常伴有胰岛素抵抗及糖耐量异常，占70%～75%患者合并葡萄糖耐量降低，血糖曲线出现类似糖尿病变化，但空腹血糖一般正常。

（二）营养治疗

慢性肾衰竭患者大多数存在严重的营养素代谢紊乱和蛋白质－能量营养不良，进行营养治疗有助于改善患者的预后，提高患者的生活质量及生存率，营养治疗已成为慢性肾衰竭的主要治疗手段之一。慢性肾衰竭的营养治疗目的是维持或改善患者的营养状况，减轻患者临床症状，减轻肾负担，延缓病程发展，降低死亡率。目前，主要的营养治疗方法包括：① 高生物价值的低蛋白膳食疗法；② 低蛋白膳食加必需氨基酸疗法；③ α－酮酸疗法。

1. 低蛋白、低磷、麦淀粉膳食

（1）低蛋白、低磷、麦淀粉膳食的作用原理　蛋白质的代谢产物如尿素、肌酐、胍类、多胺等含氮物质在血液积聚，引起氮质血症等尿毒症的临床症状及代谢紊乱。低蛋白膳食可减少含氮代谢产物的产生，减轻氮质血症，减少高磷血症、代谢性酸中毒、高钾血症和其他电解质紊乱的影响，可降低肾小球的高滤过，缓解肾小球硬化的进程。

慢性肾衰竭患者体内蛋白质合呈下降，体内必需氨基酸（EAA）水平较正常人低25%～

30%,而非必需氨基酸(NEAA)水平较正常人高15%。EAA/NEAA比值失调,也是蛋白质合成下降的一个原因。如能降低食物中的NEAA摄入量,增加EAA的摄入量,可提高体内氮的利用率,降低氮质血症。以麦淀粉(或玉米淀粉、白薯淀粉、团粉等蛋白质含量约0.6%)代替部分米、面,作为供给能量的主要来源,其目的在于限制谷类蛋白质的摄入,减少膳食中非必需氨基酸的摄入量。尽量在限制蛋白质摄入量的范围内供给优质蛋白质。

慢性肾衰竭患者常合并高磷血症,而高磷血症可加重肾功能恶化,并使血清钙降低,应给予低磷膳食。膳食中磷含量与蛋白质含量呈正比,低蛋白膳食可减少磷的摄入量。

目前认为,在补充足够能量的情况下,低蛋白膳食治疗可以维持患者的营养状态,不同程度地纠正尿毒症综合征,延缓肾衰竭的进程,延迟患者开始透析的时间。但低蛋白膳食疗法无法阻止因必需氨基酸不足而引起的蛋白质持续分解,不能纠正负氮平衡,因而难以改善慢性肾衰竭患者的营养不良状况。

(2)低蛋白、低磷、麦淀粉膳食的应用

1)蛋白质供给　蛋白质的供给应根据患者肾功能状况及性别、年龄和体重而定,目前普遍采用的低蛋白膳食方案蛋白质为0.6 g/(kg·d)。限制植物蛋白质的摄入量,选用含必需氨基酸丰富的优质蛋白质食物,如鸡蛋、牛奶、瘦肉、鸡、鱼、虾等,鸡蛋为首选。优质蛋白质应占总蛋白的2/3以上,并均匀分配在三餐中。近年研究发现,大豆蛋白质具有保护残存肾功能,延缓慢性肾衰竭进展的作用,如能及时补充EAA制剂,则豆类食品一般不必严格限制。但由于豆类NEAA含量较高,严重肾衰竭时可适当限制豆类食品。

各期慢性肾衰竭患者的膳食中蛋白质可按以下标准供给:

肾功能不全代偿期:0.7~0.8 g/(kg·d)

肾功能不全失代偿期(氮质血症期):0.6~0.7 g/(kg·d)

肾衰竭期(尿毒症早期):0.5 g/(kg·d)

肾衰竭终末期(尿毒症晚期):0.3~0.4 g/(kg·d)

2)充足的能量　充足的能量可提高蛋白质的生物利用率,减少体内蛋白质分解。能量供给标准为126~146 kJ/(kg·d)[30~35 kcal/(kg·d)]。能量来源以碳水化合物为主,可选用麦淀粉、玉米淀粉、白薯淀粉、团粉、土豆、白薯、藕、荸荠、山药、芋头、南瓜、粉条、藕粉、荸荠粉等。多选用碳水化合物复合物,以减少三酰甘油的合成,改善糖耐量。也可适当增加单糖,用于加餐,有助于提高膳食中总能量。

3)脂肪不宜过多　脂肪应占总能量的25%~30%,饱和脂肪酸应<7%,胆固醇<200 mg。

4)适量的矿物质与维生素　根据病情调整膳食中钠、钾、钙、磷、铁等的摄入量。① 钠盐的供给应根据病情与血钠水平而定,如有明显水肿、高血压、心力衰竭等,应限制钠的摄入,给予低盐或无盐膳食。防止水潴留和血容量增加而加重心脏负担。② 膳食中钾的含量要根据患者血钾水平进行调整,当患者出现少尿、无尿或体内出现组织高分解状态时,易伴发高钾血症,应限制钾的摄入量,慎重选用水果、蔬菜、土豆、马铃薯淀粉等钾含量高的食物。③ 给予高钙、低磷膳食有助于纠正慢性肾衰竭患者的甲状腺旁腺功能亢进,预防肾性骨病的发生。应增加含钙丰富的食物,限制磷的摄入,磷的摄入量为<600 mg/d。必要时可口服肠道磷结合剂和钙制剂及活性维生素 D_3,以利钙的吸收和利用。④ 贫血是慢性肾衰竭患者晚期常出现的合并症,除选用含铁丰富的食物,还可服铁剂,选用含维生素C丰富的蔬菜和水果,以促进铁的吸

收。⑤ 慢性肾衰竭患者体内多种维生素缺乏，膳食中应注意补充。

低蛋白麦淀粉膳食缺点是在食物选择上范围局限，患者难以长期应用。因此，低蛋白麦淀粉膳食主要适用于症状明显的尿毒症患者，早、中期慢性肾衰竭患者一般不必选择麦淀粉膳食。

2. 氨基酸疗法　氨基酸疗法是根据肾衰竭患者体内氨基酸代谢的特点，在低蛋白膳食及充足的能量供给基础上，加用必需氨基酸制剂。EAA 制剂的用量相当于正常人需要量的 1 ~ 3 倍。

（1）氨基酸疗法临床应用疗效　① 可纠正慢性肾衰竭状态下 EAA/NEAA 比值失衡。慢性肾衰竭患者血浆 EAA 浓度降低，EAA/NEAA 比值减少。在此种情况下，若输入普通氨基酸，非但不能纠正上述改变，反而可能使 NEAA 浓度进一步升高。补充 EAA 既可满足机体对 EAA 的需求，缓解氨基酸代谢紊乱，升高 EAA/NEAA 比值，使蛋白质合成增加，改善营养状况；又可利用尿素等含氮物质合成 NEAA，使氮得到再利用，氮代谢产物生成减少，降低血尿素氮，减轻尿毒症症状。② 改善钙、磷代谢紊乱，减轻继发的甲状旁腺功能亢进症状。必需氨基酸可使甲状旁腺分泌减少，可降低血磷，改善低血钙症状，减少钙、磷沉积，减轻肾小球及肾小管的损伤。③ 氨基酸疗法保证了低蛋白摄入，缓解残余肾小球内高滤过状态，减轻肾损害。

（2）氨基酸疗法应用方法　适用于未做透析的患者，可与低蛋白、低磷、麦淀粉膳食结合使用；也可用于透析前、透析间隙和急性肾衰竭患者。① 必需氨基酸用量为 0.1 ~ 0.2 g/(kg · d)，可在应用低蛋白、低磷、麦淀粉膳食 1 ~ 2 周后，开始加入必需氨基酸制剂。② 必需氨基酸制剂应以口服为主，对于不能或不宜口服者，可由静脉滴注给予，口服 3 ~ 5 次/d。静脉滴注 1 次/d，15 滴/min。③ 能量供给可按 126 ~ 146 kJ/(kg · d) [30 ~ 35 kcal/(kg · d)]。④ 适当调整 EAA/NEAA 比值，防止因 EAA 过量而引起的氮代谢增多。⑤ 注意监测出入水量及血钾、血钠、血氯、水肿、血压情况。

3. α - 酮酸疗法

（1）α - 酮酸疗法治疗慢性肾衰竭的原理　α - 酮酸疗法主要是通过改善蛋白质代谢，减少氮代谢产物，减轻残余肾单位过度滤过，降低血磷、甲状旁腺激素水平等作用，达到缓解症状，延缓病程进展，保护和改善肾功能的目的。① 节省氮源，提高蛋白质合成：在低蛋白膳食基础上补充 α - 酮酸时，α - 酮酸不含氮，可利用体内代谢产生的氮合成氨基酸，节省氮源，补充体内必需氨基酸的不足，促进蛋白质合成，改善营养状况。② 减轻氮代谢产物潴留：由于 α - 酮酸疗法均采用低蛋白膳食，氮摄入量减少，蛋白质合成增加，分解减少，降低体内尿素氮和肌酐等氮代谢产物，减轻尿毒症症状。③ 减轻肾损害，改善肾功能：氮摄入量减少，可减轻肾小球的高滤过作用和肾小管高代谢，改善肾功能。④ 降低血磷，减轻钙、磷沉积对肾的损害：低蛋白膳食中磷含量减少，当蛋白质合成增加时，细胞外液中的磷进入细胞内液的活动增多，使血磷下降。血磷降低可减轻甲状旁腺功能亢进症状，减轻钙、磷沉积对肾的损害，延缓病程发展。

目前任何一种疗法都需要配合低蛋白膳食，才能取得显著疗效。EAA 疗法、麦淀粉膳食在食物选择上限制严格，患者难以长期应用。α - 酮酸疗法低蛋白膳食的食物选择范围较宽，患者容易接受。

(2) 应用方法　α－酮酸疗法应在低蛋白、高能量膳食的基础上进行，蛋白质供给标准按0.5～0.7 g/(kg·d)，能量为146～188 kJ/(kg·d)[35～45 kcal/(kg·d)]。目前，临床上大多将必需氨基酸与α－酮酸联合应用。所使用的α－酮酸制剂有5种和必需氨基酸4～5种。口服或静脉滴注。口服一般将全天量分为3～5次服用。静脉输入每日1次，滴速宜慢，15滴/min。

(三) 低蛋白膳食举例

根据不同病情阶段设计出低蛋白麦淀粉膳食Ⅰ、Ⅱ、Ⅲ号(表2－19－9、表2－19－10)。慢性肾衰竭患者一日食谱举例(表2－19－11)。

表2－19－9　Ⅰ、Ⅱ、Ⅲ号低蛋白、麦淀粉膳食的蛋白质和能量的供给情况

编号	蛋白质总量/g	优质蛋白质/g	优质蛋白质占比例/%	能量/MJ	能量/kcal
Ⅰ	20	15	70	7.54～9.85	1 800～2 350
Ⅱ	30	19	60	8.38～10.89	2 000～2 600
Ⅲ	40	29	>70	8.38～12.57	2 000～3 000

注：引自《现代临床营养学》(第1版)，北京：科学出版社.2003。

表2－19－10　Ⅰ、Ⅱ、Ⅲ号低蛋白、麦淀粉膳食的主、副食供给情况

编号	麦淀粉/g	大米/g	牛奶/mL	鸡蛋/g	瘦肉/g	蔬菜/g	油/g	糖/g
Ⅰ	250～350	—	100	40(1个)	25	适量	适量	适量
Ⅱ	200～250	100～150	200	40(1个)	25	适量	适量	适量
Ⅲ	200～250	100～150	200	80(2个)	50	适量	适量	适量

注：引自《现代临床营养学》(第1版)，北京：科学出版社.2003。

(四) 案例分析

【案例一】

王某，男性，15岁，因急性弥漫性腹膜炎伴感染性休克住院治疗。近1周来尿量减少，每日平均尿量在300～400 mL，并有头晕、嗜睡、恶心、呕吐、全身乏力，牙龈出血及鼻出血。

营养评估　身高161 cm，体重51 kg，BMI为19.7。

体格检查　体温39.2℃，脉搏120次/min，呼吸30次/min，血压20.0/12.0 kPa(150/90 mmHg)。神志清楚，面色苍白，皮肤、黏膜可见点状出血及瘀斑。心音弱，心律不齐。呼吸急促而浅表，呼气中有酮味，双肺底有水泡音。腹部膨隆，无胃肠型蠕动波，肝脾未触及，全腹均有压痛，肌紧张及反跳痛。叩诊移动性浊音阳性。听诊肠鸣音消失。

辅助检查　血常规WBC 32.0×10^9/L，Hb 75 g/L。尿钠250 mmol/24 h，尿比重1.010。尿常规红细胞满视野，有肾小管上皮细胞和肾衰竭细胞。血尿素氮20 mmol/L。

问题一：为该患者制订营养治疗原则及营养治疗计划。

(1)营养治疗原则　少尿期的营养治疗原则是：供给足够的能量，能量来源以糖类为主；低蛋白饮食、适量的维生素和无机盐，蛋白质必须挑选必需氨基酸含量丰富的优质蛋白；严格控制水盐平衡。

(2)营养治疗计划　能量8.4～10.5 MJ(2 000～2 500 kcal)/d，蛋白质20 g、钠500 mg和钾1 500 mg，软质膳食；当尿量增加到600 mL，调整为蛋白质40 g，钠3 g，软质膳食。

问题二：请给出一日食谱举例。

食谱举例　该患者一日膳食治疗食谱见表2－19－11。

早餐：牛奶加糖，麦淀粉蒸糕。

加餐：苹果。

中餐：米饭，麦淀粉蒸糕，冬瓜炒鸡蛋。

加餐：鸭梨。

晚餐：西葫芦炒肉，西红柿粉丝汤，麦淀粉面。

表2－19－11　急性肾衰竭患者食谱举例

食物	数量/g	能量/kJ	蛋白质/g	钾/mg	钠/mg
牛奶	250	564(135)	7.5	272	93
麦淀粉	250	3 616(865)	1.0	—	—
糖	25	418(100)	—	—	—
苹果	100	217(52)	0.2	119	1.6
大米	25	359(86)	1.9	26	0.9
鸡蛋	35	209(50)	4.7	54	46
冬瓜	200	92(22)	0.8	156	3.6
豆油	50	1 881(450)	—	2	2.5
鸭梨	100	180(43)	0.2	77	1.5
瘦猪肉	25	150(36)	5.1	76	14.4
西葫芦	200	150(36)	1.6	184	10
番茄	200	159(38)	1.8	326	10
粉丝(干)	20	280(67)	0.2	4	1.9
酱油	4	13(3)	0.2	13	230.3
总计	—	8 289(1 983)	25.2	1 310	415.8

注：(　)中数字为以kcal作为能量单位时的能量。

【案例二】

白某，男性，64岁。因外伤急诊入院，检查发现患者右下肢胫骨粉碎性骨折。患者既往有多年冠心病、慢性肾功能不全、2型糖尿病病史。患者身高174 cm，体重60 kg。患者入院后急诊行右下肢胫骨内固定术，术后第2天拔除气管插管，由于一般情况较差，且存在多种内科疾病而收入外科ICU检测。

体格检查 体温38.2℃,脉搏112次/min,呼吸28次/min,血压190/100 mmHg。

辅助检查 红细胞3.52×10^{12}/L,血红蛋白108 g/L,血细胞比容33.6%,血小板202×10^{9}/L,白细胞11.3×10^{9}/L,白蛋白32 g/L,前白蛋白0.19 g/L,尿素氮12.4 mmol/L,肌酐146 μmol/L,葡萄糖10.2 mmol/L,血钠142 mmol/L,血钾3.5 mmol/L,血氯105 mmol/L。

入院诊断 右胫骨粉碎性骨折、冠心病、慢性肾功能不全、2型糖尿病。

问题一:根据现有资料,对患者进行营养状况评价。

答:患者身高174 cm,体重60 kg,理想体重为69 kg,实际体重占理想体重的87%,为消瘦;白蛋白和前白蛋白水平均低于正常范围,综上所述,患者属轻度营养不良。

问题二:根据现有资料,如何确定患者的能量需要量?

答:该患者的基础能量消耗按Harris-Benedict公式估算:$BEE=66.5+13.8\times60+5.0\times174-6.8\times64=1\ 330$(kcal)。由于该患者处于中等程度应激状态,其能量需要量为130% BEE,即1 729 kcal。

【案例三】

顾某,女性,25岁。因寒战、发热3天来院就诊。患者既往有10年系统性红斑狼疮和狼疮性肾炎病史,慢性肾衰竭并接受持续性非卧床腹膜透析(CAPD)3年。患者常有间歇性恶心、呕吐,入院前3个月内体重下降6 kg,近1个月以来进食量明显减少。平时服用硫唑嘌呤100 mg/d,应用2.5%葡萄糖透析液1.5 L,每6小时更换一次。

体格检查 体温38.6℃,脉搏109次/min,呼吸20次/min,血压130/70 mmHg,身高157 cm,体重为45 kg。慢性面容,心、肺无特殊,腹平坦,左上腹可见腹膜透析管,管道周围未见皮肤红肿、溢液等现象,腹部未见胃、肠型,未触及肿块。腹部轻压痛,轻度肌紧张,肠鸣音减弱,四肢、关节正常。

辅助检查 红细胞3.54×10^{12}/L,血红蛋白96 g/L,血细胞比容35.3%,血小板166×10^{9}/L,白细胞13.4×10^{9}/L,白蛋白28 g/L,前白蛋白0.17 g/L,尿素氮47.9 mmol/L,肌酐372 μmol/L,葡萄糖6.9 mmol/L,血钠151 mmol/L,血钾5.9 mmol/L,HCO_3^- 4.2 mmol/L。

入院诊断 系统性红斑狼疮、慢性肾衰竭、腹膜炎。

治疗经过 患者入院后行胸部X射线检查、血及腹腔引流液培养,证实是腹膜透析液链球菌感染。经过2天静脉和腹腔内给予广谱抗生素治疗后,患者体温及脉率降至正常范围,继续行CAPD和抗生素治疗。胃镜检查提示轻度反流性食管炎,其余胃及十二指肠无器质性病变。胃排空试验提示胃排空时间明显延长,说明患者间歇性恶心、呕吐等症状可能是由于存在胃瘫及尿毒症所致。

问题:该患者是否需要营养支持,采用何种方式?

答:该患者存在胃瘫并有恶心、呕吐症状,入院前3个月内体重下降超过10%,近1个月以来进食量明显减少,同时CRF患者常在一定程度上限制进食量,造成该患者营养不良。实验室检查发现,该患者白蛋白浓度明显降低。此外,由于患者存在急性感染等应激状态,进一步增加了机体的分解代谢。考虑到患者的营养状况无法经口进食维持和改善,故需要进行肠外或肠内营养支持。由于该患者存在胃瘫,肠内营养的理想途径是通过空肠造口给予。但无论是通过内镜做空肠造口还是手术空肠造口均是CAPD治疗的禁忌证,如果一定要通过空肠造口喂养，则该患者应改为间歇性血液透析，而且要在空肠造口创口愈合后再开始进行。因此，该患者目前的选择只有肠外营养或通过鼻肠管喂养，考虑到患者肠道功能基本正常，故应首选肠内营养。

小　结

肾疾病常引起蛋白质、脂肪、碳水化合物、电解质和维生素的代谢紊乱，尤以水和电解质平衡失调及蛋白质代谢紊乱突出。肾疾病的营养治疗目的是减轻肾负担，维持患者的营养需要，改善营养不良状况，增强抗病能力，延缓病情的发展或恶化。

肾病的营养治疗原则需要根据病情，配合药物治疗来调整膳食中某些营养素的摄入量。① 保证膳食总热量和控制蛋白质摄入量。a. 供给充足的糖类；b. 限制蛋白质的摄入量；c. 选择优质蛋白质。② 调节膳食中电解质和无机盐含量。a. 适当量的钠盐摄入；b. 适时调整膳食中钾的含量；c. 限制饮食中磷、镁的摄入；d. 膳食中提供含铁丰富的食物。③ 选用低脂和富含维生素的膳食。④ 合理控制进入体内的水分。⑤ 选择成酸性或成碱性食物。适宜的尿液酸碱度有助于肾结石的治疗。

急、慢性肾炎的营养治疗，应根据患者的病情，采用限制水、钠盐，低蛋白质，适量能量及充足维生素膳食。当肾功能损害不严重，慢性肾炎患者的膳食限制不必太严格，可给予普通膳食。当肾功能减退时，应根据病情限制蛋白质和钠盐摄入量，保证充足的能量、矿物质及维生素供给。

肾病综合征的营养治疗主要针对临床特点，采用充足能量，适量蛋白质和脂肪，低盐或无盐膳食。适量蛋白质摄入，纠正患者营养不良；限制钠盐摄入，减轻水肿；限制含胆固醇高的食物的摄入。

急性肾衰竭患者的营养治疗应根据病情轻重、营养状况、机体分解代谢情况及肾功能而定。少尿期为病情危急阶段，在少尿期或无尿期，应供给高生物价低蛋白膳食，充足的能量，并根据病情限制钠盐、钾盐及入液量。多尿期可适当增加蛋白质、能量的供给量，以利于机体的修复。恢复期应供给充足的能量和蛋白质，症状稳定后逐渐恢复正常膳食。

慢性肾衰竭患者的营养治疗方法包括：① 高生物价值的低蛋白膳食疗法；② 低蛋白膳食加必需氨基酸疗法；③ α－酮酸疗法。在补充足够能量的情况下，低蛋白质膳食治疗可以维持患者的营养状态，纠正尿毒症综合征，延缓肾衰竭的进程。因此，任何一种疗法都需要配合低蛋白膳食，才能取得显著疗效。

课后测试

1. 试述慢性肾衰竭患者不同时期的营养治疗原则。
2. 简述肾病综合征的病因、代谢变化、临床表现及营养治疗。
3. 急性肾小球肾炎的营养代谢特点是什么？
4. 怎样根据肾功能损害情况来决定慢性肾小球肾炎患者的蛋白质摄入量？

（韩　芳）

第二十章　肿瘤的营养

【学习要点】

1. 掌握常见恶性肿瘤的营养治疗原则、营养支持途径和方法。
2. 熟悉营养与肿瘤的关系、膳食防治方法。
3. 了解肿瘤营养不良发生的原因。

【案例】

季某，男性，63 岁。因进行性吞咽困难、胸骨后疼痛不适 4 个月来院就诊。4 个月来患者体重下降 8 kg。体温 36.6℃，脉搏 66 次/min，呼吸 16 次/min，血压 180/100 mmHg，身高 176 cm，体重为 64 kg。食管吞钡摄片提示食管中段巨大充盈缺损，胸腹部 CT 检查提示食管中上段癌侵犯周围组织，临床分期为Ⅲ期（T_3，N_1，M_0）。胃镜检查发现食管明显狭窄，病理检查证实是食管腺癌。

问题：

1. 该患者是否需要营养支持，具体营养物质的需要量是多少？
2. 放疗和化疗期间该患者实施营养支持的必要性及如何实施？

第一节　营养与肿瘤的关系

肿瘤是机体在多种内在与外来的致瘤因素作用下，引起细胞异常增生而形成的新生物。凡有肿瘤细胞浸润、转移能力并能致宿主于死亡的恶性膨胀肿瘤为恶性肿瘤。

恶性肿瘤发病有不断增加的趋势，目前已成为人类死亡的第二大原因。虽然手术、化疗、放疗及生物治疗已取得了很大进步，但肿瘤治疗的效果仍未能达到令人满意的程度。临床上，肿瘤患者中营养不良的发生率相当高，部分患者常有恶病质征象，表现为厌食、进行性体重下降、贫血、低蛋白血症等，这种状态将直接影响整个治疗过程，不利于原发病的治疗，大大降低患者的生活质量，甚至影响预后。因此，合理、有效地提供营养支持，对营养不良的肿瘤患者具有积极意义。

一、营养素与肿瘤的关系

（一）蛋白质

流行病学资料表明，食管癌和胃癌的发病率增高与膳食中低蛋白质摄入有关；摄入蛋白质过多，易引起结肠癌、乳腺癌、胰腺癌及子宫内膜癌。由此可见，蛋白质的摄入量过高或过低均与肿瘤的发生有关。因此,蛋白质摄入应适量,并保证适量的优质蛋白质。

(二)脂肪

有关脂肪与恶性肿瘤的关系,国内外研究较多,较为一致认为膳食脂肪的摄入量尤其是动物脂肪(主要是饱和脂肪酸)与乳腺癌、结肠癌、直肠癌、前列腺癌、子宫内膜癌的危险性呈正相关。而多不饱和脂肪酸、单不饱和脂肪酸和植物性脂肪与乳腺癌、结肠癌、直肠癌的危险性无相关。高脂膳食引起肠癌的发病机制可能与脱氧胆酸和石胆酸形成有关。高脂膳食可促进肝分泌胆汁增多,胆汁中的初级胆汁酸在肠道厌氧菌的作用下,转变成具有致癌作用的脱氧胆酸和胆石酸。脂肪摄入过多可促使雌激素和催乳素生成增加,增加子宫内膜癌发病率。

(三)膳食纤维

膳食纤维能降低结肠癌和直肠癌的发病率,并有一定的预防乳腺癌作用。许多膳食纤维(果胶、树胶等可溶性膳食纤维)具有吸水性,能刺激肠道蠕动,缩短代谢产物及有害物质在肠内停留的时间,减少这些物质对肠道的刺激作用和再吸收的时间,从而降低肿瘤发病的危险性。此外,膳食纤维与胆汁酸和胆汁酸代谢产物结合,减少初级胆汁酸和次级胆汁酸对肠黏膜的刺激作用。

(四)维生素

维生素与恶性肿瘤的关系目前研究较多的主要是维生素 A、维生素 C 和维生素 E 等抗氧化营养素。

1. 维生素 A　流行病学调查显示,摄入富含维生素 A 食物对某些恶性肿瘤具有预防作用。动物实验证实维生素 A 缺乏的动物易受化学致癌物诱发黏膜、皮肤和腺体肿瘤。维生素 A 的重要作用是控制上皮组织分化,维持上皮组织细胞正常形态。维生素 A 防癌的机制:① 抗氧化作用:能清除自由基,保护细胞膜和线粒体膜免受脂质过氧化物的损伤,减少细胞受致癌物的损伤;② 诱导细胞的正常分化:摄取充足的维生素 A 可使上皮细胞正常分化,从而达到防癌作用,如对气管、支气管上皮的作用是抑制 DNA 过度合成和基底细胞增生,使之保持良好的状态;③ 提高机体的免疫功能:增强 NK 细胞活性,增强细胞介导的细胞毒作用,增强白介素Ⅱ的产生;④ 基因表达的调控作用:能明显抑制癌基因 C-myc 的表达。

2. 维生素 C　维生素 C 具有很强的防癌、抗癌作用。食管癌、胃癌发病率与维生素 C 摄入量呈负相关,如冰岛是胃癌高发区,与当地居民维生素 C 摄入量不足或缺乏有关。维生素 C 能阻断致癌物亚硝胺的合成。

3. 维生素 E　流行病学调查发现,维生素 E 含量高的膳食有可能降低肺癌及子宫颈癌的危险性。肺癌及子宫颈癌患者血浆中维生素 E 的水平低于对照组。维生素 E 的防癌作用机制为:① 清除氧自由基致癌因子,保护正常细胞;维生素 E 的主要功能是抗氧化作用,是体内脂质膜中重要的抗氧化物质,能清除氧自由基和终止自由基链式反应,保护细胞内多不饱和脂肪酸,使之免受氧化损害;② 抑制癌细胞的增殖;③ 诱导癌细胞向正常细胞分化;④ 提高机体的免疫功能。

（五）矿物质

研究发现，镍、铅及其化合物可能是直接或潜在的致癌物；高盐膳食与胃癌发病有关。而钙与微量元素碘、硒、锌、钼等则有防癌作用。

1. 钙　流行病学资料表明，膳食中维生素 D 和钙的含量与结肠癌和直肠癌的发生呈负相关。实验研究表明，钙可降低胃肠黏膜的增生病变；钙与脱氧胆酸结合，形成不溶性钙盐，保护胃肠道免受次级胆酸的损伤，防止癌变。

2. 硒　硒的防癌作用比较肯定，其防癌机制与维生素 E 相似。硒是谷胱甘肽过氧化酶的组成成分，具有抗氧化作用，能清除氧自由基，保护细胞和线粒体的结构与功能。硒还能增强与抗肿瘤有关的免疫反应，提高机体免疫功能。

3. 锌　研究发现很多癌症患者如食管癌、肝癌、胃癌、骨癌等，血清锌低于正常人，食管癌患者血和发锌含量分别为$(12.0\pm2.3)\,\mu mol/L$和$(166\pm33)\,\mu g/g$，正常人为$(15.8\pm2.8)\,\mu mol/L$和$(195\pm29)\,\mu g/g$，认为锌缺乏可能与食管癌发生有关。

4. 碘　在碘缺乏地区或长期过多摄入碘的情况下，都会使甲状腺癌的发生率增高。碘摄入不足可增加滤泡型甲状腺癌的危险性。碘摄入过多可阻断甲状腺对碘的吸收，导致甲状腺癌，主要是乳头型甲状腺癌。

5. 钼　钼缺乏可增加食管癌的发病率，食管癌高发区土壤中缺钼，当施以钼肥后，谷类、蔬菜中钼和维生素含量增加，硝酸盐及亚硝酸盐的浓度降低，食管癌发病率也随之降低。

二、膳食因素与肿瘤的关系

（一）膳食因素

良好的膳食习惯可预防肿瘤的发生，喜食葱属类蔬菜如大蒜、洋葱、大葱、小葱和韭菜等，可预防胃癌、结肠癌和直肠癌。在大蒜或洋葱产量高的地区人群的胃癌死亡率低。喜食蔬菜水果、杂粮和常饮绿茶者可预防上皮癌，特别是与消化道、呼吸道肿瘤的危险性呈负相关。

不良的膳食习惯，可导致肿瘤的发生，如喜食腌渍、熏烤、过咸的食物和过量饮酒与消化道肿瘤的危险性呈正相关。流行病学调查发现，人类的食管癌、肝癌及鼻咽癌具有明显的地区分布，且与膳食习惯及食物中亚硝基化合物的含量有关。例如，我国河南省林州地区是食管癌高发区，当地居民喜食盐腌酸菜，其中所含的亚硝胺及前体硝酸盐、亚硝酸盐和仲胺均较高。一些地区胃癌高发与当地居民经常食用家庭自制的熏肉等食品中含苯并(a)－芘较高有关。我国云南、广西、广东部分地区居民有嚼槟榔习惯，在嚼槟榔习惯人群中口腔、喉、食道和胃肿瘤发生率增高。食物中含过多的盐被认为与胃癌有关，食盐对胃黏膜有刺激作用，可破坏胃黏膜层，使胃上皮细胞直接接触胃内容物中的致癌物质。饮酒是肿瘤的危险因素之一，结肠、直肠、乳腺和肝发生肿瘤的危险性随饮酒量增加而增高。酒精可与其他致癌因素有协同作用，如在肝癌发生中，乙醇与黄曲霉毒素 B_1 或乙肝病毒存在协同性；在口腔癌和食管癌发生中，乙醇和烟草的共同作用使危险性成倍增长。

（二）食物与肿瘤的关系

1. 食物的防癌作用　流行病学研究表明，大量食用蔬菜和水果可以预防人类多种癌症，摄入蔬菜和水果与上皮癌，特别消化道（口咽、食管、胃、结肠、直肠）癌和肺癌的危险性呈负相关。蔬菜和水果中含有多种抗癌成分，除已知的营养素如维生素 C、β－胡萝卜素、硒、叶酸、膳食纤维外，还有非营养物质的植物化学物。

十字科蔬菜（甘蓝、菜花、西兰花、西洋菜、圆白菜和紫油菜）含有的异硫氰酸盐，能阻止大鼠肺癌、乳腺癌、食管癌、肝癌、结肠癌的发生。其防癌作用机制是抑制细胞色素 P_{450} 所调控的致癌物活化过程和促进谷胱甘肽转移酶（GST）介导的解毒作用。

葱属蔬菜（大蒜、洋葱、大葱、小葱和韭菜）含有的有机硫化物，其挥发油中的最主要成分是烯丙基硫醚。流行病学研究表明，葱属蔬菜能预防胃癌、直肠癌、结肠癌、食管癌。食蒜、大葱、韭菜多者胃癌发生较少。有机硫化合物（如二烯丙基二硫化合物）可使已被激活的 P_{450} 失活，同时增强 CST 活性。

大豆中含有许多生物活性物质如异黄酮、蛋白酶抑制剂、皂苷、植酸等具有抗癌作用。流行病学调查表明，大豆摄入量与乳腺癌、胰腺癌、结肠癌、肺癌和胃癌等发病率呈负相关。有素食习惯、多吃大豆的人群，肿瘤发病率低。异黄酮广泛存在于植物中，大豆含量最高。动物实验证明，大豆粉可抑制大鼠 *N*－甲基－*N′*－亚硝基脲（MNU）或 DMBA 诱发的乳腺癌。

2. 食用致癌物污染的食物　粮油储存不当易被黄曲霉毒素污染，黄曲霉毒素对动物有强烈的致癌性，可诱发动物肝癌、肾癌、结肠癌、乳腺癌及卵巢癌等。据亚非国家和我国肝癌流行病学调查研究发现，凡食物中黄曲霉毒素污染严重及其摄入量高的地区，其肝癌发病率也高。

N－亚硝基化合物对食品的污染以鱼类食品为最高，其次是肉类制品和发酵食品等。*N*－亚硝基化合物是致癌性强的一类化合物。

多环芳烃类对食物的污染，如熏烤食物直接污染外，还有环境中苯并（a）－芘经大气飘尘、沥青路面晾晒粮食、不良包装材料等污染食物。苯并（a）－芘对各种动物的致癌性是肯定的，有实验证明，其可诱发胃、食管、肠肿瘤等，并可经胎盘使其后代发生肿瘤。

致癌食品添加剂对食品的污染，如奶油黄可致肝癌，发色剂亚硝酸钠是致癌物亚硝胺的前体，过量食用也会对人体有害。

第二节　常见恶性肿瘤的营养防治措施

一、恶性肿瘤患者营养不良问题

癌症患者并发营养不良时可导致各种并发症和死亡率的增加。据统计，癌症患者死亡的主要原因是营养不良引发的并发症。恶性肿瘤患者中营养不良的发生率高，可高达 40%～80%，厌食和营养物质代谢改变是引起癌症患者营养不良的重要因素。

（一）厌食

厌食是引起肿瘤患者营养不良的主要因素之一，是恶性肿瘤患者最常见的症状，在肿瘤发生早期或肿瘤发生扩散转移时即可出现。发生厌食的原因尚未完全了解，主要与大脑进食调节中枢功能障碍有关。引起厌食的因素还有：① 肿瘤本身局部作用，尤其是消化道肿瘤，如口腔、咽、食管肿瘤患者由于吞咽困难，进食障碍使摄入减少；② 对甜、酸、咸味的阈值下降；③ 对乳酸的清除率下降，特别是肝功能障碍的患者；④ 肿瘤细胞释放的恶病质素可作用于下丘脑的临界喂养中枢而导致厌食；⑤ 化疗药物的影响；⑥ 心理因素、压抑、焦虑的影响。

（二）营养物质代谢改变

营养物质代谢异常是患者营养不良的另一重要原因，也是导致恶病质的主要原因。

1. 能量代谢改变　能量代谢与碳水化合物、蛋白质和脂类代谢密切相关，在肿瘤生长时这些代谢都会发生变化。近年研究发现，恶性肿瘤患者能量代谢并非均处于高代谢状态，即使是进展期广泛转移的患者，其能量消耗也可处于正常范围。一般说来，荷瘤时间长、晚期恶性肿瘤患者多处于高代谢状况，能量消耗增加，其营养不良的发生率也较高。

2. 蛋白质代谢变化　恶性肿瘤患者蛋白质代谢的主要特征是骨骼肌蛋白消耗增加，患者明显消瘦，体重下降。蛋白质代谢异常表现为蛋白质合成与分解增加，蛋白质转换率增加，肝蛋白质合成增加，肌肉蛋白质合成降低。血浆支链氨基酸含量下降。

3. 脂肪代谢的变化　恶性肿瘤患者存在脂肪代谢障碍，脂肪消耗是恶病质的主要特征，脂肪分解作用增加，脂肪合成减少，体脂丢失。

4. 碳水化合物代谢异常　碳水化合物代谢异常主要表现为葡萄糖转化增加，糖原异生增加，胰岛素对葡萄糖的阻力增加。

5. 水、电解质变化　浸润性肿瘤患者常发生水和电解质代谢紊乱，如低钠血症、低蛋白血症及高钙血症等。高钙血症是肿瘤患者最常见的并发症，过度骨吸收是高钙血症的重要原因。晚期肿瘤患者约 10% 可发生此并发症，多见于肺癌、乳腺癌、多发性骨髓瘤患者。病情严重者如不采取有效药物治疗可直接导致患者死亡。

6. 维生素代谢异常　患者血浆中维生素 A、维生素 C 和维生素 E 等抗氧化营养素下降。其他维生素，如维生素 B_{12} 和叶酸也常降低。

二、营养治疗

在恶性肿瘤患者的治疗过程中，合理提供营养支持，提供必要与足够的营养，可改善大部分肿瘤患者的营养状况，使患者体重丢失限制在最低限度，改善患者免疫功能，减少并发症的发生，降低死亡率。

（一）营养治疗原则

1. 能量　增加能量的摄入，可弥补因代谢增加而消耗的能量及减少体重的丢失。无明显消耗的患者给予 105 ~ 188 kJ/(kg · d)[25 ~ 45 kcal/(kg · d)]；已有明显消耗的患者可供给 210 ~ 250 kJ/(kg · d)[50 ~ 60 kcal/(kg · d)]；多数营养不良的癌症患者可按 146 ~ 167 kJ/(kg · d)[35 ~ 40 kcal/(kg · d)]供给。也可依据个体的基础能量消耗(REE)情况提供能量，无明显消耗或肿瘤局限的患者按 REE 的 110% ~ 130% 供给；严重消耗或肿瘤较大，明显扩散的患者按 REE 的 130% ~ 150% 供给。

2. 蛋白质　恶性肿瘤患者常伴有不同程度的蛋白质缺乏，供给足量的优质蛋白质，可促进组织的修复，提高机体免疫功能。营养状况良好者，一般可按0.8～1.2 g/(kg·d)供给；严重营养不良者，供给量为1.5～2.0 g/(kg·d)。

3. 碳水化合物　供给充足的碳水化合物以保证机体足够能量，减少蛋白质的消耗，保证蛋白质的充分利用。碳水化合物应占总能量的60%～65%。

4. 脂肪　膳食脂肪的摄入量尤其是动物脂肪(主要是饱和脂肪酸)与多种恶性肿瘤的发生有关。应适当限制脂肪的摄入。脂肪的供给量应占总能量的15%～20%。多选用必需脂肪酸含量丰富的植物油。

5. 维生素与矿物质　目前认为具有抗癌作用的有维生素A、维生素C、维生素E、β－胡萝卜素、叶酸、番茄红素及锌、硒等。肿瘤患者除选择维生素与矿物质含量丰富的食物外，还应适量补充维生素和矿物质制剂。

6. 水分　一般按30～50 mL/(kg·d)给予，每日应摄入水分为1 500 mL左右。最主要的依据是血生化指标及出入量记录。使每日尿量维持在1 000～1 500 mL，血清电解质维持在正常范围。

(二) 营养支持途径的选择

肿瘤患者营养支持途径与其他疾病一样，应根据患者具体情况选择最适合的途径。

1. 肠内营养支持　遵循“只要肠道功能允许，应首先使用肠道途径”的营养支持基本原则。肠内营养比较符合生理状态，能维持肠道结构和功能的完整，并发症较少，费用低，使用和监护简便。当肿瘤患者摄食量不足时，只要患者胃肠道功能基本正常，并且能耐受肠内营养制剂，首先应选择肠内营养。肠内营养应以口服方法为主，在有可能时鼓励患者口服，当口服不足或不能口服时，采用管饲补充肠内营养液。

2. 肠外营养支持　消化道高位梗阻、高位或高排量肠瘘、消化道严重出血、广泛黏膜炎症、严重肠功能紊乱或不能耐受肠内营养时，则选择肠外营养支持。

3. 手术患者的营养支持　预期手术后需较长时间营养支持者，尽可能术中经空肠造瘘置入营养管。

4. 需进行较长时间营养支持而无腹部手术机会者，尽可能采用借助于内窥镜经皮或经胃置入营养管于十二指肠或空肠内，以利于实施肠内营养。

(三) 营养治疗方案

在详细了解患者的病情、膳食史、膳食习惯和营养状况后，根据患者病情、所采用的抗癌治疗方式、进食情况和营养状况制订营养治疗方案，并随时调整。目前认为，1993年美国肠外和肠内营养协会(ASPEN)制定的肿瘤患者营养支持原则是较合理的。肿瘤患者营养支持的指导原则：① 肿瘤患者若有严重营养不良或因胃肠道功能障碍和其他代谢、药物、放疗等毒性因素预期患者膳食不足1周者，应给予肠内或肠外营养支持，并尽可能进行抗癌治疗；② 营养良好或仅有轻度营养不良，并预期自然膳食足够的肿瘤患者在手术、化疗或放疗时无需特殊营养支持；③ 完全肠外营养支持对化疗或放疗无效的进展期肿瘤患者。

1. 术前营养治疗　术前营养支持的目的在于改善恶性肿瘤患者的营养状态，提高其对手术的承受能力,减少术后并发症,降低死亡率。体重丢失15%~20%者,继发于营养不良的并发症危险性显著增加。对严重营养不良者及需进行大手术的营养不良患者,术前应进行营养支持,提供充足的能量和各种营养素。首先选择肠内营养,若因局部病变或治疗限制不能利用胃肠道时,才考虑肠外营养支持。术前肠内营养除经口服,还可经鼻胃管或胃、空肠造瘘提供。

2. 术后营养治疗　可在术后第一、二天待患者内环境稳定后,开始肠外营养支持;估计术后需较长时间禁食或一周以上不能进食者,可在术后做胃或空肠造瘘,术后早期(24~48 h内)开始肠内营养支持,逐渐经口进食半量流质,至全量流质。若无合并吻合口瘘发生,可结合患者全身情况,通常14 d左右可给少渣半量半流质饮食,以后逐渐增加饮食的质和量。也有主张手术后立即用空肠造口置管滴入营养液,待肠功能恢复后即可滴入5%葡萄糖溶液,或5%葡萄糖盐水做试餐。若无腹泻等反应,开始增滴米汤,以后可滴要素饮食、匀浆饮食等。每日总能量,包括肠内和肠外营养在内,至少保持10 500~12 600 kJ(2 500~3 000 kcal),蛋白质要求超过100 g/d,并逐渐增加肠内营养,减少肠外营养。

3. 放疗和化疗期间的营养治疗　放疗和化疗在杀死肿瘤细胞的同时,也损伤正常的组织细胞。化疗药物可损伤胃肠道黏膜,加重肝细胞损害,造成口腔炎、咽喉炎、胃肠道黏膜炎症和肝功能障碍。患者常表现为恶心、呕吐、厌食、腹泻、进食量减少等。放疗和化疗还可损害机体的免疫功能,增加感染性并发症的发生。患者难以承受大剂量的放疗和化疗。在对肿瘤患者放疗和化疗的同时进行营养支持是十分必要的。肠内营养有助于胃肠道黏膜的修复,维护肠黏膜屏障,应首先选择肠内营养,根据患者吞咽情况,采用清淡少油流质膳食,可适当补充肠内营养制剂。如果存在严重的胃肠功能障碍或明显消化道症状,则应选择肠外营养支持。

放疗患者的饮食指导如下。

(1) 放疗患者首先应注意膳食平衡,在保证主食量的同时适当增加高蛋白质和高维生素食物(如鸡蛋、酸奶、豆制品、瘦肉、多种蔬菜、水果)的摄入量。

(2) 可以在治疗前1 h吃一些食物以保证不要空腹接受治疗。少食多餐要好于只进三次正餐。手边可常备一些加餐食物,如面包、饼干、酸奶、水果、坚果等。

(3) 经口正常进食不能满足营养需要的患者可使用营养补充品(如肠内营养制剂)。每日1~2杯营养液可改善营养不良,预防白细胞降低。

(4) 对头颈部放疗引起口干的患者应多喝水,另外饮食中可增加一些滋阴生津的食物,如梨汁、橙汁、酸梅汤等。

(5) 严重口腔炎、食管炎导致吞咽困难的患者,可以给流食或半流食,如牛奶、鸡蛋羹、米粥、果蔬汁、匀浆膳等,并避免过冷、过热及酸辣等刺激性食物。口腔炎患者还应定期漱口,有助于预防口腔感染。

(6) 肠道放疗导致放射性肠炎的患者,急性期应尽量避免油腻、高纤维(如玉米、大麦、芹菜等)、产气多的果蔬(如萝卜、韭菜、甜瓜等),刺激性食物及碳酸饮料等。可食含膳食纤维少的蔬菜如冬瓜、去皮西红柿、煮熟的生菜、土豆等。腹泻严重的患者可暂时禁食,通过肠外营养支持补充营养。

化疗患者的饮食指导如下。

(1) 尽量保证在开始化疗前吃些东西,并利用治疗反应发生的间隙及食欲好时多吃些。化疗前进食清淡食物,可增加对化疗药物的耐受性。

(2) 对食欲减退、消化不良的患者可选用开胃、助消化的食物,如山楂、白萝卜、山药、酸奶等。少食多餐,多吃一些营养丰富又健康的加餐食品。进食不足时应注意补充 B 族维生素等多种维生素制剂。

(3) 一些化疗副作用可能在治疗结束后几个小时或几天就消失了,如果副作用持续导致食物摄入明显减少超过一周,应及时给予营养支持。

(4) 化疗的患者应注意膳食平衡,同时适当增加一些富含蛋白质和维生素的食物。

(5) 便秘的患者首先应多饮水,并注意饮食补充膳食纤维、油脂、益生菌等,多选用蔬菜、水果、坚果、各种豆类、杂粮、酸奶等。饮食调整效果不好的患者也可补充纤维素制剂。

4. 家庭营养治疗　对于伴有严重厌食、但不准备再做进一步抗肿瘤治疗的患者,若胃肠功能存在,可提供家庭肠内营养治疗,以期改善生活质量。对有持续肠梗阻或严重胃肠功能障碍,不能应用肠内营养及各种治疗措施均无效的患者,可以明确告知患者或其家属,TPN 无助于控制或缓解病情、有潜在并发症及需要相当的经济费用,经患者及其家属同意后可应用家庭肠外营养治疗。

三、膳食预防原则

(一) 预防癌症的膳食准则

世界癌症研究基金会和美国癌症研究所专家小组提出的 14 条防癌膳食指南,可做参考。

(1) 以植物性食物为主的多样化膳食。选择多种蔬菜、水果、豆类和粗加工的富含淀粉的谷类。

(2) 保持适宜体重。

(3) 坚持体力活动。

(4) 多吃蔬菜水果。每天吃 400 ~ 800 g 蔬菜水果,每天保持 3 ~ 5 种蔬菜,2 ~ 4 种水果。

(5) 吃多种富含淀粉或富含蛋白质的植物性食物。

(6) 不饮酒或不过量饮酒。

(7) 少吃红肉,每天红肉摄入量应少于 80 g,尽可能选择鱼类、禽类。

(8) 限制总脂肪和油类。脂肪和油脂占总能量的 15% ~ 30%。限制动物脂肪的摄入,选择适量的植物油。

(9) 盐的摄入量每天不超过 6 g。

(10) 食物储存应减少霉菌污染,不吃霉变食物。

(11) 食物保藏应冷藏或冷冻。

(12) 食品添加剂和残留物应符合安全限量。

(13) 食物烹调应避免熏、烤、炸等高温制作。

(14) 不依靠营养补充剂,以减少癌症危险性。

(二) 选用合理平衡饮食

能量按年龄、性别、基础代谢率、劳动强度及食物特殊动力作用的消耗制定合理的能量供应量,以达到既能满足人体的需要,又能避免能量过多或过少的目标。蛋白质、脂肪和糖类的分配比例应分别为12%～14%、25%～30%和65%左右；还应注意动物蛋白宜占蛋白总量的30%～50%。脂肪除注意量以外，也应注意饱和脂肪酸、单不饱和脂肪酸和多不饱和脂肪酸三者之间能量比例以1:1:1为宜，在有心血管疾病时，其P/S比值以1.5～2.0为好。食物中应含适量的纤维素，可预防下消化系统肿瘤的发生，如结肠癌或直肠癌等。维生素应供应充足，每天须进食新鲜的蔬菜和水果；矿物质和微量元素的摄入量应能满足机体的需要，并注意锌、铜比值和钙、磷比值。

（三）经常食用防癌食物

世界癌症研究基金会和美国癌症研究所的《膳食、营养与癌症预防》一书在以食物为主的膳食指南方面做出了贡献。使国际营养界对膳食指南认识方面的一个方向性转变是以营养素为基础的膳食指南转向以食物为基础的膳食指南。常见的防癌食物如下。

1. 蔬菜水果　与大量补充某种维生素预防癌症的悲观结果相反，蔬菜和水果越来越被证明是多种癌症的保护因素。据估计，如果能做到每人每天摄入400～800 g新鲜水果和蔬菜，则可使肺癌和胃癌的发生率减少50%。蔬菜和水果中的防癌营养素主要包括：各种类胡萝卜素、维生素C、膳食纤维、叶酸及多种植物化学物等，如大蒜中的大蒜素类含硫化合物、绿叶蔬菜中的酚酸和叶绿素、卷心菜和菜花中的异硫代氰酸类以及番茄中的番茄红素等。

2. 全谷类　全谷类食物包括糙米、大麦、燕麦、小米等，全谷较精制谷类含有较多的膳食纤维、多种维生素和矿物质，粮食碾磨越精，营养素丢失越多。研究发现全谷类可降低胃癌和结肠癌的危险，因此，中国营养学会推荐每日全谷类摄入不低于50 g。

3. 豆类　豆类包括黄豆、黑豆、豌豆、扁豆等，不仅富含优质蛋白，完整的豆类还含有大量的膳食纤维、叶酸及植物固醇等多种生物活性物质，其中对大豆异黄酮的研究较多，目前研究显示大豆类可预防多种雌激素相关的癌症，如乳腺癌、宫颈癌、胃癌、结肠癌、直肠癌等。

4. 坚果　因为富含硒、维生素E及酚类、木酚素等多种生物活性物质，有减少乳腺癌等多种肿瘤的作用。

5. 葱、姜、蒜　目前对大蒜的研究较多，研究分析大蒜的防癌作用可能与所含的有机硫化物有关，也可能与大蒜中的物质杀死幽门螺杆菌，阻断亚硝胺类合成，破坏自由基，增强DNA修复，阻断致癌物作用，诱发癌细胞凋亡等有关。

6. 菌藻类　包括灵芝、蘑菇类，蘑菇类中含有的多糖类物质可抑制癌症。

7. 海产品　如海参、海藻等，海参含有一种黏多糖，海带含有褐藻多糖，具有较强的增强免疫力和抗氧化作用，可抑制癌症发生。

四、案例分析

季某，男性，63岁。因进行性吞咽困难、胸骨后疼痛不适4个月来院就诊。患者4个月前出现胸骨后隐痛、不适，同时出现进食哽咽感，开始在进固体普通食物时出现，随后进食半流质时也出现哽咽感，目前仅能进流质饮食。4个月来患者体重下降8 kg。患者既往有多年高血压史，长期吸烟史。

体格检查　体温36.6℃，脉搏66次/min，呼吸16次/min，血压180/100 mmHg，身高176 cm，体重为64 kg。心、肺无特殊，腹平坦，未见胃、肠型，全腹未触及肿块，无压痛，无肌紧张,肠鸣音正常,四肢、关节正常。

辅助检查 红细胞 4.08×10^{12}/L,血红蛋白 110 g/L,血细胞比容 39.3%,血小板 214×10^{9}/L,白细胞 5.9×10^{9}/L,白蛋白 29 g/L,前白蛋白 0.12 g/L,尿素氮 5.0 mmol/L,肌酐 64 μmol/L,葡萄糖 6.3 mmol/L,三酰甘油 2.7 mmol/L,总胆固醇 6.9 mmol/L,血钠 146 mmol/L,血钾 3.7 mmol/L。食管吞钡摄片提示食管中段巨大充盈缺损,胸腹部 CT 检查提示食管中上段癌侵犯周围组织,临床分期为Ⅲ期(T_3,N_1,M_0)。胃镜检查发现食管明显狭窄,病理检查证实是食管腺癌。

入院诊断 食管癌。

治疗经过 患者入院后决定进行综合治疗,食管病变局部行放疗以缩小局部病灶,增加手术切除可能性,同时接受化疗以减少转移。

问题一:该患者是否需要营养支持,具体营养物质的需要量是多少?

答:该患者病程较长,发病以来体重下降>10%,存在明显的低蛋白血症。目前该患者无法正常进食或通过口服摄入足量的营养物质,同时该患者需要接受大剂量放疗和化疗,不可避免会产生各种不良反应,影响患者的营养状况,因此,该患者符合营养支持指征。

一般说来,要维持肿瘤患者的营养状况和体重,推荐每日热量为 125.4~146.3 kJ/kg(30~35 kcal/kg),蛋白质约为 110 g/d,液体量约为 2 500 mL/d。营养支持可按照上述营养素的需要量进行配餐,但患者通过口服摄入营养物质有限。鉴于此,我们嘱患者通过分次口服高能量密度[6.3 kJ/mL(1.5 kcal/mL)]的整蛋白型肠内营养制剂以补充不足部分的营养素。

问题二:放疗和化疗期间该患者实施营养支持的必要性及如何实施?

答:放疗和化疗在杀灭肿瘤细胞的同时,也损伤正常的组织细胞,特别是快速增殖细胞。除了对骨髓的抑制外,消化道黏膜上皮也是容易受累的组织。化疗药物可阻止胃肠道黏膜上皮细胞 DNA 的合成,导致胃肠道黏膜上皮细胞的代谢障碍,形成溃疡,加重肝细胞损害,造成口炎、咽喉炎、胃肠道黏膜炎症和肝功能障碍。临床上常表现为恶心、呕吐、厌食和腹泻等,严重影响患者的摄食和吸收,加重营养不良的发生。此外,放疗和化疗可损害机体的免疫功能,增加感染性并发症的发生。许多严重营养不良的患者往往难以承受大剂量的放疗和化疗。因此,对肿瘤患者放疗和化疗的同时进行营养支持是十分必要的,可以确保放疗和化疗方案的完成。

肠内营养可加速放疗和化疗损伤的胃肠道黏膜的修复,有助于维持肠黏膜屏障,防止肠道细菌易位。因此,临床上应首先考虑和选择肠内营养支持。如果患者存在严重的胃肠道功能障碍或明显消化道症状,则应选择肠外营养。

小　结

恶性肿瘤是当前严重影响人类健康和生命的重要疾病之一,已有大量的研究资料表明,营养素的种类、含量,食物的非营养成分,膳食因子及食品受污染的程度对肿瘤的发病、预防、治疗具有重要的影响。恶性肿瘤患者的治疗目的是合理提供营养支持,改善营养状况和免疫功能、减少并发症、降低死亡率。肿瘤患者的营养支持途径与方法的选择,应根据患者病情、所采用的治疗方式、进食情况和营养状况而定。

癌症患者营养治疗的意义和目标:营养不良不仅与患者体力下降、生活质量下降、生存时间缩短有关，还可导致抗癌治疗相关副作用增加，使患者对治疗的耐受下降，肿瘤对治疗的反应下降，从而影响治疗效果。对癌症患者进行营养支持的目的并非是治疗肿瘤，而是在于通过预防和治疗营养不良来改善患者的功能状况，从而提高抗癌治疗的效果，减少抗癌治疗的副作用，改善生活质量。

癌症患者营养支持指导原则：① 癌症患者若有严重营养不良或因胃肠道障碍和其他代谢、药物、放疗等毒性因素预期患者饮食不足超过一周者，应给予肠内或肠外营养支持，并尽可能同时进行抗癌治疗；② 营养良好或仅有轻度营养不良，并预期自然饮食足够的癌症患者在手术、化疗或放疗时无需特殊的营养支持；③ 完全肠外营养支持对化疗或放疗无效的进展期癌症患者。

营养干预的方法包括：饮食营养指导，口服补充肠内营养制剂，肠内、外营养支持，代谢及免疫治疗等。

课后测试

1. 癌症患者营养治疗的意义和目标是什么？
2. 癌症患者营养支持的指导原则是什么？

（韩 芳）

第二十一章　外科患者的营养

【学习要点】

1. 掌握外科患者营养支持的原则。
2. 熟悉外科患者的营养需要量。
3. 熟悉外科患者营养支持的途径及方法。
4. 了解外科患者营养缺乏的原因。

【案例】

汪某，女性，26 岁，工人，未婚。因火灾致全身多处烧伤 1 h 入院，烧伤面积 52%，其中Ⅰ度占 4%，浅Ⅱ度占 12%，深Ⅱ度占 25%，Ⅲ度占 11%，伴休克、吸入性损伤。

入院诊断：烧伤，面积 52%。

问题：

1. 该患者是否需要营养支持，如需要应采用何种方式？
2. 烧伤患者肠内营养支持的指征是什么？

第一节　概　　述

外科疾病分为创伤、感染、肿瘤、畸形和功能障碍五类。手术是治疗外科疾病的重要手段，但手术的创伤可引起机体发生内分泌和代谢的变化，这些改变虽有利于机体对创伤的耐受，但会导致体内营养物质的高度消耗，以致继发营养不良。而且许多接受外科大手术的患者往往术前存在营养不良。研究证实，外科手术、创伤患者的营养状况与手术并发症的发生率和死亡率之间有密切的关系，围术期合理的营养支持可以改善临床症状。

围术期是指手术前、后的一段时间，包括术前准备和术后恢复两个阶段。若患者术前有较充分的营养储备，对多数中、小型选择性手术和较轻创伤均能耐受，治疗能顺利进行。但如有营养缺乏，特别是患者长期处于营养状况较差的状态，在受到诸如严重创伤及重大手术等损伤时，常因抵抗力下降，不能及时防止或控制感染，使创口愈合延迟，严重者可使治疗失败而导致死亡。因此术前患者要有足够的营养储备，以增加对手术和麻醉的耐受力。而术后机体会出现短期的超高代谢状态，此期如能合理补充营养物质，尽快获得正氮平衡，可减少感染和并发症，加快伤口愈合，促进恢复。

第二节　外科患者营养缺乏的原因

外科患者营养缺乏的原因既有与疾病相关的因素，也有医源性的因素。创伤或灼伤引起的超高代谢可使蛋白质、脂肪和糖原大量分解，能量消耗、维生素及矿物质丢失增加；诊断性的检查或治疗所需要的禁食，并发症引起的胃肠道反应等都可使患者出现营养缺乏。

一、手术、创伤、灼伤引起的超高代谢

（一）手术、创伤后代谢变化

1. 分解代谢旺盛期　即肾上腺能－类皮质激素期，出现在手术、创伤后 1～3 d。其主要特点是肾上腺皮质激素和髓质激素分泌增加，胰岛素生成减弱，胰高血糖素升高，生长激素、甲状腺素、抗利尿激素及醛固酮水平增高。此期机体糖分解代谢可能增强，肝糖原及肌糖原分解为葡萄糖进入血液，使血糖保持较高的水平，以保证以葡萄糖为主要能源的脑组织、外周神经、红细胞、白细胞、某些吞噬细胞以及肾髓质等组织细胞修复的需要。由于体内糖原储备有限，仅能提供 12～14 h 的代谢需要，故血糖的维持主要依靠糖异生作用。

糖异生的前体是机体各组织，特别是肌组织蛋白质分解产生的氨基酸和脂肪组织分解产生的甘油，这就导致了机体组织蛋白和储存脂肪的动用。体内组织蛋白的分解所生成的氨基酸除了作为糖异生的前体外，还可作为伤口愈合和肝合成应激蛋白所需的原料，而脂肪组织分解产生的脂肪酸可氧化供能。

创伤后机体最明显的代谢反应是蛋白质分解增加，可出现负氮平衡，创伤愈重，负氮平衡愈大。因每克氮代表6.25 g蛋白质或相当于 27～30 g 肌肉组织，所以每日丢失 5～15 g 氮相当于消耗肌肉组织 150～500 g。

由于肌肉和脂肪组织的消耗，一般在较大手术和严重感染后患者均有体重下降，其下降程度因营养支持是否足够而有区别。值得注意的是，在蛋白质分解代谢增强的同时，体内某些蛋白质的合成仍在不断进行，如代谢所需要的各种酶、抗体、免疫球蛋白、补体、肽类激素和其他应激蛋白等，此期若没有充足的蛋白质或氨基酸的供给，蛋白质合成代谢就会受到抑制，这样更加重了负氮平衡，低蛋白血症更为严重。

2. 转折期　在分解代谢期机体的内分泌和代谢发生了强烈变化后，若无手术并发症，则会经过 3～4 d 的转折期。去甲肾上腺素和肾上腺素分泌减少，胰岛素抵抗情况减轻，胰高血糖素下降，糖皮质激素逐渐恢复正常。此时组织蛋白分解和脂肪动用减少，负氮平衡减低，出现代谢转折。

3. 早期合成代谢期　在手术后 8～14 d，也称康复早期。此时促进分解代谢的内分泌激素基本恢复至创伤前水平，促进合成代谢的激素占优势，机体蛋白质、脂肪合成加速并开始积累。此期若机体得到充足的能量、蛋白质、矿物质及维生素的供给，则可出现正氮平衡。

4. 后期合成代谢期　也称脂肪累积期。此期氮代谢平衡，仍处于合成代谢期，机体蛋白恢复正常，脂肪开始积累，体重逐渐恢复正常。

（二）灼伤后代谢变化

灼伤是由热力引起的皮肤或其他组织的急性损伤。大于体表面积 20% 以上的大面积或严重灼伤是严重的创伤之一。大面积严重灼伤后，机体的应激反应和分解代谢相当强烈，其代谢变化通常分为两个阶段，即低潮期和高潮期。低潮期是灼伤后出现的一个短暂的基础代谢

下降阶段，表现为氧耗量、代谢率相对降低，相当于患者的休克反应，为1～2 d；随后患者很快进入高潮期，相当于感染期，处于超高代谢状态，其代谢率远远超出一般手术、创伤患者，表现为大量的能量消耗，如机体严重灼伤时，能量消耗可增加1倍以上，严重感染时，能量消耗一般增加40%～60%；创面有大量的蛋白质渗出，尿氮排出量增加，每日可达28～45 g，表现为显著的负氮平衡；灼伤后脂肪被大量动用，重者一天可达600 g。体脂肪过度分解对人体有害，如易发生脂肪肝，影响红细胞膜脂肪酸组成，使其形态改变以及免疫功能降低等；患者体重降低，灼伤面积大于40%体表面积时，体重会减少20%左右；如果长时间感染，体重可减少1/3，此时患者衰弱无力，恶病质，有生命危险。总之，灼伤后高涨期的超高代谢是导致灼伤患者营养缺乏的主要原因。

二、医源性禁食所致的半饥饿或饥饿状态

外科患者多因某些诊断性检查或治疗而需采取禁食、肠道准备和胃肠减压等措施，如患者在接受腹部手术时，手术麻醉前12 h内需禁食，4 h内禁饮水，以免增加呕吐和误吸的危险。术后也不能立即进食，待肠道功能恢复后才能由少量流质膳食慢慢过渡至普通膳食。此时，人体摄入的营养物质不能满足维持机体各种代谢的需要，患者处于半饥饿或饥饿状态。机体对饥饿的反应是调节机体的能量需要，降低基础代谢率，减少能量的消耗，从而减少机体组织的分解。但由于机体仍需继续进行必要的代谢和生理活动，这样机体只能利用自身组织，通过分解糖原、蛋白质、脂肪供能，满足脑组织、神经组织、红细胞、肾髓质等所需的能量。这种饥饿或半饥饿状态在一定程度上加重了患者营养缺乏，进而影响免疫功能和创伤愈合。

三、疾病所致的营养摄入不足和营养物质丢失过多

（一）摄入不足

消化道梗阻性病变如幽门梗阻、闭锁、肿瘤、溃疡或瘢痕等均会不同程度引起食物摄入不足；重症外科患者长期卧床，一方面使肌肉出现废用性萎缩，造成分解代谢增强，另一方面因活动受限，肠道蠕动明显减弱，使患者食欲减退，摄食量大大降低；此外，禁食或限制某些食物的供给，创伤以及一些并发症给患者造成的疼痛、发热等不适感和恐惧、紧张等精神影响，也可抑制患者的食欲和消化功能，还能引起胃肠的不良反应，从而造成食物摄入量不足，引起营养素缺乏。

（二）消化吸收障碍

当患者因创伤、感染出现的应激反应过度或失调时，肠黏膜首先受到影响，其组织结构和通透性发生改变，黏膜屏障遭到破坏甚至衰竭，还可出现肠道细菌移位（bacterial translocation BT），触发全身炎性反应和多器官功能衰竭（multiple organ failure，MOF），从而加重肠黏膜坏死和细菌移位，形成恶性循环；放疗、化疗、肠梗阻、肠道肿瘤等也对肠黏膜产生破坏作用；抗感染时广泛使用广谱抗生素造成的肠道菌群失调、长期禁食或长期接受肠外营养引起的肠黏膜支持能力降低等，都改变了肠黏膜的组织结构，导致消化系统功能紊乱，使营养素的吸收、补充发

生障碍。

另外,胆总管阻塞、慢性胰腺炎、溃疡性或肉芽肿性结肠炎等,因消化酶缺乏或肠蠕动亢进,可使食物在消化道内吸收减少,除蛋白质、脂肪消化吸收不良,还可伴有维生素缺乏及继发性低钙血症或低镁血症。

(三) 需要量增加

创伤患者在经过分解代谢旺盛期后,由于体内激素水平的变化,合成代谢逐渐加强,这时对营养素的需要量明显增加。如胃大部切除术后,患者的能量需要量增加 20% ~50%;创伤患者蛋白质的供给量可增加至1.5 ~2.0 g/(kg · d),其他如发热、感染、甲状腺功能亢进时代谢率明显提高,对能量、蛋白质及维生素的需要量均增加,如不能及时补充,可引起相对的营养缺乏。

(四) 营养物质丢失过多

消化系统恶性肿瘤、溃疡性结肠炎、胃十二指肠溃疡等引起的慢性消化系统出血;肠瘘、巨大的开放性伤口及烧伤面的大量渗出等,都会造成一些营养素的丢失,其中蛋白质、矿物质及维生素等营养成分损失较多,尤以大面积灼伤患者最为突出;外科患者尿中氮、矿物质和一些水溶性维生素的排出量也明显增加。

总之,疾病及并发症引起的营养素摄入不足、丢失增多,也是导致外科患者营养缺乏的因素之一。

第三节　外科患者的营养支持

对外科患者进行有计划、有目的的营养支持,可以维持患者基本的代谢需求,阻止蛋白质进行性消耗,改善或预防营养不良,增强机体的抵抗力及对手术的耐受力,减少手术并发症,促进康复。

一、外科患者营养支持的原则

(一) 手术患者

1. 术前营养支持　目的是保证患者在术前有良好的营养状况及较多的营养储备,促进术后恢复。

(1) 营养不良消瘦患者　应增加能量和蛋白质摄入,尽量改善患者血红蛋白、血清总蛋白及其他各项营养指标,提高患者手术耐受力。

(2) 糖尿病患者　需通过饮食控制和药物治疗来控制血糖,待血糖稳定后再行手术。

(3) 消化道吸收功能较差的患者　饮食原则是适宜能量、低脂肪、低膳食纤维、少量多餐,待营养状况改善后再行手术。

(4) 胃肠道手术患者　术前 2 ~3 d 停用普食,改为少渣半流质或流质饮食,以减少手术部位食物残渣,利于手术。

(5) 肝、胆、胰疾病的患者　需控制脂肪摄入量。

(6) 一般手术前　麻醉前 12 h 内需禁食,4 h 内禁饮水,以免增加呕吐和误吸的危险。

2. 术后营养支持　应结合患者的病情及手术部位,确定膳食种类、营养素的供给量、补充途径及餐次分配。原则是满足能量和蛋白质的需要,增加维生素摄入。

(1) 胃肠道手术　术后胃肠道蠕动的恢复一般需要 24 ~ 48 h,故此段时间患者需禁食,靠肠外途径给予营养支持,待患者肛门排气和(或)肠鸣音恢复后尽早实施肠道内营养。恢复进食后,一般从流质开始,然后根据病情逐渐改为少渣半流质、半流质、软食,最好采用少量多餐的方式。

直肠或肛门术后需要禁食 2 ~ 3 d,然后给予清流质、流质、少渣半流质,以减少早期排便的次数和量,保护伤口。

阑尾切除术后第 1 天需禁食,第 2 天给予流质,第 3 天半流质,第 5 天改为软食。若有并发症则需推迟更换饮食种类的时间。

(2) 肝、胆、胰手术　饮食原则与胃肠手术相似,但应限制脂肪摄入。

(3) 口腔与咽喉部手术　手术当晚即可进冷流质饮食,第 3 天改为少渣半流质,食物应温、细、软、烂,并保证营养素充足、全面。

(4) 其他部位手术　可根据手术大小、麻醉方法和患者对手术麻醉的反应来决定营养支持的时间和方式。一般小手术很少引起全身反应,术后即可进食。如扁桃体摘除术后可进冷流质,以减少创面渗血。创伤大的手术多伴有短时间的消化吸收功能障碍,需要给予肠外营养支持,待消化道功能恢复后改为肠内营养。对颅脑损伤和昏迷患者应给予管饲饮食。

(二) 灼伤患者

需根据患者灼伤面积、深度及临床经过决定补充营养素的量及方式。

1. 休克期　以静脉输入为主,注意补充多种维生素,不强调蛋白质和能量。也可通过管饲给予少量营养制剂,以保护胃肠结构和功能,保护患者的食欲。

2. 感染期　需补充大量营养物质,改善高代谢状态,缩短反应期,减轻负氮平衡,促进创面修复。先以高维生素膳食为主,逐渐增加蛋白质和能量的供给量。蛋白质以优质蛋白质为主,至少占总蛋白质的 60% 以上,营养方式由肠外向肠内过渡。

3. 康复期　膳食组成以高蛋白、高能量、高维生素为主,注意微量元素的补充,逐步增加脂肪摄入量,以肠内营养为主。近来研究提示,灼伤患者还应强化生长激素、精氨酸等特殊物质的补充,这将有利于改善高代谢反应和氮平衡状态。

二、外科患者的营养需要量

外科患者在创伤、手术前后因机体的营养状况以及损伤程度和代谢变化不同,故营养素的需要量也不尽相同。

(一) 手术患者

1. 手术前　如果没有手术禁忌,应在患者正常营养需要量的基础上适当增加能量、蛋白质和维生素的供给。碳水化合物作为主要的供能物质,应足量供给,以减少蛋白质的消耗,促进肝糖原的合成和储备,保护肝细胞免受麻醉剂的损害。糖尿病患者要使血糖水平稳定于轻度升高状态，尿糖控制在 + ~ + + +。但应注意能量摄入不宜过多，一般每日达 8.4 ~ 10.5 MJ（2 000 ~ 2 500 kcal）。一般仅在病床周边活动的患者，能量供给只需增加基础代谢的 10% 左右；能进行室外活动者可增加基础代谢的 20% ~ 25%。发热患者体温每升高 1℃ 则增加基础代谢的 13%。

术前应供给充足的蛋白质，其中优质蛋白应达 50%，蛋白质供能应占总能量的 20%。维生素的供给量也应提高。维生素 C 可降低毛细血管通透性，减少出血，促进组织再生及伤口愈合。B 族维生素与碳水化合物代谢关系密切，缺乏时伤口愈合和失血耐受力均受到影响。维生素 A 可以促进组织新生，加速伤口愈合。维生素 K 主要参与凝血过程，可减少术中及术后出血。手术前患者部分维生素的供给量参见表 2 - 21 - 1。

表 2 - 21 - 1 手术前患者部分维生素的供给量

维生素	供给量/mg · d^{-1}
维生素 C	100
维生素 B_1	5
维生素 B_6	6
胡萝卜素	3
烟酸	50

2. 手术后 如果手术后无高代谢及并发症，可通过静脉输注葡萄糖溶液以防止患者发生明显的营养不良。但如果患者体重已丧失 10% 以上，则需确定营养素需要量，给予营养支持。

（1）能量 创伤及手术后患者必须增加能量供给，能量供给包括基础代谢（BEE）、活动消耗的能量及疾病应激等能量的消耗。

BEE 可按 Harris-Benedic（简称 HB）公式计算：

男性 BEE（kcal/24 h）= 66.5 + 13.8 × 体重（kg）+ 5.0 × 身高（cm）- 6.8 × 年龄（岁）

女性 BEE（kcal/24 h）= 655.1 + 9.5 × 体重（kg）+ 1.8 × 身高（cm）- 4.7 × 年龄（岁）

婴儿 BEE（kcal/24 h）= 22.1 + 31 身高（cm）+ 1.16 年龄（岁）

按 HB 公式计算所得的 BEE 与临床不同状态下患者的能量消耗相差很大。如在长期禁食状态下能量消耗将减少 10% ~ 15%，而当存在发热、应激、活动等各种因素时，能量消耗将增加，所以创伤及手术后患者能量需要量可根据下列公式计算：

能量需要 = BEE × AF × IF × TF

AF（activity factor）为活动系数，不同患者的活动系数见表 2 - 21 - 2。

表 2 - 21 - 2 不同患者的活动系数

患者	活动系数
完全卧床	1.1
卧床 + 活动	1.2
轻度活动	1.3
中度活动	1.5
恢复期	1.75

IF（injury factor）为应激系数，不同手术或创伤时应激系数见表 2 - 21 - 3。

表 2 - 21 - 3 不同手术或创伤时的应激系数

手术	应激系数	手术	应激系数
外科小手术	1.0 ~ 1.1	感染（轻度）	1.0 ~ 1.2
外科大手术	1.1 ~ 1.2	感染（中度）	1.2 ~ 1.4

续表

手术	应激系数	手术	应激系数
感染(重度)	1.4~1.8	骨折	1.20~1.35
复合性损伤	1.6	挤压伤	1.15~1.35
癌症	1.10~1.45	脑外伤(用激素治疗)	1.6

TF(thermal factor)为体温系数,不同体温的体温系数见表2-21-4。

上述公式的计算结果仅用于维持体重所需的能量,如果要恢复体重,则还要再增加4.184 MJ(1 000 kcal)能量。

表2-21-4 不同体温的体温系数

体温/℃	体温系数
38	1.1
39	1.2
40	1.3
41	1.4

与上述计算方法相比,利用计算机控制的代谢监测系统测定机体代谢率,计算分析出的能量消耗值和三大营养素分别占总能量的消耗比例值,为临床营养治疗提供了准确的参考数据。

目前有学者认为,对极度危重的患者短期内予以"允许的摄入不足"(permissive under feeding),可以避免高能量摄入造成的高蛋白分解代谢。

(2)蛋白质　为了及时纠正负氮平衡,促进合成代谢,蛋白质供给量应适当提高,一般要求每日为1.5~2.0 g/kg,若应激较大的手术或创伤,供给量应更高。当蛋白质供给量提高而能量未相应提高时,可使蛋白质利用不完全,因此要求能量和蛋白质的比值要达到150 kcal∶1 g氮。当肝、肾功能严重受损时,蛋白质的供给量应适当减少,并有所选择。如肝衰竭时,要控制芳香族氨基酸,增加支链氨基酸;而急性肾衰竭时应以优质蛋白质或必需氨基酸为主。

(3)脂肪　主要靠烹调油和肉类供给,供给量应占总能量的20%~30%。但胃肠功能不好,肝、胆、胰手术后或脂代谢障碍时,脂肪摄入量应降低,具体摄入量应结合病情而定。但应考虑必需脂肪酸需要,特别是长时间依靠完全肠外营养的患者。应选择中链三酰甘油,而不选长链三酰甘油,因前者较后者易于消化吸收,也易于氧化分解代谢。

(4)维生素　如果手术、创伤前营养状况良好,则手术、创伤后脂溶性维生素供给无需太多,但水溶性维生素在创伤、手术后消耗和丢失较多,故应增加供给量。维生素C促进合成胶原蛋白,为伤口愈合所必需,应大量补充。B族维生素与能量代谢密切相关,也影响伤口愈合和机体对失血的耐受力,供给量应为正常需要量的2~3倍。手术、创伤患者维生素每日供给量见表2-21-5。

表2-21-5 手术、创伤患者维生素供给量

维生素	供给量/mg·d^{-1}
维生素C	500~1 000
维生素B_1	20~40
维生素B_2	20~40
维生素B_6	25~50

另外，对骨折、骨病患者应注意补充维生素 D，以促进钙、磷代谢，有利于骨折愈合。使用脂肪乳剂的患者则应补充维生素 E。

（5）矿物质　矿物质补充量与手术、创伤严重程度有关，要结合血生化检测结果补充，特别是 K、Na、Ca、Mg 和 P 等。微量元素视患者需要而补充，补充前应考虑患者有无微量元素缺乏症及缺乏程度、有无丢失途径、有无排泄途径障碍、是否有血清水平低而总量并未减少的现象、患者的合成及分解代谢状况如何、微量元素与治疗中所用药物可否产生相互反应等情况。① 铁：每日剂量维持在 12 mg 左右，月经期间可增加，创伤或术后合并严重感染时，应更为慎重。② 锌：取决于每日丢失量和摄入量，若患者无腹泻，每日需 2.5～3 mg；腹泻、肠造瘘、引流等丢失肠液者，锌的需要量大增。据估计，丢失 1 L 胃肠液排锌 10～12 mg，腹泻大便中，每升含 17～20 mg 锌，尿中丢失 2～5 mg；感染患者尿锌有所增加，其补充量可由此推算。补锌时应注意过量问题，特别是肾功能不全者，更易发生。③ 另外铜、硒、铬、锰、碘等元素，对于肠外营养支持的患者也应适当补充。

（二）灼伤患者

1. 能量　灼伤后机体产热和耗氧量增加，能量需求远高于正常状态。不同年龄和灼伤面积的患者所需能量不同。可按成人每日供给 210～252 kJ/(kg·d)[50～60 kcal/(kg·d)]，儿童 631 kJ/(kg·d)[151 kcal/(kg·d)]计算。当灼伤面积为 40% 时，给予 12.6 MJ(3 000 kcal)/d 即能达到能量平衡，最高需要量为 20.9 MJ(5 000 kcal)/d。

传统方法是按前述公式计算。不同灼伤面积患者的应激系数见表 2－21－6。

也可按 Currei's 公式计算：

成人：能量摄入(kcal/d)＝25×体重(kg)＋40×灼伤面积(%)

儿童：能量摄入(kcal/d)＝X×体重(kg)＋40×灼伤面积(%)

1 岁时为 420 kJ/kg(100 kcal/kg)，随年龄增长而递减，至 15 岁时为 105 kJ/kg(25 kcal/kg)。

表 2－21－6　不同灼伤面积患者的应激系数

灼伤面积/%	应激系数
<20	1.0～1.5
20～40	1.5～1.85
>40	1.85～2.05

该公式目前应用最为普遍，缺点是估计大面积灼伤患者的能量需要时，所得值偏高，一般应为其 76% 较宜。灼伤面积 >50% 的患者每日能量供给标准可按以下公式计算：

成人能量需要量(kJ)＝105×体重(kg)＋167×灼伤面积(%)

8 岁以下的儿童能量需要量(kJ)＝251×体重(kg)＋146×灼伤面积(%)

以上公式计算的能量需要量适用于严重灼伤处于高分解代谢期的患者，目前提倡个体化能量供给，即根据患者的代谢量确定供给量。个体化能量供给，有利于提高营养支持的功能，加速肌蛋白、内脏蛋白的合成，减少蛋白质的分解。超量对机体不利，易造成肝、肺损伤，加重脏器和功能损害。能量供给量可通过直接测热法测定的平均静息能量消耗值(REE)确定。上海中山医院根据我国人体测量结果提出住院患者的 REE 可按下述公式计算：

男性：REE(kcal/24 h)＝5.48 身高(cm)＋11.51 体重(kg)－3.47 年龄(岁)－189

女性：REE(kcal/24 h)＝2.95 身高(cm)＋8.73 体重(kg)－1.94 年龄(岁)＋252

2. 蛋白质　一般患者蛋白质的供给量占总能量的 15%～20%，而灼伤患者需要量为正常人的 2 ~ 4 倍。一般认为严重灼伤的成人需 2 ~ 3 g/(kg · d),儿童 6 ~ 8 g/(kg · d);若考虑灼伤面积和体重因素,可按 Sutherland 公式计算:

成人:蛋白质(g/d) = 1 g × 体重(kg) + 3 g × 灼伤面积(%)

儿童:蛋白质(g/d) = 3 g × 体重(kg) + 1 g × 灼伤面积(%)

为纠正负氮平衡和低白蛋白血症,不仅能量要供给充足,还需摄入足量的蛋白质,摄入能量和氮的比值应为(420 ~ 630) kJ: 1 g 氮[(100 ~ 150) kcal: 1 g 氮]。低于此值则供给的氮不能被有效利用。感染严重者所需比例应在(579.6 ~ 756) kJ: 1 g 氮[(138 ~ 180) kcal: 1 g 氮]之间。

对灼伤患者还应注意供给足量氨基酸,除补充必需氨基酸外,也注意非必需氨基酸的供给。灼伤后肠黏膜屏障功能减弱,增加外源性谷氨酰胺对维持胃肠道黏膜正常功能及预防肠源性感染有重要意义。此外,补充谷氨酰胺可促进蛋白质合成,提高细胞免疫功能和促进创面愈合。精氨酸代谢后在肠内产生较多的氮气,可抑制肠道细菌生长和繁殖,对于预防肠源性感染有直接作用,故配方时应选择含谷氨酰胺和精氨酸丰富的食物。

3. 碳水化合物　作为最经济的能量来源,碳水化合物供能应占总能量供应的 50% 左右,每日摄入量为 400 ~ 600 g(包括静脉输入的葡萄糖)。碳水化合物还可保护心、肾、肝等重要器官,防止酸中毒与缓解脱水。但补充过量可加重伤后高血糖及胰岛素抵抗,使血糖增高,肝脂肪动员降低,损伤肝;葡萄糖氧化供能还产生大量的 CO_2,从而增加了肺通气量,使肺负荷加重,肺表面活性物质合成降低,可促发呼吸衰竭。除葡萄糖外,临床也有用果糖、山梨醇和木糖醇等作为葡萄糖代用品,需与葡萄糖配合使用。

4. 脂肪　脂肪的供给应占总能量的 20% ~ 30%。脂肪摄入不宜太多,否则会使患者食欲减退,并可引起胃肠功能紊乱。成人供给量为 2 g/(kg · d),严重灼伤时需增至 3 ~ 4 g/(kg · d)。在选择脂类食物时,应选用含磷脂丰富的食物,如鸡蛋、大豆及其制品。注意必需脂肪酸的补充,必需脂肪酸应占总能量的 2% ~ 4%。

5. 维生素　由于灼伤患者消耗增加、吸收障碍、创面渗出丢失等原因,使维生素的需要量成倍增加,一些研究表明灼伤患者维生素需要量比正常人高出近 10 倍,并随灼伤面积或程度的增加而加大。不同灼伤面积患者维生素需要量见表 2 – 21 – 7。

表 2 – 21 – 7　不同灼伤面积患者维生素需要量

灼伤面积/%	维生素 C /mg · d^{-1}	维生素 B_1 /mg · d^{-1}	维生素 B_2 /mg · d^{-1}	维生素 B_6 /mg · d^{-1}	视黄醇当量/μg
<30	300	30	20	2	3 000
31 ~ 50	600	60	40	4	6 000
>50	900	90	60	6	9 000

6. 矿物质　蛋白质分解代谢的同时伴有矿物质的丢失,包括钠、钾、镁、磷、锌、铜、铁、钙等。补充时要根据患者的具体情况来确定。常量元素中要注意 Na、K、P、Ca、Mg 的补充,尤其是钾的代谢与氮密切相关,必须同时补充,才能促进氮的有效利用;微量元素中要注意 Fe、Zn、Cu 的补充。主要矿物质的补充量见表 2 – 21 – 8,表 2 – 21 – 9。

表 2-21-8 灼伤患者主要常量元素需要量

元素	需要量/mmol·(kg·d)$^{-1}$
钠	2.3(52.9)
钾	2~3(78.2~117.3)
磷	0.6~1(18.6~31)
钙	0.2(8)
镁	0.3~0.4(7.3~9.7)

注:( )中数字为 mg 为单位时灼伤患者每天每千克体重的主要常量元素需要量。

表 2-21-9 灼伤患者主要微量元素供给量

元素	膳食供给量/mg·d^{-1}	肠外营养供给量/mg·d^{-1}
铁	12(18)*	1
锌	15	10
铜	2~3	2
碘	0.15	0.13
硒	0.05~0.2	0.12

注:*男为 12,女为 18。

7. 水分　灼伤早期,创面丢失的水分约为正常皮肤丢失的 4 倍,故水分的供给除正常需要量外应增加创面丢失的部分。创面失水量可按 Samdell's 公式计算:

创面失水量(mL/h)=(25+灼伤面积%)×体表面积(m^2)

须注意的是,灼伤患者体温升高时,其丢失的水分也增加。另外气管切开者水分丢失量也很大,应增加水分的补充;高浓度肠内营养时要让患者多饮水。

8. 特殊物质　如生长激素(growth hormone,GH)、脂肪酸等。GH 是蛋白质合成剂,可促进创面愈合。国外资料证明,用 0.2 mg/(kg·d)GH 治疗大面积灼伤患者时,供皮区愈合时间及总住院时间都显著缩短。但要注意使用剂量、时机及疗程,防止高血糖及电解质紊乱。

三、外科患者营养支持途径与实施

(一)营养支持途径

无论手术还是灼伤,均可采用以下营养支持途径。

1. 经口营养　包括流质、半流质、普食及特殊膳食等。

2. 管饲营养　对胃肠道功能存在,但不能经口进食,或经口进食量不足者,可采用管饲方式提供肠内营养制剂,包括经鼻胃管管饲或经胃灌注混合奶、经肠造瘘管灌注要素膳等。

3. 肠外营养　对外科重症患者,当胃肠道解剖与功能不允许时,如严重创伤、大面积烧伤、重度感染、高位大流量肠瘘、短肠综合征、肠功能衰竭等,应采用肠外营养途径进行营养支持,包括经外周静脉滴注葡萄糖氯化钠溶液、等渗氨基酸液、水解蛋白等和经中心静脉输注高渗葡萄糖、氨基酸及脂肪乳等。

选择营养支持途径时要尽可能采取简单的方式,若消化道功能正常则首选经口营养,必要时经肠外补充部分能量、水和电解质;昏迷或不愿进食者,凡能接受肠内营养的尽量避免肠外营养,可用管饲代替口服;口服或管饲有困难时,才采用肠外营养,或联合应用肠内营养(肠外营养支持+肠内营养支持)。对危重患者才考虑完全肠外营养。

（二）营养支持实施

外科患者营养支持的实施，取决于患者的创伤部位、手术类型、灼伤程度、并发症等。首先要确定患者能量和各种营养素的供给量；其次要确定营养支持途径及方式；然后要确定膳食种类、相应的食谱或营养制剂的类型和数量；最后给患者施行营养支持。在进行营养支持的过程中，要密切观察患者的反应，积极防治并发症。对于接受外科大手术的患者如何进行营养支持，何时开始营养支持，采用何种营养支持方法，营养支持中热量、各种膳食营养成分的选择、营养制剂等，仍是外科患者营养治疗中存在诸多争论的问题。只有综合考虑患者主观意愿和病情需要，制订合理的营养支持方案，才能使临床营养支持更加完善。

（三）案例分析

汪某，女性，26 岁，工人，未婚。因火灾致全身多处烧伤 1 h 入院，烧伤面积 52%，其中Ⅰ度占 4%，浅Ⅱ度占 12%，深Ⅱ度占 25%，Ⅲ度占 11%，伴休克、吸入性损伤。

体格检查 入院时，创面红肿，渗出较多，部分伴有水疱，基底苍白。体温 37℃，脉搏 160 次/min，呼吸 44 次/min，血压 90/50 mmHg。疼痛剧烈，全身颤抖，处于极度恐惧、紧张状态。

辅助检查 红细胞 5.24×10^{12}/L，血红蛋白 132 g/L，血细胞比容 38.4%，血小板 162×10^{9}/L，白细胞 12.3×10^{9}/L，白蛋白 47 g/L，尿素 4.8 mmol/L，肌酐 64 μmol/L，葡萄糖 7.6 mmol/L，血钠 145 mmol/L，血钾 5.6 mmol/L，血氯 103 mmol/L。

入院诊断 烧伤，面积 52%。

治疗经过 入院后立即行抗休克治疗，清洁创面，预防感染治疗，患者平稳度过休克期，内环境稳定。

问题一：该患者是否需要营养支持，如需要应采用何种方式？

答：大面积烧伤患者由于高代谢反应，对营养物质的需要量增加。同时，机体大量蛋白消耗，脂肪动员，糖耐量降低，体重下降，负氮平衡，机体免疫功能减退，并可能对预后产生影响。因此，积极的营养支持是严重烧伤治疗的基本内容之一。该患者烧伤前具有正常胃肠道功能，故可进行经口喂养或肠内营养支持。

问题二：烧伤患者肠内营养支持的指征是什么？

答：① 烧伤面积 >30%；② 中、重度吸入性损伤；③ 重度化学烧伤及中毒；④ 重度电烧伤；⑤ 合并其他部位创伤的烧伤；⑥ 60 岁以上中度烧伤患者，容易出现各种并发症，适应证宜放宽。但是，临床上大面积烧伤患者，由于发热、创面感染或全身脓毒症，多次的麻醉、手术、换药以及食欲低下、腹泻、消化道出血等消化道症状，往往很难经口摄入达到营养需要。此时，肠外营养支持可作为经口摄入不足的补充方法，临床上两者常配合应用。

小　结

外科患者营养缺乏发生率很高，接受外科大手术的患者往往在术前就存在营养缺乏。引起营养缺乏的原因主要与外科大手术、创伤造成患者分解代谢增强，合成代谢降低，及医源性禁食所致的半饥饿或饥饿有关。研究证实，营养状况与手术、创伤患者的痊愈有着十分密切的关系，特别是对较大手术、灼伤患者提供及时、合理的营养治疗将有助于其恢复和防治各种并发症。因此，对术前营养状况较差的患者，应根据原因设法改善；手术、创伤后应根据患者的病情及营养需要，适时调整能量及其他营养素的供给量，并以最佳的形式予以补充。目前，营养支持已成为外科治疗中不可缺少的重要手段。

课后测试

1. 引起外科患者营养缺乏的原因包括哪些方面？
2. 胃肠道手术患者的营养支持原则有哪些？
3. 简述灼伤患者的营养支持原则。
4. 简述灼伤患者能量、蛋白质需要量计算公式及热氮比。
5. 患者，男性，23岁，上肢、躯干深Ⅱ度灼伤，面积为35%，现休克期已过，请你为该患者制订营养治疗计划。

（邹凌燕）

第三篇

保健营养

第二十二章　强化食品、特殊营养食品和营养补充剂

【学习要点】

1. 掌握强化食品、特殊营养食品和营养补充剂的概念。
2. 熟悉食品营养强化的目的、意义。
3. 了解营养强化剂的种类和使用范围。
4. 了解特殊营养食品及营养补充剂的种类。

第一节　强化食品

食品的主要功能是提供人类生存的各种营养素，但天然食品中营养素供给量不能完全满足人类需要，现代生活水平的普遍提高并未消除营养不良，常有一些特定人群处于营养缺乏或营养过剩的危险之中。据中华人民共和国国家卫生和计划生育委员会（简称国家卫生计生委）统计，目前我国人民营养缺乏还没有得到根本解决，微量元素如铁、碘、锌、钙以及维生素 A 的缺乏还比较普遍，即使是在城市，儿童、孕产妇、老年人的缺铁性贫血仍不容忽视；而膳食不平衡或营养过剩所致的肥胖、癌症、心脑血管疾病、糖尿病等一些慢性病已迅速增多，在城市和富裕的农村尤其明显，我国每天约有 15 000 余人死于慢性病，占全部死亡人数的 70% 以上，并已成为人类丧失劳动能力和死亡的重要原因，由此造成的经济损失十分惊人。

要从根本上消除这些营养缺陷，在增强人们合理营养意识之时，还应运用现代科学技术从多方面改变食品中营养素的含量，提高现有食品的营养价值和生物利用率。强化食品的诞生，就是人类改变完全依靠天然动植物摄取营养成分的典型代表，也是人们利用保健营养追求健康的体现。

一、食品营养强化的概念

食品营养强化（food fortification），简称食品强化，是根据不同人群的营养需要，向食品中添加一种或多种营养素，或者某些天然食物成分的食品添加剂，用以提高食品营养价值的过程。这种经过强化处理的食品称为强化食品（enriched foods）；所添加的营养素（包括天然的和合成的）称为营养强化剂（food intensify nutritive agent）。营养强化剂主要功能在于增强食品营养，而且该强化剂所包含的强化成分属于公认的营养素，如氨基酸、维生素、矿物质等。目前我国批准使用的营养强化剂有 100 多种。我国在 1994 年制订了有关营养强化剂使用的国家标准（GB14880—1994），在促进和规范食品营养强化方面取得了明显的成效；各地也不断出台了

一些用维生素、矿物质和氨基酸强化的食品,如核黄素面包、高钙饼干、人乳化配方奶粉等。

二、食品营养强化的目的及意义

(一)弥补天然食品的营养缺陷

除母乳外,自然界中没有一种天然食品能满足人体的各种营养素需求。例如,以米、面为主食的地区,除了可能有维生素缺乏外,赖氨酸等必需氨基酸的含量亦可偏低,影响主食的营养价值。新鲜的果蔬含有丰富的维生素 C,但其蛋白质和能源物质欠缺。含有丰富优质蛋白质的乳、肉、鱼、禽、蛋等食品,其维生素的含量则多不能满足人类的需要,尤其缺乏维生素 C。因此,有针对性地进行食品营养强化、弥补天然食品缺少的营养素,可大大提高食品的营养价值,改善人们的营养和健康水平。

(二)补充食品在加工、储存及运输过程中营养素的损失

多数食品在食用之前需要储存、运输、加工、烹调,才能到达消费者手中。在这一系列过程中,物理的、化学的、生物的因素均会引起食品部分营养素的损失,有时甚至造成某种或某些营养素的大量损失。例如,在碾米和小麦磨粉时有多种维生素的损失,而且加工精度愈高,损失愈大,有的维生素损失高达 70% 以上。又如在水果、蔬菜的加工过程中,很多水溶性和热敏性维生素均损失 50% 以上。因此。为了弥补营养素在食品加工、储存等过程中的损失,维持食品的天然营养特性,满足人体的营养需要,在上述食品中适当增补一些营养素是很有意义的。

(三)简化膳食处理,方便摄食

由于天然的单一食物不可能含有人体所需全部营养素,人们为了获得全面的营养就必须同时进食多种食物。例如,婴儿的膳食处理很复杂,即使母乳喂养的婴儿,在 6 个月以后,也必须按不同月龄增加辅助食品,如肝泥、蛋黄、肉末、米粥或面片、菜泥、菜汤、果泥等,用于补充其维生素等不足。原料的购买及制作均较麻烦,且易忽视,从而影响婴儿的生长、发育和身体健康。若在婴儿食用的乳制品中强化多种维生素和矿物质等,可以很方便地满足婴儿的营养需要。

(四)适应特殊人群的营养需求

对于不同年龄、性别、工作性质及处于不同生理、病理状况的人来说,由于他们所需营养素不同,对食品进行不同的营养强化可分别满足需要。例如,婴儿是人一生中生长发育最快的时期,需要有充足的营养素供给。婴儿以母乳喂养最好,一旦母乳喂养有问题,则需要有适当的"代乳食品"。此外,随着孩子长大,不论是以人乳还是牛乳喂养都不能完全满足孩子的需要,也有必要给以辅助食品。人乳化奶粉就是以牛乳为主要原料,以类似人乳的营养素组成为目标,通过强化维生素、添加乳清蛋白、不饱和脂肪酸及乳糖等营养成分,使其组成成分在数量上和质量上都接近母乳,更适合婴儿的喂养。

（五）预防营养不良

食品营养强化是营养干预的主要措施之一，在改善人群的营养状况中发挥着巨大的作用。从预防医学角度出发，食品营养强化对预防和减少营养缺乏病，特别是对防治某些地方性营养缺乏病具有重要的意义。例如，缺碘地区的人采用加碘食盐，可大大降低甲状腺肿的发病率；用维生素 B_1 防治食用精白米、面地区的维生素 B_1 缺乏病；用维生素 C 防治生活在寒冷地区人群维生素 C 的缺乏病等。

随着社会的发展，食品营养强化又增添了新的内容，即调节人体的功能，有助于预防某些疾病，减少保健费用等，具有保健食品的潜在效应，完全突破了消灭特定营养缺乏症的原始目标，而以维持人群最佳健康状况、提高生活质量为宗旨。作为解决公众营养问题的方案，食品营养强化的意义已扩展为以下几个方面。

1. 完成时代重任的强力举措　针对我国居民营养现况，政府制订的《中国食物与营养发展纲要（2014—2020 年）》（以下简称《纲要》）指出，要“保障充足的能量和蛋白质摄入量，控制脂肪摄入量，保持适量的维生素和矿物质摄入量。”“基本消除营养不良现象，控制营养性疾病增长。”

2. 保护营养弱势人群的切入点　《纲要》指出“优先改善‘三类重点人群’：孕产妇与婴幼儿、儿童青少年、老年人”，从食品营养强化着手，是完成这项工作的根本保证。

3. 人类膳食生活上的社会进步　食品营养强化重组了食品中营养素的含量和比例，改变了天然食物原有的成分，使人们摆脱了自然食物的营养缺陷，提高了食物质量。

4. 促进健康的全新社会需求　在人们对待疾病的观念已从被动治疗转向主动预防的今天，人民深知许多疾病的发生发展与膳食营养关系密切，迫切需要能预防疾病、促进健康的“最佳”食品，食品营养强化是满足这种需求的有效方式之一。

5. 兼有提高食品感官质量和保藏性能的双重效应　如维生素 E、维生素 C、卵磷脂等，既是强化剂，又是良好的抗氧化剂。

6. 利用食物资源开发新食品的重要途径　如婴幼儿强化食品、现阶段宇航员食品的开发等，它们还是单纯强调平衡膳食或避免偏食，而不能解决营养问题的替补良方。

三、对食品营养强化的基本要求

（一）有明确的针对性

进行食品营养强化前必须对本国、本地区的食物种类及人们的营养状况做全面细致地调查研究，从中分析缺少哪种营养成分，然后根据本国、本地区人们摄食的食物种类和数量，选择需要进行强化的食物载体以及营养强化剂的种类和用量。例如，我国南方居民多以大米为主食，而且由于生活水平的提高，人们多食用精白米，致使有的地区维生素 B_1 缺乏病流行。因此，除了提倡食用标准米以防止维生素 B_1 缺乏病外，有条件的地方可考虑对精白米进行适当的维生素强化。

对于地区性营养缺乏症和职业病等患者的强化食品更应仔细调查，针对所需的营养素选择适当的载体进行强化。

(二)符合营养学原理

食品强化后不得影响其他营养素的代谢,不能破坏营养素的平衡。人体所需各种营养素在数量之间有一定的比例关系,应注意保持各种营养素之间的平衡。食品营养强化的主要目的是改善天然食物存在的营养素不平衡关系,强化的剂量应适当,避免造成某些新的不平衡。这些平衡关系主要有:必需氨基酸之间的平衡,脂肪酸之间的平衡,产热营养素之间的平衡,维生素 B_1、维生素 B_2、烟酸与能量之间的平衡以及钙、磷之间的平衡等。

对于强化的营养素还需要考虑其生物利用率,尽量选用那些易于被人体吸收和利用的强化剂。

(三)符合国家卫生标准

食品营养强化剂的使用应符合我国《食品营养强化剂使用卫生标准》;同时还应严格进行卫生管理,切忌滥用。国家规定,凡经营养强化的食品在包装上必须写明"营养强化食品"的字样,并标明强化品种、剂量、使用对象、食用方法及食用量、保存期等。特别是对于那些人工合成的营养素衍生物更应通过一定的卫生评价方可使用。

营养素的强化剂量,各国多根据居民摄食情况以及每日膳食中营养素推荐摄入量确定。食品强化时,若以确保人体正常营养需求、消除缺乏症为目标,其强化剂的使用剂量应严格执行国家标准;若以维持健康状况为目标,需要适当提高强化水平时,原则上控制其营养素摄入量达到参考摄入量(DRIs)的1/3~1/2。食品原成分中该营养素的含量达到强化剂最低标准1/2者不得进行强化。

由于营养素为人体所必需,人们往往易于注意其缺乏的危害,而忽视过多时对机体产生的不良影响。例如,脂溶性维生素可在体内积累,若用量过大则可使机体发生中毒反应。每种营养素的适宜剂量和过量的限度都不相同。因此,营养素的强化剂量还应参照各国居民每日膳食中营养素最高可耐受摄入量确定。

(四)尽量减少食品营养强化剂的损失

许多食品营养强化剂遇到光、热和氧等会引起分解、转化而遭到破坏。因此,在食品的加工及储存等过程中会发生部分损失。为减少这类损失,可通过改善强化工艺条件和储藏方法,也可以通过添加稳定剂、保护剂来实现。同时,考虑到营养强化食品在加工、储藏等过程中的损失,进行营养强化食品生产时,需适当提高营养素的添加量。

(五)保持食品原有的色、香、味等感官性状

食品大多有其美好的颜色、气味和口味等感官性状。而食品营养强化剂也多具有本身特有的色、香、味。食品强化的过程不应损害食品的原有感官性状而影响食用者的接受性。例如,当用大豆粉强化食品时易产生豆腥味,故多采用大豆浓缩蛋白或分离蛋白。

强化食品在常规包装、储存、销售和食用条件下必须足够稳定,也不得过分缩短食品的货架寿命。

（六）经济合理、有利于推广

通常食品营养强化需要增加一定的成本，但应注意营养强化食品的销售价格不能过高，否则不易向公众推广普及。要使营养强化食品经济上合理和便于推广，科学地选择载体食品是关键。被强化的食品称为载体食品。食品营养强化时，应当选择广大居民普遍食用、经济上能够接受，而且便于营养强化剂加入且不易破坏的食品。在发达国家，营养强化已经具有很长的历史，并取得了很大的成功，积累了很多的先进经验。现在，越来越多的发展中国家也开始重视并采取多种措施，大力推行食品营养强化。

四、各种人群营养强化的需求

人们因年龄、性别、生理状况、心理状态、患病、生活方式、工作环境的不同，营养需求呈现明显的个性化特点，例如，素食、节食、吸烟、饮酒、健康、亚健康与疾病等状态，所需营养就有一定的差别。为满足营养个性化的需要，必须设计并提供具有针对性的强化食品或营养配餐，现将不同状况机体的营养强化需求列入表 3－22－1 中。

表 3－22－1　人体不同状况的膳食营养强化

状况		需求原因	需强化的营养素
年龄	儿童青少年	生长发育	复合维生素和矿物质
	中年	劳动负荷大、体脂开始储存	膳食纤维、维生素 A、维生素 E、维生素 C 及钙、铁
	老年	食物摄入量减少	B 族维生素、维生素 C、维生素 E 及钙、镁、铁
特殊生理	妊娠、哺乳	基础代谢增加、胎儿发育	B 族维生素、叶酸、钙、锌、镁、铁等
	运动	代谢、丢失增加	复合维生素及矿物质
特殊心理	情绪抑郁	神经反应加剧	B 族维生素、维生素 A、维生素 C、维生素 E
工作环境	高温	丢失增加	水、矿物质、水溶性维生素
	严重污染	化学物破坏体内环境	维生素 A、维生素 C、维生素 E 及硒
生活方式	吸烟	消耗维生素 C 等抗氧化物	维生素 C、必需脂肪酸、抗氧化剂
	饮浓茶或咖啡	刺激神经系统	B 族维生素、维生素 C、铁
	嗜酒	多种营养素缺乏	B 族维生素、维生素 A、锌、镁、必需脂肪酸
	服避孕药	需求增加	维生素 B_6、维生素 B_{12}、叶酸、维生素 C、锌、钙
患病	手术后	促进愈合	维生素、矿物质
	感染或服用抗生素	肠道菌群失调	B 族维生素

第二节　营养强化剂的种类及使用范围

营养强化剂虽然都是机体必需的营养成分，但盲目过量地使用也会严重威胁人体健康。为保证强化食品的安全，食品营养强化必须经过安全评估，营养强化剂的使用范围和使用剂量必须按规定执行。

一、营养强化剂的种类

（一）根据营养强化剂的来源分类

1. 天然营养强化剂　是指以存在于自然界中的天然物质为原料，采用一定的技术方法提取所得的营养强化剂。如豆类蛋白、乳蛋白等。

2. 人工合成营养强化剂　是指由化学方法人工合成的维生素或氨基酸等天然存在的营养物质的制品。

（二）根据营养素的种类分类

这种分类方法与营养学中营养素的分类方法相对应。常用的营养强化剂有氨基酸及含氮化合物类、维生素类、矿物质类、脂类等，但作为营养强化剂，同一种营养素可能有不同的产品形式，它是商品化的营养素。

二、营养强化剂的使用范围

营养强化剂可广泛用于各类食品中，主要有粮食、儿童食品、调味品、食用油脂、乳制品、饮料等。在食品营养强化的过程中，由于工艺、技术、安全及使用原则的要求，不是每一种强化剂都能在任何一种食品中使用的。现将《中华人民共和国食品营养强化剂使用标准（GB14880—2012）》中有关各种营养强化剂的使用范围摘录如下（表 3－22－2）。

表 3－22－2　食品营养强化剂及使用范围

种类	品种	使用范围
维生素类	维生素 A	调制乳、调制乳粉、植物油、人造黄油及其类似制品、冰淇淋类、雪糕类、豆粉、豆浆粉、豆浆、大米、小麦粉、即食谷物、西式糕点、饼干、含乳饮料、固体饮料类、果冻、膨化食品
	β－胡萝卜素	固体饮料类
	维生素 D	调制乳、调制乳粉、人造黄油及其类似制品、冰淇淋类、雪糕类、豆粉、豆浆粉、豆浆、藕粉、即食谷物、饼干、其他焙烤食品、果蔬汁（肉）饮料、含乳饮料、风味饮料、固体饮料类、果冻、膨化食品
	维生素 E	调制乳、调制乳粉、植物油、人造黄油及其类似制品、豆粉、豆浆粉、豆浆、胶基糖果、即食谷物、饮料类、固体饮料、果冻
	维生素 K	调制乳粉（仅限儿童及孕产妇用）
	维生素 B_1	调制乳粉（仅限儿童及孕产妇用）、豆粉、豆浆粉、豆浆、胶基糖果、大米及其制品、小麦粉及其制品、杂粮粉及其制品、即食谷物、面包、西式糕点、饼干、含乳饮料、风味饮料、固体饮料类、果冻

续表

种类	品种	使用范围
维生素类	维生素 B_2	调制乳粉(仅限儿童及孕产妇用)、豆粉、豆浆粉、豆浆、胶基糖果、大米及其制品、小麦粉及其制品、杂粮粉及其制品、即食谷物、面包、西式糕点、饼干、含乳饮料、固体饮料类、果冻
	维生素 C	风味发酵乳、调制乳粉、水果罐头、果泥、豆粉、豆浆粉、糖果、即食谷物、果蔬汁(肉)饮料、含乳饮料、水基调味饮料类、固体饮料类、果冻
	烟酸(尼克酸)	调制乳粉(仅限儿童及孕产妇用)、豆粉、豆浆粉、豆浆、大米及其制品、小麦粉及其制品、杂粮粉及其制品、即食谷物、面包、饼干、饮料类、固体饮料类
	维生素 B_6	调制乳粉、即食谷物、饼干、其他焙烤食、饮料类、固体饮料类、果冻
	维生素 B_{12}	调制乳粉(仅限儿童及孕产妇用)、即食谷物、其他焙烤食品、饮料类、固体饮料类、果冻
	胆碱	调制乳粉(仅限儿童及孕产妇用)、果冻
	肌醇	调制乳粉(仅限儿童用乳粉),果蔬汁(肉)饮料,风味饮料
	叶酸	调制乳(孕产妇用)、调制乳粉、大米(仅限免淘洗大米)、小麦粉、即食谷物、饼干、其他焙烤食品、果蔬汁(肉)饮料、固体饮料类、果冻
	泛酸	调制乳粉(仅限儿童及孕产妇用)、即食谷物、碳酸饮料、风味饮料、茶饮料、固体饮料类、果冻
	生物素	调制乳粉(仅限儿童用乳粉)
矿物质类	铁	调制乳、调制乳粉、豆粉、豆浆粉、除胶基糖果外的其他糖果、大米及其制品、小麦粉及其制品、杂粮粉及其制品、即食谷物、面包、西式糕点、饼干、其他焙烤食品、酱油、饮料类、固体饮料类、果冻
	钙	调制乳、调制乳粉、干酪和再制干酪、冰淇淋类、雪糕类、豆粉、豆浆粉、大米及其制品、小麦粉及其制品、杂粮粉及其制品、藕粉、即食谷物、面包、西式糕点、饼干、其他焙烤食品、肉灌肠类、肉松类、肉干类、脱水蛋制品、醋、饮料类、果蔬汁(肉)饮料、固体饮料类、果冻
	锌	调制乳、调制乳粉、豆粉、豆浆粉、大米及其制品、小麦粉及其制品、杂粮粉及其制品、即食谷物、面包、西式糕点、饼干、饮料类、固体饮料类、果冻
	钾	调制乳粉(仅限孕产妇用乳粉)
	硒	调制乳粉、大米及其制品、小麦粉及其制品、杂粮粉及其制品、面包、饼干、含乳饮料
	镁	调制乳粉、饮料类、固体饮料类
	铜	调制乳粉
	锰	调制乳粉
其他	L-赖氨酸	大米及其制品、小麦粉及其制品、杂粮粉及其制品、面包

续表

种类	品种	使用范围
其他	牛磺酸	调制乳粉、豆粉、豆浆粉、豆浆、含乳饮料、特殊用途饮料、风味饮料、固体饮料类、果冻
	左旋肉碱	调制乳粉、果蔬汁(肉)饮料、含乳饮料、特殊用途饮料、风味饮料、固体饮料类
	γ-亚麻酸	调制乳粉、植物油、饮料类
	叶黄素	调制乳粉(仅限儿童用乳粉)
	低聚果糖	调制乳粉(仅限儿童及孕产妇用)
	1,3-二油酸2-棕榈酸甘油三酯	调制乳粉(仅限儿童用乳粉)
	花生四烯酸	调制乳粉(仅限儿童用乳粉)
	二十二碳六烯酸	调制乳粉(仅限儿童及孕产妇用)
	乳铁蛋白	调制乳、风味发酵乳、含乳饮料
	酪蛋白钙肽	粮食和粮食制品(包括大米、面粉、杂粮、淀粉等)、饮料类
	酪蛋白磷酸肽	调制乳、风味发酵乳、粮食和粮食制品(包括大米、面粉、杂粮、淀粉等)、饮料类

第三节 特殊营养食品与营养补充剂

特殊营养食品和营养补充剂是现代科技对食品进行改造的产物,对改善居民营养状况具有重要的意义。

一、特殊营养食品

特殊营养食品(special nourishment food)是指在加工过程中改变食品的天然营养成分或含量比例,以适应某些特殊人群营养需要的食品。它主要包括婴幼儿食品、儿童食品、老年人食品、孕产妇食品、患者食品(如低糖食品、低钠食品)、运动员食品、宇航员食品等。国家规定,特殊营养食品产品包装标志必须符合“特殊营养食品标签国家标准”,还需注明特殊属性的文字,如儿童、老年、宇航(食品)等。标注该产品在保质期内所能保证的能量数值和营养素含量。禁止宣传疗效作用。不得暗示对某种疾病有“治疗”作用,禁止在包装、标签、说明书或广告上有“疗效食品、滋补食品、健美食品、宫廷食品、祖传秘方或返老还童、延年益寿、白发变黑、齿落更生、抗癌治癌、老少皆宜或其他类似词句”。不得在食品名称前后冠以药物名称,或以药物图形及名称暗示疗效、保健或其他类似作用。

特殊营养食品与营养强化食品虽同属加工食品,都具有营养保健作用,但仍有差别。

（一）使用目的不同

强化食品的使用目的在于补充人群中的营养不足，预防与营养素缺乏有关的疾病。而特殊营养食品的目的是满足特定或特种人群的营养需求，预防营养不足、控制营养过剩或减缓疾病的进展，但绝无治疗的作用，如糖尿病患者的食品。

（二）加工属性不同

强化食品的加工属性是向食品中添加营养强化剂，其结果是增加了营养素的含量。而特殊营养食品的加工属性则是改变食品中营养成分的种类或含量，既可以去除某种营养成分或降低其含量，也可以在增加某种营养成分的同时，减少另一种营养素的含量，其结果是调整了食品中营养成分的种类和比例。

（三）食用对象不同

强化食品的食用对象强调的是需要进行营养补充的人群；而特殊营养食品的食用对象则是强调一些营养需求具有特殊性的人群，如某些疾病的患者或高危人群。特殊营养食品若被一般人群长期食用，就会出现营养缺乏或过剩。如适合于糖尿病患者的特种营养食品，限制了能量特别是碳水化合物的含量；运动员食品增加了能量及优质蛋白质、矿物质、维生素的供给，降低了脂肪含量等。若健康人长期食用糖尿病患者的特殊营养食品，能量供给就会不足，反过来若长期食用运动员食品就会出现营养过剩。

二、营养补充剂

各种营养强化剂的片状、丸状或液状产品，统称营养补充剂（nutritive intensify augment agent）。这类食品具有营养素增补力度大，且注重营养素之间协同增效作用的特点，它们很少仅强化一种营养素，往往是多种营养素和其他功能性组分的组合，可有一个或数个较为突出的机体调节功能，能达到预防慢性疾病的效果。目前，这类食品多为维生素、矿物质类补充剂。

良好的营养补充剂是根据营养素之间功能的协同或增效关系而设计的，它们是各种营养素精心选择、配方的结晶，必要时还组合了相关功能的天然动、植物组分以增强营养素的功效。如能量代谢组合中有复合 B 族维生素；预防钙缺乏的组合要考虑 Ca/P 比值及维生素 D；青少年专用维生素－矿物质补充剂中含有蒲公英根、紫锥花等。

由于营养素的含量只有达到特定水平才有预防慢性病的效果，所以营养补充剂中营养素的水平显著高于普通强化食品。这种营养素的高度集中，可能会带来某些营养素过量的毒副作用。为保证营养补充剂的安全性，避免营养素过量摄入的不适或中毒现象，一方面营养素的用量必须遵循中国营养学会制订的可耐受最高摄入量（UL），另一方面要针对人群特征设计出不同的营养补充剂。表 3－22－3 列出了不同人群的矿物质－维生素补充剂，表 3－22－4 列出了适用于不同人群的维生素补充剂，表 3－22－5 是针对特定健康问题或状况设计的特种功能性补充剂。

表 3-22-3　不同人群矿物质-维生素补充剂

种类	组分特点	主要功能	适用对象
大众型复合维生素-矿物质补充剂	常规维生素、矿物质	1. 增强抵抗力、免疫力 2. 促进能量代谢,增强活力 3. 抗氧化、抗衰老 4. 维持正常神经活动 5. 预防钙、铁、碘、锌缺乏	8 岁以上人群
女性专用补充剂	常规维生素、矿物质 巨藻、螺旋藻	1. 预防钙、铁、碘缺乏 2. 叶酸强化 3. 提高能量水平,保持稳定情绪 4. 抗氧化 5. 美容 6. 维持机体活力	女性(高铁水平人群及幼童除外)
男性专用补充剂	锌、抗氧化剂、β-胡萝卜素、维生素 C、人参	1. 保持旺盛精力 2. 抗氧化 3. 定神强体	男性(儿童、服用激素或抗精神病药物者禁用,哮喘或肺气肿患者慎用)
老人专用补充剂	β-胡萝卜素、维生素 E、硒	1. 增强记忆力 2. 抗衰老 3. 强身健体 4. 安神	60 岁或 60 岁以上人群
运动型补充剂	铬、硒、复合维生素 B	1. 增强耐力 2. 抗氧化 3. 促进能量代谢 4. 健体强身 5. 增强体能	运动员、有运动习惯者、高强度作业者(儿童、服用激素或抗精神病药物者禁用,哮喘者慎用)
青少年专用补充剂	B 族维生素、蒲公英根、紫锥花	1. 维持青春活力 2. 促进能量代谢 3. 促进骨骼发育 4. 抗氧化、抗感染 5. 维持正常神经功能 6. 预防缺铁性贫血	13~19 岁青少年能量摄入或利用水平低下、病后康复、易感冒、节食、慢性病患者
儿童专用补充剂	维生素、矿物质、微量元素	1. 促进生长发育 2. 抗氧化,修复机体	3 岁以上儿童,疲倦、衰弱、易感冒、病后康复、挑食、素食者
特种复合维生素-矿物质片	日常需要的维生素、矿物质	维持机体所需最佳营养	孕妇,乳母,年老,儿童青少年,运动员,服避孕药、酗酒、减肥、慢性健康问题者

表 3-22-4 维生素补充剂

种类	适用人群
B 族维生素、维生素 C 强化片剂	精神紧张、劳累、过度嗜酒、吸烟、高脂膳食、某些慢性病
复合维生素强化补充剂	成人,膳食外日常补充
维生素 C 强化补充剂 1. 抗坏血酸片 2. 抗坏血酸酯片 3. 天然维生素 C 含片 4. 无酸型特种维生素 C 缓释片	高压力状态,过度嗜酒,服用阿司匹林、食欲抑制剂、抗惊厥及类固醇类药物者,外科疾病、牙龈疾病患者,接触环境污染物工作者
5. 儿童专用维生素 C 片	儿童
复合 B 族维生素补充剂	常饮酒、茶、咖啡,吸烟,压力大,常食糖、精制食物、素食,运动员,肠炎、肝病、糖尿病、甲状腺疾病患者,服用避孕药者,孕妇、乳母
维生素 A 强化补充剂 1. β-胡萝卜素补充剂	痤疮、牛皮癣、气喘、支气管炎、胃肠疾病、常感冒、伤口愈合、接触环境污染物工作者
2. 维生素 A 胶囊	吸烟、过度嗜酒、接触环境污染物工作、高压力状态、糖尿病、银屑病等皮肤病,其他同前
维生素 D、维生素 E 胶囊	易感冒、吸烟、接触环境污染物工作、皮肤病、眼干燥症、视力低下者

表 3-22-5 特种功能补充剂

名称	主要成分	适用人群
钙强化补充剂	钙、维生素 A、维生素 D、维生素 C	需补钙者
抗压力缓释片	复合维生素 B、维生素 C L-茶氨酸	压力大、工作紧张,饮酒、茶、咖啡,吸烟,食糖,常吃精制食品、快餐,肝病、糖尿病,口服避孕药,孕妇、乳母,运动员及慢性健康问题者
预防感冒的鱼肝油-大蒜油胶囊	维生素 A、维生素 D 及大蒜油	易受病毒、细菌、真菌感染,常患流感者(孕妇、乳母除外)
ω-不饱和脂肪酸补充剂 1. 鱼肝油 ω-不饱和脂肪酸胶囊	维生素 A、维生素 D 及 EPA、DHA	关节炎、支气管哮喘、吸烟、糖尿病、抵抗力低、肠炎、黏膜溃疡、眼干燥症、伤口愈合者(孕妇禁用)
2. ω-脂肪酸胶囊	EPA、DHA	心脏病、凝血倾向、高脂血症、类风湿、动脉粥样硬化、自身免疫紊乱、高血压、糖尿病、前列腺增生(外科手术前 1 个月停用,不能与抗凝剂同用)

续表

名称	主要成分	适用人群
抗氧化片剂	β-胡萝卜素、维生素A、维生素C、维生素E及生物类黄酮、硒、锰、锌	关节炎、先天性心脏病、慢性免疫病、吸烟、工作环境恶劣、动脉粥样硬化等
益肝补充剂	蒲公英、枸杞子、卵磷脂、牛磺酸	慢性疲劳、消化不良、高脂血症、肝病、结石、过敏、肥胖、嗜酒等
螺旋藻补充剂		
1. 复合螺旋藻片	螺旋藻、巨藻、苜蓿	高度紧张工作、素食者、运动员、儿童、孕妇、乳母、作为减肥的一部分、解毒(甲亢或碘过敏者禁用)
2. 普通螺旋藻片	螺旋藻	同前
天然卵磷脂胶囊	卵磷脂	防结石形成、记忆力低、高脂血症、压力大、减肥者等
抗感冒片	维生素C、紫锥花	防治感冒
减肥片	卵磷脂、纤维素、维生素B_6	作为减肥的一部分
特种免疫强化片	维生素E、维生素A及矿物质、紫锥花	免疫力低者
抗感染专用补充剂	赖氨酸,维生素A、维生素E、维生素C,锌、紫锥花	易感染者
记忆力强化片	维生素、矿物质、谷氨酸、银杏、苯丙氨酸	老年人、健忘者(苯丙酮酸尿者、服单胺氧化酶药物者、孕妇禁用)
放松强化片	维生素、矿物质、缬草、黄美芩、西番莲、白头翁、槲寄生	高度紧张、情绪抑郁、易怒、焦虑、失眠等(孕妇禁用)
女性经前专用补充剂	维生素、矿物质、蒲公英、洋白头翁、雪球夹莲皮	痛经者(孕妇禁用)
补铁片	维生素、矿物质、龙胆根、荀麻、巨藻、糖蜜	严重经期出血、素食、运动员、贫血、孕妇(糖尿病患者禁用)

小　结

食品强化是根据不同人群的营养需要,向食品中添加一种或多种营养素,或某些天然食物成分的食品添加剂,用以提高食品营养价值的过程。这种经过强化处理的食品称为强化食品。在食品中所添加的营养素称为营养强化剂。使用强化食品的对象和强化目的应明确;强化食品的配方应符合营养学原理;必须确保强化食品的食用安全性;强化食品在感官性状、价格和工艺等商业方面必须是可行的、有竞争力的。特殊营养食品是指在加工过程中改变食品的天然营养成分或含量比例，以适应某些特殊人群营养需要的食品。各种营养强化剂的片状、丸状或液状产品，统称营养补充剂，目前多为维生素、矿物质类补充剂。特殊营养食品与营养强化食品虽同属加工食品，都具有营养保健作用，但两者的使用目的、加工属性和食用对象不同。

课后测试

1. 什么叫食品营养强化？食品营养强化的目的及意义是什么？
2. 特殊营养食品与营养强化食品有何异同？
3. 什么叫营养补充剂？营养补充剂有何特点？
4. 对食品营养强化有哪些基本要求？

（柳　强）

第二十三章　保 健 食 品

【学习要点】

1. 掌握保健食品的定义及功能。
2. 熟悉保健食品的分类方法。
3. 了解我国保健食品现状和开发利用的重点。
4. 了解我国保健食品管理的主要内容。
5. 掌握选用保健食品的原则。

第一节　概　　述

一般食品对于人体都具有两种功能:其一是营养功能,即通过摄取食物来满足人体生长发育和各种生理功能对营养素的需要;其二是愉悦功能,即在摄食过程中使人得到食物色、香、味的享受,同时也满足人体饱腹的要求。

随着食品营养研究的逐步深入、人类疾病谱的变化、医学模式的转变,人们对自身保健的认识和需求得到进一步提高,特别是随着现代社会的发展,人们的生活节奏不断加快,处于亚健康状态的人群不断增多,利用食品改善和调节人体功能已成为食品工业发展的新趋势,人们的膳食观念发生了变化,注重膳食对健康的促进已深入人心,于是产生了一种特殊的新型食品——保健食品。

一、保健食品的概念

目前,保健食品在国际上尚不存在广泛接受的、统一的名称和定义。我国称之为“保健食品”,有的国家则称之为健康食品(health food)或功能食品(functional food)。欧洲、美国等许多地区和国家将保健食品称为健康食品。1982 年,日本厚生省的文件中最早出现“功能食品”的名称;1989 年,其又将功能食品定义为“具有与生物防御、生物节律调整、防止疾病、恢复健康等有关功能因素,经设计加工,有明显调整生物功能的食品”。1991 年 7 月,日本厚生省将功能食品名称改为“特定保健用途食品”(food for specified health use)。

虽然世界各国对保健食品的定义、称谓或划分范围略有区别,但基本含义是一致的,即这类食品是“医学上或营养学上具有特殊要求的特定功能的食品”。因此,健康食品、功能食品、保健食品是指这样一类食品:除了具备一般食品的营养功能和感观功能(色、香、味、形)外,还具有一般食品所没有的或不强调的调节人体生理活动的功能。

过去,我国有“疗效食品”“药食两用食品”“滋补食品”“营养保健食品”等数种提法,概念比较混乱。直到 1996 年 3 月 15 日,卫生部发布了《保健食品管理办法》,为我国保健食品提出了明确的概念,即"保健食品系指具有特定保健功能的食品。即适宜于特定人群食用,具有调节机体功能,不以治疗疾病为目的的食品。"1997 年 5 月 1 日,我国颁布、实施的《中华人民共和国国家标准 保健(功能)食品通用标准》,进一步规范了保健(功能)食品的定义。该标准规定,"保健食品是食品的一个种类,具有一般食品的共性,能调节人体功能,适于特定人群食用,不以治疗疾病为目的。"

二、保健食品的特征

1. 保健食品属于食品　保健食品应具备食品的基本特征,即无毒、无害,具有一定的营养价值,并具有相应的色、香、味等感官性状。但保健食品不是普通的食品,保健食品可以体现传统的食品属性,如酒、饮料等,也可以是胶囊、片剂、冲剂等形式,而且保健食品在食用量上有限制,不能替代正常膳食。

2. 保健食品不是药物　保健食品以调节机体功能为主要目的,不能治疗疾病,对人体不产生任何急性、亚急性或慢性危害,可以长期服用。虽然在某些疾病状态下也能使用,但绝不能代替药物的治疗作用。

3. 保健食品具有特定的保健功能　保健食品具有明确的、具体的、经过科学验证的、能够调节人体的某一方面功能,如免疫调节、延缓衰老、减肥、促进生长发育、抗疲劳等功能。这是保健食品区别于普通食品的一个重要特征。

4. 保健食品适宜于特定人群食用　保健食品是针对亚健康人群设计的,不同功能的保健食品对应的是不同特征的亚健康人群,如延缓衰老的保健食品仅适宜于中老年人食用,调节血脂的保健食品只适宜于高脂血症的人群食用。这是保健食品区别于普通食品的另一个重要特征。

三、保健食品的分类

(一)按功能因子分类

保健食品中真正起保健作用的生物活性的物质,即保健食品的功能因子。保健食品的功能因子主要有蛋白质、多肽、氨基酸、多糖、低聚糖、膳食纤维、大豆磷脂、不饱和脂肪酸、矿物质、维生素、植物甾醇、皂苷、总黄酮、L-肉碱、10-羟基葵烯酸、角鲨烯、花青素、茶多酚、大蒜素、褪黑素、洛伐他丁、核苷酸、益生菌等数十种。

根据功能因子的性质和来源将保健食品分为以下五种类型。

1. 营养型保健食品　保健食品内含人类易缺乏的一种或数种营养成分,有针对性的补给,以预防营养缺乏症或纠正营养缺乏现象。如氨基酸口服液等。

2. 中药型保健食品　以中医中药理论为原则指导组方,适当添加中药或中药提取物而制成的保健食品,对体弱者及中老年人有较好的养生保健作用。如降血脂、增强心功能的保健食品等。

3. 微生态型保健食品　保健食品内含一种或多种有益身体的微生物,通过补充体内的益生菌,起到纠正菌群失调、预防感染、降低体内毒素、合成营养成分的作用,防止多种慢性病及老年病的发生。如双歧杆菌、乳酸杆菌制品等。

4. 综合型保健食品　集营养、中药活性、微生态各种成分于一体的保健食品,有综合调节内环境平衡的功能。如将双歧杆菌与中药组合,再加一定量的营养素配制而成。

5. 其他保健食品　包括从龟、鳖、蛇、蚁、虫等动物中提取活性成分制成的保健食品。这类保健食品含有丰富的营养成分，独特的生物活性，保健功能明显，如蛇粉，富含蛋白质、植物精华、维生素及矿物质等多种营养成分，具有增强免疫功能、调节血脂、增强机体抵抗力、祛痤疮的保健作用。

（二）按保健功能分类

我国食品药品管理局目前公布的保健食品功能有27种：增强免疫力功能；提高缺氧耐受力功能；抗氧化功能；增加骨密度功能；调节肠道菌群功能；清咽功能；通便功能；减肥功能；辅助降血脂功能；辅助降血糖功能；辅助降血压功能；促进消化功能；促进泌乳功能；促进排铅功能；改善记忆功能；改善生长发育功能；改善睡眠功能；改善营养性贫血功能；改善皮肤水分功能；改善皮肤油分功能；祛痤疮功能；祛黄褐斑功能；缓解视疲劳功能；缓解体力疲劳功能；对化学性损伤有辅助保护作用；对辐射危害有辅助保护作用；对胃黏膜损伤有辅助保护作用。

根据保健功能将保健食品分为以下四种类型。

1. 增强生理功能的保健食品　由于生活特点、工作性质和特殊环境的需要，人们要求增强某一方面的生理功能，以更大限度地提高工作效率或减轻机体损伤。具有增强免疫、辅助改善记忆、抗氧化、缓解体力疲劳、缓解视疲劳、改善睡眠、清咽、通便、调节肠道菌群、促进消化、促进泌乳等功能的保健食品即属此类。

2. 预防慢性疾病的保健食品　鉴于高血压、冠心病、脑卒中、糖尿病、骨质疏松、肥胖等许多慢性疾病的发生发展与不合理膳食密切相关，因此开发了具有辅助降血脂、辅助降血糖、辅助降血压、减肥、增加骨密度等功能的保健食品。

3. 增强机体对外界有害因素抵抗力的保健食品　针对目前全球环境污染的状况，人们开发了促进排铅、抗辐射等功能的保健食品。

4. 补充营养素的保健食品　补充蛋白质、维生素、矿物质等营养素的保健食品。

（三）按食用对象分类

1. 普通保健食品　是根据各类不同健康状况人群的生理特点与营养需求而设计的，目的在于促进生长发育、增强防御机能、维持生理活动和调节生理功能。如老年人保健食品、儿童保健食品、孕妇保健食品、学生保健食品等。

2. 特殊保健食品　是为糖尿病、心血管疾病、肿瘤、肥胖等特殊人群设计的，目的在于预防疾病和促进康复，以解决所面临的“健康和医疗”问题。如糖尿病患者专用保健食品、心脑血管患者专用保健食品、抗肿瘤保健食品、减肥保健食品等。

第二节　我国保健食品的历史和现状

一、我国保健食品的历史

我国自古就有“药食同源”“药补不如食补”“三分治，七分养”之说，初级形态的保健食品在我国有着悠久的历史。春秋战国时代的《山海经》中就有“櫰木之实,食之多力;枥木之实,食之不忘;狌之善走,服之不夭”的记载,其中“多力”“不忘”“善走”“不夭”等说法,以现代语言解释,就是抗疲劳、增强记忆、提高耐力、延年益寿之效。保健食品起源于我国食养、食疗、植物药保健,已为世界许多学者所公认。

食疗是中医药的宝贵遗产之一,应努力加以发掘。我们在借鉴发达国家保健食品研发经验的同时,应当充分利用现代科学实验手段,研究和阐明有关食疗成分的功能及作用机制,提高我国保健食品的研究和生产水平,发展中国特色的保健食品。

二、我国保健食品的现状

随着我国社会经济的发展和人们生活水平的提高,食品生产和消费在人们日常生活中占有日益重要的地位。20 世纪 80 年代末以来,我国的保健食品得到迅速发展,中国传统养生文化与现代营养、保健科学和食品加工技术相结合,形成了我国保健食品产业的特点和产品风格。这类产品得到市场接纳,受到人们青睐的原因如下。

(1) 医学研究结果不断证实,食品中的组分与人体代谢密切相关。

(2) 日益庞大的医疗开支促使人们寻找除医疗外的其他促进健康、降低医疗费用的途径。

(3) 保健意识增强、经济增长使人们有愿望、有能力利用膳食促进健康。

(4) 食品加工技术的进步,使食品工业能够以复杂的技术方法来控制和操纵食品的物理结构和化学组分,从而在添加外来物质后,仍可生产出口感、外观为人们接受的食品。

(5) 保健食品的高附加值和诱人的利润,也是非常关键的原因之一。

当前,我国的保健食品在延缓衰老、抗肿瘤、减肥、降低血糖、抗疲劳和增强体力等方面较为成功。例如,从衰老自由基学说出发研究的抗衰老食品——SOD 食品;从衰老免疫学说出发研究的增强免疫功能食品——冬虫夏草滋补品;从抗肿瘤功能开发出的大蒜和香菇多糖食品;从牛磺酸增强免疫和预防疾病等功能出发开发的牡蛎系列产品等,都是近年来我国保健食品领域的特色。

然而分析我国开发和生产的保健食品,不难看出我国保健食品的生产与发展尚处于起步阶段,大部分产品是根据我国传统食补、食疗或传统医药的验方发展起来的,产品的结构多属纯天然初级产品,而且部分产品与传统医药的界限也很不明显,重要的品种只有营养口服液、蜂王浆制品、乳酸菌制品及营养强化食品等,生理调节功能仅是补充营养、调节消化和吸收功能、增强免疫力等。我国保健食品的现状如下。

(1) 保健用途较为单一,不能适应各种人群的需求。

(2) 产品技术含量低。

(3) 生产经营行为不规范;如在标签、说明书和广告宣传上夸大宣传保健功能,适宜人群缺失、扩大或不适宜人群删减,擅自更改经过批准的产品配方等。

(4) 还未制定出完整的保健食品基料(添加物)的法规、标准。

(5) 多数产品的功效评价尚缺乏严格的科学性,仅是根据产品中某些功能性原料或成分推测的。

针对这种状况,政府部门、生产部门和科研机构要共同努力,以促进我国保健食品行业更健康、快速地发展。

第三节 我国保健食品的开发利用与管理

一、我国保健食品的开发利用

由于人们对生命和健康的高度重视，加上科技水平的日新月异，为保健食品的开发和利用创造了良好的空间，并使之迅速成为食品工业的新潮流。中华民族的悠久文化历史和独到的养生理念，是开发我国保健食品取之不尽的源泉和宝库，也是我国发展保健食品的独特优势。为使我国保健食品的研制和生产走向系列化、合理化、科学化，既稳定发展又不失中国特色，重点应放在以下几方面。

(1) 充分挖掘中国传统食品和传统医药中有关食补、食疗等丰富经验，开发不同功能的天然系列产品，重点是真菌类、藻类、昆虫和动物食品。

(2) 借鉴国际上保健食品的研究成果，发展不同风味、结构、营养和功能的新型产品，保证质量和卫生，满足不同人群的需求。重点是膳食纤维、活性多糖、不饱和脂肪酸和低脂、活性肽和活性蛋白等食品。

(3) 运用新的技术和理论研究成果，积极开发新型的保健食品。如运用细胞嫁接、基因改良等生物工程技术研发的“疫苗食品”。

(4) 加强食品加工新技术的研究和利用，大力发展有效成分提取、分离、纯化和应用的新技术、新工艺，提高产品档次，重点是基因重组技术、微胶囊化技术、膜分离技术、超临界提取技术和多种生物技术等。食品加工新技术是保健食品开发的重要手段，例如超临界萃取技术用于有效成分的提取，可提高产量、防止有效成分的分解；基因重组技术可改变食品内部组织结构，如提高膳食纤维的生理活性和加工特性等。

(5) 加强生理学、生物化学、营养学以及医学学科和基础理论研究，尽早建立一系列为国内所公认的反应灵敏的功能评价体系，科学客观地评价保健食品的生理功效，此举也利于发现某些产品的新功效。

在开发研制保健食品时，要注意以下几方面。

(1) 保健食品必须具有科学依据，符合保健食品的法定要求。

(2) 保健食品的安全性包括两方面，一是功效成分的毒理和微生物安全效应；二是不适当的摄入某种功效成分可能产生的不利影响。

(3) 营养素补充剂类产品不得声称有其他特定保健功能。

(4) 不提倡以酒作为载体，若以酒为载体生产保健食品，应严格控制酒精的摄入量。

(5) 对性功能保健食品的开发，要严格控制产品配方和原料用量，作用温和，传统中医药中典型的强壮阳药材不宜作为原料。

二、保健食品的管理

近 20 年，我国政府对保健食品的管理大体经历了限制、认可、法制三个阶段。20 世纪 80 年代中期以前，国家法规不允许宣传保健食品。卫生部 2013 年改称中华人民共和国国家卫生和计划生育委员会（简称国家卫生计生委）曾发布《禁止食品加药卫生管理办法》，实际上否定了当时市场上大部分的保健食品。随着人们对健康的渴求和国际上功能食品的兴起，我国对保健食品的研究仍在继续，并逐渐被市场接受。1995 年，第八届全国人大常委会第十六次会议审议通过了《中华人民共和国食品卫生法》，明文规定："具有特定保健功能的食品，其产品及说明书必须真实，产品的功能和成分必须与说明书相一致，不得有虚假"，确立了保健食品的地位。紧接着，卫生部于 1996 年 3 月 15 日发布《保健食品管理办法》。2007 年，卫生部发布了《新资源食品管理办法》（该办法自 2007 年 12 月 1 日起施行，1990 年 7 月 28 日由卫生部颁布的《新资源食品卫生管理办法》和 2002 年 4 月 8 日由卫生部颁布的《转基因食品卫生管理办法》同时废止）。这一系列的文件，使保健食品的管理逐步走上法制轨道。

我国现已制订的保健食品法律、法规和技术规范有《中华人民共和国食品安全法》《保健食品管理办法》《保健食品功能学评价程序和检验方法》《保健食品评审技术规程》《保健食品标识规定》《保健食品良好生产规范》《保健食品功能学检验机构认定与管理办法》《保健食品注册管理办法（试行）》等。我国对保健食品的管理主要包括下列五个方面。

（一）对于保健食品标签、说明书及广告宣传的管理

消费者对普通食品的购买主要根据自己的喜好和习惯，对药品的消费主要在医生的指导下进行，而对于保健食品，标签、说明书和广告等成为消费者了解某种产品性质、功能的重要媒介。因此，保健食品的标签和说明书必须由政府部门审批，并严格管理。

保健食品标签和说明书必须符合国家标准和要求，并标明下列内容。① 保健作用和适宜人群；② 食用方法和适宜的食用量；③ 储藏方法；④ 功效成分的名称及含量，在现有技术条件下，不能明确功效成分的，则必须标明与保健功能有关的原料名称；⑤ 保健食品批准文号；⑥ 保健食品标志；⑦ 有关标准或要求所规定的其他标签内容。

除了产品本身的宣传以外，各种新闻媒体也应该发挥其自身优势，经常向广大群众宣传科学消费观念，普及科学消费知识，揭露和抵制有悖"科学消费"的经营行为，引导消费者增强科学意识和鉴别能力。

保健食品的标签、说明书和广告内容必须真实，符合其产品质量要求。不得有暗示可使疾病痊愈的宣传。

（二）对于保健食品生产过程的管理

保健食品生产必须符合相应的食品生产企业卫生规范或其他有关卫生要求；选用的工艺应能保持产品功效成分的稳定性。加工过程中功效成分不损失、不破坏、不转化和不产生有害的中间体。我国卫生部于 1998 年发布了《保健食品良好生产规范》，该规范属于强制性标准，所有保健食品生产企业必须达到该规范所要求的标准才能生产加工。对保健食品生产过程的管理主要在于提高准入条件，严格按 GMP 的要求审查合格后方可发放卫生许可证。

（三）对于流通市场存在的假冒保健食品的管理

假冒保健食品是指未经批准而非法宣传保健功能的食品或假冒批准文号的非法保健食品。在对生产经营者的宣传和流通过程索证管理的同时，提高生产经营者的守法意识，不断采

取加大规范食品市场管理秩序的措施,对故意制假售假者要加大处罚力度。

(四) 对于中草药在保健食品中应用的管理

为了规范中草药在保健食品中的应用,我国卫生部发布了《既是食品又是药品的物品名单》《可用于保健食品的中草药名单》。

(五) 建立全国范围内保健食品不良反应的监测网

由于保健食品人群试食、试验的人数有限,且大多数保健食品并未经过人群试食试验,而保健食品上市后,由于消费者的情况极其复杂,一些不良反应可能出现,建立全国范围内保健食品不良反应的监测网,可以及时发现出现不良反应的保健食品,及时调整保健食品的配方,确保消费者的食用安全。

三、保健食品的选用

选用保健食品应做到知己知彼。首先,了解使用者本人的身体状况、膳食结构和生活方式,根据个人的需要做出合理的选择,以真正达到增进身体健康、提高生命质量的目的。其次,选用某种保健食品前,应认真阅读该保健食品说明书,保健食品说明书是经过卫生部门审批的合法文件,不同于广告宣传。应注意有无国家卫生计生委批准文号及国家卫生计生委规定的保健食品标志。国家卫生计生委对审查合格的保健食品发给《保健食品批准证书》,批准文号为"卫食健字(×年)第×号"。获得《保健食品批准证书》的食品准许使用国家卫生计生委规定的保健食品标志为蓝色帽状。此外,还应注意其配方、保健功能、适用对象是否合理,并注意用法、用量以及注意事项。

小　结

保健食品是适宜于特定人群食用,具有调节机体功能,不以治疗疾病为目的的食品。保健食品必须具备食品的基本特征;必须具有明确的、具体的、有针对性的,并经科学验证的保健功能;必须具有特定的适用人群;保健食品既可以是传统的食品属性,也可以是胶囊、片剂、冲剂等。根据个人的需要合理选择保健食品。选用保健食品前应认真阅读该保健食品的说明书,注意有无保健食品批准文号、保健食品标志,注意配方、保健功能、适用对象是否合理,注意用法、用量以及注意事项。

课后测试

1. 何谓保健食品?保健食品有何特征?
2. 简述保健食品是怎样分类的?
3. 目前我国食品药品管理局公布的保健食品功能有哪些?
4. 你认为应该如何选用保健食品?

(柳　强)

第四篇

临床营养实习指导

实习一　膳食调查与评价

实习二　社区居民营养健康教育及评价

实习三　糖尿病患者膳食治疗方案的制订和食谱编制

实习四　心血管疾病的营养咨询及营养指导

实习一　膳食调查与评价

【实习要点】

1. 熟悉膳食调查的原理和方法。

2. 了解被调查对象的饮食习惯及膳食对营养需要的满足程度。

一、原理

膳食调查是营养调查的基本组成部分。其方法有询问法、称重法、记账法、化学分析法等。本膳食调查实验拟采用询问法或称重法。

询问法是通过询问被调查对象最近4～7 d内每日所摄取的主副食的种类和数量，然后参照《常见食物主要营养成分表》(附录二)，计算出被调查对象每日能量和各种营养素的平均摄入量，并根据结果分析被调查对象的饮食习惯、进行膳食营养评估的方法。

询问法简便易行，一般在受客观条件限制不能采用常用的膳食调查方法时，可采用询问法。但结果误差较大，应细致询问调查，以提高结果的准确性。必要时也可用其他方法核实。

称重法是通过分别称量被调查对象每天在膳食过程消耗的各种食物，计算每人每天所摄取的能量和营养素的数量和质量，然后以《中国居民平衡膳食宝塔》和《中国居民膳食营养素参考摄入量》为依据，评价被调查对象膳食的合理性以及膳食对于营养需要的满足程度的一种膳食调查方法。

称重法是一种比较准确的膳食调查方法，此方法常被应用于团体、家庭或个人的膳食调查。调查的时间一般为4～7 d，最少不少于4 d。但较费时费力，不适合用于大规模的个人膳食调查。

膳食调查的作用是了解被调查对象的饮食习惯及膳食对营养需要的满足程度，为被调查对象提供合理的营养指导，提高人群的健康水平，为营养健康咨询提供指导依据。

二、操作

(一) 询问法

1. 调查被调查对象每日各种食物的消耗量　询问和登记被调查对象一般情况与每日各种食物的消耗量，将每天所消费的食物种类与数量分别填入表4－1－1中，计算每日各类食物的平均摄入量和实际摄入量，本法需调查4～7 d的膳食。

2. 计算被调查对象每日各种营养素的摄入量及占供给量标准的百分比　根据每日各种食物的平均摄入量，查《常见食物主要营养成分表》(附录二)，计算出各种食物的能量及各种营养素的含量，填入表4－1－2中。

表 4－1－1　被调查对象一般情况与每日食物消耗量计算

姓名		性别		年龄		身高		体重	
健康状况		劳动强度		调查日期					

种类数量 / 餐次	每日每种食物摄入种类与数量						
	谷类/g	蔬菜/g	肉类/g	乳类/g	水果/g	油脂/g	其他
早　餐							
午　餐							
晚　餐							
合计							
每日消耗食品净食重							

注：如食物的食部不都是100%，必须把每日各类食物的平均摄入量换算成为净摄入量。

每人每日各种食物的净摄入量＝每人每日各种食物的平均摄入量×食部（%）

表 4－1－2　被调查对象每天营养素平均摄入量计算表

食物名称	重量/g	蛋白质/g	脂肪/g	碳水化合物/g	能量/kJ	膳食纤维/g	钙/mg	磷/mg	铁/mg	维生素A/μg	胡萝卜素/μg	硫胺素/mg	核黄素/mg	维生素C/mg
每人每日摄入量														
平均供给量标准														
每人每日摄入量/平均供给量标准														

计算方法：先计算出每人每日摄入每种食物营养素的量，再将各种食物中的同种营养素相加。

每人每日营养素摄入量＝平均每人净食重（g）×营养成分表中相应营养素的含量/100

举例：计算300 g稻米（粳米）中的碳水化合物、蛋白质、脂肪含量，查《常见食物主要营养成分表》（附录二），碳水化合物、蛋白质、脂肪的含量分别是76.3 g、7.7 g、0.6 g，营养成分的含量则分别是：

碳水化合物摄入量＝300×76.3÷100＝228.9 g

蛋白质摄入量＝300×7.7÷100＝23.1 g

脂肪摄入量＝300×0.6÷100＝1.8 g

3. 计算摄入的三大营养素所提供的能量数和占总能量的百分比　将结果填入表4－1－3中。

表4-1-3 每日所得三大营养素所提供的热量及占总能量的百分比

类别	摄入量/g	所提供能量/kJ	能量百分比/%
蛋白质			
脂肪			
碳水化合物			
合计			

4. 分别计算每日从动物性食物和植物性食物中摄取的蛋白质和脂肪在全日蛋白质总量和脂肪总量中所占的百分比 将结果填入表4-1-4中。

表4-1-4 蛋白质及脂肪来源百分比

摄入量/g	蛋白质来源				脂肪来源		
	动物性食物	豆类及制品	其他植物食物	合计	动物性食物	植物性食物	合计
重 量							
所占比例/%							

5. 膳食营养的评价

(1) 能量摄入的评价 计算膳食提供的能量,并根据中国营养学会推荐的每日膳食营养素参考摄入量(附录一),对不同年龄、性别和劳动强度的被调查者的能量供应程度进行分析和评价。正常时能量和各种营养素的摄入量应为供给量标准的90%以上,低于供给量标准80%为供给不足,低于供给量标准的60%为供应缺乏,对身体将有严重的影响。此外,尚应分析能量的供给来源,一般认为能量分别来源于蛋白质、脂肪、碳水化合物,其来源的比例分别为10%~15%、20%~30%、50%~65%。

(2) 蛋白质供给数量和质量的评价 根据膳食调查资料分析和评价蛋白质的营养作用,合理膳食蛋白质的摄入量应在供给量的标准之上,其中的优质蛋白质应占蛋白质摄入总量的1/3以上,食物中蛋白质应由多个来源提供。

6. 分析膳食调查结果,提出建议 调查过程中应注意及时发现膳食中存在的问题,如烹调加工是否影响食物中维生素的含量;被调查对象既往的膳食情况和饮食习惯;是否有慢性病等。根据膳食调查结果,综合分析并提出切实可行的整改建议和措施,指导科学合理用膳,提高身体健康水平。

(二) 称重法

1. 膳食调查资料的收集

(1) 调查每人每天所吃食物的种类和数量 对被调查对象用膳的食堂或单位所消耗的食物分别称重,计算食物烹调前的生重、烹调后的熟重、生熟比和每餐剩余的食物重量,记录到表4-1-5中。

表 4-1-5 食物消耗量登记表

餐别	食物名称	生重/kg	熟重/kg	生熟比	净食重/kg	剩余量/kg	人数	总人日数
早								
中								
晚								

计算方法：

① 生重(kg)：主食(大米)在淘洗前，副食去除不可食部分后烹调前的重量。

② 熟重(kg)：主、副食烹调后的重量。

③ 生熟比：食物熟重/食物生重。根据生熟比可以计算出每种食物的熟重相当的食物的生重。

④ 净食重(kg)：熟食重 - 熟食剩余重

⑤ 实际消耗食物生重：(熟食重 - 熟食剩余重)/生熟比

⑥ 总人日数的计算：

准确登记各餐就餐的人数，然后根据主食的消耗比例或消耗量计算总人日数。如我国三餐膳食食物的消耗量一般为 30%，40%，30%，如果某单位的食堂某日早、中、晚三餐就餐人数分别为 100、200、150，则该日的总人日数为 $100 \times 1/5 + 200 \times 2/5 + 150 \times 2/5 = 160$ 人。

还可根据三餐就餐的人数和三餐主食的消耗量计算，结果更为准确。如某日某食堂三餐就餐人数分别是 100、200、150，三餐主食消耗量分别是 18 kg、44.5 kg、34.5 kg，该日的总人日数 $= 100 \times 18/(18 + 44.5 + 34.5) + 200 \times 44.5/(18 + 44.5 + 34.5) + 120 \times 34.5/(18 + 44.5 + 34.5) = 153$ 人

如果被调查者的年龄、性别和劳动强度差异较大时，还应分别登记不同就餐者人数，并按表 4-1-6 折算率折算为成年男性的就餐人数。

表 4-1-6 用餐人员折算表

年龄	折合系数	年龄	折合系数
成年男子	1.0	7～	0.61
成年女子	0.83	10～	0.88
1～	0.42	12 岁以上	1.0
2～	0.50	孕妇	1.15
3～	0.61	乳母	1.38

(2) 计算每天人均食物消耗量：将结果填入表 4-1-7 中。

表 4-1-7　每日人均食物消耗量计算表

类别	品名	每日每种食物共计/kg								总计/kg	每人每日消耗食品净重量/kg
		1	2	3	4	5	6	7	8		

计算方法：

平均每人每日净食重(kg) = 调查期间实际消耗的各种食物的总量(生重)/总人日数

(3) 根据《食物主要营养成分表》计算每人每天各种营养素的摄入量。将数据填入表4-1-2中。

计算方法：同表4-1-2。

(4) 计算摄入的三大营养素所提供的能量数和占总能量的百分比。将结果填入表4-1-3中。

(5) 分别计算每日从动物性食物和植物性食物中摄取的蛋白质和脂肪在全日蛋白质总量和脂肪总量中所占的百分比，将结果填入表4-1-4中。

2. 膳食营养的分析和评价同询问法。

小　结

膳食调查是营养调查的基本组成部分。其方法有询问法、称重法、记账法、化学分析法等。本膳食调查实验采用询问法或称重法。

膳食调查过程首先必须进行以下几个方面的工作。

1. 资料整理和统计

(1) 记录和计算平均每人每天摄取的主副食品种类和数量。

(2) 根据《食物主要营养成分表》计算所摄取食物的能量和各种营养素的含量。

(3) 计算摄入的三大营养素所提供的能量数和占总能量的百分比；从动、植物性食物中摄取的蛋白质和脂肪在全日蛋白质总量和脂肪总量中所占的百分比。

2. 膳食营养的评价

(1) 根据不同年龄、性别和劳动强度分别评价能量摄入量。一般认为来源于蛋白质、脂肪、碳水化合物的能量比例分别应为10%～15%、20%～30%、50%～65%。正常时能量摄入应为供给量标准的90%以上。

(2) 蛋白质供给数量和质量的评价。优质蛋白质应占蛋白质摄入总量的1/3以上。

3. 分析膳食调查结果，提出建议。

课后测试

1. 简述称重法和询问法在膳食调查中的优缺点。

2. 试根据自己的食谱进行膳食营养的分析和评价。

(陈玮莹)

实习二　社区居民营养健康教育及评价

【实习要点】

1. 熟悉社区居民营养健康教育的目的。
2. 了解开展社区居民营养健康教育的基本方法。

一、社区居民营养健康教育的定义与目的

社区居民的营养健康教育是一种有计划、有组织、有系统、有评价的营养知识教育活动。随着人们生活水平的不断提高，社区居民的膳食结构、生活方式和疾病发生了显著的变化，一些与膳食相关的营养失衡症、慢性病及其危险因素对广大居民的健康危害也日趋明显，有关营养健康问题面临着营养缺乏与营养结构失衡的双重压力。开展社区居民营养健康教育工作，对于调整居民的膳食结构和饮食方式、改善居民健康状况和预防营养相关疾病方面具有现实性的意义。营养健康教育可以帮助社区居民全面了解各类食物的营养素组成特点，了解合理营养、平衡膳食与健康的关系，了解营养相关性疾病及其危险因素，使社区居民掌握食物与营养卫生的关系，建立健康的生活方式。营养健康教育作为一种行之有效的干预措施，使人们通过接受营养健康教育，自觉纠正不良的饮食方式，科学合理地选择平衡膳食，建立有利于健康的生活方式和良好的饮食习惯，以消除或减轻影响健康的饮食营养的危险因素，达到改善社区居民的营养状况、预防营养性疾病发生，最终提高人民身体健康水平，提高生活质量，保障社会或社区健康事业工作顺利发展的目的。

二、社区居民营养健康教育的方式

除了大众传媒信息交流和教育之外，社区居民营养健康教育活动的开展可以通过有计划、有系统的组织和安排，定期或不定期举办多种形式宣传教育活动、开设营养知识普及培训班及社区居民健康教育课、开展膳食营养及其相关性疾病咨询及营养指导、现场演示、发放营养健康知识资料、组织趣味游戏等多种不同方式。

三、社区居民营养健康教育的内容

社区居民营养健康的教育是一项投资少、产出高、效益大的营养健康教育措施。应重视并有计划、有组织、有系统地向广大社区居民普及和传授平衡膳食与合理营养、营养相关性疾病及其危险因素、学生营养教育与常见病、孕妇营养教育、老年人营养教育、常见慢性病的饮食治疗与预防等知识（表 4－2－1），提高社区居民的“膳食、营养、健康、自我保健”知识水平，以促

进社区居民建立健康的生活方式和膳食行为，从而达到提高健康素质、预防营养相关性疾病的目的。

表 4－2－1　社区居民营养健康教育参考内容

次序	主题	社区营养教育内容
1	平衡膳食与健康	平衡膳食宝塔、食物与营养素、膳食纤维与健康、维生素、矿物质与健康、饮水与健康、营养相关性疾病的饮食治疗及预防、烹调与营养
2	婴幼儿平衡膳食	母乳喂养的优点、平衡膳食与婴幼儿健康、婴幼儿良好饮食习惯的培养、营养素与婴幼儿健康、婴幼儿营养不良的饮食治疗及预防
3	青少年平衡膳食	青少年的平衡膳食、青少年良好饮食习惯的培养、饮食与健康储蓄
4	准妈妈与乳母的平衡膳食	孕期的平衡膳食、哺乳期的平衡膳食、维生素、矿物质与健康、营养不良的饮食治疗与预防
5	老年人平衡膳食	老年人的生理特点与平衡膳食
6	专题营养教育	常见慢性病（肥胖、骨质疏松症、高脂血症、高血压、冠心病、糖尿病、痛风等）的膳食治疗及预防

四、社区居民营养健康教育的技巧

教育技巧的合理应用将有利于实施社区居民营养健康教育，提高社区营养健康教育的效果。

（1）从事社区营养健康教育的相关人员应先经过专业培训，具有丰富的专业知识，施教时专业人员应富有爱心和同情心，使受教育对象增加信任感，以利于提高社区营养健康教育的效果。

（2）社区营养健康教育方案和内容可采用多种方式，如图片、视频材料、语言交流、现场演示，尽量体现内容循序渐进、语言通俗易懂、生动有趣、图文并茂的特点，以便充分调动受教育者的视觉、听觉等感官进行信息交流，使深奥的科学知识更容易被接受和应用。对于年龄较小的儿童，施教过程还可以采用趣味游戏方式，寓教于乐，提高营养健康教育的效果。

（3）营养健康教育是一种全民的健康教育，开展经常性、广泛性的营养健康知识宣传和教育工作，可以通过教育的反复强化而达到潜移默化的效果。另外，营养健康教育还应提倡“从早做起”，加强儿童的营养健康教育工作，使社区居民能够自觉建立有利于健康的生活方式和良好的饮食习惯，科学合理地选择平衡膳食，最终达到提高居民健康素质、储蓄健康、预防营养相关性疾病的教育效果。

五、社区居民营养健康教育效果的评价

社区居民营养教育效果的评价是实施社区营养健康教育中一项重要的工作。适时对社区营养教育工作效果进行评价，具有以下几个方面的促进作用：① 有利于社区营养教育设计方案的实践验证或进行及时的调整和修正，提高营养教育方案实施的效果；② 有利于发现某些

已存在的、需要通过营养教育或营养指导纠正的与营养有关的健康问题及其相关的危险因素，为今后的社区营养教育调整和制订新的方案；③ 有利于观察营养教育实施对社区居民膳食方式的指导效果，观察居民饮食行为的改变对于营养不良性疾病、慢性病的饮食治疗和预防的结果。根据社区营养教育效果评价要求的不同，可以设计相应指标进行评价。例如，对于社区居民，实施内容为关于平衡膳食宝塔构成的营养教育，并进行近期效果评价，其目的主要在于了解被教育对象对于相关知识的了解程度、态度，了解当前存在的、需要通过营养教育干预的健康问题及其相关的危险因素，可以通过设计相应的指标（表 4－2－2）进行一般的调查和分析。

表 4－2－2 社区居民营养健康教育近期效果的调查

姓名		性别		年龄		出生年月	
文化程度		健康状况		职业		劳动强度	
身高		体重		腰围			
血压		血脂		血糖			
接受营养健康教育前是否了解平衡膳食宝塔构成				是		否	
接受营养健康教育后是否了解平衡膳食宝塔构成				是		否	
您的饮食方式是否符合平衡膳食的要求				是		否	
您现在的饮食习惯	喜欢吃高糖食物			是		否	
	喜欢吃高脂食物			是		否	
	节食			是		否	
	大量饮酒			是		否	
	吸烟量大			是		否	
	不喜欢吃蔬菜			是		否	
	不喜欢吃水果			是		否	
	不喜欢喝牛奶			是		否	
如果您现在的饮食方式不符合平衡膳食要求，是否考虑改变现在的饮食方式				是		否	

六、操作

社区居民营养健康教育方案和效果评价的设计。幼儿良好饮食习惯的培养将有利于幼儿的平衡膳食，促进幼儿的正常生长发育和成年后的健康，对于提高未来社区居民的身体健康素质乃至民族的健康素质均具有重要的意义。请以“幼儿良好饮食习惯的培养”作为社区居民营养教育内容，设计一个相关的社区居民营养教育和近期效果评价方案。

所设计的方案应说明如下三点。

（1）实施该项社区居民营养教育的对象。

（2）体现在实施该项社区居民营养教育过程中将采用的营养教育方式和技巧。

(3) 该项社区居民营养健康教育近期效果评价采用的指标。

小 结

社区居民的营养健康教育是一种有计划、有组织、有系统、有评价的营养健康知识教育活动。营养健康教育的目的是通过营养健康教育,使社区居民自觉纠正不良的饮食方式,科学合理地选择平衡膳食,建立有利于健康的生活方式和良好的饮食习惯,以消除或减轻影响健康的饮食营养的危险因素,改善营养状况、预防营养性疾病发生,最终提高身体健康水平和生活质量。开展社区居民营养健康教育可采用多种方式,应重视向广大社区居民普及和传授平衡膳食与合理营养、营养相关性疾病及其危险因素、疾病的饮食治疗与预防等知识。合理应用教育的技巧可以提高社区居民营养健康教育的效果。社区居民营养教育效果的适时评价有利于社区营养教育设计方案的实践验证或修正;有利于今后社区营养教育内容的调整和新方案的制订;有利于观察营养健康教育实施的效果。

课后测试

1. 开展内容为"培养儿童青少年良好的饮食方式"的社区营养健康教育,应选择什么人群作为营养健康教育的对象?请说明理由。

2. 试以"青少年平衡膳食"为社区营养健康教育主题,设计一份青少年接受教育前后的问卷调查表。

(陈玮莹)

实习三　糖尿病患者膳食治疗方案的制订和食谱编制

【实习要点】

1. 掌握糖尿病患者膳食治疗方案制订的基本原理。
2. 掌握糖尿病患者食谱编制的方法。

一、原理

糖尿病是一组由遗传因素和环境因素相互作用而引起的临床综合征。是由于胰岛素分泌绝对或相对不足及靶组织细胞对胰岛素的敏感性降低，引起碳水化合物、蛋白质、脂肪、水、电解质代谢紊乱性疾病。随着经济发展和人民生活方式的改变，近年来糖尿病的发病率呈升高趋势，严重危害人民的身体健康。

糖尿病患者必须实施终身的饮食治疗。

饮食治疗是糖尿病治疗过程中一项重要的基础措施，合理的饮食治疗配合必要的药物治疗，有利于减轻体重、控制高血糖、纠正脂代谢紊乱、减少降血糖药物剂量、延缓或避免并发症的发生。

饮食治疗要求按糖尿病患者能量的需要制订膳食食谱，实行称重饮食，其能量的需要与其年龄、身高、劳动强度等因素有关。

糖尿病患者膳食食谱的编制方法中，食品交换法是一种简便实用而被普遍采用的方法。

本实验学习运用食品交换法（第十六章第一节）为糖尿病患者编制膳食食谱。

二、糖尿病患者膳食食谱制订的原则

（1）访视糖尿病患者，了解患者病情、食欲和饮食习惯。

（2）根据患者的具体情况制订膳食食谱，以达到合理控制总能量、维持标准体重的饮食治疗目标。

（3）保持膳食中碳水化合物、脂肪、蛋白质适当的比例。一般情况下，糖尿病患者所需的碳水化合物、脂肪、蛋白质可分别按总能量60%、25%、15%的比例提供，膳食食谱制订时可根据糖尿病患者不同的体征相应调整所需的总能量。

（4）应有足量膳食纤维的摄入，以增加饱腹感、降低葡萄糖在消化道中的吸收速率。

（5）补充足够的维生素、矿物质。

（6）安排合理进餐制度，少食多餐，定时定量。将糖尿病患者的膳食食谱中的碳水化合物、蛋白质、脂肪的规定量分别分配在三餐中，早、中、晚餐分配的比例可为30%，40%，30%。编制膳食食谱时应使每天的菜肴有变化，尽量使食品多样化而又不重复，以满足患者口味和保证营养平衡,预防因营养失调而加重病情或发生其他并发症。同时让糖尿病患者享受饮食给生活带来的乐趣。

三、糖尿病患者膳食食谱的编制方法

(一) 每日所需总能量的计算

首先根据患者的身高、体重计算出相应的体质指数(BMI),按患者实际的劳动强度、肥胖程度,从成年糖尿病患者每日能量供给量(表 4-3-1)中查出相应状态下每日每千克体重所需的能量供给量,并根据患者身高、年龄等计算每日所需的总能量。

表 4-3-1 成年糖尿病患者每日能量供给量

体 型	卧床/kJ·(kg·标准体重)$^{-1}$	轻体力劳动/kJ·(kg·标准体重)$^{-1}$	中体力劳动/kJ·(kg·标准体重)$^{-1}$	重体力劳动/kJ·(kg·标准体重)$^{-1}$
消 瘦	84~105(20~25)	146(35)	167(40)	188~209(45~50)
正 常	63~84(15~20)	125(30)	146(35)	167(40)
肥 胖	63(15)	84~105(20~25)	125(30)	146(35)

注:( )中数字为以 kcal 作为能量单位时的供给量

(1) 标准体重的计算:标准体重(kg)=身高(cm)-105

(2) 患者 BMI=体重(kg)/身高(m)^2,判断患者体重状态。

注:根据体质指数(BMI)判断,BMI<18.5 为消瘦,BMI≥24 为肥胖。

(3) 根据成年糖尿病患者每日能量供给量标准,计算患者每日应供给的总能量。

患者每日应供给的总能量=每日能量供给标准(kJ/kg)×体重(kg)

(二) 将所需的总能量换算为各类食物的份数

根据计算所得的患者每日所需的总能量,从表 4-3-2 中,查出与其能量需要相近的各类食物的份数。

可选择的食物包括有谷类、蔬菜、水果、大豆、奶、瘦肉、蛋、油脂等八类。

表 4-3-2 不同能量治疗饮食中各类食物交换份数

能量/kcal	交换总份数	谷类/份	蔬菜/份	肉类/份	乳类/份	水果/份	油脂/份
1 000	12	6	1	2	2	—	1
1 200	14.5	7	1	3	2	—	1.5
1 400	16.5	9	1	3	2	—	1.5
1 600	18.5	9	1	4	2	1	1.5
1 800	21	11	1	4	2	1	2
2 000	23.5	13	1	4.5	2	1	2
2 200	25.5	15	1	4.5	2	1	2
2 400	28	17	1	5	2	1	2

（三）查阅食物等值交换表编制食谱

根据表4－3－3，结合个人饮食习惯在同类食物中选择一定种类和数量的食物。糖尿病患者的膳食每日不能少于三餐，所需能量一般按30％，40％，30％比例分配于三餐中，按此分配原则将食物合理分配于三餐，并制订出丰富多样化的一日食谱。

四、操作

根据下面这位糖尿病患者的基本情况，为其制订膳食治疗方案和编制一日的食谱。

糖尿病患者的基本状况：

女性，62岁，身高165 cm，体重70 kg，轻体力劳动。

空腹血糖7.5 mmol/L，餐后2 h血糖12 mmol/L，血脂、血压正常，无并发症。

（一）计算患者每日所需的总能量

（1）标准体重的计算：标准体重（kg）＝身高（cm）－105

（2）患者 BMI＝体重（kg）/身高（m）^{2}，判断患者体重状态。

（3）根据成年糖尿病患者每日能量供给量标准（表4－3－1），计算患者每日应供给的总能量。

（二）食物种类与份数的换算

根据患者每日应供给的总能量查出该总能量需要相近的各类食物的份数，填入表4－3－3中。将各种食物的份数按30％，40％，30％比例分配于三餐中，填入表4－3－4中。

表4－3－3　治疗饮食中按总能量所需的各类食物交换份数

总能量/kcal	交换总份数	谷类/份	蔬菜/份	肉类/份	乳类/份	水果/份	油脂/份

表4－3－4　患者各餐食物交换份数

食物类别	各餐交换总份数	早餐/份	中餐/份	晚餐/份
谷类				
蔬菜				
水果				
瘦肉				
乳类				
油脂				
合计				

（三）制订食谱

将全天的食物合理分配于三餐中，制订丰富多样化的一日食谱（表4-3-5）。

表4-3-5 糖尿病患者一日食谱

餐别＼类别	谷类/g	蔬菜/g	肉类/g	乳类/g	水果/g	脂类/g	能量/kcal
早餐							
午餐							
晚餐							
合计							

小 结

糖尿病患者必须按治疗要求实行称重饮食，实施终身的饮食治疗。

食品交换法是编制糖尿病患者膳食食谱常采用的一种方法。首先根据患者身高、年龄、劳动强度、肥胖程度等计算每日所需的总能量，然后查出该总能量需要相近的各类食物的份数，将各种食物的份数按30%，40%，30%比例分配于三餐中，编制丰富多样化的食谱。

课后测试

请在一日食谱的基础上编制一份食物丰富多样化的一周食谱。

（陈玮莹）

实习四 心血管疾病的营养咨询及营养指导

【实习要点】

1. 了解心血管疾病营养咨询及营养指导的重要性。
2. 掌握心血管疾病营养咨询方法和营养指导原则。

一、原理

心血管疾病(cardiovascular disease,CVD)是由于心血管系统的紊乱而引起的疾病,主要包括冠心病、脑卒中、高血压等。此外,未诊断为心血管疾病,但有高血脂、高血糖也是引起心血管疾病的主要危险因素。研究表明,吸烟、缺少运动、膳食结构不合理、酗酒是引起心血管疾病的主要原因,正确的膳食结构和健康的生活方式有利于降低心血管疾病的发病风险。因此,预防心血管疾病或减少临床事件的重要措施是加强膳食和生活方式的干预。

本实验目的是通过营养调查,了解受调查者的健康状况及膳食和生活方式,并通过膳食和生活方式的指导,帮助受调查者树立健康的意识,协助矫正不良的膳食习惯和生活方式,培养良好的膳食习惯和健康的生活方式。有效的膳食和生活方式干预可以帮助受调查者实现四个指标:平衡膳食、维持正常体重、维持正常的血脂浓度、血压正常稳定,有效的预防心血管疾病风险或减少临床事件发生。

二、心血管疾病营养咨询及营养指导方法

1. 心血管疾病营养的指导原则　心血管疾病是我国的常见病和多发病。掌握有关心血管疾病的营养指导原则(表 4-4-1),将有利于开展心血管疾病营养咨询和营养指导。

2. 问卷调查或营养咨询　通过问卷调查或营养咨询(表 4-4-2),了解受调查者的健康情况、膳食习惯和生活方式。

3. 营养咨询结果的评估及营养指导　根据营养咨询结果,对受调查者的健康状况及膳食和生活方式进行评估,并提出针对性的营养指导原则和建议(表 4-4-3)。

三、操作

1. 心血管疾病的营养指导原则　调查者熟练掌握营养指导原则并为受调查者提供指导。

2. 心血管疾病的营养咨询　被调查对象根据自身健康的实际情况及膳食和生活方式填写表 4-4-2。

表 4-4-1 心血管疾病的营养指导原则

序号	项目	营养指导原则
1	健康膳食	(1) 建议均衡膳食。每天的膳食应包括谷物、瘦肉、鱼和豆类,充足的水果和蔬菜(400 g/d),限制糖的摄入 (2) 建议减少膳食中总脂肪和饱和脂肪摄入量(总脂肪摄入量应降至约占总热量的30%或以下,饱和脂肪酸摄入量应低于总热量的10%,应减少或停止反式脂肪酸的摄入) (3) 强烈建议减少日常盐摄入量1/3以上,如有可能,盐摄入量应限制在每日 <5 g (4) 烹调时建议采用清蒸、水煮等较清淡的方法 (5) 患有心血管疾病者宜少吃多餐(4~5 餐/d),避免过饱
2	控制体重	鼓励超重或肥胖者,通过低能量膳食(膳食建议)并结合增加健身活动来降低体重
3	体育锻炼	鼓励每天至少有 30 min 的中度健身活动,如慢走、快步走、游泳等有氧运动,可利用闲暇时间和日常工作以及与工作相关的体力活动进行锻炼。保持心情愉快,情绪稳定
4	限制酒精摄入	建议限量饮酒;酒精成瘾者必须戒酒
5	戒烟	鼓励不吸烟;强烈建议吸烟者戒烟
6	补充水分	鼓励适当多喝水,补充充足的水分。减少由于水分的不足引起血液黏度增高而导致血管栓塞的可能性。尽量减少饮用咖啡及各种加糖的饮料
7	治疗药物	遵医嘱按时服药,不可擅自减量或停药。规则接受药物治疗可以确保维持血压的稳定,降低心血管病的风险。经常测量血压,定期就诊复查

表 4-4-2 心血管疾病营养咨询表

<table>
<tr><td rowspan="9">基本情况</td><td>姓名</td><td colspan="2"></td><td>性别</td><td></td><td>年龄</td><td></td><td>身高/cm</td><td></td></tr>
<tr><td rowspan="2">体重(kg)</td><td rowspan="2" colspan="3"></td><td rowspan="2">血压(mmHg)</td><td>收缩压</td><td colspan="3"></td></tr>
<tr><td>舒张压</td><td colspan="3"></td></tr>
<tr><td>饮酒</td><td>否</td><td>是</td><td>50 mL/d</td><td>100 mL/d</td><td>150 mL/d</td><td>200 mL/d</td><td>500 mL/d</td><td>500 mL 以上/d</td></tr>
<tr><td>抽烟</td><td>否</td><td>是</td><td>2 支/d</td><td>4 支/d</td><td>8 支/d</td><td>16 支/d</td><td>1 盒/d</td><td>1 盒以上/d</td></tr>
<tr><td>劳动强度</td><td colspan="2">轻</td><td>中</td><td>重</td><td>工作性质</td><td colspan="3"></td></tr>
<tr><td rowspan="2">既往病史</td><td rowspan="2" colspan="3"></td><td rowspan="2">药物治疗</td><td>药物名称</td><td colspan="3"></td></tr>
<tr><td>剂量用法</td><td colspan="3"></td></tr>
<tr><td>健康状况</td><td colspan="2"></td><td>调查日期</td><td></td><td>联系电话</td><td colspan="3"></td></tr>
</table>

续表

膳食情况	（每日膳食食物的种类、数量或生活方式） 碳水化合物（米饭，面包，馒头，杂粮，其他）：________ g/d 蛋白质（瘦猪肉，肥猪肉，牛肉，鸡肉，鱼，虾，贝壳类，大豆）：________ g/d 脂肪（动物脂类，植物脂类）：________ g/d 维生素（A，B_1，B_2，B_6，PP，B_{12}，C，D，E，其他）：________ mg/d（或标明剂量单位） 矿物质（铁，钙，锌，其他）：________ mg/d（或标明剂量单位） 蔬菜（种类：____________）；数量：________ g/d。 水果（种类：____________）；数量：________ g/d。 烹调（蒸，煮，煎，炒，油炸，烧烤，其他________）；每周________次。 食盐________g/d，糖________g/d。 饮水 ________ 杯/d；含糖饮料________ 杯/d。 体育运动（慢走，快走，跑步，游泳，其他________），每天________min。
临床生化检查	血清三酰甘油________；血胆固醇________ 血清 LDL ________；血清 HDL ________ 血钠 ________；血钾________ 血钙 ________；血糖 ________

3. 营养咨询结果的评估及营养指导　根据被调查对象填写的结果，对受调查者的健康状况及膳食和生活方式进行评估，并针对性制订营养指导原则和建议（表 4－4－3）。

表 4－4－3　心血管疾病营养咨询结果评估及营养指导

咨询对象	营养咨询结果的评估	营养指导原则和建议
健康者 高血脂患者 高血压患者 冠心病患者	1. 膳食与生活方式评估 碳水化合物（适量，过量，不足） 蛋白质（适量，过量，不足） 脂肪（适量，过量，不足） 蔬菜（适量，过量，不足） 水果（适量，过量，不足） 盐摄入量（适量，过量，不足） 维生素 矿物质 饮水 饮酒 吸烟 烹调 体育锻炼 2. 体格检查结果评估 体重 3. 临床检查结果评估 血清三酰甘油 血清胆固醇 4. 其他 服药	根据营养咨询结果提出营养指导和建议。

小 结

心血管疾病主要包括冠心病、高血压等。通过心血管疾病营养调查、营养咨询、营养评估及营养指导，能促进矫正不良饮食行为习惯，逐渐培养健康生活方式和饮食习惯。可以帮助被调查对象实现四个指标：平衡膳食、维持正常体重、维持正常的血脂浓度、血压正常稳定，有效地预防心血管疾病风险或减少临床事件发生。

课后测试

请参考本教材第十五章（心血管疾病的营养），并根据被调查对象的营养评估结果编制一份1日的膳食食谱。

（陈玮莹）

参考文献

[1] 郭红卫.营养学.北京:科学出版社,2000.
[2] 陈丙卿.营养与食品卫生学.4版.北京:人民卫生出版社,2002.
[3] 曹劲松,王晓琴.食品营养强化剂.北京:中国轻工业出版社,2002.
[4] 高世年.实用食品添加剂.2版.天津:天津科学技术出版社,2000.
[5] 郝素娥.食品添加剂制备与应用技术.北京:化学工业出版社,2003.
[6] 蔡东联.饮食保健.上海:上海科学技术出版社,2001.
[7] 邱德青,陶家祥,姚诗煌.21世纪健康生活新指南.上海:文汇出版社,1999.
[8] 石仓俊治〔日〕著.周永春,钱海和译.漫话功能性食品.北京:科学出版社,1998.
[9] 蔡东联.现代饮食治疗学.2版.北京:人民军医出版社,1998.
[10] 于康.临床营养医师速查手册.北京:科学技术文献出版社,2001.
[11] 刘静玲,马逊风编著.食品安全与生态风险.北京:化学工业出版社,2003.
[12] 张爱珍.临床营养学.北京:人民卫生出版社,2000.
[13] 孙永华,孙迎放.现代烧伤治疗与手术图谱.北京:人民军医出版社,2003.
[14] 中国营养学会.中国居民膳食营养素参考摄入量(DRIs).北京:中国轻工业出版社,2001.
[15] 何志谦.疾病营养学.北京:人民卫生出版社,1999.
[16] 闻芝梅,陈君石主译.现代营养学.北京:人民卫生出版社,1998.
[17] 苏祖斐.实用儿童学.2版.北京:人民卫生出版社,1989.
[18] 孙秀发.临床营养学.北京:科学出版社,2006.
[19] 蔡美琴.医学营养学.上海:上海科学技术文献出版社,2001.
[20] 刘存英.糖尿病家庭食谱.北京:中国协和医科大学出版社,2000.
[21] 钱荣立.糖尿病临床指南.北京:北京医科大学出版社,2000.
[22] 孟昭亨.痛风.北京:北京医科大学出版社,2001.
[23] 董进.骨质疏松的现代诊断与治疗.北京:中国医药科技出版社,2001.
[24] 李清亚,王晓慧,于瑞敏.肥胖与减肥.北京:人民军医出版社,1999.
[25] 周韫珍.妇幼营养学.北京:科学出版社,1997.
[26] 陈灏珠.实用内科学.10版.北京:人民卫生出版社,1997.
[27] 叶任高,陆再英.内科学.5版.北京:人民卫生出版社,2002.
[28] 马爱群,李岩.内科学.北京:人民卫生出版社,2001.
[29] 黄子杰.预防医学.北京:人民卫生出版社,2001.
[30] 郭俊生,李敏,戴震.饮食营养卫生.上海:第二军医大学出版社,2002.
[31] 陈仁惇.现代临床营养学.2版.北京:人民军医出版社,1999.
[32] 陈辉.现代营养学.北京:化学工业出版社,2005.
[33] 吴坤.营养与食品卫生学.5版.北京:人民卫生出版社,2003.
[34] 葛可佑.中国营养科学全书(上、下册).北京:人民卫生出版社,2004.
[35] 郭红卫.营养与食品安全.上海:复旦大学出版社,2005.
[36] B.A.鲍曼,R.M.拉塞尔.现代营养学.8版.北京:化学工业出版社,2004.
[37] 黄承钰.医学营养学.北京:人民卫生出版社,2003.
[38] 蔡东联.实用营养学.北京:人民卫生出版社,2005.
[39] 何志谦.人类营养学.2版.北京:人民卫生出版社,2000.

[40] 李勇. 营养与食品卫生学. 北京:北京大学医学出版社,2005.
[41] 张爱珍. 临床营养学. 2 版. 北京:人民卫生出版社,2006.
[42] 肖荣. 营养医学与食品卫生学. 北京:中国协和医科大学出版社,2003.
[43] 王振刚. 环境医学. 北京:北京医科大学出版社,2004.
[44] 吴永宁. 现代食品安全科学. 北京:化学工业出版社,2003.
[45] 中国营养学会. 中国居民膳食指南. 拉萨:西藏人民出版社,2008.
[46] 葛可佑. 中国营养师培训教材. 北京:人民卫生出版社,2006.
[47] 吴定,高云. 食品营养与卫生保健. 北京:中国计量出版社,2008.
[48] 赵笑虹. 食品安全学概论. 北京:中国轻工业出版社,2010.
[49] 顾景范,杜寿玢,郭长江. 现代临床营养学. 北京:科学出版社,2009.
[50] 吴国豪. 实用临床营养学. 上海:复旦大学出版社,2006.
[51] 孙秀发. 临床营养学. 北京:科学出版社,2009.
[52] 孙长颢. 营养与食品卫生学. 7 版. 北京:人民卫生出版社,2012.
[53] 张晔,左小霞. 中国居民营养指南. 青岛:青岛出版社,2011.
[54] 辛崇萍,索虹蔚,张志明. 临床营养学. 长春:吉林科学技术出版社,2012.
[55] 张爱珍. 临床营养学. 3 版. 北京:人民卫生出版社,2012.
[56] 蔡东联. 实用营养学. 2 版. 北京:人民卫生出版社,2012.
[57] 姚颖. 临床营养指南. 北京:科学出版社,2013.
[58] 中国营养学会妇幼分会. 中国孕期哺乳期妇女与(0~6)岁儿童膳食指南. 北京:人民卫生出版社,2007.
[59]中国营养学会. 中国居民膳食营养素参考摄入量速查手册(2013 版). 北京:中国标准出版社,2014.
[60] Thomas M. Devlin. Textbook of Biochemistry(Fifth edition). A John Wiley & Sons Inc,Publication.

附录一　中国居民膳食营养素参考摄入量(2013版)

表1　中国居民膳食能量需要量(EER)

人群	能量/MJ·d⁻¹						能量/kcal·d⁻¹					
	身体活动水平(轻)		身体活动水平(中)		身体活动水平(重)		身体活动水平(轻)		身体活动水平(中)		身体活动水平(重)	
	男	女	男	女	男	女	男	女	男	女	男	女
0岁～	—[a]	—	0.38MJ/(kg·d)	0.38MJ/(kg·d)	—	—	—	—	90kcal/(kg·d)	90kcal/(kg·d)	—	—
0.5岁～	—	—	0.33MJ/(kg·d)	0.33MJ/(kg·d)	—	—	—	—	80kcal/(kg·d)	80kcal/(kg·d)	—	—
1岁～	—	—	3.77	3.35	—	—	—	—	900	800	—	—
2岁～	—	—	4.60	4.18	—	—	—	—	1 100	1 000	—	—
3岁～	—	—	5.23	5.02	—	—	—	—	1 250	1 200	—	—
4岁～	—	—	5.44	5.23	—	—	—	—	1 300	1 250	—	—
5岁～	—	—	5.86	5.44	—	—	—	—	1 400	1 300	—	—
6岁～	5.86	5.23	6.96	6.07	7.53	6.90	1 400	1 250	1 600	1 450	1 800	1 650
7岁～	6.28	5.65	7.11	6.49	7.95	7.32	1 500	1 350	1 700	1 550	1 900	1 750
8岁～	6.90	6.07	7.47	7.11	8.79	7.95	1 650	1 450	1 850	1 700	2 100	1 900
9岁～	7.32	6.49	8.37	7.53	9.41	8.37	1 750	1 550	2 000	1 800	2 250	2 000
10岁～	7.53	6.90	8.58	7.95	9.62	9.00	1 800	1 650	2 050	1 900	2 300	2 150

续表

人群	能量/MJ·d⁻¹						能量/kcal·d⁻¹					
	身体活动水平(轻)		身体活动水平(中)		身体活动水平(重)		身体活动水平(轻)		身体活动水平(中)		身体活动水平(重)	
	男	女	男	女	男	女	男	女	男	女	男	女
11岁~	8.58	7.53	9.83	8.58	10.88	9.62	2 050	1 800	2 350	2 050	2 600	2 300
14岁~	10.46	8.37	11.92	9.62	13.39	10.67	2 500	2 000	2 850	2 300	3 200	2 550
18岁~	9.41	7.53	10.88	8.79	12.55	10.04	2 250	1 800	2 600	2 100	3 000	2 400
50岁~	8.79	7.23	10.25	8.58	11.72	9.83	2 100	1 750	2 450	2 050	2 800	2 350
65岁~	8.58	7.11	9.83	8.16	—	—	2 050	1 700	2 350	1 950	—	—
80岁~	7.95	6.28	9.20	7.32	—	—	1 900	1 500	2 200	1 750	—	—
孕妇(早)	—	+0[b]	—	+0	—	+0	—	+0	—	+0	—	+0
孕妇(中)	—	+1.26	—	+1.26	—	+1.26	—	+300	—	+300	—	+300
孕妇(晚)	—	+1.88	—	+1.88	—	+1.88	—	+450	—	+450	—	+450
乳母	—	+2.09	—	+2.09	—	+2.09	—	+500	—	+500	—	+500

注:① a——未制订参考值者用"—"表示。

② b——"+"表示在同龄人群参考值基础上额外增加量。

表2 中国居民膳食蛋白质参考摄入量(DRIs)

人群	EAR/g·d^{-1}		RNI/g·d^{-1}	
	男	女	男	女
0岁~	—[a]	—	9(AI)	9(AI)
0.5岁~	15	15	20	20
1岁~	20	20	25	25
2岁~	20	20	25	25
3岁~	25	25	30	30
4岁~	25	25	30	30
5岁~	25	25	30	30
6岁~	25	25	35	35
7岁~	30	30	40	40
8岁~	30	30	40	40
9岁~	40	40	45	45
10岁~	40	40	50	50
11岁~	50	45	60	55
14岁~	60	50	75	60
18岁~	60	50	65	55
50岁~	60	50	65	55
65岁~	60	50	65	55
80岁~	60	50	65	55
孕妇(早)	—	+0[b]	—	+0
孕妇(中)	—	+10	—	+15
孕妇(晚)	—	+25	—	+30
乳母	—	+20	—	+25

注:① a——未制订参考值者用"—"表示。

② b——"+"表示在同龄人群参考值基础上额外增加量。

表 3 中国居民膳食碳水化合物、脂肪酸参考摄入量(DRIs)

人群	总碳水化合物 /g·d^{-1}	亚油酸 /(%E[b])	α-亚麻酸 /(%E)	EPA+DHA /g·d^{-1}
	EAR	AI	AI	AI
0 岁~	60(AI)	7.3(0.15g[c])	0.87	0.10[d]
0.5 岁~	85(AI)	6.0	0.66	0.10
1 岁~	120	4.0	0.60	0.10
4 岁~	120	4.0	0.60	—
7 岁~	120	4.0	0.60	—
11 岁~	150	4.0	0.60	—
14 岁~	150	4.0	0.60	—
18 岁~	120	4.0	0.60	—
50 岁~	120	4.0	0.60	—
65 岁~	—[a]	4.0	0.60	—
80 岁~	—	4.0	0.60	—
孕妇(早)	130	4.0	0.60	0.25(0.20)
孕妇(中)	130	4.0	0.60	0.25(0.20)
孕妇(晚)	130	4.0	0.60	0.25(0.20)
乳母	160	4.0	0.60	0.25(0.20)

注:① a——未制订参考值者用“—”表示。

② b——%E 为占能量的百分比。

③ c——为花生四烯酸。

④ d——DHA。

⑤ 我国 2 岁以上儿童及成人膳食中来源于食品工业加工产生的反式脂肪酸的 UL<1%E。

表 4　中国居民膳食常量元素参考摄入量(DRIs)

人群	钙/mg·d^{-1}			磷/mg·d^{-1}			钾/mg·d^{-1}		钠/mg·d^{-1}		镁/mg·d^{-1}		氯/mg·d^{-1}
	EAR	RNI	UL	EAR	RNI	UL[c]	AI	PI	AI	PI	EAR	RNI	AI
0 岁 ~	—[a]	200(AI)	1 000	—	100(AI)	—	350	—	170	—	—	20(AI)	260
0.5 岁 ~	—	250(AI)	1 500	—	180(AI)	—	550	—	350	—	—	65(AI)	550
1 岁 ~	500	600	1 500	250	300	—	900	—	700	—	110	140	1 100
4 岁 ~	650	800	2 000	290	350	—	1 200	2 100	900	1 200	130	160	1 400
7 岁 ~	800	1 000	2 000	400	470	—	1 500	2 800	1 200	1 500	180	220	1 900
11 岁 ~	1 000	1200	2 000	540	640	—	1 900	3 400	1 400	1 900	250	300	2 200
14 岁 ~	800	1 000	2 000	590	710	—	2 200	3 900	1 600	2 200	270	320	2 500
18 岁 ~	650	800	2 000	600	720	3 500	2 000	3 600	1 500	2 000	280	330	2 300
50 岁 ~	800	1 000	2 000	600	720	3 500	2 000	3 600	1 400	1 900	280	330	2 200
65 岁 ~	800	1 000	2 000	590	700	3 000	2 000	3 600	1 400	1 800	270	320	2 200
80 岁 ~	800	1 000	2 000	560	670	3 000	2 000	3 600	1 300	1 700	260	310	2 000
孕妇(早)	+0[b]	+0	2 000	+0	+0	3 500	+0	3 600	+0	2 000	+30	+40	+0
孕妇(中)	+160	+200	2 000	+0	+0	3 500	+0	3 600	+0	2 000	+30	+40	+0
孕妇(晚)	+160	+200	2 000	+0	+0	3 500	+0	3 600	+0	2 000	+30	+40	+0
乳母	+160	+200	2 000	+0	+0	3 500	+400	3 600	+0	2 000	+0	+0	+0

注:① a——未制订参考值者用“—”表示。

② b——“+”表示在同龄人群参考值基础上额外增加量。

③ c——有些营养素未制订可耐受最高摄入量,主要是研究资料不充分,并不表示过量摄入没有健康风险。

表 5　中国居民膳食微量元素参考摄入量(DRIs)

人群	铁/mg·d^{-1}					碘/μg·d^{-1}			锌/mg·d^{-1}					硒/μg·d^{-1}			铜/mg·d^{-1}			氟/mg·d^{-1}		铬/μg·d^{-1}	锰/mg·d^{-1}		钼/μg·d^{-1}		
	EAR		RNI		UL[c]	EAR	RNI	UL	EAR		RNI		UL	EAR	RNI	UL	EAR	RNI	UL	AI	UL	AI	AI	UL	EAR	RNI	UL
	男	女	男	女					男	女	男	女															
0岁～	—[a]		0.3(AI)		—	—	85(AI)	—	—		2.0(AI)		—	—	15(AI)	55	—	0.3(AI)	—	0.01	—	0.2	0.01	—	—	2(AI)	—
0.5岁～	7		10		—	—	115(AI)	—	2.8		3.5		—	—	20(AI)	80	—	0.3(AI)	—	0.23	—	4.0	0.7	—	—	15(AI)	—
1岁～	6		9		25	65	90	—	3.2		4.0		8	20	25	100	0.25	0.3	2	0.6	0.8	15	1.5	—	35	40	200
4岁～	7		10		30	65	90	200	4.6		5.5		12	25	30	150	0.30	0.4	3	0.7	1.1	20	2.0	3.5	40	50	300
7岁～	10		13		35	65	90	300	5.9		7.0		19	35	40	200	0.40	0.5	4	1.0	1.7	25	3.0	5.0	55	65	450
11岁～	11	14	15	18	40	75	110	400	8.2	7.6	10.0	9.0	28	45	55	300	0.55	0.7	6	1.3	2.5	30	4.0	8.0	75	90	650
14岁～	12	14	16	18	40	85	120	500	9.7	6.9	11.5	8.5	35	50	60	350	0.60	0.8	7	1.5	3.1	35	4.5	10	85	100	800
18岁～	9	15	12	20	42	85	120	600	10.4	6.1	12.5	7.5	40	50	60	400	0.60	0.8	8	1.5	3.5	30	4.5	11	85	100	900
50岁～	9	9	12	12	42	85	120	600	10.4	6.1	12.5	7.5	40	50	60	400	0.60	0.8	8	1.5	3.5	30	4.5	11	85	100	900
65岁～	9	9	12	12	42	85	120	600	10.4	6.1	12.5	7.5	40	50	60	400	0.60	0.8	8	1.5	3.5	30	4.5	11	85	100	900
80岁～	9	9	12	12	42	85	120	600	10.4	6.1	12.5	7.5	40	50	60	400	0.60	0.8	8	1.5	3.5	30	4.5	11	85	100	900
孕妇(早)	—	+0[b]	—	+0	42	+75	+110	600	—	+1.7	—	+2.0	40	+4	+5	400	+0.10	+0.1	8	+0	3.5	+1.0	+0.4	11	+7	+10	900
孕妇(中)	—	+4	—	+4	42	+75	+110	600	—	+1.7	—	+2.0	40	+4	+5	400	+0.10	+0.1	8	+0	3.5	+4.0	+0.4	11	+7	+10	900
孕妇(晚)	—	+7	—	+9	42	+75	+110	600	—	+1.7		+2.0	40	+4	+5	400	+0.10	+0.1	8	+0	3.5	+6.0	+0.4	11	+7	+10	900
乳母	—	+3		+4	42	+85	+120	600	—	+3.8	—	+2.0	40	+15	+18	400	+0.50	+0.6	8	+0	3.5	+7.0	+0.3	11	+3	+3	900

注:① a——未制订参考值者用"—"表示。

② b——"+"表示在同龄人群参考值基础上额外增加量。

③ c——有些营养素未制订可耐受最高摄入量,主要是研究资料不充分,并不表示过量摄入没有健康风险。

表 6　中国居民膳食脂溶性维生素参考摄入量(DRIs)

人群	维生素 A/μgRAE·d⁻¹					维生素 D/μg·d⁻¹			维生素 E/mgα-TE·d⁻¹		维生素 K/μg·d⁻¹
	EAR		RNI		UL	EAR	RNI	UL	AI	UL[c]	AI
	男	女	男	女							
0 岁~	—[a]		300(AI)		600	—	10(AI)	20	3	—	2
0.5 岁~	—		350(AI)		600	—	10(AI)	20	4	—	10
1 岁~	220		310		700	8	10	20	6	150	30
4 岁~	260		360		900	8	10	30	7	200	40
7 岁~	360		500		1 500	8	10	45	9	350	50
11 岁~	480	450	670	630	2 100	8	10	50	13	500	70
14 岁~	590	450	820	630	2 700	8	10	50	14	600	75
18 岁~	560	480	800	700	3 000	8	10	50	14	700	80
50 岁~	560	480	800	700	3 000	8	10	50	14	700	80
65 岁~	560	480	800	700	3 000	8	15	50	14	700	80
80 岁~	560	480	800	700	3 000	8	15	50	14	700	80
孕妇(早)	—	+0[b]	—	+0	3 000	+0	+0	50	+0	700	+0
孕妇(中)	—	+50	—	+70	3 000	+0	+0	50	+0	700	+0
孕妇(晚)	—	+50	—	+70	3 000	+0	+0	50	+0	700	+0
乳母	—	+400	—	+600	3 000	+0	+0	50	+3	700	+5

注:① a——未制订参考值者用“—”表示。

② b——“+”表示在同龄人群参考值基础上额外增加量。

③ c——有些营养素未制订可耐受最高摄入量,主要是因为研究资料不充分,并不表示过量摄入没有健康风险。

④ 视黄醇活性当量(RAE,μg)=膳食或补充剂来源全反式视黄醇(μg)+1/2 补充剂纯品全反式 β-胡萝卜素(μg)+1/12 膳食全反式 β-胡萝卜素(μg)+1/24 其他膳食维生素 A 原类胡萝卜素(μg)。

⑤ α-生育酚当量(α-TE,mg),膳食中总 α-TE 当量(mg)=1×α-生育酚(mg)+0.5×β-生育酚(mg)+0.1×γ-生育酚(mg)+0.02×δ-生育酚(mg)+0.3×α-三烯生育酚(mg)。

表 7　中国居民膳食水溶性维生素参考摄入量(DRIs)

人群	维生素 B_1 /$mg \cdot d^{-1}$				维生素 B_2 /$mg \cdot d^{-1}$				维生素 B_6 /$mg \cdot d^{-1}$			维生素 B_{12} /$\mu g \cdot d^{-1}$		泛酸 /$mg \cdot d^{-1}$	叶酸 /($\mu gDFE \cdot d^{-1}$)[c]			烟酸 /($mgNE \cdot d^{-1}$)[e]					烟酰胺 /$mg \cdot d^{-1}$	胆碱 /$mg \cdot d^{-1}$			生物素 /$\mu g \cdot d^{-1}$	维生素 C /$mg \cdot d^{-1}$			
	EAR		RNI		EAR		RNI											EAR		RNI		UL	UL	AI		UL	AI				
	男	女	男	女	男	女	男	女	EAR	RNI	UL	EAR	RNI	AI	EAR	RNI	UL[d]	男	女	男	女			男	女			EAR	RNI	PI	UL
0 岁 ~	—[a]		0.1 (AI)		—		0.4 (AI)		—	0.2 (AI)	—	—	0.3 (AI)	1.7	—	65(AI)	—	—		2(AI)	0.2 (AI)	—	—	120		—	5	—	40 (AI)	—	—
0.5 岁 ~	—		0.3 (AI)		—		0.5 (AI)		—	0.4 (AI)	—	—	0.6 (AI)	1.9	—	100(AI)	—	—		3(AI)	0.2(AI)	—	—	150		—	9	—	40 (AI)	—	—
1 岁 ~	0.5		0.6		0.5		0.6		0.5	0.6	20	0.8	1.0	2.1	130	160	300	5	5	6	6	10	100	200		1 000	17	35	40	—	400
4 岁 ~	0.6		0.8		0.6		0.7		0.6	0.7	25	1.0	1.2	2.5	150	190	400	7	6	8	8	15	130	250		1 000	20	40	50	—	600
7 岁 ~	0.8		1.0		0.8		1.0		0.8	1.0	35	1.3	1.6	3.5	210	250	600	9	8	11	10	20	180	300		1500	25	55	65	—	1 000
11 岁 ~	1.1	1.0	1.3	1.1	1.1	0.9	1.3	1.1	1.1	1.3	45	1.8	2.1	4.5	290	350	800	11	10	14	12	25	240	400		2 000	35	75	90	—	1400
14 岁 ~	1.3	1.1	1.6	1.3	1.3	1.0	1.5	1.2	1.2	1.4	55	2.0	2.4	5.0	320	400	900	14	11	16	13	30	280	500	400	2500	40	85	100	—	1800
18 岁 ~	1.2	1.0	1.4	1.2	1.2	1.0	1.4	1.2	1.2	1.4	60	2.0	2.4	5.0	320	400	1 000	12	10	15	12	35	310	500	400	3 000	40	85	100	200	2 000
50 岁 ~	1.2	1.0	1.4	1.2	1.2	1.0	1.4	1.2	1.3	1.6	60	2.0	2.4	5.0	320	400	1 000	12	10	14	12	35	310	500	400	3 000	40	85	100	200	2 000
65 岁 ~	1.2	1.0	1.4	1.2	1.2	1.0	1.4	1.2	1.3	1.6	60	2.0	2.4	5.0	320	400	1 000	11	9	14	11	35	300	500	400	3 000	40	85	100	200	2 000
80 岁 ~	1.2	1.0	1.4	1.2	1.2	1.0	1.4	1.2	1.3	1.6	60	2.0	2.4	5.0	320	400	1 000	11	8	13	10	30	280	500	400	3 000	40	85	100	200	2 000
孕妇(早)	—	+0[b]	—	+0	—	+0	—	+0	+0.7	0.8	60	+0.4	+0.5	+1.0	+200	+200	1 000	—	+0	—	+0	35	310	—	+20	3 000	+0	+0	+0	200	2 000
孕妇(中)	—	+0.1	—	+0.2	—	+0.1	—	+0.2	+0.7	0.8	60	+0.4	+0.5	+1.0	+200	+200	1 000	—	+0	—	+0	35	310	—	+20	3 000	+0	+10	+15	200	2 000
孕妇(晚)	—	+0.2	—	+0.3	—	+0.2	—	+0.3	+0.7	0.8	60	+0.4	+0.5	+1.0	+200	+200	1 000	—	+0	—	+0	35	310	—	+20	3 000	+0	+10	+15	200	2 000
乳母	—	+0.2	—	+0.3	—	+0.2	—	+0.3	+0.2	0.3	60	+0.6	+0.8	+2.0	+130	+150	1 000	—	+2	—	3	35	310	—	+120	3 000	+10	+40	+50	200	2 000

注:① a——未指订参考值者用“—”表示。

② b——“+”表示在同龄人群参考值基础上额外增加量。

③ c——叶酸当量(DFE,μg) = 天然食物来源叶酸(μg) + 1.7 × 合成叶酸(μg)。

④ d——合成叶酸摄入量上限,不包括天然食物来源的叶酸量。

⑤ e——烟酸当量(NE,mg) = 烟酸(mg) + 1/60 色氨酸(mg)。

⑥ f——有些营养素未制定可耐受最高摄入量,主要是因为研究资料不充分,并不表示过量摄入没有健康风险。

附录二 常见食物主要营养成分表(食部 100 g)

食物名称	食部 /%	能量 /kJ	蛋白质 /g	脂肪 /g	膳食纤维 /g	碳水化合物 /g	胡萝卜素 /μg	视黄醇当量 /μg	硫胺素 /mg	核黄素 /mg	烟酸 /mg	抗坏血酸 /mg	V_E /mg	钾 /mg	钠 /mg	钙 /mg	铁 /mg	锌 /mg	磷 /mg	硒 /μg
谷类及制品																				
稻米(粳,标一)	100	1 435(343)	7.7	0.6	0.6	76.3	—	—	0.16	0.08	1.3	—	1.01	97	2.4	11	1.1	1.45	121	2.50
稻米(早籼,标一)	100	1 469(351)	8.8	1.0	0.4	76.8	—	—	0.16	0.05	2.0	—	—	124	1.9	10	1.2	1.59	141	2.05
稻米(晚籼,标一)	100	1 443(345)	7.9	0.7	0.5	76.8	—	—	0.17	0.05	1.7	—	0.22	112	1.5	9	1.2	1.52	140	2.83
方便面	100	1 975(472)	9.5	21.1	0.7	60.9	—	—	0.12	0.06	0.9	—	2.28	134	1 144	25	4.1	1.06	80	10.49
高粱米	100	1 469(351)	10.4	3.1	4.3	70.4	—	—	0.29	0.10	1.6	—	1.88	281	6.3	22	6.3	1.64	329	2.83
挂面(标准粉)	100	1 439(344)	10.1	0.7	1.6	74.4	—	—	0.19	0.04	2.5	—	1.11	157	15.0	14	3.5	1.22	153	9.90
花卷	100	908(217)	6.4	1.0	—	45.6	—	—	微	0.02	1.1	—	—	83	95.0	19	0.4	—	72	6.17
馒头(蒸,标准粉)	100	975(233)	7.8	1.0	1.5	48.3	—	—	0.05	0.07	—	—	0.86	129	165.2	18	1.9	1.01	136	9.70
米饭(蒸,籼米)	100	477(114)	2.5	0.2	0.4	25.6	—	—	0.02	0.03	1.7	—	—	21	1.7	6	0.3	0.47	—	—
米饭(蒸,粳米)	100	490(117)	2.6	0.3	0.2	26.0	—	—	—	0.03	2.0	—	—	39	3.3	7	2.2	1.36	62	0.40
小米	100	1 498(358)	9.0	3.1	1.6	73.5	100	17	0.33	0.10	1.5	—	3.63	284	4.3	41	5.1	1.87	229	4.74
青稞	100	1 247(298)	10.2	1.2	13.4	61.6	—	—	0.32	0.21	3.6	—	1.25	—	—	—	—	—	—	—
小麦粉(标准粉)	100	1 439(344)	11.2	1.5	2.1	71.5	—	—	0.28	0.08	2.0	—	1.80	190	3.1	31	3.5	1.64	188	5.36
荞麦	100	1 356(324)	9.3	2.3	6.5	66.5	20	3	0.28	0.16	2.2	—	4.40	401	4.7	47	6.2	3.62	297	2.45
糯米(粳)	100	1 435(343)	7.9	0.8	0.7	76.0	—	—	0.20	0.05	1.7	—	0.08	125	2.8	21	1.9	1.77	94	3.30
油条	100	1 615(386)	6.9	17.6	0.9	50.1	—	—	0.01	0.07	0.7	—	3.19	227	585.2	6	1.0	0.75	77	8.60
玉米(黄)	100	1 402(335)	8.7	3.8	6.4	66.6	100	17	0.21	0.13	2.5	—	3.89	300	3.3	14	2.4	1.70	218	3.52
玉米(鲜)	46	444(106)	4.0	1.2	2.9	19.9	—	—	0.16	0.11	1.8	—	0.46	238	1.1	—	1.1	0.90	117	1.63

续表

食物名称	食部/%	能量/kJ	蛋白质/g	脂肪/g	膳食纤维/g	碳水化合物/g	胡萝卜素/μg	视黄醇当量/μg	硫胺素/mg	核黄素/mg	烟酸/mg	抗坏血酸/mg	V_E/mg	钾/mg	钠/mg	钙/mg	铁/mg	锌/mg	磷/mg	硒/μg
豆类及制品																				
扁豆	100	1 364(326)	25.30	0.4	6.5	55.4	30	5	0.26	0.45	2.6	—	1.86	439	2.3	137	19.2	1.90	218	32.00
豇豆	100	1 347(322)	19.3	1.2	7.1	58.5	60	10	0.16	0.08	1.9	—	8.61	737	6.8	40	7.1	3.04	344	5.74
小豆(赤)	100	1 293(309)	20.2	0.6	7.7	55.7	80	13	0.16	0.11	2.0	—	14.36	860	2.2	74	7.4	2.20	305	3.80
芸豆(红)	100	100(1 314)	21.4	1.3	8.3	54.2	180	30	0.18	0.09	2.0	—	7.74	1 215	0.6	176	5.4	2.07	218	4.61
蚕豆(带皮)	100	1 272(304)	24.6	1.1	10.9	49.0	50	8	0.13	0.23	2.2	—	4.90	992	21.2	49	2.9	4.76	339	4.29
臭干	100	414(99)	10.2	4.6	0.4	4.1	—	—	0.02	0.11	0.1	—	—	136	33.8	720	4.2	0.98	166	3.34
豆腐	100	339(81)	8.1	3.7	0.4	3.8	—	—	0.04	0.03	0.2	—	2.71	125	7.2	164	1.9	1.11	119	2.30
豆腐干	100	586(140)	16.2	3.6	0.8	10.7	—	—	0.03	0.07	0.3	—	—	140	76.5	308	4.9	1.76	273	0.02
豆腐脑	100	42(10)	1.9	0.8	—	0	—	6	0.04	0.02	0.4	—	10.46	107	2.8	18	0.9	0.49	5	微
豆浆	100	54(13)	1.8	0.7	1.1	0	90	15	0.02	0.02	0.1	—	0.8	48	3.0	10	0.5	0.24	30	0.14
豆奶	100	126(30)	2.4	1.5	—	1.8	—	—	0.02	0.06	0.3	—	4.50	92	3.2	23	0.6	0.24	35	0.73
腐乳(臭)	100	544(130)	11.6	7.9	0.8	3.1	120	20	0.02	0.09	0.6	—	9.18	96	2 012	75	6.9	0.96	126	0.48
腐竹	100	1 920(459)	44.6	21.7	1.0	21.3	—	—	0.13	0.07	0.8	—	27.84	553	26.5	77	16.5	3.69	284	6.65
黑大豆	100	1 594(381)	36.1	15.9	10.2	23.3	30	5	0.20	0.33	2.0	—	17.36	1 377	3.0	224	7.0	4.18	500	6.79
黄豆	100	1 502(359)	35.1	16.0	15.5	18.6	220	37	0.41	0.20	2.1	—	18.90	1 503	2.2	191	3.2	3.34	465	6.16
绿豆	100	1 322(316)	21.6	0.8	6.4	55.6	130	22	0.25	0.11	2.0	—	10.95	787	3.2	81	6.5	2.18	337	4.28
千张[百页]	100	1 088(260)	24.5	16.0	1.0	4.5	30	5	0.04	0.05	0.2	—	23.38	94	20.6	313	6.4	2.52	309	1.75
素火腿	100	883(211)	19.1	13.2	0.9	3.9	—	—	0.01	0.03	0.1	—	25.99	24	675.9	8	7.3	1.96	115	3.18
豌豆	96	1 331(318)	23.0	1.0	6.0	54.3	280	47	0.29	—	—	—	1.97	610	4.2	195	5.9	2.29	175	41.80
扁豆(鲜)	91	155(37)	2.7	0.2	2.1	6.1	150	25	0.04	0.07	0.9	13	0.24	178	3.8	38	1.9	0.72	54	0.94

续表

食物名称	食部 /%	能量 /kJ	蛋白质 /g	脂肪 /g	膳食纤维 /g	碳水化合物 /g	胡萝卜素 /μg	视黄醇当量 /μg	硫胺素 /mg	核黄素 /mg	烟酸 /mg	抗坏血酸 /mg	V_E /mg	钾 /mg	钠 /mg	钙 /mg	铁 /mg	锌 /mg	磷 /mg	硒 /μg
豆类及制品																				
蚕豆(鲜)	31	435(104)	8.8	0.4	3.1	16.4	310	52	0.37	0.10	1.5	16	0.83	391	4.0	16	3.5	1.37	200	2.02
刀豆	92	146(35)	3.1	0.2	1.8	5.3	220	37	0.05	0.07	1.0	15	0.31	209	5.9	48	3.2	0.84	57	0.88
豆角	96	126(30)	2.5	0.2	2.1	4.6	200	33	0.05	0.07	0.9	18	2.24	207	3.4	29	1.5	0.54	55	2.16
黄豆芽	100	184(44)	4.5	1.6	1.5	3.0	30	5	0.04	0.07	0.6	8	0.80	160	7.2	21	0.9	0.54	74	0.96
绿豆芽	100	75(18)	2.1	0.1	0.8	2.1	20	3	0.05	0.06	0.5	6	0.19	68	4.4	9	0.6	0.35	37	0.50
毛豆(青豆)	53	515(123)	13.1	5.0	4.0	6.5	130	22	0.15	0.07	1.4	27	2.44	478	3.9	135	3.5	1.73	188	2.48
四季豆	96	117(28)	2.0	0.4	1.5	4.2	210	35	0.04	0.07	0.4	6	1.24	123	8.6	42	1.5	0.23	51	0.43
蔬菜类																				
荸荠	78	247(59)	1.2	0.2	1.1	13.1	20	3	0.02	0.02	0.7	7	0.65	306	15.7	4	0.6	0.34	44	0.70
魔芋精粉	100	155(37)	4.6	0.1	74.4	4.4	—	—	微	0.10	0.4	—	—	299	49.9	45	1.6	2.05	27 235	0.15
芋头	84	331(79)	2.2	0.2	1.0	17.1	160	27	0.06	0.05	0.7	6	0.45	378	33.1	36	1.0	0.49	55	1.45
甘薯[山芋红薯]	90	414(99)	1.1	0.2	1.6	23.1	750	125	0.04	0.04	0.6	26	0.28	130	28.5	23	0.5	0.15	39	0.48
胡萝卜(红)	96	155(37)	1.0	0.2	1.1	7.7	4 130	688	0.04	0.03	0.6	13	0.41	190	71.4	32	1.0	0.23	27	0.63
姜	95	172(41)	1.3	0.6	2.7	7.6	170	28	0.02	0.03	0.8	4	—	295	14.9	27	1.4	0.34	25	0.56
凉薯	91	230(55)	0.9	0.1	0.8	12.6	—	—	0.03	0.03	0.3	13	0.86	111	5.5	21	0.6	0.23	24	1.25
萝卜(白)	95	84(20)	0.9	0.1	1.0	4.0	20	3	0.02	0.03	0.3	21	0.92	173	61.8	36	0.5	0.30	26	0.61
萝卜(红)	94	109(26)	1.2	0.1	1.2	5.2	20	3	0.03	0.04	0.6	24	1.8	167	68.0	45	0.6	0.29	33	1.07
马铃薯	94	318(76)	2.0	0.2	0.7	16.5	30	5	0.08	0.04	1.1	27	0.34	343	2.7	8	0.8	0.37	40	0.78
藕	88	293(70)	1.9	0.2	15.2	1.0	3	—	0.09	0.03	0.3	44	0.73	243	44.2	39	1.4	0.23	58	0.39
山药	83	234(56)	1.9	0.2	0.8	11.6	20	7	0.05	0.02	0.3	5	0.24	213	18.6	16	0.3	0.27	34	0.55
竹笋	66	84(20)	2.4	0.1	2.8	2.3	30	5	0.05	0.04	0.4	5	—	300	6.0	8	2.4	0.43	36	0.66
白菜	92	88(21)	1.7	0.2	0.6	3.1	250	42	0.06	0.07	0.8	47	0.92	130	89.3	69	0.5	0.21	30	0.33

续表

食物名称	食部/%	能量/kJ	蛋白质/g	脂肪/g	膳食纤维/g	碳水化合物/g	胡萝卜素/μg	视黄醇当量/μg	硫胺素/mg	核黄素/mg	烟酸/mg	抗坏血酸/mg	V_E/mg	钾/mg	钠/mg	钙/mg	铁/mg	锌/mg	磷/mg	硒/μg
蔬菜类																				
白菜薹	84	105(25)	2.8	0.5	1.7	2.3	960	160	0.05	0.08	1.2	44	0.52	236	26.0	96	2.8	0.87	54	6.68
菠菜	89	100(24)	2.8	0.5	1.7	2.8	2 920	487	0.04	0.11	0.6	32	1.74	311	85.2	66	2.9	0.85	47	0.97
菜花(花椰菜)	82	100(24)	2.1	0.2	1.2	3.4	30	5	0.03	0.08	0.6	61	0.43	200	31.6	23	1.1	0.38	47	0.73
大白菜	83	63(15)	1.4	0.1	0.9	2.1	80	13	0.03	0.04	0.4	28	0.36	90	48.4	35	0.6	0.16	28	0.39
韭菜	90	109(26)	2.4	0.4	1.4	3.2	1 410	235	0.02	0.09	0.8	24	0.96	247	8.1	42	1.6	0.43	38	1.38
葱头(洋葱)	90	163(39)	1.1	0.2	0.9	8.1	20	3	0.03	0.03	0.3	8	0.14	147	4.4	24	0.6	0.23	39	0.92
大葱	82	126(30)	1.7	0.3	1.3	5.2	60	10	0.03	0.05	0.5	17	0.30	144	4.8	29	0.7	0.40	38	0.67
大蒜头	85	527(126)	4.5	0.2	1.1	26.5	30	5	0.04	0.06	0.6	7	1.07	302	19.6	39	1.2	0.88	117	3.09
红菜薹	52	121(29)	2.9	—	0.9	4.3	80	13	0.05	0.04	0.9	57	0.51	221	1.5	26	2.5	0.90	60	8.43
茭白	74	96(23)	1.2	0.2	1.9	4.0	30	5	0.02	0.03	0.5	5	0.99	209	5.8	4	0.4	0.33	36	0.45
芹菜	66	59(14)	0.8	0.1	1.4	2.5	60	10	0.01	0.08	0.4	12	2.21	154	73.8	48	0.8	0.46	103	—
青蒜	84	126(30)	2.4	0.3	1.7	4.5	590	98	0.06	0.04	0.6	16	0.80	168	9.3	24	0.8	0.23	25	1.27
蒜苗	82	155(37)	2.1	0.4	1.8	6.2	280	47	0.11	0.08	0.5	35	0.81	226	5.1	29	1.4	0.46	44	1.24
汤菜	86	92(22)	1.8	0.5	0.8	2.6	410	68	微	0.68	0.6	57	1.55	239	28.0	131	5.8	0.12	—	—
金针菜(黄花菜)	98	833(199)	19.4	1.4	7.7	27.2	1 840	307	0.05	0.21	3.1	10	4.92	610	59.2	301	8.1	3.99	216	4.22
芦笋	90	75(18)	1.4	0.1	1.9	3.0	100	17	0.04	0.05	0.7	45	—	213	3.1	10	1.4	0.41	42	0.21
香椿	76	197(47)	1.7	0.4	1.8	9.1	700	117	0.07	0.12	0.9	40	0.99	172	4.6	99	3.9	2.25	147	0.42
生菜(花叶)	94	54(13)	1.3	0.3	0.7	1.3	1 790	298	0.03	0.06	0.4	13	1.02	170	32.8	34	0.9	0.27	27	1.15
茼蒿	82	88(21)	1.9	0.3	1.2	2.7	1 510	252	0.04	0.09	0.6	18	0.92	220	161.3	73	2.5	0.35	36	0.60
莴笋	62	59(14)	1.0	0.1	0.6	2.2	150	25	0.02	0.02	0.5	4	0.19	212	36.5	23	0.9	0.33	48	0.54
莴笋叶	89	75(18)	1.4	0.2	1.0	2.6	880	147	0.06	0.10	0.4	13	0.58	148	39.1	34	1.5	0.51	26	0.78

续表

食物名称	食部/%	能量/kJ	蛋白质/g	脂肪/g	膳食纤维/g	碳水化合物/g	胡萝卜素/μg	视黄醇当量/μg	硫胺素/mg	核黄素/mg	烟酸/mg	抗坏血酸/mg	V_E/mg	钾/mg	钠/mg	钙/mg	铁/mg	锌/mg	磷/mg	硒/μg
蔬菜类																				
苋菜	74	105(25)	2.8	0.3	2.2	2.8	2 110	352	0.03	0.12	0.8	47	0.36	207	32.4	187	5.4	0.80	59	0.52
小白菜	81	63(15)	1.5	0.3	1.1	1.6	1 680	280	0.02	0.09	0.7	28	0.70	178	73.5	90	1.9	0.51	36	1.17
小葱	73	100(24)	1.6	0.4	1.4	3.5	840	140	0.05	0.06	0.4	21	0.59	143	10.4	72	1.3	0.35	26	1.06
雪里红	94	100(24)	2.0	0.4	1.6	3.1	310	52	0.03	0.11	0.5	31	0.74	281	30.5	230	3.2	0.70	47	0.70
油菜	87	96(23)	1.8	0.5	1.1	2.7	620	103	0.04	0.11	0.7	36	0.88	210	55.8	108	1.2	0.33	39	0.79
冬瓜	80	46(11)	0.4	0.2	0.7	1.9	80	13	0.01	0.01	0.3	18	0.08	78	1.8	19	0.2	0.07	12	0.22
黄瓜	92	63(15)	0.8	0.2	0.5	2.4	90	15	0.02	0.01	—	12	—	190	26.7	4	—	0.13	19	1.10
苦瓜	81	79(19)	1.0	0.1	1.4	3.5	100	17	0.03	0.03	0.4	56	0.85	256	2.5	14	0.7	0.36	35	0.36
南瓜	85	92(22)	0.7	0.1	0.8	4.5	890	148	0.03	0.04	0.4	8	0.36	145	0.8	16	0.4	0.14	24	0.46
丝瓜	83	84(20)	1.0	0.2	0.6	3.6	90	15	0.02	0.04	0.4	5	0.22	115	2.6	14	0.4	0.21	29	0.86
甜瓜	78	109(26)	0.4	0.1	0.4	5.8	30	5	0.02	0.03	0.3	15	0.47	139	8.8	14	0.7	0.09	17	0.40
白瓜	83	42(10)	0.9	—	0.9	1.7	—	—	0.02	0.04	0.1	16	0.2	70	1.0	6	0.1	0.04	11	1.10
葫芦	87	59(14)	0.7	0.1	0.8	2.7	40	7	0.02	0.03	1.4	—	—	480	36.3	114	8.0	2.80	187	1.70
西葫芦	73	75(18)	0.8	0.2	0.6	3.2	30	5	0.01	0.03	0.2	6	0.34	92	5.0	15	0.3	0.12	17	0.28
西瓜	56	105(25)	0.6	0.1	0.3	5.5	450	75	0.02	0.03	0.2	6	0.10	87	3.2	8	0.3	0.10	9	0.17
灯笼椒	82	92(22)	1.0	0.2	1.4	4.0	340	57	0.03	0.03	0.9	72	0.59	142	3.3	14	0.8	0.19	2	0.33
茄子	93	88(21)	1.1	0.2	1.3	3.6	50	8	0.02	0.04	0.6	5	1.13	142	5.4	24	0.5	0.23	2	0.48
西红柿	97	79(19)	0.9	0.2	0.5	3.5	550	92	0.03	0.03	0.6	19	0.57	163	5.0	10	0.4	0.13	2	0.15
辣椒(尖,青)	84	96(23)	1.4	0.3	2.1	3.7	340	57	0.03	0.04	0.5	62	0.88	209	2.2	15	0.7	0.22	3	0.62
大头菜(酱)	100	151(36)	2.4	0.3	2.4	6.0	—	—	0.03	0.08	0.8	5	0.16	286	4 623	77	6.7	0.78	41	1.40
黄瓜(酱)	100	100(24)	3.0	0.3	1.2	2.2	180	30	0.06	0.01	0.9	—	—	299	3 769	52	3.7	0.89	73	2.42
萝卜干	100	251(60)	3.3	0.2	3.4	11.2	—	—	0.04	0.09	0.9	17	—	508	4 203	53	3.4	1.27	65	—

续表

食物名称	食部/%	能量/kJ	蛋白质/g	脂肪/g	膳食纤维/g	碳水化合物/g	胡萝卜素/μg	视黄醇当量/μg	硫胺素/mg	核黄素/mg	烟酸/mg	抗坏血酸/mg	V_E/mg	钾/mg	钠/mg	钙/mg	铁/mg	锌/mg	磷/mg	硒/μg
蔬菜类																				
金钱萝卜	100	172(41)	1.6	0.3	2.1	8.0	260	43	0.01	0.02	0.3	微	0.99	365	3 232	158	—	0.78	33	—
甜酸皎头	100	406(97)	0.5	0.5	0.4	22.6	—	—	微	微	0.4	—	0.01	55	809.0	68	7.2	—	6	1.01
榨菜	100	121(29)	2.2	0.3	2.1	4.4	490	83	0.03	0.06	0.5	2	—	363	4 252	155	3.9	0.63	41	1.93
海带(干)	98	322(77)	1.8	0.1	6.1	17.3	240	40	0.01	0.10	0.8	—	0.85	761	327.4	348	4.7	0.65	52	5.84
蘑菇(干)	100	1 054(252)	21.0	4.6	21.0	31.7	1 640	273	0.10	1.10	30.7	5	6.18	1 225	23.3	127	—	6.29	357	39.18
蘑菇(鲜)	99	84(20)	2.7	0.1	2.1	2.0	10	2	0.08	0.35	4.0	2	0.56	312	8.3	6	1.2	0.92	94	0.55
草菇	100	96(23)	2.7	0.2	1.6	2.7	—	—	0.08	0.34	8.0	—	0.4	179	73.0	17	1.3	0.60	33	0.02
大红菇	100	837(200)	24.4	2.8	31.6	19.3	80	13	0.26	6.90	19.5	2	—	228	1.7	1	7.5	3.50	523	10.64
地衣	100	13(3)	1.5	微	1.8	0	220	37	0.02	0.28	0.5	—	2.24	102	10.7	14	21.1	5.00	53	—
发菜	100	1 029(246)	22.8	0.8	21.9	36.8	—	—	0.23	—	—	—	21.70	108	103.3	875	99.3	1.67	66	7.45
金针菇	100	109(26)	2.4	0.4	2.7	3.3	30	5	0.15	0.19	4.1	2	1.14	195	4.3	—	1.4	0.39	97	0.28
黑木耳	100	858(205)	12.1	1.5	29.9	35.7	100	17	0.17	0.44	2.5	—	11.34	757	48.5	247	97.4	3.18	292	3.72
紫菜	100	866(207)	26.7	1.1	21.6	22.5	1 370	228	0.27	1.02	7.3	2	1.82	1 796	710.5	264	54.9	2.47	350	7.22
水果及干果类																				
菠萝	68	172(41)	0.5	0.1	1.3	9.5	200	33	0.04	0.02	0.2	18	—	113	0.8	12	0.6	0.14	9	0.24
人参果	88	335(80)	0.6	0.7	3.5	17.7	50	8	微	0.25	0.3	12	—	100	7.1	13	0.2	0.09	7	1.86
桑葚	100	205(49)	1.7	0.4	4.1	9.7	30	5	0.02	0.06	—	—	9.87	32	2	37	0.4	0.26	33	5.65
柿子	87	297(71)	0.4	0.1	1.4	17.1	120	20	0.02	0.02	0.3	30	1.12	151	0.8	9	0.2	0.08	23	0.24
石榴	57	268(64)	1.3	0.1	4.9	14.5	—	—	0.05	0.03	—	13	3.72	218	0.8	16	0.2	0.19	76	—
杏	91	151(36)	0.9	0.1	1.3	7.8	450	75	0.02	0.03	0.6	4	0.95	226	2.3	14	0.6	0.2	15	0.2
杨梅	82	117(28)	0.8	0.2	1.0	5.7	40	7	0.01	0.05	0.3	9	0.81	149	0.7	14	1.0	0.14	8	0.31
荔枝	73	293(70)	0.9	0.2	0.5	16.1	10	2	0.10	0.04	1.1	41	—	151	1.7	2	0.4	0.17	24	0.14

续表

食物名称	食部/%	能量/kJ	蛋白质/g	脂肪/g	膳食纤维/g	碳水化合物/g	胡萝卜素/μg	视黄醇当量/μg	硫胺素/mg	核黄素/mg	烟酸/mg	抗坏血酸/mg	V_E/mg	钾/mg	钠/mg	钙/mg	铁/mg	锌/mg	磷/mg	硒/μg
水果及干果类																				
芒果	60	134(32)	0.6	0.2	1.3	7	8 050	1 342	0.01	0.04	0.3	23	1.21	138	2.8	微	0.2	0.09	11	1.44
柠檬	66	146(35)	1.1	1.2	1.3	4.9	—	—	0.05	0.02	0.6	22	1.14	209	1.1	101	0.8	0.65	22	0.5
枇杷	62	163(39)	0.8	0.2	0.8	8.5	700	117	0.01	0.03	0.3	8	0.24	122	4	17	1.1	0.21	8	0.72
橙	74	197(47)	0.8	0.2	0.6	10.5	160	27	0.05	0.04	0.3	33	0.56	159	1.2	20	0.4	0.14	22	0.31
柑	77	213(51)	0.7	0.2	0.4	11.5	890	148	0.08	0.04	0.4	28	0.92	154	1.4	35	0.2	0.08	18	0.3
椰子	33	967(231)	4.0	12.1	4.7	26.6	—	—	0.01	0.01	0.5	6	—	475	556	2	1.8	0.92	90	—
樱桃(野,白刺)	23	1 205(288)	11.4	3.9	7.9	51.9	—	—	0.12	0.22	3.5	—	—	100	98.5	59	11.4	0.31	28	0.05
樱桃	80	192(46)	1.1	0.2	0.3	9.9	210	35	0.02	0.02	0.6	10	2.22	232	8.0	11	0.4	0.23	27	0.21
中华猕猴桃	83	234(56)	0.8	0.6	2.6	11.9	130	22	0.05	0.02	0.3	652	2.43	144	10	27	1.2	0.57	26	1.28
枣(鲜)	87	570(122)	0.3	1.1	1.9	28.6	240	40	0.06	0.09	0.9	243	0.78	375	1.2	22	1.2	1.52	23	0.80
桂圆(鲜)	50	293(70)	1.2	0.1	0.4	16.2	20	3	0.01	0.14	1.3	43	—	248	3.9	6	0.2	0.4	30	0.83
红果	100	636(152)	4.3	2.2	49.7	28.7	60	10	0.02	0.18	0.7	2	0.47	440	9.9	144	0.4	0.61	440	2.7
草莓	97	126(30)	1.0	0.2	1.1	6.0	30	5	0.02	0.03	0.3	47	0.71	131	4.2	18	1.8	0.14	27	0.70
橘	78	180(43)	0.8	0.1	0.5	9.7	490	82	0.04	0.03	0.2	35	1.22	128	0.8	24	0.2	0.13	18	0.70
梨	75	134(32)	0.4	0.1	2.0	7.3	—	—	0.01	0.04	0.1	1	—	97	3.9	11	—	—	12	0.70
苹果	76	218(52)	0.2	0.2	1.2	12.3	20	3	0.06	0.02	0.2	4	2.12	119	1.6	4	0.6	0.19	12	0.12
葡萄	86	180(43)	0.5	0.2	0.4	9.9	50	8	0.04	0.02	0.2	25	0.70	104	1.3	5	0.4	0.18	13	0.20
桃	86	201(48)	0.9	0.1	1.3	10.9	20	3	0.01	0.03	0.7	7	1.54	166	5.7	6	0.8	0.34	20	0.21
香蕉	59	381(91)	1.4	0.2	1.2	20.8	60	10	0.02	0.04	0.7	8	0.24	256	0.8	7	0.4	0.18	28	0.87
白果	100	1 485(355)	13.2	1.3	—	72.6	—	—	微	—	—	—	0.73	17	17.5	54	0.2	0.69	23	14.5
核桃(干)	43	2 623(627)	14.9	58.8	9.5	9.6	30	5	0.15	0.14	0.9	1	43.21	385	6.4	56	2.7	2.17	294	4.62
莲子(干)	100	1 439(344)	17.2	2.0	3.0	64.2	—	—	0.16	0.08	4.2	5	2.71	846	5.1	97	3.6	2.78	550	3.36

续表

食物名称	食部/%	能量/kJ	蛋白质/g	脂肪/g	膳食纤维/g	碳水化合物/g	胡萝卜素/μg	视黄醇当量/μg	硫胺素/mg	核黄素/mg	烟酸/mg	抗坏血酸/mg	V_E/mg	钾/mg	钠/mg	钙/mg	铁/mg	锌/mg	磷/mg	硒/μg
水果及干果类																				
栗子(干)	73	1 443(345)	5.3	1.7	1.2	77.2	30	5	0.08	0.15	0.8	25	11.45	—	8.5	—	1.2	1.32	—	—
南瓜子(炒)	68	2 402(574)	36	46.1	4.1	3.8	—	—	0.08	0.16	3.3	—	27.78	672	15.8	37	6.5	7.12	—	27.03
松子(炒)	31	2 590(619)	14.1	58.5	12.4	9.0	30	5	—	0.11	3.8	—	25.20	612	3.0	161	5.2	5.49	227	0.62
西瓜子(炒)	43	2 397(573)	32.7	44.8	4.5	9.7	—	—	0.04	0.08	3.4	—	1.23	612	187.7	28	8.2	6.76	765	23.44
花生(炒)	71	2 464(589)	21.9	48.0	6.3	17.3	60	10	0.13	0.12	18.9	—	12.94	563	34.8	47	1.5	2.03	326	3.90
花生仁(生)	100	2 356(563)	25.0	44.3	5.5	16.0	30	5	0.72	0.13	17.9	2	18.09	587	3.6	39	2.1	2.50	324	3.94
葵花子(炒)	52	2 577(616)	22.6	52.8	4.8	12.5	30	5	0.43	0.26	4.8	—	26.46	491	1 322	72	6.1	5.91	584	2.00
肉、禽、蛋、奶类																				
狗肉	80	485(116)	16.8	4.6	—	1.8	—	157	0.34	0.20	3.5	—	1.40	140	47.4	52	2.9	3.18	107	14.75
牛肉(瘦)	100	444(106)	20.2	2.3	—	1.2	—	6	0.07	0.13	6.3	—	0.35	284	53.6	9	2.8	3.71	172	10.55
羊肉(瘦)	90	494(118)	20.5	3.9	—	0.2	—	11	0.15	0.16	5.2	—	0.31	403	69.4	9	3.9	6.06	196	7.18
猪肝	99	540(129)	19.3	3.5	—	5.0	—	4 972	0.21	2.08	15.0	20	0.86	235	68.6	6	22.6	5.78	310	19.21
猪肉(肥)	100	3 414(816)	2.4	90.4	—	0	—	29	0.08	0.05	0.9	—	0.24	23	19.5	3	1.0	0.69	18	7.78
猪肉(肥瘦)	100	1 654(395)	13.2	37.0	—	2.4	—	—	0.22	0.16	3.5	—	0.49	204	59.4	6	1.6	2.06	162	11.97
猪肉(瘦)	100	598(143)	20.3	6.2	—	1.5	—	44	0.54	0.10	5.3	—	0.34	305	57.5	6	3.0	2.99	189	9.50
猪血	100	230(55)	12.2	0.3	—	0.9	—	—	0.03	0.04	0.3	—	0.20	56	56.0	4	8.7	0.28	16	7.94
猪肚	96	460(110)	15.2	5.1	—	0.7	—	3	0.07	0.16	3.7	—	0.32	171	75.1	11	2.4	1.92	124	12.76
猪肾	93	402(96)	15.4	3.2	—	1.4	—	41	0.31	1.14	8.0	13	0.34	217	134.2	12	6.1	2.56	2 151	11.77
猪小肠	100	272(65)	10.0	2.0	—	1.7	—	6	0.12	0.11	3.1	—	0.13	142	204.8	7	2.0	2.77	95	7.22
猪排骨	72	1 163(278)	16.7	23.1	—	0.7	—	5	0.3	0.16	4.5	—	0.11	230	62.6	14	1.4	3.36	135	11.05
鹅	63	1 025(245)	17.9	19.9	—	0	—	42	0.07	0.23	4.9	—	0.22	232	58.8	4	3.8	1.36	144	17.68
鸽	42	841(201)	16.5	14.2	—	1.7	—	53	0.06	0.20	6.9	—	0.99	334	63.6	30	3.8	0.82	136	11.08

续表

食物名称	食部 /%	能量 /kJ	蛋白质 /g	脂肪 /g	膳食纤维 /g	碳水化合物 /g	胡萝卜素 /μg	视黄醇当量 /μg	硫胺素 /mg	核黄素 /mg	烟酸 /mg	抗坏血酸 /mg	V_E /mg	钾 /mg	钠 /mg	钙 /mg	铁 /mg	锌 /mg	磷 /mg	硒 /μg
肉、禽、蛋、奶类																				
鸡腿	69	757(181)	16.4	13.0	—	0	—	44	0.02	0.14	6.0	—	0.03	242	64.4	6	1.5	1.12	172	12.40
鸡	66	699(167)	19.3	9.4	—	1.3	—	48	0.05	0.09	5.6	—	0.67	251	63.3	9	1.4	1.09	156	11.75
鸭	68	1 004(240)	15.5	19.7	—	0.2	—	52	0.08	0.22	4.2	—	0.27	191	69.0	6	2.2	1.33	122	12.25
牛乳	100	226(54)	3.0	3.2	—	3.4	—	24	0.03	0.14	0.1	1	0.21	109	37.2	104	0.3	0.42	73	1.94
牛乳粉(全脂)	100	2 000(478)	20.1	21.2	—	51.7	—	141	0.11	0.73	0.9	4	0.48	449	260.1	676	1.2	3.14	469	11.80
酸奶	100	301(72)	2.5	2.7	—	9.3	—	26	0.03	0.15	0.2	1	0.12	150	39.8	118	0.4	0.53	85	1.71
豆奶粉	100	1 770(423)	19.0	8.0	—	68.7	—	—	0.09	0.09	1.1	—	4.75	528	15.3	149	4.3	2.00	257	7.19
鸡蛋(红皮)	88	653(156)	12.8	11.1	—	1.3	—	194	0.13	0.32	0.2	—	2.29	121	125.7	44	2.3	1.01	182	14.98
水产类																				
黄鳝	67	372(89)	18.0	1.4	—	1.2	—	50	0.06	0.98	3.7	—	1.34	263	70.2	42	2.5	1.97	206	34.56
草鱼	58	469(112)	16.6	5.2	—	0	—	11	0.04	0.11	2.8	—	2.03	312	46.0	38	0.8	0.87	203	6.66
鲫鱼	54	452(108)	17.1	2.7	—	3.8	—	17	0.04	0.09	2.5	—	0.68	290	41.2	79	1.3	1.94	193	14.31
带鱼	76	531(127)	17.7	4.9	—	3.1	—	29	0.02	0.06	2.8	—	0.82	280	15.1	28	1.2	0.70	191	36.57
鳜鱼(桂鱼)	61	490(117)	19.9	4.2	—	0	—	12	0.02	0.07	5.9	—	0.87	295	68.6	63	1.0	1.07	217	26.5
黄姑鱼	63	556(133)	18.4	7.0	—	0	—	—	0.04	0.09	3.6	—	1.09	282	101.9	94	0.9	0.61	196	63.6
小黄鱼	63	414(99)	17.9	3.0	—	0.1	—	—	0.04	0.04	2.3	—	1.19	228	103.0	78	0.9	0.94	188	55.20
鲍鱼	65	351(84)	12.6	0.8	—	6.6	—	24	0.01	0.16	0.2	—	2.20	136	2 012	266	22.6	1.75	77	21.28
海参	93	1 096(262)	50.2	4.8	—	4.5	—	39	0.04	0.13	1.3	—	—	356	4 968	—	9.0	2.24	94	15.00
海蜇皮	100	137(33)	3.7	0.3	—	3.8	—	—	0.03	0.05	0.2	—	2.13	160	325.0	150	4.8	0.55	30	15.54
海蜇头	100	310(74)	6.0	0.3	—	11.8	—	14	0.07	0.04	0.3	—	2.82	331	267.7	120	5.1	0.42	22	16.60
蛤蜊	45	130(31)	5.8	0.4	—	1.1	—	19	0.01	0.10	0.5	—	0.86	109	317.3	138	2.9	1.35	103	24.64
牡蛎	100	305(73)	5.3	2.1	—	8.2	—	27	0.01	0.13	1.4	—	0.81	200	462.1	131	7.1	9.39	115	86.64

续表

食物名称	食部/%	能量/kJ	蛋白质/g	脂肪/g	膳食纤维/g	碳水化合物/g	胡萝卜素/μg	视黄醇当量/μg	硫胺素/mg	核黄素/mg	烟酸/mg	抗坏血酸/mg	V_E/mg	钾/mg	钠/mg	钙/mg	铁/mg	锌/mg	磷/mg	硒/μg
水产类																				
鲜贝	100	322(77)	15.7	0.5	—	2.5	—	—	微	0.21	2.5	—	1.46	226	120.0	28	0.7	2.08	166	57.35
鱿鱼(水发)	98	314(75)	18.3	0.8	—	0	—	16	—	0.03	—	—	0.94	16	134.7	43	0.5	1.36	60	13.65
墨鱼	69	343(82)	15.2	0.9	—	3.4	—	—	0.02	0.04	1.8	—	1.49	400	165.5	15	1.0	1.34	165	37.5
鲢鱼(胖子)	61	427(102)	17.8	3.6	—	0	—	20	0.03	0.07	2.5	—	1.23	277	57.5	53	1.4	1.17	190	15.68
河蚌	23	151(36)	6.8	0.6	—	0.8	—	202	0.01	0.13	1.0	—	1.36	27	28.7	306	3.1	3.95	319	20.24
螺(田螺)	26	251(60)	11.0	0.2	—	3.6	—	—	0.02	0.19	2.2	—	0.75	98	26.0	—	19.7	2.71	93	16.73
海虾	51	331(79)	16.8	0.6	—	1.5	—	—	0.01	0.05	1.9	—	2.79	228	302.2	146	3.0	1.44	196	56.41
对虾	61	389(94)	18.6	0.8	—	2.8	—	15	0.01	0.07	1.7	—	0.62	215	165.2	62	1.5	2.38	228	33.72
河虾	86	351(84)	16.4	2.4	—	0	—	48	0.04	0.03	—	—	5.33	329	133.8	325	4.0	2.24	186	29.65
龙虾	46	377(90)	18.9	1.1	—	1.0	—	—	微	0.03	4.3	—	3.58	257	190.0	21	1.3	2.79	221	39.36
蟹(河蟹)	42	431(103)	17.5	2.6	—	2.3	—	389	0.06	0.28	1.7	—	6.09	181	193.5	126	2.9	3.68	182	56.72
油脂、糕点、调味品类																				
色拉油	100	3 757(898)	—	99.8	—	0	—	—	—	—	微	—	24.01	3	5.1	18	1.7	0.23	1	1.87
豆油	100	3 761(899)	—	99.9	—	—	—	—	—	微	微	—	93.08	3	4.9	13	2.0	1.09	7	3.32
花生油	100	3 761(899)	—	99.9	—	—	—	—	—	微	微	—	42.06	1	3.5	12	2.9	8.48	15	2.29
猪油(炼)	100	3 753(897)	—	99.6	—	0.2	—	27	0.02	0.03	—	—	5.21	—	—	—	—	—	—	—
巧克力	100	2 452(586)	4.3	40.1	1.5	51.9	—	—	0.06	0.08	1.4	3	1.62	254	111.8	111	1.7	1.02	114	1.20
饼干	100	1 812(433)	9.0	12.7	1.1	70.6	80	37	0.08	0.04	4.7	—	4.57	85	204.1	73	1.9	0.91	88	12.47
蛋糕	100	1 452(347)	8.6	5.1	0.4	66.7	190	86	0.09	0.09	0.8	—	2.80	77	67.8	39	2.5	1.01	130	14.07
面包	100	1 305(312)	8.3	5.1	0.5	58.1	—	—	0.03	0.06	1.7	—	1.66	88	230.4	49	2.0	0.75	107	3.15
热干面	100	636(152)	4.2	0.2	28.5	1.7	—	—	微	微	—	—	0.29	46	165.8	67	2.8	—	58	5.97
汤包	100	996(238)	8.1	11.6	—	25.2	—	—	0.07	0.07	1.4	—	0.90	48	219.0	18	3.5	0.38	55	—

续表

食物名称	食部 /%	能量 /kJ	蛋白质 /g	脂肪 /g	膳食纤维 /g	碳水化合物 /g	胡萝卜素 /μg	视黄醇当量 /μg	硫胺素 /mg	核黄素 /mg	烟酸 /mg	抗坏血酸 /mg	V_E /mg	钾 /mg	钠 /mg	钙 /mg	铁 /mg	锌 /mg	磷 /mg	硒 /μg
油脂、糕点、调味品类																				
月饼(豆沙)	100	1 695(405)	8.2	13.6	3.1	62.5	40	7	0.05	0.05	1.9	—	8.06	211	22.4	64	3.1	0.64	95	7.10
蜂蜜	100	1 343(321)	0.4	1.9	—	75.6	—	—	—	0.05	0.1	3	—	28	0.3	4	1.0	0.37	3	0.15
红糖	100	1 628(389)	0.7	—	—	96.6	—	—	0.01	—	0.3	—	—	240	18.3	157	2.2	0.35	11	4.2
凉粉	100	155(37)	0.2	0.3	0.6	8.3	—	—	0.02	0.01	0.2	—	—	5	2.8	9	1.3	0.24	1	0.73
藕粉	100	1 556(372)	0.2	—	0.1	92.9	—	—	—	0.01	0.4	—	—	35	10.8	8	17.9	0.15	9	2.10
粉条	100	1 410(337)	0.5	0.1	0.6	83.6	—	—	0.01	—	0.1	—	—	18	9.6	35	5.2	0.83	23	2.18
醋	100	130(31)	2.1	0.3	—	4.9	—	—	0.03	0.05	1.4	—	—	351	262.1	17	6.0	1.25	96	2.43
酱油	100	264(63)	5.6	0.1	0.2	9.9	—	—	0.05	0.13	1.7	—	—	337	5 757	66	8.6	1.17	204	1.39
味精	100	1 121(268)	40.1	0.2	—	26.5	—	—	0.08	—	0.3	—	—	4	21 053	100	1.2	0.31	4	0.98
盐	100	0(0)	—	—	—	0	—	—	—	—	—	—	—	14	25 127	22	1	0.24	—	1.00

注:(　)内为以 kcal 作为能量单位时的数值。